Neurotische Depression und psychologische Therapie

VERHALTENSEFFEKTIVITÄT UND STRESS
ARBEITEN DER PSYCHOLOGISCHEN ABTEILUNG MAX-PLANCK-INSTITUT FÜR PSYCHIATRIE

Herausgeber: Johannes C. Brengelmann

BAND 2

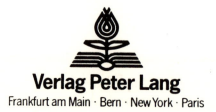

Verlag Peter Lang
Frankfurt am Main · Bern · New York · Paris

RENATE DE JONG

NEUROTISCHE DEPRESSION
UND
PSYCHOLOGISCHE THERAPIE

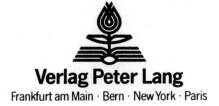

Verlag Peter Lang
Frankfurt am Main · Bern · New York · Paris

CIP-Kurztitelaufnahme der Deutschen Bibliothek

Jong, Renate de:

Neurotische Depression und psychologische
Therapie / Renate de Jong. — Frankfurt
am Main ; Bern ; New York ; Paris : Lang, 1987.
  (Verhaltenseffektivität und Stress ; Bd. 2)
  ISBN 3-8204-0092-3
NE: GT

ISSN 0931-3249
ISBN 3-8204-0092-3
© Verlag Peter Lang GmbH, Frankfurt am Main 1987
Alle Rechte vorbehalten.

Das Werk einschließlich aller seiner Teile ist urheberrechtlich geschützt.
Jede Verwertung außerhalb der engen Grenzen des Urheberrechtsgesetzes ist ohne Zustimmung des Verlages unzulässig und strafbar. Das gilt insbesondere für Vervielfältigungen, Übersetzungen, Mikroverfilmungen und die Einspeicherung und Verarbeitung in elektronischen Systemen.

Druck und Bindung: Weihert-Druck GmbH, Darmstadt

Vorwort

Der Begriff Depression umfaßt ein weites Spektrum, das von vorübergehenden Verstimmungen, die jedes Individuum erlebt, über eine depressive Symptomatik als Begleiterscheinung vieler Erkrankungen bis zu umschriebenen psychiatrischen Erkrankungsbildern reicht. Ein solches Erkrankungsbild stellt die neurotische Depression dar, unter der ein zunehmender Anteil von Patienten in Psychiatrischen Kliniken, Fachkliniken, nervenärztlichen sowie psychologischen Praxen leidet.

Die Geschichte psychologischer Depressionsforschung auf empirischer Grundlage und die Entwicklung darauf aufbauender Therapien ist - verglichen etwa mit den Forschungsfeldern Angst und Angsttherapie - noch relativ jung. Wie man aber aus den Arbeiten der letzten zehn Jahre ablesen kann, sind fruchtbare Ansätze sowohl für die Forschung als auch für die Klinische Praxis entwickelt worden. Die Ergebnisse vieler Arbeiten verweisen auf die Notwendigkeit einer integrativen psychologischen Betrachtungsweise bei der Analyse und Veränderung der Erkrankung Depression.

Dieser psychologischen Orientierung ist auch das vorliegende Buch verpflichtet. Es werden sowohl biologische als auch psychologische Erklärungsansätze mit der Zielsetzung dargestellt, Verbindungslinien aufzuzeigen, die ein multikonditionales Modell und eine multimodale Therapie begründen helfen. Die eigenen Forschungen an neurotisch-depressiven Patienten ergaben sich auf diesem Hintergrund.

Ich möchte an dieser Stelle denjenigen Personen danken, ohne deren Unterstützung und Anregung diese Arbeit nicht möglich gewesen wäre.

Die Rahmenbedingungen für eine mehrjährige Therapieforschungsarbeit am Max-Planck-Institut für Psychiatrie in München waren eine entscheidende Voraussetzung, indem das "Klima" für eine integrative Sichtweise depressiver Erkrankungen stimulierte. Herrn Prof. Ploog möchte ich danken für die Entwicklung und Förderung dieser Sichtweise. Bei Herrn Prof. Brengelmann möchte ich mich für die langjährige Unterstützung beidanken, für die inhaltlichen und methodischen Anregungen zur Gestaltung von Therapieuntersuchungen und für die Motivierung zu einem engagierten, problembezogenen und an empirischen Ergebnissen orientierten Umsetzen von Forschungszielen. Mein Dank gilt Herrn Prof.D. v. Zerssen, der die organisatorischen Voraussetzungen dafür schuf, daß die Therapiestudien in der psychiatrischen Abteilung des Max-Planck-Instituts durchgeführt werden konnten. Ich bedanke mich für die Möglichkeit dieser Kooperation, für die Hilfen in der klinischen Arbeit und für die vielfältigen Anregungen zu einer kritischen und dennoch nicht vor der Vielgeschichtigkeit der Problematik resignierenden Betrachtung affektiver Erkrankungen.

An der Durchführung von Vorgesprächen, diagnostischen Untersuchungen und Teilen der Therapie waren eine Reihe von Ärzten und Psychologen beteiligt (Renate Treiber, Roswitha Benz, Wolfgang Stark). Für ihre Unterstützung möchte ich mich bedanken. Die zuverlässigen Beobachtungen des Pflegepersonals ermöglichten die Sammlung von Verlaufsdaten. Ihre Arbeit förderte auch das gute therapeutische Klima der Station. Als Zusatzuntersuchungen werden Daten beschrieben, die teilweise von anderen Forschungsgruppen an den Patienten der eigenen Studien gewonnen wurden und teilweise aus Testgütekriterienerhebungen von Meßinstrumenten an anderen Stichproben resultierten. Die Kooperation von Herrn Dr. M. Berger, Herrn Dr. R. Lund, Herr Dr. P. Doerr und Herrn Dr. T. Bronisch ermöglichste unsere Auswertungen über biologische Marker-Variablen der Patienten, die Kooperation von Herrn Prof. R. Ferstl und Herrn M. Elton die psychophysiologischen Auswertungen.

Über die Aufnahme und Analyse von Videodaten war eine enge Kooperation mit Herrn D. H. Ellgring und seinen Mitarbeitern, besonders Frau S. Hieke, gegeben. Herr Barthelmes unterstützte die Arbeiten durch Auswertung der Meßinstrumente, die Teil der Klinik-Datenbank sind. Mein besonderer Dank gilt Herrn Dipl.-Psych. G. Henrich, der mich bei der Datensatzorganisation und der Auswertung der speziell in den Therapiestudien eingesetzten Meßmittel unterstützte und beriet.

Frau E. Andersson danke ich dafür, das umfangreiche Manuskript in eine ansprechende Form gebracht zu haben, Frau G. Hank für die Zeichnungen. Ich danke schließlich allen Kollegen, die mich durch ihre kritische Lektüre von Teilen des Manuskriptes unterstützten.

Der Deutschen Forschungsgemeinschaft verdanke ich die kontinuierliche Förderung der Forschungsvorhaben innerhalb des Schwerpunktprogramms "Verhaltensmodifikation".

Münster, Dezember 1986   Renate de Jong

Inhalt

1. Einleitung 1

2. Zur Klassifizierung und Diagnose depressiver Erkrankungen 5
   2.1 Bedeutung und Aussagemöglichkeiten von Einteilungssystemen 5
   2.2 Einteilungen, die die Gesamtgruppe der Depressiven betreffen 11
   2.3 Die Unterschiede zwischen endogener und neurotischer Depression 19
   2.4 Untergliederungen der Gruppe der neurotisch Depressiven 25
   2.5 Die Unterscheidung depressiver von Angstsymptomen 30
   2.6 Zusammenfassung und Folgerungen 35

3. Biologische Modelle zur Entstehung und Aufrechterhaltung der unipolaren Depression 39
   3.1 Einleitung 39
   3.2 Ergebnisse zur genetischen Basis unipolar depressiver Störungen 42
   3.3 Biochemische und neuroendokrinologische Prozesse bei Depressiven 49
      3.3.1 Neurotransmitter-Regulation 49
         3.3.1.1 Die Katecholaminhypothese 54
         3.3.1.2 Die Serotoninhypothese 60
         3.3.1.3 Die Hypothese eines katecholamin-cholinergen Ungleichgewichts 64
      3.3.2 Neuroendokrinologische Befunde 66
         3.3.2.1 Die Cortisolsekretion Depressiver 66
         3.3.2.2 Das Hypothalamus-Hypophysenwachstumshormonsystem (hGH-System) 71
         3.3.2.3 Zusammenfassung 73
   3.4 Schlaf und psychophysiologische Begleiterscheinungen bei Depressiven 74
      3.4.1 Schlaf 74
         3.4.1.1 Schlafsymptomatik 74
         3.4.1.2 Korrelate und mögliche Determinanten der Schlafstörung auf der biologischen Ebene 81
         3.4.1.3 Die chronobiologische Hypothese 83
         3.4.1.4 Korrelate und mögliche Determinanten der Schlafstörung auf der psychologischen Ebene 86

3.4.2 Begleiterscheinungen depressiver Symptomatik
auf der psychophysiologischen Ebene 89
3.4.2.1 Erregungsniveau und Reagibilität auf externe Stimuli 90
3.4.2.2 Die "contingent negative variation" (CNV) 94
3.4.2.3 Folgerungen 98
3.5 Zusammenfassung 99

4. Psychologische Depressionshypothesen und Befunde 102
4.1 Faktoren mit potentiellem Einfluss auf die Entwicklung der depressiven Symptomatik 104
4.1.1 Die prämorbide Persönlichkeit Depressiver .. 104
4.1.2 Lebensereignisse und Depression 111
4.1.3 Ereignisbewertung und Bewältigungsstrategien: Die kognitive Emotionstheorie von Lazarus 121
4.1.4 Das Wissen um eigene Bewältigungsstrategien bei depressiven Verstimmungen
4.2 Beeinträchtigungen des Aktivitätsniveaus und der Leistungsfähigkeit 129
4.3 Das Sozialverhalten Depressiver 137
4.3.1 Nonverbale Verhaltensweisen 139
4.3.2 Verbale soziale Kompetenz: Fremdeinschätzungen versus Selbsteinschätzungen 141
4.3.3 Die Interaktion zwischen Depressiven und Sozialpartnern 146
4.3.4 Dispositionelle Bedingungen für gestörtes Interaktionsverhalten von Depressiven 152
4.3.5 Zusammenfassung 154
4.4 Modelle mit Schwerpunkt auf gedanklichen Prozessen 156
4.4.1 Das Modell der "Gelernten Hilflosigkeit" (LH = learned helplessness) von Seligman 156
4.4.2 Das reformulierte LH-Modell 164
4.4.3 Das Attributionsmodell von Weiner 172
4.4.4 Die kognitive Theorie von Beck 177
4.4.4.1 Die negative Sicht der eigenen Person 180
4.4.4.2 Die negative Sicht von Umwelterfahrungen . 181
4.4.4.3 Die negative Sicht der Zukunft 185
4.4.4.4 Gedankliche Fehler bei Depressiven 187
4.4.4.5 Zur Depression prädisponierende Einstellungen bei Depressiven 190
4.4.4.6 Auswirkungen negativer Kognitionen 193
4.4.4.7 Zusammenfassung 194
4.4.4.8 Exkurs: Konkurrierende Auffassungen zur potentiellen Bedeutung von Emotionen 196
4.5 Integrative psychologische Hypothesen 203
4.5.1 Ein auf die Depressionsentstehung und den -verlauf anwendbares Selbstregulationsmodell 203

4.5.2 Folgerungen aus den psychologischen und
biologischen Depressionsmodellen 213

5. Therapieansätze bei Depressiven und ihre Effektivität 217
   5.1 Einleitung 217
   5.2 Medikamentöse Therapien 219
   5.3 Psychologische Therapien 226
       5.3.1 Verhaltenstherapeutische Verfahren mit
             Schwerpunkt auf Verhaltensübungen 226
             5.3.1.1 Anwendung von Verfahren der Angst- und
                     Phobie-Behandlung auf Depressive 226
             5.3.1.2 Therapien zur Erhöhung der Aktivitäts- und
                     Verstärkerrate 228
             5.3.1.3 Therapien zur Förderung sozialer Kompetenz 234
       5.3.2 Therapien mit Schwerpunkt auf Kognitionsver-
             änderung 245
       5.3.3 Psychodynamisch orientierte Ansätze zur Ver-
             änderung der sozialen Integration: Die
             interpersonale Psychotherapie (IPT) 256
   5.4 Folgerungen aus der vergleichenden Betrachtung
       der kontrollierten Therapiestudien 261
   5.5 Probleme und Lösungsansätze der Therapieforschung 265
       5.5.1 Einleitung 265
       5.5.2 Meta-Analysen-Ergebnisse zur Therapieeffek-
             tivität 266
       5.5.3 Interne Validität und Konstruktvalidität ... 268
       5.5.4 Externe Validität 273
       5.5.5 Versuchspläne zum Wirksamkeitsnachweis von
             Therapien 276
       5.5.6 Exkurs: Zeitreihenanalyse und nonparame-
             trische Verlaufskurvenanalyse 280
       5.5.7 Folgerungen zum Design und zur Auswahl der
             Messmittel 285

6. Eigene Untersuchungen 288
   6.1 Methoden 289
       6.1.1 Patientenselektion und Aufnahmemodus bei
             den Therapiestudien 289
       6.1.2 Rahmenbedingungen für die Durchführung der
             Therapiestudien 293
       6.1.3 Therapeuten- und Supervisionsbedingungen ... 296
       6.1.4 Messinstrumente der Studie I 297
             6.1.4.1 Einmalig erhobene Informationen, Tests und
                     Skalen 298
             6.1.4.2 Fragebogen, die vor und nach der Therapie
                     sowie bei den Nachkontrolluntersuchungen
                     vorgegeben wurden 300

6.1.4.2.1 Globale Psychopathologie und Depressivität 300
6.1.4.2.2 Beeinträchtigungen in verschiedenen Symptombereichen 302
6.1.4.3 Beobachtungsskalen mit mehrfacher Vorgabe im Verlauf der Therapie 304
6.1.4.4 Kontinuierlich im Verlauf der Therapie erhobene Beobachtungs-/Einschätzungsdaten .. 309

6.2 Zusammenfassende Beschreibung der Studie I 312
  6.2.1 Zielsetzung und Design der Untersuchung 312
  6.2.2 Die Therapiedurchführung 314
  6.2.3 Ergebnisse 317
  6.2.4 Folgerung für die inhaltliche und methodische Gestaltung der Studie II 328

6.3 Fragestellungen, Versuchsplan und Methoden der Studie II 330
  6.3.1 Die Untersuchungsziele der Studie II 330
  6.3.2 Der Versuchsplan der Studie II 333
  6.3.3 Methoden 334
    6.3.3.1 Modifikation und Erweiterung des Datensatzes für die Studie II 334
    6.3.3.1.1 Einmalig erhobene und Prä-Post-Instrumente 334
    6.3.3.1.2 Instrumente mit kontinuierlicher Vorgabe im Verlauf 339
    6.3.3.2 Auswertung 345
    6.3.3.3 Therapiebedingungen: Durchführungsmodalitäten 347

6.4 Ergebnisse 349
  6.4.1 Charakterisierung der Stichprobe 349
    6.4.1.1 Ausfälle vor Therapiebeginn und während der Bedingungen 349
    6.4.1.2 Charakterisierung der Stichproben nach sozio-demografischen Variablen 352
    6.4.1.3 Charakterisierung der Stichprobe nach der Erkrankungs- und Behandlungsvorgeschichte 354
  6.4.2 Depressivität 360
  6.4.3 Aktivität/Leistungsfähigkeit 369
    6.4.3.1 Beeinträchtigungen der Aktivität/Leistungsfähigkeit vor der Therapie 369
    6.4.3.2 Veränderungen der Aktivitätsvariablen von vor zu nach der Therapie 371
    6.4.3.3 Exkurs: Ereigniskorrelierte langsame Potentiale (CNV) 374
    6.4.3.3.1 Zielsetzung 374
    6.4.3.3.2 Methode 375
    6.4.3.3.3 Ergebnisse 376
  6.4.4 Sozialverhalten 379
    6.4.4.1 Beeinträchtigungen des Sozialverhaltens vor der Therapie 379

6.4.4.2 Unterschiede zwischen allein, sozial integriert und mit einem festen Partner lebenden Depressiven 386
6.4.4.3 Die Veränderungen sozialer Variablen von vor zu nach der Therapie 389
6.4.5 Bewertungen und Einstellungen (kognitive Aspekte) 395
6.4.5.1 Beeinträchtigungen in den Bewertungen und Einstellungen Depressiver vor der Therapie 395
6.4.5.2 Die Veränderungen von Bewertungen und Einstellungen von vor zu nach der Therapie .. 398
6.4.5.3 Exkurs: Erfolgserwartungen, Kontingenzauswirkungen und Kausalattributionen klinisch depressiver Patienten in einer sozialen Problemlösungssituation 400
6.4.5.3.1 Zielsetzung 400
6.4.5.3.2 Versuchsablauf, Methoden und Hypothesen 401
6.4.5.3.3 Ergebnisse 407
6.4.5.4 Exkurs: Erste Ergebnisse zur Häufigkeit und zum subjektiven Nutzen antidepressiver Gedanken 411
6.4.6 Somatische Symptome 419
6.4.6.1 Beeinträchtigungen somatischer Symptome vor der Therapie 419
6.4.6.2 Veränderungen von vor zu nach der Therapie 421
6.4.6.3 Exkurs: Charakterisierung einer Teilstichprobe der Studienpatienten nach neuroendokrinologischen und Schlaf-EEG-Parametern sowie Zusammenhänge dieser Parameter mit der Therapieresponse 422
6.4.7 Verlaufsanalysen 429
6.4.7.1 Die Ergebnisse der zeitreihenanalytischen Auswertung der Tagebuchdaten 429
6.4.7.1.1 Überprüfung der Zeitreihen auf Verbesserungstrends 429
6.4.7.1.2 Korrelative und kreuzkorrelative Beziehungen zwischen den Tagebuchzeitreihen 435
6.4.7.2 Verlaufsanalysen wöchentlich beobachteter Verhaltensweisen 445
6.4.7.3 Verlaufsdarstellungen der im Videointerview erfassten Variablen 450
6.4.8 Korrelative und Prädiktor-Fragestellungen .. 458
6.4.8.1 Depressivität und Stichprobencharakteristika 460
6.4.8.2 Korrelationen zwischen Depressivität und den Symptombereichen Aktivität/Leistungsfähigkeit, Sozialverhalten, Bewertungen/ Einstellungen und somatischen Beschwerden 461
6.4.8.3 Ausmass der Beeinträchtigungen in den Symptombereichen vor der Therapie und globale Depressivität am Ende der Therapie .. 463

6.4.8.4 Beeinträchtigungen in den Symptombereichen und Stichprobencharakteristika 464
6.4.8.5 Interkorrelationen zwischen verschiedenen Massen eines Symptombereichs 467

7. Zusammenfassende Diskussion der Ergebnisse 470

   7.1 Die Veränderbarkeit globaler Depressivität unter verschiedenen Therapiebedingungen 470

   7.2 Determinanten der Veränderbarkeit 476

   7.3 Aufrechterhaltung der Therapieeffekte 478

   7.4 Beeinträchtigungen in den einzelnen Symptombereichen 480

   7.5 Der Einfluss der verhaltenstherapeutischen Massnahmen auf die speziellen Symptombereiche 487

   7.6 Hinweise für die Therapieindikation und die Gestaltung von Therapien 491

   7.7 Folgerungen für diagnostische und methodische Aspekte von Therapiestudien bei Depressiven 495

   7.8 Implikationen der Ergebnisse für die Klassifikation sowie für biologische und psychologische Hypothesen 501

   7.9 Spekulationen zu noch nicht untersuchten Therapiemöglichkeiten 506

Literaturverzeichnis 510

A N H A N G 587

1. Einleitung

Wir wählten Patienten mit der Diagnose einer neurotischen Depression als Zielgruppe für die Erprobung verhaltenstherapeutischer Methoden, weil es für sie noch kein einheitliches befürwortetes Behandlungsangebot gibt.
In den ersten vier Kapiteln wird versucht, die Gruppe der neurotisch Depressiven zu definieren und die für die Entstehung, den Verlauf und die Therapierbarkeit ihres Syndroms relevanten Erklärungsannahmen sowie empirischen Ergebnissen zu beschreiben.
Dies erschien uns aus unterschiedlichen Gründen notwendig:
Die Selektion von Patienten in den vorliegenden psychologischen Therapiestudien wurde mit wenigen Ausnahmen unabhängig von den derzeit gültigen psychiatrischen Diagnosesystemen getroffen. Selbst wenn man die Validität dieser Diagnosesysteme in Zweifel ziehen kann, erschwert das die Aussagemöglichkeit der Studien. Ihre Folgerungen können mit dem Argument, dass es sich um eine nicht eindeutig klassifizierbare Stichprobe handelt, relativiert werden. Wir wollten diesen Fehler nicht wiederholen, andererseits aber die Probleme darstellen, die einer eindeutigen Subgruppenbildung bei depressiven Patienten, besonders einer eindeutigen Differentialdiagnose endogen depressiv versus neurotisch depressiv noch entgegenstehen.
Die Notwendigkeit, die Grenzen der eigenen (psychologischen) Modelle zu überschreiten und auch biologische Erklärungshypothesen für die Gruppe der neurotisch Depressiven mit zu diskutieren, ist durch die subjektive Überzeugung bedingt, dass die eigenen Modelle nicht ausreichen, die Entstehung, die Persistenz der Symptomatik, die kritischen Übergänge zwischen Depression und normaler Verstimmung und weitere offene Fragen zu erklären.
Unsere Zielsetzung bei dem Kapitel über biologische Depressionshypothesen besteht darin, aufzuzeigen, bei welchen der diskutierten Charakteristika Depressiver auf der biologischen Ebene ein Bezug zu psychologischen Hypothesen und zu der Ge-

staltung psychologischer Therapien gewinnbringend sein könnte. In Hinblick darauf erfolgte eine Selektion der berichteten Hypothesen und Befunde: genetische Basis depressiver Störungen (wegen der potentiellen Grenzen der Veränderbarkeit), Neurotransmitter-Regulation, hormonelle Regulation, Schlaf, Erregungsniveau und Reagibilität auf externe Stimuli, negative Potentialschwankungen im EEG vor motorischen Reaktionen (CNV).
Den psychologischen Hypothesen ist ein Kapitel vorangestellt, das sich mit allgemeineren, für die Entwicklung oder den Ausbruch einer Depression potentiell relevanten Faktoren befasst. Dies sind die prämorbide Persönlichkeitsstruktur, belastende Lebensereignisse und die Ressourcen (innerhalb der Person oder in der Umwelt), die zur Bewältigung belastender Lebensereignisse zur Verfügung stehen.
Die psychologischen Hypothesen sind gegliedert nach dem Aspekt des depressiven Syndroms, den sie zum Ausgangspunkt ihrer Erklärungen wählten. Aus dem Umfang der Darstellungen werden die Schwerpunkte aktueller psychologischer Hypothesen deutlich. Kognitive Annahmen nehmen den grössten Raum ein; es folgen solche, die sich auf Sozialverhalten und die sozialen Interaktionen beziehen. Obwohl Aktivitätsförderung für verhaltenstherapeutische Ansätze zentral ist, gibt es zu dem Bereich Aktivität/Leistungsfähigkeit mehr Einzelannahmen und weniger ausformulierte Modelle und auch weniger Arbeiten, in denen Aktivitäten direkt beobachtet oder gemessen wurden. Es gibt gar keine Theorie, deren Ausgangspunkt Emotionen sind, obwohl dies bei der affektiven Erkrankung Depression naheliegen würde. Auffassungen zu der Bedeutung von Emotionen werden deshalb lediglich in einem Exkurs beschrieben.
Der Überblick über die bisherigen Ergebnisse zur Effektivität psychologischer Therapien ist weitgehend begrenzt auf verhaltenstherapeutische Therapien. Als ein Masstab zur Beurteilung dieser Therapien werden jedoch vergleichend die Ergebnisse von Trizyklika-Behandlungen als der heute etabliertesten Therapie (auch für neurotisch Depressive) dargestellt.

Diese Selektion ist zum einen bedingt durch das Fehlen kontrollierter psychodynamisch/psychoanalytisch oder gesprächspsychotherapeutischer Studien, zum anderen ist sie die Folge der persönlichen Bevorzugung verhaltensorientierter Ansätze. Passivität im Sinne eines gedanklichen Verharrens gegenüber gegenwärtigen belastenden und zukünftigen bedrohlichen Situationen fördert unserer Meinung nach die Vorwegnahme nur gedachter Konsequenzen und ihre interne Etablierung als status quo. Dies erscheint uns nur dann funktional, wenn die gegenwärtige Situation eine positive Gefühlstönung hat. Da dies bei psychisch Kranken, speziell bei Depressiven, am Anfang der Therapie kaum der Fall ist, werden einsichtsorientierte oder die Situation reflektierende Therapien für ungünstig gehalten.

Dass der hier behandelte Gegenstand unter methodischem Gesichtspunkt "soft psychology" (MEEHL, 1978) ist, wird bei der Diskussion der Probleme und Störeinflüsse deutlich, die bei Therapiestudien - psychologischen wie medikamentösen - einer reliablen und validen Effektivitätsaussage entgegenstehen. Es wird für serielle Untersuchungsstrategien plädiert, die es - angepasst an den jeweiligen Erkenntnisstand - erlauben, die interne Konsistenz und Generalisierbarkeit der Aussagen schrittweise zu verbessern.

Dieser Strategie folgen auch die eigenen Untersuchungen, indem Einzelfallverlaufsanalysen und Gruppenvergleiche innerhalb vergleichbarer Rahmenbedingungen und an vergleichbaren Patienten aufeinanderfolgen. In der als Pilotstudie bezeichneten ersten Untersuchung wurden an 20 neurotisch Depressiven Erfolgs- und Verlaufsmessungen zu verschiedenen Zielbereichen eines kombinierten verhaltenstherapeutischen Programms innerhalb eines multiplen Grundliniendesigns vorgenommen. In der hier im Zentrum der Darstellung stehenden zweiten Studie wurde mit einem ähnlichen Datensatz das kombinierte verhaltenstherapeutische Programm mit einer rein kognitiv orientierten Verhaltenstherapie und einer Kontrollbedingung verglichen. Auch bei dieser Studie erlaubte die Art der Datenerfassung sowohl Erfolgs- als auch Prozessaus-

sagen. Ohne die Ergebnisse an dieser Stelle vorwegnehmen zu wollen, ist uns deutlicher geworden, warum die in der Literatur in den letzten Jahren immer wiederkehrende Forderung nach einer multimethodalen Diagnostik- und Verlaufsmessung noch kaum umgesetzt oder zumindest kaum publiziert wurde.
Durch die Wahl und Zuordnung der neben der globalen Depressivität gemessenen Variablen zu Symptombereichen (Aktivität/Leistungsfähigkeit, Sozialverhalten, Bewertungen/Einstellungen und Somatik) sollten über die Effektivitäts-Fragestellung hinaus Hinweise zu den in der Literatur diskutierten Defizitannahmen gewonnen werden. Dieser Zielsetzungen galten auch die Zusatzuntersuchungen zu den Kausalzuschreibungen Depressiver in einer Aufgabensituation unter sozialen Kontextbedingungen, zu gedanklichen Depressionsbewältigungsstrategien, zu negativen Potentialschwankungen im EEG (CNV) bei endogen Depressiven, neurotisch Depressiven und Normalen sowie zu Schlaf- und neuroendokrinen Variablen und ihrer prädiktiven Bedeutung für die Therapiereaktionen.
Die Überprüfung von Defizitannahmen bei den zu therapierenden Patienten erscheint uns deshalb wichtig, weil in den meisten biologisch orientierten Grundlagen- und Therapiestudien eine Mischung von endogen depressiven und neurotisch depressiven Patienten untersucht/behandelt wurde und in den psychologisch orientierten Arbeiten mehrheitlich Normale mit depressiver Gestimmtheit.
Aussagen, die sich auf nicht mehr als 50 Patienten (z.B. Auswertungen über die Patienten beider Therapie-Untersuchungen) beziehen, können nur Hinweischarakter haben. Von diesen 50 Patienten kann jedoch mit der derzeit möglichen Annäherung von der Diagnose neurotisch-depressiv ausgegangen werden.

2. Zur Klassifikation und Diagnose depressiver Erkrankungen

2.1 Bedeutung und Aussagemöglichkeiten von Einteilungssystemen

Die zeitgenössischen europäischen Einteilungen psychiatrischer Erkrankungen basieren in ihren Grundzügen auf den von KRAEPELIN (1909, 1910, 1913, 1915) beschriebenen "Krankheitseinheiten". Indem er eine Klassifikation der vielfältigen psychiatrischen Erkrankungsbilder vornahm und begründete, steht Kraepelin am Beginn zu einer in ihren Zielen an den Naturwissenschaften orientierten Erforschung dieses Gegenstandsbereiches.
"Eine Klassifikation ist eine Einteilung von Begriffen in ein nach bestimmten Richtlinien geordnetes System bzw. die Zuordnung eines gegebenen Begriffs zu einem solchen System" (MOMBOUR, 1976, S. 117). Kriterien für wissenschaftliche Systeme sind Vollständigkeit für den zu ordnenden Gegenstandsbereich, durchgängige Anwendbarkeit der für die Einteilung relevanten Merkmale (Einteilungsgrund), Unabhängigkeit und gegenseitiger Ausschluss der einzelnen Glieder des Systems sowie Stetigkeit.
Kraepelin strebte ein solches System an: die Reduktion der beobachtbaren Merkmale der Patienten auf eine begrenzte Anzahl von "Krankheitseinheiten". Ihre Abgrenzung voneinander sei durch ihre jeweils einheitliche Ätiologie, Pathogenese, ihr klinisches Erscheinungsbild, den Verlauf, den Ausgang und das Ansprechen auf Therapie möglich. Dies ist der Anspruch einer Nosologie oder Krankheitslehre, nämlich ein "natürliches System" zu etablieren, dessen Erklärungswert über beobachtbare Merkmale und ihre Zusammenhänge hinausgeht.
Unter "natürlichen Systemen" versteht man solche, die über einen nicht unbedingt direkt beobachtbaren Einteilungsgrund

zu Einteilungen kommen, die Vorhersagen über Zusammenhänge und Eigenschaften innerhalb des Systems erlauben, die über den Einteilungsgrund hinausgehen und sich auch nicht ändern, wenn man den Einteilungsgrund variiert (MOMBOUR, 1976). Ein natürliches System in diesem Sinne stellt in der Chemie das periodische System der Elemente dar. Sein Einteilungsgrund war das Atomgewicht. Das System konnte beibehalten werden, weil auch andere Einteilungsgründe, die seither z.B. von der Atomphysik eingeführt wurden, seine Struktur bestätigten, also eine eindeutige Unter-, Neben- und Überordnung der Elemente nach einheitlichen Gesichtspunkten. Ergeben sich durch Wechsel des Einteilungsgrundes dagegen andere Anordnungen innerhalb des Systems, spricht man von einem "künstlichen System". Bei diesem erlauben die Einteilungen nach einem oder mehreren beobachtbaren Merkmalen keine Schlüsse auf nicht beobachtete, weitere Merkmale.

VON ZERSSEN (1973a) beurteilt die nosologischen Systeme in der Psychiatrie (jedoch nicht nur auf diesem Gebiet der Medizin) nach mehr als einem halben Jahrhundert der Forschung seit Kraepelin skeptisch:

"Dieses Ziel eines ebenso logischen wie natürlichen und zugleich vollständigen Systems der Krankheiten bleibt aber auf den meisten Gebieten der Medizin eine Fiktion. Das liegt einmal in der Unvollkommenheit unseres Wissens begründet, zum anderen stehen fliessende Übergänge zwischen Normalität und Abnormität, zwischen den vielfältigen klinischen Erscheinungsformen selber und zwischen den ihnen zugrunde liegenden pathologischen Vorgängen und deren Entstehungsbedingungen einer streng logischen Klassifikation im Wege" (S. 335).

Diese Feststellung trifft auch auf depressive Erkrankungen zu. Verschiedene angenommene Ursachen in noch ungeklärter Wechselwirkung miteinander können zu gleichen klinischen Erscheinungsbildern führen, angenommene gleiche Ursachen können sich bei verschiedenen Personen im Erscheinungsbild unterschiedlich manifestieren, ja sogar bei der gleichen Person zu unterschiedlichen Zeiten im Lebens- und Krankheitsverlauf.

Einer der in dieser Situation gewählten Auswege besteht in einer typologischen Ordnung der Erscheinungen.
Der Typusbegriff wird verwendet, wenn auf das einer Gruppe von untereinander ähnlichen Objekten Gemeinsame abgezielt

wird, "das zwar in reiner Ausprägung nicht vorzukommen braucht, aber als eine Art Urform gedacht werden kann, um die die wirklichen Gegenstände in ihrer individuellen Merkmalskonfiguration variieren"..., "typisch als Repräsentanz der Einheit in der Mannigfaltigkeit realer Erscheinungsformen" (v. ZERSSEN, 1973b, S. 540). Eine typologische Ordnung ist gerade in jenen Gegenstandsbereichen gut anwendbar, in denen fliessende Übergänge zwischen den verschiedenen Formen eine klare Scheidung in einzelne Klassen erschweren oder gar unmöglich machen. Auch Typen können die Grundlage zu nosologischen Krankheitseinheiten bilden, also ausser der Symptomatik auch den Verlauf, das Ansprechen auf Therapie, die angenommene Ätiologie und Pathogenese der Erscheinungen berücksichtigen. Mit dem Typusbegriff wird der Anspruch auf die Etablierung eines natürlichen Systems nicht aufgegeben. Es wird jedoch dem derzeitigen Wissensstand entsprechend in Bezug auf die Grundlage von Typologien - den Syndromen - eine eingeschränktere Begriffsbestimmung bevorzugt.
"Der Syndrombegriff ... wird eingeengt auf ... Typen von Zustandsbildern" (JASPERS, 1965) und dabei werden ätiopathogenetische Gesichtspunkte weitgehend ausser acht gelassen" (v. ZERSSEN, 1973c, S. 508). Syndrome sind Symptomkomplexe, sie nehmen eine Zwischenstellung zwischen Einzelsymptomen und Krankheitseinheiten ein. Nach Hippokrates, auf den der Begriff zurückgeht, sind sie "die für eine bestimmte Erkrankung charakteristische Verbindung an sich uncharakteristischer Einzelsymptome" (v. ZERSSEN, 1973c, S. 508). Bezüglich der Syndromatologie liegen heute einheitlichere Erkenntnisse vor als bei dem Versuch einer typologischen Nosologie. "Syndrome konnten in neuerer Zeit durch den statistischen Nachweis einer Häufigkeitsbeziehung der sie konstituierenden Einzelsymptome als Gruppenfaktoren oder Symptomcluster objektiviert werden" (v. ZERSSEN, 1973c, S. 509).

Syndrome wie Typen lassen sich unter Berücksichtigung der
zur Merkmalsbestimmung verwendeten Mess- und Datenverarbeitungsmethoden auch operational definieren.
Der Schritt zur Aufklärung der Symptomgenese bzw. die Antwort auf die Frage, was von den multiplen Bedingungsfaktoren
mit Randunschärfen zum einheitlichen klinischen Bild führt,
ist zumindest im Bereich der Depression aber noch zu leisten.

Eine andere Alternative als die der auf Syndromen basierenden
Typen als Einteilungsgesichtspunkten wählten besonders angelsächsische Forscher. Sie halten wegen der fliessenden Übergänge zwischen den Erkrankungen und normalen Merkmalskomplexen
kategoriale Einteilungen für unangemessen. Stattdessen bevorzugten sie eine dimensionale Ordnung von Erscheinungen. Ein
dimensionales System kann ein- oder mehrdimensional sein.
Heute werden mindestens zweidimensionale Systeme vorgeschlagen (siehe S. 14f). Den zwei- und mehrdimensionalen Systemen
liegen meist Konzepte von Variationen normaler Persönlichkeitszüge, z.B. die Eysenck'schen Dimensionen Extraversion/
Introversion, Psychotizismus/Neurotizismus, zugrunde. Psychopathologische Erscheinungen werden als Extreme solcher Züge
bzw. ihrer Kombinationen aufgefasst.
Beide Einteilungsalternativen führen auf der Syndromebene
nicht unbedingt zu Widersprüchen, sondern es wird eine gegenseitige Validierung möglich.

Während die typologischen wie auch die dimensionalen Einteilungssysteme einer nomothetischen Orientierung gegenüber dem
Gegenstandsbereich entsprechen, stellen Vertreter einer "ideographischen" Sichtweise die Angemessenheit von Einteilungssystemen genereller in Frage. HOCHE (1910) z.B. formuliert,
basierend auf einer hippokratischen Denktradition, den Zweifel an Einteilungssystemen:
"Eine Art von Denkzwang, ein logisch-ästhetisches Bedürfnis

nötigt uns, nach wohlumgrenzten, in sich geschlossenen einheitlichen Krankheitsbildern zu suchen, aber leider ist hier wie sonst unser subjektives Bedürfnis noch kein Beweis für die Richtigkeit des Ersehnten, für das tatsächliche Vorkommen der reinen Typen in der Wirklichkeit."
Eine rein ideographische Sichtweise der natürlichen psychopathologischen Erscheinungsbilder begrenzt allerdings die wissenschaftliche Erfassung psychiatrischer Erkrankungen.
Der potentielle Konflikt der beiden Denktraditionen wird heute meist im Sinne der gegenseitigen Ergänzung von genauer phänomenologischer Betrachtung und dem Versuch der Validierung jeweils vorläufiger Typen oder Krankheitseinheiten gelöst (v. ZERSSEN, 1973a).
In den Worten Jaspers ist "die Idee der Krankheitseinheit keine erreichbare Aufgabe, aber der fruchtbarste Orientierungspunkt ... für empirische Forschung" (JASPERS, 1965, S. 476), selbst wenn daraus nur immer wieder vorläufige Einteilungen resultieren. Systeme fördern eine hypothesengeleitete Forschung auf Grund der Vorhersagemöglichkeit bisher nicht untersuchter Merkmale auf Grund von Klassen-, Typus- oder Dimensionszugehörigkeiten. Korrekturen können aus den Erfahrungen mit den Systemen abgeleitet werden.
Einteilungssysteme, selbst vorläufiger Natur, haben für Wissenschaftler, Kliniker und Betroffene weitere Vorteile, indem sie Entscheidungshilfen für verschiedene Anwendungsbereiche enthalten. KENDELL (1978) sowie MOMBOUR (1976) zählen hierzu:
- die Eingrenzung eines zu behandelnden Gegenstandsbereiches
- die Diagnose und Prognose von Erkrankungen
- die Auswahl und Entwicklung von Therapien
- internationale Vergleichbarkeit auf Grund der Möglichkeit der einheitlichen Begriffsverwendung
- die Planung der psychiatrischen Versorgung, z.B. auf Grund von empidemiologischen Studien
- die Wissensvermittlung.

Wenn im folgenden versucht wird, aus dem Gesamtbereich psychiatrischer Erkrankungen die depressiven Erkrankungen und innerhalb dieser die depressiven Neurosen herauszugreifen und sie in ihren charakteristischen Merkmalen zu beschreiben, setzt dies eine zuverlässige Diagnose und damit eine Art Einteilungssystem schon voraus.
Da für depressive Erkrankungen und ihre Untergruppen derzeit noch eindeutige Zuordnungskriterien fehlen, weil es fliessende Übergänge zwischen Depression und Normalität sowie zwischen den verschiedenen Unterformen der Depression gibt, die angenommene multifaktorielle Genese noch nicht in ihren Gesetzmässigkeiten aufgeklärt ist und erst Ansätze zu einer gleichzeitig wirksamen und relativ spezifischen Therapie vorliegen, müssen im folgenden, ausser den neurotischen Depressionen, auch jene psychischen Erkrankungen mit berücksichtigt werden, zu denen es noch keine allgemein für gültig erachteten Grenzen bzw. Ausschlusskriterien gibt. Dies sind andere Arten von Neurosen, besonders Angstneurosen, Persönlichkeitsstörungen sowie endogene Depressionen. Auch depressive Zustandsbilder im Bereich normalen Erlebens und Verhaltens sind in der Diskussion zu berücksichtigen.
Neben Abgrenzungen gegen andere Krankheitsbilder und relativ zu "Normalen" ergibt sich die Frage: "Lässt sich die grosse Gruppe neurotisch Depressiver, die noch dazu immer grösser zu werden scheint, weiter unterteilen?".

Der folgende Überblick über Systeme, die für die vorläufige Eingrenzung neurotischer Depression relevante Gesichtspunkte enthalten, ist deshalb gegliedert in:
A. Einteilungen, die die Gesamtgruppe depressiver Patienten betreffen (europäische typologische wie dimensionale Systeme, amerikanische typologische Systeme, internationale Einteilungen).
B. Die Unterscheidung zwischen endogener und neurotischer Depression.

C. Unterteilungen innerhalb der Gruppe der neurotisch Depressiven.
D. Die Unterscheidung zwischen Depression und Angst.

2.2 Einteilungen, die die Gesamtgruppe der Depressiven betreffen

Ein Beispiel für ein zeitgenössisches europäisches Klassifikationssystem in der Tradition von Kraepelin ist die Einteilung von KIELHOLZ (1971), die er in Anlehnung an HIPPIUS und SELBACH (1968) vorschlug (siehe Abbildung 1).

Abbildung 1: Nosologische Einordnung der Depressionszustände (aus KIELHOLZ, 1971, S. 17)

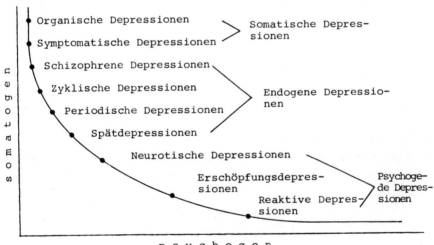

Die Einteilung erfolgt zunächst nach angenommenen Ursachen, die entweder somatisch, endogen oder psychisch sein können. Eine weitere Unterteilung wird vorgenommen nach dem Vorkommen in bestimmten Krankheitsbildern bzw. nach Art der Auslösung (z.B. organische Erkrankungen, Erschöpfung).

In Grossbritannien wurde die Kontroverse zwischen typologischen und dimensionalen Modellen zwischen Roth und weiteren Mitarbeitern der sogenannten Newcastle-School auf der einen - typologischen - Seite (siehe z.B. CARNEY, ROTH & GARSIDE, 1965; ROTH, 1978) und KENDELL (1978) auf der anderen - dimensionalen - Seite am heftigsten geführt.
Die Newcastle-Schule unterscheidet nicht nur zwischen endogenen und neurotischen Affektstörungen, sondern sie nimmt heute am konsequentesten den Standpunkt ein, dass es sich um zwei klar voneinander absetzbare Krankheitsbilder handelt (siehe Abbildung 2).
Innerhalb der neurotischen Erkrankungen werden Angstzustände oder Angstdepressionen von depressiven Neurosen unterschieden und diese beiden Gruppen nochmals unterteilt in je vier Unterformen. Roth und Mitarbeiter gehen nach ihren Daten davon aus (siehe ROTH, 1978), dass man unselektierte Individuen einer Population (z.B. Patienten, die die Kriterien für "Major depressive disorder", SPITZER et al. (1978) erfüllen) bestimmten Subpopulationen zuordnen kann, die in sich bezüglich eines oder mehrerer Merkmale homogen sind und sich bezüglich dieser Merkmale zuverlässig von anderen Subpopulationen abgrenzen lassen. Die Verteilung der Merkmale in der Gesamtpopulation muss daher sogenannte "Seltenheitspunkte" aufweisen, wie in der folgenden Skizze dargestellt.

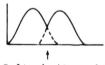

Seltenheitspunkt

Abbildung 2: Die Einteilung von Affekt-Störungen der "Newcastle School" (ROTH, 1978; aus HELMCHEN & LINDEN, 1980, S. 870)

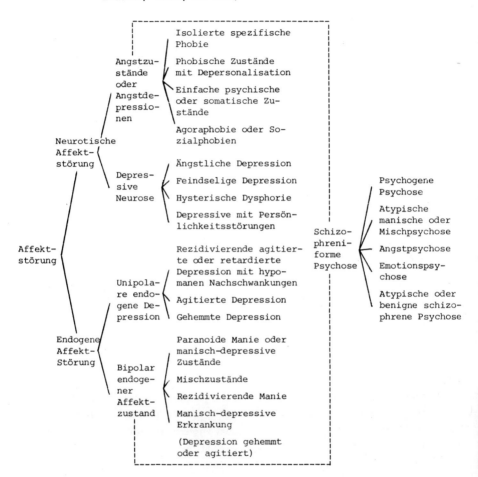

Im Idealfall schliessen sich die Merkmale der verschiedenen
Gruppen aus.

KENDELL (1977, 1978) hält demgegenüber dimensionale Modelle
für angemessener, weil er die von Roth behaupteten Seltenheitspunkte nicht replizieren konnte.
Dimensionale Klassifikationsmodelle setzen voraus, dass sich
Individuen bezüglich definierter relevanter Merkmale nicht
qualitativ, sondern quantitativ voneinander unterscheiden.
Ist diese Voraussetzung zutreffend, kann man die Mitglieder
von Populationen bezüglich der Ausprägung von Merkmalen auf
einer Achse (bei mehrdimensionalen Modellen auf mehreren Achsen) anordnen. Pro Dimension entstehen eingipflige Verteilungen, z.B. die folgende in Bezug auf endogen-neurotisch:

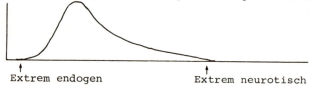

Extrem endogen   Extrem neurotisch

Kendells Schlussfolgerungen aus Faktoren- und Clusteranalysen lauten: Es gibt unipolare und bipolare Depressionen, die
man typologisch voneinander abgrenzen kann. Seit den Arbeiten von ANGST (1966) und PERRIS (1966) wurden genügend empirische Hinweise dafür gefunden, dass bipolare Patienten sich
von unipolar Depressiven qualitativ in Hinblick auf Erb- und
Familieneinflüsse, Krankheitsbild, Verlauf und Therapie-Rea-
gibilität unterscheiden. Es gibt innerhalb der unipolaren
Depressionen solche, die dem Idealtyp A (= endogen) entsprechen, solche, die dem Typ B (= eher neurotisch) entsprechen
und die Mehrzahl, die sich dazwischen verteilt. Allerdings ist
diese Dimension nicht symmetrisch, sondern asymmetrisch. Während sich recht gute Cluster für den Typ A fanden, gelang es
nicht, den Typ B entsprechend zu definieren. Entweder gab es

mehrere Cluster oder gar keinen. Typ B dürfte ein konfundiertes Syndrom sein, dessen Charakteristika noch genauer zu untersuchen sind.

EYSENCK (1970), ein weiterer Vertreter eines dimensionalen Standpunktes, benutzt als Grundlage seiner Faktoren- und Clusteranalysen andere Arten von Daten. Nicht die Symptomatik der Patienten, sondern deren Reaktionen in psychologischen und psychophysiologischen Testsituationen gehen in die Analyse ein. Insofern ist sein System nicht mit denen von Roth oder Kendell vergleichbar. Eysenck nimmt auf Grund seiner Analysen zwei orthogonale, voneinander unabhängige Dimensionen an, eine bipolare: "Neurotizismus - Psychotizismus" sowie eine unipolare: "Schwere der Erkrankung".

Amerikanische Einteilungssysteme sind meist Typologien. Im Unterschied zu den europäischen stehen jedoch als Einteilungsgründe andere Variablen im Vordergrund. Es gibt nur indirekte Parallelen zu dem endogenen und neurotischen Typ, der in europäischen Einteilungen zentral ist.
Ein Beispiel für eine amerikanische Einteilung stellt das St. Louis-System dar (WINOKUR, 1974, 1975, 1979). Es handelt sich um eine hierarchisch aufgebaute Typologie (siehe Abbildung 3), bei der jeder Verzweigung Entscheidungskriterien zugrundeliegen. Nachdem festgestellt ist, dass es sich um eine affektive Störung depressiver Art handelt (Kriterien für "major depressive disorders"; SPITZER et al., 1978, siehe S. 18f), wird getrennt zwischen primär und sekundär. Primär bedeutet, dass der jetzigen Erkrankung keine organischen und keine anderen körperlichen oder psychiatrischen Erkrankungen vorausgingen oder zum Ausbruch in einem ursächlichen Verhältnis stehen. Als sekundär wird eine Depression z.B. eingestuft, wenn sie zeitlich später als eine Alkoholabhängigkeit auftritt. Die primären Depressionen werden dann in bi-

Abbildung 3: Die hierarchisch aufgebaute Typologie von Winokur
(z.B. WINOKUR, 1974; übersetzt aus Tabelle 1 aus
KENDELL, 1977, S. 4)

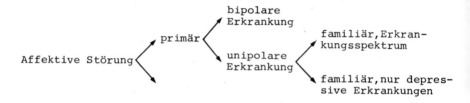

polare und unipolare untergliedert. Die unipolaren wiederum
werden auf der Basis von Familienuntersuchungen in rein depressive (es kommt kein Alkoholismus in der Familie vor, es
kommen depressive Erkrankungen bei mindestens einem Familienangehörigen vor) versus "depression spectrum" (es kommt Alkoholismus vor) unterteilt.
Dieses System ist bis auf die letzte Unterteilung für einen
Teil der amerikanischen Systeme insofern repräsentativ, als
es nicht explizit zwischen neurotisch und endogen trennt,
wohl aber genetische und Verlaufsaspekte der Erkrankungen mit
berücksichtigt. Ob gerade das Vorkommen oder Nicht-Vorkommen
von Alkoholismus in der Familie ein brauchbares Merkmal ist,
bleibt noch zu beweisen.

Der Versuch, sich auf internationaler Ebene auf eine gemeinsame (typologische) Einteilung zu einigen, führte zu zunehmend
komplexeren Systemen. Bei der heute gültigen neunten Revision
der "International classification of diseases" ICD-9 (DEGKWITZ
et al., 1980) bestehen (zitiert nach HELMCHEN & LINDEN, 1980,
S. 869/870) 20 Möglichkeiten der Einordnung von depressiven
Zustandsbildern:
- Schizoaffektive Psychose (ICD 295.7)
- Endogene Depression, bisher nur monopolar (ICD 296.1)
- Depression im Rahmen einer zirkulären Verlaufsform einer

manisch-depressiven Psychose (ICD 296.3)
- Mischzustand im Rahmen einer zirkulären Verlaufsform einer manisch-depressiven Psychose (ICD 296.4)
- Zirkuläre Verlaufsform einer manisch-depressiven Psychose ohne Angaben über das vorliegende Zustandsbild (ICD 296.5)
- Andere nicht näher bezeichnete manisch-depressive Psychosen (ICD 296.6)
- Andere affektive Psychosen (ICD 296.8)
- Nicht näher bezeichnete affektive Psychosen (ICD 296.6)
- Reaktive depressive Psychose (ICD 298.0)
- Neurotische Depression (ICD 300.4)
- Zyklothyme Persönlichkeit (ICD 301.1)
- Akute Belastungsreaktion mit vorherrschender emotionaler Störung (ICD 308.0)
- Mischformen psychogener Reaktionen (ICD 308.4)
- Kurzdauernde depressive Reaktion (309.0)
- Längerdauernde depressive Reaktion (309.1)
- Anpassungsstörung in Sozialverhalten mit emotionaler Symptomatik (ICD 309.4)
- Anderweitig nicht klassifizierbare depressive Zustandsbilder (ICD 311)
- Anderweitig nicht klassifizierbare Störungen des Sozialverhaltens mit emotionaler Symptomatik (ICD 312.3)
- Spezifische emotionale Störungen des Kindes- und Jugendalters mit Niedergeschlagenheit und Unglücklichsein (ICD 313.1)
- Andere spezifische emotionale Störungen des Kindes- und Jugendalters oder Mischformen (ICD 313.8).

Die 10. Revision, die wahrscheinlich 1990 in Kraft tritt, wird, indem sie auf Syndromen ohne ätiopathogenetischen Annahmen beruht, noch vielfältiger: Eine mehrstellige Zahl soll die Störung eines Patienten bezeichnen. Die einzelnen Stellen der Zahl entsprechen sogenannten Achsen, die jedoch keine Dimension repräsentieren, sondern Merkmalskonfigurationen. Durch solche Achsen werden die Symptomatologie, die Ätiologie, die Persönlichkeitsstruktur, das Intelligenzniveau u.a. repräsentiert (MÖLLER & VON ZERSSEN, 1980). Jeder Aspekt lässt sich mit jedem anderen kombinieren. Die dem derzeitigen Wissensstand entsprechende Voraussetzungslosigkeit dieser syndromalen Betrachtungsweise macht das System etwas unüberschaubar. Der Vorteil kann in einer besseren Operationalisierung der Erfassungs- und Rechenoperationen liegen, die eine internationale Forschung erst ermöglicht.

Voraussetzung jeder Einteilung, besonders jedoch der international gültigen, ist eine weitgehende Standardisierung der Diagnose- und Zuweisungsprozesse. Zur Verbesserung der Informationsgewinnung im diagnostischen Prozess wurden Erhebungsbogen und Merkmalslisten erstellt.
Die Research Diagnostic Criteria (RDC, SPITZER et al., 1978), durch die gewährleistet werden soll, dass Patientenpopulationen bei Studien nachvollziehbar beschrieben und die Zuweisung zu Kategorien der ICD objektiviert werden, stellen mittlerweise einen internationalen Standard dar. Zur Diagnose einer "Major depressive disorder" werden die Kriterien von FEIGHNER et al. (1972) benutzt:

A) Verstimmung, charakterisiert durch folgende Symptome: deprimiert, traurig, schwermütig, verzagt, hoffnungslos, trübsinnig, erregt, ängstlich, besorgt oder entmutigt.

B) Wenigstens 5 der folgenden Kriterien sollen zutreffen bei eindeutigem Vorliegen einer Depression; 4 davon sind ausreichend für die Annahme einer Depression:
  1. Appetitlosigkeit oder Gewichtsverlust (zutreffend bei 1 kg pro Woche oder mehr als 5 kg pro Jahr ohne Diät).
  2. Schlafstörungen einschliesslich Schlaflosigkeit und gesteigertem Schlafbedürfnis.
  3. Energieverlust, Erschöpfbarkeit, Müdigkeit.
  4. Agitation oder Antriebsminderung.
  5. Verlust des Interesses an gewohnten Aktivitäten oder Nachlassen der Libido.
  6. Selbstvorwürfe oder Schuldgefühle (auch wahnhaften Charakters).
  7. Klagen über offensichtlich nachlassendes Denk- und Konzentrationsvermögen, Denkverlangsamung oder ungeordnete Gedanken.
  8. Wiederholte Gedanken an Tod oder Suizid, einschliesslich des Wunsches, zu sterben.

C) Eine Krankheitsdauer von mindestens einem Monat ohne vorbestehende psychiatrische Krankheiten wie Schizophrenie, Angstneurose, Phobie, Zwangsneurose, Hysterie, Alkoholismus, Drogenabhängigkeit, antisoziale Persönlichkeit, Homosexualität und andere sexuelle Deviationen, Schwachsinn oder psychoorganische Syndrome.
Patienten mit lebensbedrohlicher oder zu Invalidität führender allgemeinmedizinischer Erkrankung, die der Depression vorausgeht und sie begleitet, erhalten nicht die Diagnose "Primäre Depression".

Sie enthalten weiterhin Kriterien für Untergruppen der
"Major depressive disorder" wie psychotische Depression,
endogene Depression, gehemmte Depression und reaktive ("situational") Depression u.a., jedoch keine Kriterien für
"neurotische Depression".
Das Kriterium für eine sichere Diagnose auf reaktive Depression lautet: wenn die "major depressive disorder" fast sicher
nicht aufgetreten wäre, wenn ein bestimmtes Ereignis nicht
eingetreten wäre.

2.3 Die Unterscheidung zwischen endogener und neurotischer
Depression

Es sind eine Reihe guter Übersichtsarbeiten zu dieser Fragestellung erschienen, auf die ich mich bei der folgenden Darstellung beziehe: MENDELS und COCHRANE (1968), COSTELLO (1970),
ROSENTHAL und KLERMAN (1966), KENDELL (1977), ROTH (1978),
EYSENCK (1970) und SCHATZBERG (1978).

Von diesen genannten Autoren plädiert Roth am entschiedensten
dafür, dass es sich um zwei verschiedene Erkrankungen handelt,
die sich voneinander unterscheiden lassen. Er stützt sich
dabei auf die bei MENDELS und COCHRANE (1968) überblickten
faktorenanalytischen Arbeiten (HAMILTON & WHITE, 1959; KILOH
& GARSIDE, 1963; CARNEY, ROTH & GARSIDE, 1965; HORDERN et al.,
1965; ROSENTHAL & GUDEMAN, 1967) sowie auf die Arbeiten von
FAHY et al. (1969) und GARSIDE et al. (1971). In diese Studien
gingen die Symptomcharakteristika einiger hundert depressiver
Patienten ein. Es fand sich ein Faktor, den man als endogendepressiv oder auch, wie KENDELL (1977) das wegen der Belastetheit der Begriffe vorzieht, als Typ A benennen kann.
ROTH (1978) sieht gemäss diesen Ergebnissen die endogen-depres-

siven Patienten durch folgende Symptome charakterisiert: unbeeinflussbare Stimmungsstörung, die akut einsetzt; Vitalstörungen wie frühmorgendliches Erwachen, Tagesschwankungen, Gewichtsverlust, Fremdheitsgefühl in Bezug auf Stimmung und Körpergefühl, selbstkritische und schuldbesetzte Einstellungen, Idee der Hoffnungslosigkeit und bei einigen Patienten Verarmungs-/Zurückweisungs-/Verfolgungsideen, Nihilismus. Die Gruppe der neurotischen Patienten ist teilweise durch das Fehlen der genannten Symptome, teilweise durch ein anderes heterogenes Symptombild gekennzeichnet, was Roth dazu führt, hier Differenzierungen innerhalb dieser Gruppe vorzunehmen (siehe 2.4, S. 28). Für die Differentialdiagnose zwischen endogen und neurotisch Depressiven wurde bei CARNEY, ROTH und GARSIDE (1965) ein Fragebogen (Newcastle-Scale) vorgelegt, der seither in internationalen Studien verwendet wird.

Neben Symptomcharakteristika sprachen Prognose- und Therapieerfolgsunterschiede für eine Trennung der Gruppen (KILOH et al., 1962; CARNEY et al., 1965). Die endogen Depressiven haben hiernach eine günstigere Prognose und reagieren besser als die nicht-endogen Depressiven auf Pharmaka- und Heilkrampftherapien. Dies, so folgert Roth, kann bei grösserer Schwere der Depression in der Gruppe der Endogenen nur über qualitative Unterschiede erklärt werden.
HAMILTON und WHITE (1959) sehen die Gruppe der endogen Depressiven charakterisiert durch eine ausgeprägt depressive Stimmung, den Verlust der Einsichtsfähigkeit, psychomotorische Hemmung, Schuldgefühle, frühmorgendliches Erwachen und Suizidgedanken sowie durch ein fehlendes auslösendes Ereignis. Sie fanden für die nicht-endogene Gruppe ausser der stärkeren Auslösbarkeit der Symptomatik durch vorangehende Ereignisse keine positiven Charakteristika.

KILOH und GARSIDEs (1963) Charakterisierung der endogenen

Gruppe entspricht der von HAMILTON und WHITE (1959). Sie fanden jedoch auch positive Kriterien für neurotische Depression: Reaktivität der Symptome, Auslösung durch Umweltereignisse, Selbstmitleid, Variabilität der Erkrankung, hysterische Komponenten, Einschlafschwierigkeiten, Abendtief sowie hypochondrische und zwanghafte Tendenzen.

SCHILDKRAUT (1970) sowie SCHILDKRAUT und KLEIN (1975) nennen einige weitere, für die Differentialdiagnose endogen depressiv versus "chronisch-charakterologisch" - depressiv kritische Symptome: Ausser der Hemmung noch Energie- und Initiativeverlust, Anhedonie und Morgentief für die endogenen Patienten; Unglücklichkeitsgefühl, Tendenz zu weinen, Unbefriedigtsein, Dramatisierungstendenz, anklammernde Tendenzen, Reizbarkeit, Angst, starke Beschäftigung mit der Erkrankung, Reaktivität der Symptomatik in Abhängigkeit von Umgebungseinflüssen, in der Vorgeschichte Schwierigkeiten mit persönlichen Beziehungen, leichte Anfälligkeit bzw. Auslösung der Symptome durch Stress sowie Pessimismus für die chronisch-charakterologische Gruppe. Sekundäre Symptome, d.h. solche, die sich bei beiden Gruppen fanden, waren: Traurigkeit, Schlafstörungen, Appetitstörungen, Gefühle der Hoffnungs- und Hilflosigkeit, vermindertes Selbstvertrauen, Schuldgefühle, Selbstvorwürfe, Selbstabwertung sowie Suizidideen.
Als weitere, nicht-endogene Gruppe grenzen sie von den chronisch-charakterologischen Depressiven noch situativ ausgelöste Syndrome ab, deren Hauptsymptome im Weinen, Grübeln, in der überwiegenden Beschäftigung mit dem auslösenden Ereignis, Angst, Appetit- und Schlafstörungen sowie einer Reaktivität in Bezug auf Umgebungseinflüsse bestehen.

Eine von ROSENTHAL und GUDEMAN (1967) durchgeführte Faktorenanalyse über die Symptome depressiver Patienten erbrachte zwei Faktoren. Der erste war charakterisiert durch die bei

HAMILTON und WHITE (1959) geschilderten Symptome sowie eine
gut angepasste prämorbide Persönlichkeit. Der zweite Faktor
"Selbstmitleidkonstellation" enthielt als höchstladende
Symptome: Hypochondrische Tendenzen, psychische Angst, körperliche Angst sowie ein fordernd-anspruchsvoll-klagendes Verhalten gegenüber der Umgebung sowie Selbstmitleid. Negativ
luden auf diesem Faktor Hemmung, Schuldgefühle, Suizidsymptome, paranoide Ideen sowie Gefühle der Wertlosigkeit. Es
entstanden keine gegenseitig exklusiven Gruppen. Manche Items
luden für endogen depressive sowie nicht endogen depressive
Patienten positiv, manche für beide negativ, manche für eine
Gruppe positiv und die andere negativ. Dieses Ergebnis spricht
gegen eine klare Abgrenzbarkeit der Gruppe.

Gegen eindeutige Verteilungsunterschiede sprechen auch die
von COSTELLO (1970) referierten Arbeiten. Alle sechs führten
zu einem bipolaren Faktor mit positiven Ladungen klinischer
Symptome, die als typisch für endogen gelten, und negativen
Itemladungen von für neurotisch sprechenden Symptomen. Vergleicht man jedoch die Plätze der einzelnen Symptome über
die sechs Datensätze, so war lediglich das Ergebnis für
"Hemmung" konsistent. Dieses Symptom wies bei allen sechs
Analysen hohe positive Ladungen auf. Bei den übrigen Symptomen kann aufgrund der sehr variablen Ergebnisse auf eine
sehr beschränkte Konsistenz geschlossen werden.

KENDELL (1969) kritisiert die typologischen Differenzierungen vorwiegend aus methodischen Gründen. Er weist auf die
fehlende Replikation der von Roth behaupteten Seltenheitspunkte zwischen den Verteilungen der bei CARNEY et al. (1965)
untersuchten Patienten hin. Hemsi, Kendell und McClure (zit.
bei KENDELL, 1969) fanden ein ganz unterschiedliches Ergebnis trotz der Anwendung der Definitionen und Gewichtungen
entsprechend Carney und Mitarbeitern (siehe Abbildung 4).

Abbildung 4: Verschiedene Verteilungen, die bei Anwendung
der Newcastle Diagnose Scores resultierten
(aus KENDELL, 1969, S. 336)

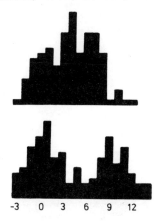

In einer Untersuchung von KENDELL (1968) gingen die Daten
von 696 Depressiven in eine Hauptkomponentenanalyse ein. Es
resultierten zwei fast unkontaminierte Faktorenprofile, deren eines man mit endogen und deren anderes als neurotisch
überschreiben kann. Abbildung 5 (aus KENDELL, 1969) zeigt
die Ladungen der einzelnen Symptomcharakteristika auf den
beiden Faktoren. Das daneben abgebildete Verteilungsmuster
demonstriert jedoch, dass es sich keineswegs um getrennte
Cluster handelt.
KENDELL (1977) schliesst aus dieser Situation: "Natural
boundaries if they exist at all, are not obvious". Da es kein
statistisches Kriterium für die Entscheidung Typologie versus
Dimension gibt[1], wählt er letztlich aus Flexibilitätsgründen
ein dimensionales Modell. Die eine Dimension hat einen endo-

---

[1] Aus Faktorenanalysen resultieren Dimensionen, und aus
Clusteranalysen Cluster. Bei Anwendung von Diskriminanzfunktionsanalysen kann zwar auf die Validität von Grenzziehungen geschlossen werden, nicht aber auf die Validität
von Nichtgrenzen.

Abbildung 5: Faktoren höherer Ordnung einer Hauptkomponentenanalyse über die Daten von 696 depressiven Patienten (übersetzt aus KENDELL, 1969, S. 336) sowie Verteilung der Patientenscores bezüglich der beiden Faktoren (Fig. 2 aus KENDELL, 1969, S. 337)

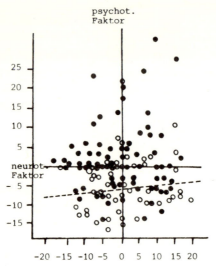

Faktor 1: Neurotische Erkrankung

.54 Angstsymptome in der Vorgeschichte
.53 subjektive Anspannung in der Vorgeschichte
-.47 kurze Dauer der Symptomatik vor Aufnahme
.46 hysterische Symptome in der Vorgeschichte
.46 neurotische Züge in der Kindheit
.43 Suizidgedanken
.35 Zwangssymptome in der Vorgeschichte
.30 Stimmungsschwankungen in der Vorgeschichte
.29 vorangehende psychologische Ursache
.29 schnelle Stimmungsveränderungen
.28 übersteigerte Beschäftigung mit dem eigenen Körper
.28 subjektive sensorische Beeinträchtigungen
.27 Reizbarkeit
.27 hypochondrische Einstellung
.26 demonstrativer Suizidversuch

Faktor 2: Psychotische Erkrankung

.52 Nahrungsaufnahmestörungen
.48 Gewichtsverlust
.47 Schuld- oder Wertlosigkeitswahn
.45 abnorme Sprechfrequenz
.39 Beziehungsideen
.39 Verlangsamung
-.36 Misstrauen
.36 Alter (jung)
.35 Verfolgungswahn
.35 schwere Schlafstörungen
.34 sozialer Rückzug
.31 abnormes Sprechtempo
.28 Verwirrung
.27 Agitation
.27 Apathie
.26 Wahn bezogen auf Körperveränderungen
.26 Geschlecht (männlich)

genen und einen neurotischen Pol, die andere ist eine Schweredimension.

Die endogenen Depressionen sind, welches System man auch wählt, homogener. Aus Faktorenanalysen und Clusteranalysen resultieren einheitlichere, replizierbare Syndrome. Für die Gruppe der neurotisch Depressiven ist es wegen der Heterogenität der Befunde schwieriger, sie als ein Extrem einer oder mehrerer Dimensionen, aber auch als Typus zu beschreiben. Dies führte einige Autoren dazu, die heterogene Gruppe der neurotisch Depressiven in jeweils homogenere Untergruppen zu unterteilen.

2.4 Untergliederungen der Gruppe der neurotisch Depressiven

PAYKEL (1971) konstatiert mit ROSENTHAL (1966), dass sich das Patientengut in den letzten beiden Jahrzehnten geändert habe. Psychotische Depressionen sind seltener geworden, neurotische Formen der Erkrankung häufiger. Nach PAYKEL et al. (1970) beträgt heute der Anteil neurotisch depressiver Patienten innerhalb des depressiven Patientengutes etwa 85 %. Neurotisch Depressive sind für Paykel durch folgende Symptome gekennzeichnet (immer in Abhebung von der endogenen Gruppe gedacht):
- weniger schwer depressiv
- mehr begleitende Angstsymptomatik
- keine Wahnideen
- keine zum Normalen hin fremd empfundene Qualität
- Reaktivität der Stimmung
- Abendtief
- Einschlafstörungen
- auslösender Stress
- vulnerable bzw. prämorbid neurotische Persönlichkeit.

Paykel entwickelte - zunächst in Yale (New Haven), dann in London - eine Vier-Gruppen-Typologie (PAYKEL, 1971; PAYKEL, 1972a). In die Stichproben wurden primär Depressive aufgenommen, allerdings wurden Patienten mit schon vor Beginn der depressiven Erkrankung bestehenden Persönlichkeitsstörungen nicht ausgeschlossen. Symptomskalen (ähnlich der Hamilton-Depressions-Skala, HRSD, HAMILTON, 1960) sowie die Ergebnisse der Erfassung von 61 Lebensereignissen (gewichtet nach HOLMES & RAHE, 1967, und erhoben sechs Monate vor Krankheitsausbruch) von 165 Patienten gingen in eine Hauptkomponentenanalyse ein. Es ergab sich ein genereller Schwerefaktor sowie ein zweipoliger Faktor, dessen Extreme mit endogen bzw. neurotisch beschrieben werden konnten. Dieser Faktor entsprach ähnlichen von KILOH und GARSIDE (1963) und CARNEY et al. (1965). Ein dritter bipolarer Faktor wurde mit ängstlich-chronisch versus typisch depressive Symptome bezeichnet. Die Daten wurden dann einer multivariaten Clusteranalyse (FRIEDMAN & RUBIN, 1967) unterzogen. Die vier resultierenden Gruppen beschreibt Paykel als:

a) Endogen Depressive: älter, schwer depressiv, oft Wahnideen, retardiert, Gewichtsverlust, Schuldgefühle, frühmorgendliche Schlaflosigkeit, wenig vorangegangener Stress, niedrige Neurotizismuswerte.

b) Ängstlich Depressive: hoch somatisch und psychisch ängstlich, älter, Depersonalisationssymptome, Zwangssymptome, Ermüdbarkeit, mittlerer Depressions-Gesamtwert aber Höchstwert in Bezug auf depressive Gefühle und Suizidtendenzen, grösste Anzahl bisheriger Episoden, höchster Neurotizismuswert, niedriger Stresswert. Insgesamt erscheint die Gruppe als hoch neurotisch und chronisch erkrankt.

c) Feindselig Depressive: mittleres Alter, aber jünger als die Gruppen a) und b), mittlere Schwere der Symptomatik, hohe Hostilitäts- und Selbstmitleidswerte.

d) Jüngere Patienten mit Persönlichkeitsstörungen: am wenigsten depressiv, hohe Werte bei Reaktivitäts-/Stimmungsschwankungen, hohe Neurotizismuswerte, hohe Stresswerte, Störungen sozialer Beziehungen, häufigeres Auftreten unter ambulanten im Vergleich zu stationären Patienten.

Eine Replikationsanalyse (PAYKEL & HENDERSON, im Druck) führte zu drei Gruppen. Die Trennung zwischen den beiden in der ersten Analyse befundenen Gruppen c) und d) kann deshalb noch nicht als gesichert angesehen werden. Erstaunlicherweise ergaben sich nur geringe Überlappungen zu den ähnlich klingenden Gruppierungen von OVERALL et al. (1966, S. 28).
Über Prädiktorskalen bezogen auf den Behandlungserfolg versuchten PAYKEL und Mitarbeiter (1974) ihr System zu validieren. Die Prädiktion in dieser Studie bezog sich auf eine Zehnmonats-Katamnese. Es ergab sich, dass die Vier-Gruppen-Typologie in Bezug auf Behandlungserfolg nicht differenzierte, wohl jedoch die Dichotomisierung endogen versus neurotisch. Depressive mit höherem Endogenitätsscore hatten bei (nicht-kontrollierten) Therapien bessere Resultate.
Eine weitere Prädiktorstudie (PAYKEL, 1972b; Amitryptilinbehandlung; weibliche Patienten, Alter 25 - 60, vorwiegend ambulante Therapie) ergab eine Besserung aller vier Gruppen, wobei sich die endogen depressiven Patienten am deutlichsten veränderten. Die Gruppe der ängstlich Depressiven verbesserte sich signifikant weniger und zeigte auch die meiste Residualsymptomatik. Die beiden weiteren neurotischen Gruppen - feindselige Depressive und jüngere Depressive mit Persönlichkeitsstörungen - erwiesen sich am Beginn der Untersuchung als am wenigsten depressiv, hatten mittlere Verbesserungsraten und waren am Ende der Therapie am deutlichsten symptomfrei. Kovarianzanalysen, in denen die Ausgangswertunterschiede bereinigt waren, führten zu den gleichen Ergebnissen. Die Unterschiede in der Therapiereagibilität zwischen den endogenen und den neurotischen Gruppen waren am deutlichsten auf die Therapieresistenz der Ängstlich-Depressiven zurückzuführen.
Unter der Prädiktorzielsetzung führten PAYKEL et al. (1973) auch Regressionsanalysen durch. Hiernach erwiesen sich ins-

besondere ein hoher globaler Depressionswert und ein hohes
Ausmass von Hemmung als prognostisch günstige Kriterien
für guten Therapieerfolg. Eine längere Krankheitsdauer war
dagegen ein Indikator für ungünstigere Prognosen.

OVERALL et al. (1966) kamen zu einer Dreiteilung der neurotischen Gruppe, die sich faktorenanalytisch von einer gehemmt-depressiven Gruppe abhob, die man als endogen bezeichnen könnte. Es konnten ängstliche von agitierten und von feindseligen neurotisch Depressiven unterschieden werden.
Abbildung 6 zeigt die typischen Symptomprofile (aus OVERALL & ZISOOK, 1980).
Eine Validierung dieses Systems wurde ebenfalls über Therapiereagibilität vorgenommen. Die endogene (gehemmte) Gruppe reagierte besser auf Imipramin, die ängstlich-gespannte (neurotische) Gruppe besser auf Thioridazine.

ROTH (1978), der glaubt, auch zwischen den Untergruppen von neurotisch Depressiven Seltenheitspunkte der Verteilung nachgewiesen zu haben, beschreibt ebenfalls drei Gruppen: die Ängstlich-Depressiven, die Depressiven mit Persönlichkeitsstörungen und die Feindselig-Depressiven. Diese letzte Gruppe wurde auch von GRINKER et al. (1961) sowie KILOH et al. (1972) als ein getrenntes Syndrom nachgewiesen und entspricht nach Roth der hysterisch-dysphorischen Gruppe von KLEIN und DAVIS (1969) und der durch hohes Selbstmitleid gekennzeichneten Gruppe von ROSENTHAL und GUDEMAN (1967).
Es ist demnach noch unklar, in welche und wieviele Klassen man die nicht-endogen depressiven Patienten unterteilen soll.
Alle Forschungsgruppen, die sich mit diesen Patienten befassten, sahen allerdings die grössere Heterogenität im Vergleich zur endogenen Gruppe als gesichert an.
SCHATZBERG (1978) hält es für möglich, dass diese Variabilität in Ursache, Erscheinungsbild, Verlauf und Therapiereaktion das einzige gemeinsame Merkmal bleiben könnte, das die nicht-endogen depressiven Patienten charakterisiert.

Abbildung 6: Durchschnittliche Profile, die für phänomenologisch unterschiedliche Depressionsgruppen aus den Scores der "Brief Psychiatric Rating Scale" resultierten (aus OVERALL und ZISOOK, 1980, S. 627)

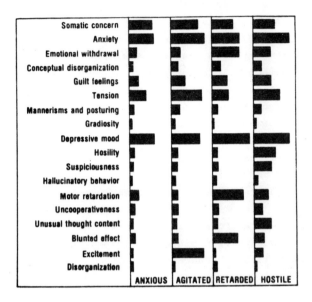

Einige Autoren bezweifeln, ob die Zuordnung zu den "major depressive disorder" überhaupt angemessen ist. OVERALL und ZISOOK (1980) stellen diese Zuordnung bei den Angstdepressionen und den feindselig Depressiven in Frage. McCONAGHY et al. (1964) halten neurotische Depression für einen (unzulässigen) Sammelbegriff für nicht spezifische Belastungsreaktionen von Patienten mit prämorbiden Persönlichkeitsstörungen. Ähnlich glauben MENDELS (1968) und MENDELS und COCHRANE (1968), dass bei der heterogenen Gruppe der nichtendogenen Depressionen die Depression nur ein Faktor neben verschiedenen anderen ist.

Eine Möglichkeit zur Aufklärung der Heterogenität der neurotischen Gruppe besteht darin, zu untersuchen, ob der Anteil falsch diagnostizierter Patienten besonders hoch ist. Die Befunde von AKISKAL et al. (1979) sprechen dafür, dass die Berücksichtigung von Verlaufscharakteristika und familiärer Belastung bei neurotisch Depressiven zu einer Diagnoseänderung führt. Von den über drei bis vier Jahre prospektiv untersuchten 100 Patienten, die ursprünglich die Diagnose neurotisch-depressiv hatten, war bei Abschluss der Studie für 40 eine Diagnose auf endogene Depression (monopolar 22; bipolar 18) wahrscheinlicher.

2.5 Die Unterscheidung depressiver von Angstsymptomen

Von den meisten Forschern, begonnen bei Charles DARWIN (1872) über FREUD (1917) zu SELIGMAN (1975), wurde eine Beziehung zwischen diesen beiden Gefühlszuständen gesehen. HAMILTON (1969) problematisiert das klinische Problem: Habe ich einen Patienten mit Angst vor mir, die von depressiver Stimmung begleitet ist, oder einen Patienten mit Depression, bei der oft Angst ein begleitendes Symptom ist? Wenn man zusätzlich berücksichtigt, dass Angst wie auch Depression a) normale Gefühlszustände repräsentieren können, b) Symptome, die bei einer Reihe von psychiatrischen und nicht-psychiatrischen Gruppen vorkommen und c) Syndrome oder spezifische Diagnosekategorien wie Angstneurose oder depressive Neurose, so wird die bestehende Begriffsverwirrung verständlich. Zusätzlich kann es sich um im Verlauf der gleichen Erkrankung sich abwechselnde oder in systematischer Weise aufeinander folgende Zustände handeln. HAYS (1964) nimmt zum Beispiel an, dass vielen depressiven Zuständen prodromale Perioden chronischer Angst vorausgehen.

SELIGMAN (1975) nimmt an, dass in Situationen fordernder Art mit noch offenem Ausgang Angst das vorherrschende Gefühl darstellt, in Situationen, die Hilflosigkeit in Bezug auf die Kontrolle über Kontingenzen beinhalten, dagegen Depression. Die Entscheidung, dass Depression und Angst etwas Krankhaftes sind, wird meist aus der Intensität, Durchgängigkeit, Dauer und der Interferenz mit normalem sozialem und psychologischem Funktionieren abgeleitet. Da dies quantitative Dimensionen sind, ist es zunächst sinnvoll, sich den Gefühlszuständen Angst und Depression im Bereich normaler Stimmungslagen zuzuwenden.

KLERMAN (1977) formuliert dazu folgenden Standpunkt: Die fundamentalen Gefühle wie Freude, Trauer, Wut und Angst sind abgrenzbare psychologische Zustände, die sich zusammensetzen aus Stimmungs-, psychophysiologischen und Verhaltenskomponenten. Dem komplexeren Zustand Angst liegt als Basisemotion Furcht zugrunde, der Depression Trauer (siehe auch IZARD, 1971). Den Gedanken, dass es spezifische Gefühlszustände gibt, vertrat 1872 schon Charles Darwin in "The expression of the emotions in man and animals". Er hielt diese Gefühlszustände nicht nur für abgrenzbar, sondern auch für angeboren. Zeitgenössische Autoren wie IZARD (1971) sowie die Gruppe um Ekman (EKMAN et al., 1972) griffen die Darwin'sche Idee wieder auf. Sie untersuchten zum Beispiel den mimischen Ausdruck von Gefühlen und kamen zu dem Ergebnis, dass über die Kulturen hinweg bestimmte Gesichtsausdrücke mit bestimmten Gefühlen assoziiert sind. Vor allem galt das für die folgenden sechs Gefühlszustände, nämlich Freude, Trauer, Wut, Furcht, Überraschung und Ekel. Als Argument dafür, dass der mimische Ausdruck von Gefühlen etwas Angeborenes darstellt, galt für EKMAN (1973) der Befund, dass auch Blinde diese Gefühle zeigen.
IZARD (1971) untersuchte die selbstwahrgenommenen und -berichteten Stimmungszustände Angst und Depression und kommt zu dem Schluss, dass der klinischen Angst die Grundemotion Furcht

zugrundeliegt, der Depression die Grundemotion Traurigkeit. Angst sei eine Kombination von Furcht, Alarmbereitschaft und Bedrängnis, Depression eine Kombination von Traurigkeit, Wut und Ekel. Intensitätsunterschiede werden als Erklärung für klinische Phänomene angenommen. Izard glaubt zum Beispiel, dass bei mittlerer Depressionsintensität nur Symptome auf der kognitiven und der Verhaltensebene auftreten, bei schwerer Depression alle Bereiche einschliesslich einer Beeinträchtigung zentraler Regulationszentren im Gehirn (Belohnungszentrum), betroffen sind. Bei leichter Angst gebe es analog ebenfalls nur kognitive und behaviorale Manifestationen, bei schwerer Angst unter anderem bedeutsame Anstiege im sympathischen Erregungssystem.

Theoretisch formulierte PLUTCHIK (1962) am explizitesten die Theorie der Spezifität von Gefühlszuständen. Plutchik geht davon aus, dass es nur eine endliche Anzahl von primären Gefühlen gibt, aus denen sich andere Gefühlszustände zusammensetzen. Die primären Gefühlszustände seien auf der Ebene der Physiologie und des Verhaltens voneinander unterscheidbar. Sie hätten jedoch, da sie beim Menschen nicht mehr in reiner Form vorkommen, den Charakter hypothetischer Konstrukte, d.h. es muss auf sie durch Analyse zusammengesetzter Gefühle geschlossen werden. Man kann die primären Emotionen auf bipolaren Kontinua anordnen. Jede Emotion kann mit unterschiedlicher Intensität und auf unterschiedlichem Erregungsniveau bestehen. Sie sind integrierte psychologische Zustände und finden sich, da relevant für grundsätzliche biologische Anpassungsprozesse, in irgendeiner Form auf allen Ebenen der Evolution.

Untersuchungen auf der physiologischen Ebene, die durch solche Überlegungen nahegelegt würden, wurden zwar schon frühzeitig begonnen (AX, 1953, konnte Furcht und Wut auf der Basis physiologischer Reaktionen unterscheiden), aber seit den Arbeiten von SELYE (1956) nicht mehr für zeitgemäss erachtet.

Es überwogen ab den fünfziger Jahren generelle Aktivierungstheorien (LINDSLEY, 1951; MALMO, 1959; DUFFY, 1962).

Depression und Angst können den Gesamtkörperzustand verändern, indem sie das endokrine, gastrointestinale und autonome Nervensystem und die ZNS-Regulation von Schlaf, Appetit, Aufmerksamkeit und Libido verändern. Als Symptome tauchen Depression und Angst in den verschiedensten Krankheitsbildern auf.
Wendet man sich im engeren Sinne der Differentialdiagnose von Angstneurose und depressiver Neurose zu, so sind die Schlussfolgerungen der Literatur uneinheitlich. LEWIS (1966) sieht keinen Unterschied auf der phänomenologischen Ebene. GARMANY (1956, 1958), GURNEY et al. (1972) behaupten, dass es sich um verwandte, aber unterscheidbare Syndrome handelt. Nichtübereinstimmung resultiere vor allen Dingen aus dem grossen Anteil überlappender Fälle und dem Fehlen von Kriterien dafür, was denn primär ist.
EYSENCK (1970) rechnet sowohl Angst- als auch depressive Neurosen zu den "introvertierten" Neurosen. Er fand, sowie auch COSTELLO und COMREY (1967), CROWN und CRISP (1966) und COCKETT (1969), dass Angst- und Depressionsfragebogen meist mittelhoch bei .50 miteinander korrelieren. GRINKER und NUNNALLY (1968) kommen zu der These, dass bei depressiven Patienten die Angst ebenso sehr zum Bild der Depression gehört wie der depressive Affekt. Für diesen Standpunkt können auch die Ergebnisse der faktorenanalytischen Studien von LORR et al. (1963), WITTENBORN und HOLZBERG (1951), COHEN et al. (1966) sowie SPITZER et al. (1967) herangezogen werden.
Bei depressiven Patienten wurden jeweils Faktoren gefunden, die auf Mischzustände von Depression und Angst hin zu interpretieren waren (zum Beispiel der Faktor "Anxious Intropunitiveness" bei Lorr et al.).

Während die bisher zitierten Arbeiten eher auf einen unitaristischen Standpunkt hinauslaufen, gibt es fast ebenso viele Untersuchungen, die eher eine stärkere Trennung von Angst und Depressionssymptomatik nahelegen.
Bei GURNEY et al. (1972) konnten Depressive und Ängstliche nach Hauptkomponenten- und Diskriminationsfunktionsanalysen getrennt werden. Unabhängige Clusteranalysen führten zu 82 % richtiger Zuordnungen. ROTH (1977) und MONTJOY et al. (1977) gelang es, die von ROTH et al. (1972) erzielte Trennung an einer zweiten Stichprobe von 117 Patienten zu replizieren. Die Separation von ängstlichen und depressiven Patienten gelang selbst dann, als man die Gruppe der endogen Depressiven aus der Analysestichprobe entfernt hatte. Ähnliche Ergebnisse erzielten PRUSOFF und KLERMAN (1974), DOWNING und RICKELS (1974) wie auch RICKELS et al. (1970).
Für den differenzierenden Standpunkt ist auch die schon zitierte Untersuchung von OVERALL et al. (1966) anzuführen, bei der sich an 160 Depressiven, die mit der "Brief Psychiatric Rating Scale" untersucht wurden, in einer Faktorenanalyse drei unterschiedliche Profilcluster ergeben hatten; eines, das für ängstlich-gespannte Depression stand, eines für feindselige Depression mit ängstlich agitierter Komponente und eines für gehemmte Depression. Die ängstlich gespannte Gruppe reagierte in dieser Untersuchung signifikant besser auf Thioridazine, die Gehemmt-Depressiven signifikant besser auf Imipramine.
KERR et al. (1972, 1974) sowie SCHAPIRA et al. (1972) wiesen eine bessere Prognose der Depressiven im Vergleich zu den Angstneurotikern nach. Rückfälle traten nach den Katamnesen (bei Kerr et al. und Schapira et al. über eine 45-Monate Periode) mit ähnlichem Symptombild auf wie bei der Erstuntersuchung, d.h. es fand kein Übergang von Angst zu Depression oder vice versa statt.
In einer Reihe von Arbeiten konnte die gute Ansprechbarkeit von gehemmt Depressiven auf Heilkrampftherapie und Trizyklika-

Behandlung und eine schlechte Ansprechbarkeit der Angst-Depressiven auf diese Behandlungsformen gezeigt werden (HOLLISTER et al., 1966, 1967; KILOH et al., 1962; CARNEY et al., 1965; GURNEY et al., 1970; KERR et al., 1972). Die Beziehung zwischen Angst und Agitiertheit wurde noch nicht ausreichend untersucht. KLERMAN (1977) plädiert für eine Trennung von Angst und Agitiertheit: auf Agitation werde meist aufgrund von nicht-instrumentellen Handlungen geschlossen, die subjektiv für den Agitierten eine spannungsreduzierende Wirkung hätten.
KLERMAN (1977) fasst nach einem Überblick über diese und andere Studien die Situation wie folgt zusammen:
1. Angst und Depression repräsentieren getrennte Symptome, die jedoch sowohl bei Normalen als auch bei klinischen Populationen oft gleichzeitig vorkommen.
2. Während depressive Neurosen heute das zweithäufigste klinische Syndrom darstellen, sind reine Angstneurosen sehr selten.
3. Patienten mit einer depressiven Neurose sind global meist schwerer krank (Intensitätsdimension) und haben auch eine andere Symptomkonfiguration. Sie können dabei ängstlicher sein als Angstneurotiker.
4. Die Therapieprognose für stark angstbesetzte Depressionen (neurotische wie endogene) ist eher ungünstig, zumindest was die Trizyklika-Behandlung angeht. Eine günstigere Reagibilität auf MAOI muss noch in weiteren Untersuchungen belegt werden (zum Beispiel den Ansatz von RICKELS et al., 1970, weiter verfolgend).

2.6 Zusammenfassung und Folgerungen

Die Durchführung von Studien an depressiven Patienten mit dem Ziel, über Effektivität und Verlaufscharakteristika von The-

rapien reliable und valide Aussagen machen zu können, erfordert zur Selektion und Beschreibung der Patienten die Berücksichtigung von möglichst international vergleichbaren Einteilungsgesichtspunkten. Bei gleichzeitiger Berücksichtigung der ICD-8/ICD-9 sowie der "Research Diagnostic Criteria" (RDC) ist nach heutigem Kenntnisstand ziemlich sicher, dass eine unipolar-depressive Patientengruppe selektiert werden kann. Es ist angesichts der anhaltenden Kontroverse über die Differentialdiagnose zwischen endogen-depressiv und neurotisch-depressiv und den im folgenden Kapitel zusammengetragenen genetischen, endokrinologischen und psychophysiologischen Befunden nur bei einem Teil der Patienten (denjenigen, in der Nähe der Extreme bzgl. der Ausprägung bestimmter Symptome) eine relativ gesicherte Aussage über die Zugehörigkeit zur Gruppe "endogen" oder der Gruppe "neurotisch" zu treffen. Die eigene Hypothese lautet, dass der Übergang in die schwer zu differenzierende Mittelgruppe dort beginnt, wenn bei Patienten mit eher endogenem Syndrom keine psychotischen Merkmale nachweisbar sind und zum anderen, wenn bei Patienten keinerlei Vitalstörungen und lediglich Symptome auf der Verhaltens- sowie der subjektiv-kognitiven Ebene vorliegen. Obwohl im mittleren Merkmalsausprägungsbereich nur wahrscheinlich, wird die Differentialdiagnose jedoch angestrebt, weil sich in den verschiedensten Arbeiten mit unterschiedlichen Verfahren und unterschiedlichen Modellen der Auswertung ein Faktor "endogen depressiv" oder Typ A immer wieder replizieren liess.
Das Ziel einer nosologischen Zuordnung der depressiven Erkrankungen sollte zurückgestellt werden, bis mehr Wissen über die Nosologie aus Untersuchungen vorliegt, die gleichzeitig genetische, biologische und psychologische Hypothesen überprüfen. Aus der Differentialdiagnose monopolar endogen depressiv oder neurotisch depressiv sind jedenfalls keine direkten Schlüsse auf die Ätiopathogenese zu ziehen. Multikon-

ditionale Entstehungsmodelle entsprechen dem derzeitigen Wissensstand. Die Gewichte der beteiligten Bedingungen und ihre Beziehungen untereinander sind noch nicht aufgeklärt. "Natürliche" Einteilungssysteme sollten auch Hinweise zur Therapieindikation, der Therapieprognose und der Prognose des Erkrankungsverlaufs enthalten. Weiterhin sollten Schlüsse auf das gemeinsame oder getrennte Vorkommen von Symptomen innerhalb von Syndromen und von Syndromen innerhalb von Erkrankungen sowie über Wechselwirkungsprozesse auf der Symptom- und Verlaufsebene möglich sein. Es gibt derzeit noch kein System, das diesen Anspruch für die Gruppe der unipolar endogen Depressiven und die neurotisch Depressiven erfüllt. Ähnlich wie andere Moderatorvariablen, kann man die jetzigen Einteilungen jedoch benutzen, um die untersuchte Gruppe von Patienten kriterienorientiert einzugrenzen.

Sowohl die Ergebnisse zur Unterscheidung von Untergruppen neurotisch-depressiver Patienten, wie auch diejenigen über Angst und Depression berechtigen noch nicht, den bisherigen globalen Einteilungen neue hinzuzufügen. Es erscheint vielmehr angemessen, innerhalb des Gesamtbereichs von depressiven Neurosen sowie bzgl. der Gruppe von Patienten, die auf einer angenommenen Dimension endogen-neurotisch nicht in der Nähe des endogenen Extrems liegen, zunächst longitudinale Studien durchzuführen, die es erlauben, über "multimodale Diagnostik" (SEIDENSTÜCKER und BAUMANN, 1978, siehe S. 289), d.h. über Erfassung von genetischen, psychologischen, soziologischen, endokrinologischen und psychophysiologischen Variablen, Hinweise zur Therapieindikation, dem Erkrankungsverlauf, der Therapieprognose sowie zu den Wechselwirkungsprozessen im Akutstadium sowie im Verlauf zu gewinnen. Ein Beispiel, dass differenzierte Verlaufsstudien der Anfang zu einer Weiterentwicklung von Klassifikationssystemen sein können, stellen die Arbeiten von ANGST (z.B. 1966, 1980) und PERRIS (1966) dar. Inzwischen gehört die Unterteilung von Depressiven in monopolare und bipolare zu den am wenigsten umstrittenen.

Der folgende Überblick über bisherige Ergebnisse zu genetischen, endokrinologischen, psychophysiologischen und psychologischen Merkmalen und Prozessen bei Depressiven bezieht sich auf die Variablen, die in zukünftigen Untersuchungen zu berücksichtigen sind.

3. Biologische Modelle zur Entstehung und Aufrechterhaltung der unipolaren Depression

3.1 Einleitung

Es gibt mehrere wichtige Argumente dafür, warum sich vorwiegend an psychologischen Veränderungsprozessen Interessierte mit den Gegebenheiten des biologischen Systems (Genetik, Biochemie, Physiologie) auseinandersetzen sollten.
1. Das biologische System setzt Grenzen oder Schwellen psychologischer Veränderbarkeit, die schwerlich oder auch gar nicht zu übertreten sind. Neben so offensichtlichen Grenzen wie Erbfaktoren oder der Konstitutionsvariable Geschlecht könnten während der Depression auch im Bereich der Stimulierbarkeit veränderter Umweltwahrnehmung solche Grenzen - entweder absolut oder relativ, gemessen am derzeitigen Wissensstand - bestehen.
2. Bei angenommenen Wechselwirkungsprozessen psychologischer und biologischer Variablen wäre es sinnvoll, dass eine psychologische Therapie nicht nur zufällig oder als Epiphänomen die für Depression charakteristischen Verläufe auf der biologischen Ebene mitbeeinflusst, sondern dies unter Berücksichtigung entsprechender Erkenntnisse intendiert tut. Ein Beispiel zur Erklärung dieses Arguments: Die Struktur des Tagesablaufs und aktivitätsfördernde Massnahmen sind wesentliche Bestandteile verhaltenstherapeutischer Methoden. Einige Zusammenhänge zwischen Schlaf-Wach-Mustern, psychomotorischer Aktivität und neuroendokrinologischen Prozessen bei Depression sind bekannt. Vielleicht ist es möglich, diese Prozesse durch ganz bestimmte psychologische Massnahmen in erwünschter Weise zu lenken oder zu "triggern".
3. Nach den bisherigen Erkenntnissen ist, wie von DEPUE (1979), AKISKAL und McKINNEY (1975) und zahlreichen wei-

teren Depressionsforschern gefordert, die Entwicklung
von Forschungsstrategien notwendig, durch die die möglichen Einflussfaktoren auf dem Gebiet der Depression integriert untersucht werden können. Monokausale und univer-
selle Erklärungsansätze haben ein typisches Schicksal,
am Beispiel der Aminhypothese der Depression erläutert:
Sie wurde als grosser Fortschritt begrüsst und war Stimu-
lanz für viele wichtige Arbeiten. Da deren Ergebnisse
widersprüchlich waren, wird sie inzwischen aber als nicht
bestätigt angesehen. Es gibt noch einige Forschungsgruppen, die an Spezifizierungen arbeiten, man kann aber die
Prognose aufstellen, dass die Hypothese fallengelassen
wird, wenn es hier nicht zu deutlichen Ergebnissen kommt.
Vielmehr wird aufgrund eines Einzelbefundes wahrscheinlich eine neue Hypothese kreiert, deren Schicksal wieder
in ähnlicher Weise abläuft. Statt der Aminhypothese hätte
auch das Beispiel des Modells "gelernte Hilflosigkeit"
stehen können. Innerhalb eines integrierten Forschungskon-
zeptes ist zu erwarten, dass sich Zusammenhänge und Wechselwirkungen ergeben, die als hypothetische Konstrukte
Depression allmählicher bestimmen, denn ein solches Konzept kann schrittweise erweitert werden um alle jene Me-
diatoren-Variablen, die für die Interpretation neuerer
Ergebnisse relevant erscheinen. Eine solche Rahmenkonzep-
tion kann von jeder Fachdisziplin ausgehend entwickelt
werden. Im Bereich Depression ist jedoch wahrscheinlich
eine psychologische die günstigste. Gerade wenn das, wie
noch zu zeigen sein wird, so ist, gehört eine genaue
Kenntnis biologischer Prozesse, die berücksichtigt werden
müssen, zu den wesentlichen Voraussetzungen einer solchen
Strategie.

Die bisherigen Ergebnisse und die aktuellen Kontroversen
auf dem Gebiet biologischer Depressionsforschung sollen in
Hinblick auf folgende Fragen zusammengefasst werden:

1. Wo ergeben sich mögliche "Brücken" zu psychologischen Modellen oder auch formale Parallelen zu psychologischen Modellen? Bei dieser Frage sind prinzipiell immer mindestens fünf Möglichkeiten zu den involvierten Beziehungen mitzudenken:
   - Biologische Prozesse beeinflussen Verhalten und Erleben.
   - Verhalten und Erleben beeinflussen die biologischen Prozesse.
   - Die wechselseitige Beeinflussung ist derart, dass Kausalbeziehungen nicht mehr aufgezeigt werden können.
   - Es besteht keine Beziehung zwischen biologischen Prozessen und dem Verhalten und Erleben, d.h. die Systeme funktionieren unabhängig voneinander.
   - Es handelt sich um korrelierte Systeme, die von einer gemeinsamen kontrollierenden Variablen abhängig sind.
2. Welche Beeinflussungsmöglichkeiten ergeben sich aus dem Wissen über die Systemzusammenhänge auf der biologischen Ebene für die Gestaltung von Therapien? Dabei ist zunächst sozusagen innerhalb des biologischen Bereichs die medikamentöse Therapie zu betrachten. Wichtiger ist jedoch in unserem Zusammenhang, die möglichen Schlussfolgerungen für kombinierte oder rein psychologische Therapien herauszuarbeiten.
3. Welche Implikationen ergeben sich aus dem Wissen um die biologischen Prozesse für die Diagnose und differentielle Therapieindikation? Gibt es zum Beispiel wichtige Fragen, die in der Diagnosephase einer Therapie unter Berücksichtigung biologischer Hypothesen zu klären wären? Gibt es Tests, die es gestatten, über psychologische Methoden Parameter bei Patientengruppen zu erfassen, die aufgrund biologischer Prozesse als die Art und den Verlauf der Depression mediierend angenommen werden?
4. Biologischen Modellvorstellungen liegen meist Annahmen über die Funktionen von Regulationssystemen zugrunde. Organis-

mische Prozesse regulieren sich über ständige wechselseitige Veränderungen so, dass das Gleichgewicht immer wieder hergestellt wird, das eine optimale Anpassung an die Lebensbedingungen gestattet. Um diese Funktion zu erfüllen, können sich innerhalb des Modells Systeme gegenseitig an- und ausschalten oder triggern. Ein solches Denkmodell liegt innerhalb der chronobiologischen Forschung (siehe S. 84 ff), z.B. den wechselseitigen Einflüssen von Schlaf und Temperatur und weiteren Parametern zugrunde.

Es ist zu fragen, ob sich von psychologischen Modellen ausgehend relevantere Einteilungsprinzipien zur Betrachtung biologischer Abläufe ergeben. Man könnte etwa an eine modellorientierte Klassifikation von für Depression kritischer Stimuluskonstellation denken, z.B. extern ausgelöste unangenehme Erregungszustände vs. intern ausgelöste unangenehme Erregungszustände und diese dann mit biologischen Systemen in Beziehung setzen.

Weitere psychologische Gesichtspunkte mehr formaler Natur sind die Dauer, Frequenz, Variabilität und Intensität von individuellen Reaktionen.

Wo dies möglich ist, sollen die Ergebnisse biologischer Forschung also in Beziehung gesetzt werden zu psychologischen Einteilungsgesichtspunkten, die potentielle Mediatorvariablen darstellen.

3.2 Ergebnisse zur genetischen Basis unipolar depressiver Störungen

Es gibt eine Reihe von Untersuchungsstrategien, die Hinweise auf den genetischen Hintergrund einer Erkrankung geben können: Familienforschungen, Zwillingsstudien an getrennt oder

auch gemeinsam aufgewachsenen Zwillingen, Halbgeschwister-
und Adoptionsstudien. Dass Vererbung die Ursache von ge-
häuftem Auftreten depressiver oder sonstiger psychopatho-
logischer Symptome in einer Familie ist, kann durch diese
Ansätze nicht eindeutig bewiesen, aber im Sinne einer Wahr-
scheinlichkeitsaussage mehr oder weniger sicher geschlossen
werden. Multifaktorielle Modelle, in denen der genetische
Einfluss einer der mitbestimmenden Faktoren ist, werden
durch die aktuellen Befunde gestützt.

Aus den Überblicksartikeln von ZERBIN-RÜDIN (1979, 1980a, b)
ergeben sich für die Beteiligung genetischer Faktoren an der
Entstehung unipolar depressiver Erkrankungen die folgenden
Schlussfolgerungen:

1. Es besteht eine gegenüber der Normalbevölkerung erhöhte
   familiäre Belastung bei Depressiven. Bezogen auf die unterschiedlichen Gruppen depressiver Erkrankungen, ergaben
   sich dabei unterschiedliche Ergebnisse.

2. Die Familien- und Zwillingsbefunde bezüglich der neurotischen Depression sind sehr widersprüchlich. STENSTEDT
   (1966) fand z.B. bei endogen Depressiven vermehrt reaktive Depressionen bei den Familienmitgliedern, aber nicht
   umgekehrt bei neurotisch depressiven Patienten vermehrt
   endogene Depressionen. Aus den bei SHIELDS und SLATER
   (1966) angegebenen Konkordanzraten bei monozygotischen
   und dizygotischen Zwillingen kann nicht auf Erbeinfluss
   geschlossen werden. Nach den (dänischen) Daten von SHAPIRO
   (1970), der im Gegensatz zu der ambulanten Stichprobe von
   Shields und Slater stationär behandlungsbedürftige nicht-
   psychotische Depressive untersuchte, ergab sich für ein-
   eiige Zwillingspaare eine 60- bis 70-prozentige Konkor-
   danzrate (je nachdem, ob man strenge oder weniger strenge

Kriterien in Bezug auf Ähnlichkeit der Symptomatik anlegte); für zweieiige Zwillinge lag die Konkordanz bei 11 %. Diese grosse Differenz weist auf Erbeinfluss hin. JUEL-NIELSON (1964, zitiert bei ZERBIN-RÜDIN, 1976) fand eine niedrige spezifische, also für neurotische Depression typische Konkordanz, SCHEPANK (1974, zitiert bei ZERBIN-RÜDIN, 1976) eine hohe für eine allerdings sehr weitgefasste neurotisch-depressive Symptomatik, also möglicherweise für neurotische Erkrankung überhaupt. Auch Shapiro glaubt nicht an einen spezifischen Erbfaktor für neurotische Depression, sondern vermutet: "Vererbt wird Neurotizismus oder das Potential für eine Persönlichkeitsstörung,... die Depression ist wahrscheinlich ein sekundärer Faktor, symptomatischer Ausdruck von Konflikten, die sich aufgrund der Interaktion von Umwelt und zugrundeliegender Persönlichkeitsstruktur ergeben" (SHAPIRO, 1970, S. 35; zit. nach ZERBIN-RÜDIN, 1980, S. 65).
Bezogen auf Neurosen und Persönlichkeitsstörungen generell, wird von SLATER (1964) wie von anderen Autoren eine genetische Prädisposition angenommen, für die polygenetische Übertragungsmodelle am angemessensten sind. Die Konkordanzraten für Neurosen schwanken stark zwischen verschiedenen Untersuchungsserien und auch zwischen verschiedenen Neurosenuntergruppen. Es scheint, dass Angst- und Zwangsneurosen relativ stärker durch erbliche Faktoren mitbedingt sind als depressive Neurosen.
Bei der durch die Daten von SPICER et al. (1973) nahegelegten genetischen Heterogenität reaktiver und neurotisch depressiver Syndrome ist allerdings auch keine klare Grenzziehung zu endogenen Depressionen möglich. Ein Teil der neurotisch Depressiven könnte eher den endogen Depressiven verwandt sein als der Gruppe der nicht-psychotischen Persönlichkeitsstörungen oder Neurosen.
Von klaren Grenzen zwischen psychotischen und nicht-psychotischen Depressionen, zwischen primären und sekundären De-

pressionen und zwischen endogenen und reaktiven Erkrankungen mit psychotischen Zustandsbildern kann bislang nicht gesprochen werden (ZERBIN-RÜDIN, 1980a).

3. Innerhalb der Gruppe der endogenen Depressionen wurde seit den Befunden von ANGST (1966) und PERRIS (1966) versucht, Hypothesen zu einer auch genetisch begründeten Dichotomie "bipolarer versus unipolarer Erkrankungstyp" zu verifizieren. Für die unipolar Depressiven wurde die Überrepräsentation der Frau, ein höheres Ersterkrankungsalter, eine prämorbide Persönlichkeit vom asthenischen, ordentlichen Typ und ein erhöhtes Erkrankungsrisiko der Verwandten ersten Grades für die gleiche unipolar-depressive Erkrankung, aber kaum für bipolare oder andere affektive Störungen belegt. Jedoch kommen in den Familien bipolarer Patienten häufig unipolare Psychosen vor, häufiger als gleichartige bipolare Psychosen. Eine scharfe Trennung besteht also nicht. Relativ unbestritten bleibt, dass endogene Depression durch genetische Faktoren mitbedingt wird, dass genetische Unterschiede zwischen uni- und bipolare Patienten bestehen, dass jedoch kein "true breeding" gegeben ist.

Wie die genetischen Verhältnisse sind, die die verschiedenen Depressionsformen mitbedingen, ist noch nicht beantwortbar. Die früher vertretene Hypothese, dass es sich genetisch um eine Krankheitseinheit handelt, wurde weitgehend verlassen. Eine aktuellere Hypothese ist, dass unipolare und bipolare Erkrankungen einen Teil ihrer genetischen Basis gemeinsam haben. GERSHON et al. (1975a, 1975b) schlugen ein Zweischwellen-Modell vor. Sie glauben, dass es eine durch Erb- und Umweltfaktoren bedingten Krankheitsanfälligkeit (= "liability") mit zwei Schwellen gibt: eine, bei deren Überschreiten unipolare Depression, und eine zweite, bei deren Überschreiten eine bipolare Psychose auftritt.

Zu spekulieren wäre hier, ob das derartige hierarchisch aufgebaute Modell mit der bipolaren Depression als schwerster Krankheit auch auf eine weitere Schwelle, nämlich die für neurotische Depression, sozusagen nach unten hin zu erweitern ist.
Die dritte Hypothese, dass es sich bei unipolaren und bipolaren Erkrankungen um zwei verschiedene genetische Einheiten handelt, wird dadurch infrage gestellt, dass erwiesenermassen unipolare Depressionen in Familien bipolarer Patienten nicht selten vorkommen. Es müsste sich bei ihnen um "pseudounipolare" Psychosen handeln, die im Grunde genommen bipolare Psychosen sind, bei denen sich aus irgend welchen Gründen keine manische Phase manifestiert hat. Es gibt aber derzeit keine Möglichkeit "echte" und "pseudo" unipolare Depressionen zu unterscheiden.
WINOKUR et al. (1971) unterteilten noch weiter in reine Depression und Spektrumdepression. Bei reiner Depression darf in der Familie keine andersartige psychische Störung vorkommen, das Erkrankungsalter ist relativ hoch, die Geschlechtsverteilung gleichmässig und die familiäre Belastung relativ niedrig. Bei Spektrumdepression muss in der Familie mindestens je ein Fall von Depression und einer von Alkoholismus, Soziopathie oder Persönlichkeitsstörung auftreten. Das Erkrankungsalter ist niedriger, die familiäre Belastung höher und das weibliche Geschlecht überwiegt. Die Anlage soll sich bei den Frauen bevorzugt als Depression, bei den Männern als Alkoholismus und Soziopathie äussern.
Ob das gemeinsame familiäre Vorkommen von Depression und Spektrumstörungen sowie die geschlechtstypisch divergierenden Bilder jedoch eine direkte Folge des Einflusses eines oder mehrerer "Depressions-Gene" sind, oder ob die familiäre Kombination und die unterschiedlichen Häufigkeiten nicht von ganz anderen Faktoren abhängen, ist höchst fraglich.
X-chromosomale Vererbung wurde von Winokur und Mitarbeitern

sowie Mendlewicz postuliert, und zwar merkwürdigerweise für
die bipolaren Psychosen, während der Frauenüberschuss, der
Grund zu der Hypothese gab, sich gerade bei den unipolar Depressiven findet. Bei X-chromosomaler Vererbung dürfte es
keine Krankheitsübertragung vom Vater auf den Sohn geben.
Da solche Übertragungen bei einem Vergleich der internationalen Serien aber relativ häufig sind (ZERBIN-RÜDIN, 1980b),
kann dieser Erbmodus nicht allgemein zutreffen. In der Serie
von ANGST (1966) trifft X-chromosomale Vererbung eher noch
für die unipolaren als die bipolaren Psychosen zu.

Die Daten der meisten Serien lassen eine poligenetische Übertragung als das geeigneteste Modell erscheinen.

Zur Frage genetischer Einflüsse auf biologische Regulations-
systeme liegen neuroendokrinologische Untersuchungen zu den
am Katecholaminabbau beteiligten Enzymen DBH (Dopa-Beta-
Hydroxylase), COMT (Catecho-O-Methyl-Transferase) und MAO
(Mono-Amino-Oxydase) vor, die nach STOLK und NISULA (1979)
bisher einige Schlussfolgerungen gesichert erscheinen lassen:
- Die Grundniveaus der Katecholamin-Synthese und der Abbauen-
  zyme sind erblich festgelegt.
- Genetische Faktoren kontrollieren die Mechanismen, die zu
  Metabolismus-Veränderungen von Katecholamin enthaltenden
  Zellen führen, sie spezifizieren auch die (qualitative)
  Art solcher Veränderungen: "Inheritance defines the necessary
  conditions for effecting metabolic change in response to an
  imposed challenge" (STOLK und NISULA, 1979, S. 216).
- Die Einflüsse auf die Grundniveaus können unabhängig von
  den Einflüssen auf die Metabolismusveränderungen sein, deshalb lassen weder basale noch induzierte Metabolismus-Para-
  meter der Katecholamin enthaltenden Systeme allein die
  Fähigkeit eines Organismus voraussagen, mit der er auf Belastungen reagiert. Dies macht unwahrscheinlich, in einer

genetisch heterogenen Population die Metabolismus-Reaktionen auf einen gewöhnlichen Reiz vorauszusagen. Darüber hinaus gibt es Spezies-Unterschiede.
- Stereotypisierte biochemische Veränderungen können, müssen aber nicht von integrierten Verhaltensreaktionen begleitet sein, weder zwischen verschiedenen Säugetierarten noch zwischen Stämmen innerhalb einer Spezies.

Durch die Einbeziehung der erblichen Variabilität adaptiver biologischer Mechanismen wird die Varianz von Amin-Metabolismus-Veränderungen vielleicht einmal besser erklärbar als durch frühere Modelle (z.B. SCHILDKRAUT und KETY, 1967). Stolk's und Nisula's Konzept genetisch determinierter Variabilität im Rahmen biochemischer Zugangsweisen zu affektiven Störungen scheint kompatibel zu dem von GERSHON et al. (1975a, b) vorgeschlagenen Schwellen-Modell.

Folgt man nun den Schlussfolgerungen Stolk's und Nisula's und nimmt eine Unvorhersagbarkeit des Einflusses von genetisch determinierten Katecholamin-Prozessen in Bezug auf konkrete Reaktionen auf Belastungsreize an, so liegen nach Diskussionen neuroendokrinologischer Ergebnisse zur Genetik wenig Brückenschläge zu psychologischen Gesetzmässigkeiten nahe. Auf einige Modellcharakteristika wird aber noch zurückzukommen sein, weil sie brauchbare Analoga liefern können: zum einen auf die innerhalb eines Systems mögliche Unabhängigkeit von Niveau- und Veränderungsregulationen und zum anderen auf den Aspekt, dass es ein Modulationssystem geben kann, das einen (genetisch bedingten) indirekten, und nicht einer Vorhersage in Situationen dienenden Einfluss auf ausserdem noch durch andere Ursachen bedingte Auslöseschwellen ausübt.

Zur Therapiegestaltung ergeben sich aus der hier zunächst isoliert dargestellten Genetikforschung keine Hinweise. Ebenfalls ist eine Therapieindikation oder auch eine gezielte Prophylaxe derzeit nicht möglich.

In der späteren Studie werden wir lediglich die Fragen untersuchen können, ob das Vorhandensein von affektiven Erkrankungen bei den Familienangehörigen ersten Grades der neurotisch depressiven Patienten mit ihren Ausgangsdaten (z.B. Schwere der Depression, Ausmass von Neurotizismus) zusammenhängt und ob solche Patienten auf psychologische Massnahmen anders reagieren. Unabhängig davon, in welchem Ausmass das nun Folge eines genetischen Einflusses ist, nehmen wir auch an, dass Depressive mit zusätzlicher Angst- und Zwangssymptomatik sowie neurotischere Depressive schwerer gestört und therapieresistenter sind als von der Primärpersönlichkeit weniger neurotisch Depressive und solche ohne zusätzliche Verhaltens- und Erlebensstörungen.

3.3 Biochemische und neuroendokrinologische Prozesse bei Depressiven

3.3.1 Neurotransmitter-Regulation

Die systematische Forschung von Neurotransmitter-Prozessen begann, als man versuchte, die Pharmakokinetik der mehr oder weniger zufällig entdeckten tri- und tetrazyklischen Antidepressiva mit der Symptomatik und den gefundenen Symptomveränderungen bei Depressiven in Beziehung zu setzen. Pharmakologische Studien (siehe die Übersichtsarbeiten von BECKMANN, 1981 und MORRIS & BECK, 1974) erbrachten Hinweise, dass Trizyklika, MAO-Hemmer und Reserpin wahrscheinlich über die Beeinflussung der Funktion biogener Amine wirken. So bewirkt Reserpin eine Entleerung von Noradrenalin aus den Neurotransmitter-Speichern und phänomenologisch depressive Symptome. Diese konnten durch Trizyklika aufgehoben werden. In Tabelle 1 (aus BECKMANN, 1978) sind die Befunde zusammengefasst, die auf einen Noradrenalin- und/oder einen Seroto-

Tabelle 1: Einfluss psychotroper Pharmaka auf Noradrenalin
und Serotonin einschliesslich klinischer Wirkung
(aus BECKMANN, 1978, S. 560)

Pharmakon	Pharmakologischer Effekt	Klinische Wirkung
Trizyklische Antidepressiva (Typ: Imipramin)	Hemmung der Wiederaufnahme von Noradrenalin (NA) und Serotonin (5-HT) in das präsynaptische Neuron (HERTTING et al., 1961; BLACKBURN et al., 1967)	antidepressiv
Amphetamin	Freisetzung von NA und Dopamin (DA) (CARLSSON, 1970), Hemmung des Rücktransports von NA und DA (AXELROD, 1970)	euphorisierend, antriebssteigernd
Kokain	Hemmung des Rücktransports von NA (HERTTING et al., 1961)	euphorisierend
Monoaminoxydase-Inhibitoren (Typ: Iproniazid)	Verhindern Abbau von NA, 5-HT und anderen Aminen. Steigern den Gehalt von biogenen Aminen im ZNS (GANROT et al., 1962)	antidepressiv
Elektroschock	Steigert die NA- und 5-HT-Umsetzung im ZNS (Übersicht: KETY, 1974)	antidepressiv u.a.
Lithium	Steigert die Wiederaufnahme von NA und 5-HT (COLBURN et al., 1967). Reduziert durch Nervstimulation hervorgerufene Freisetzung von NA und 5-HT (KATZ et al., 1968)	antimanisch
Reserpin	Entspeichert NA und 5-HT (CARLSSON et al., 1957)	bewirkt depressive Syndrome

nineinfluss von antidepressiven Behandlungen schliessen lassen.

Es wurden ab Mitte der 60er Jahre bis heute im wesentlichen drei Hypothesen zu Störungen im Transmittersystem diskutiert

und überprüft: die Katecholaminhypothese, die Serotoninhypothese und die Hypothese eines katecholamin-cholinergen Ungleichgewichts.
Um diese Modellvorstellung zu verdeutlichen, werden die Prozesse an der Synapse aus einem Artikel von KAROBATH (1974, S. 8) zitiert und durch Abbildung 7 verdeutlicht.
"Die Synapse, die präterminale Auftreibung eines peripheren Axons, enthält neben Zytoplasma und Mitochondrien Vesikeln zur Speicherung des Transmitters. In der Synapse findet lokal die Biosynthese der Amintransmitter statt, und es gibt nach BALDESSARINI und KAROBATH (1973) Strukturanaloga der natürlichen Precursor-Substanzen, welche die Biosynthese kompetitiv hemmen können ... Das neue synthetisierte Katecholamin hemmt seine eigene Synthese durch negative Rückkopplung. Durch diesen Regulationsmechanismus wird gewährleistet, dass die Katecholaminsynthese in Anpassung an die funktionelle Beanspruchung schnell moduliert wird. Wird viel Transmitter freigesetzt, wird die Biosynthese stimuliert, wird wenig verbraucht, wird die Synthese durch das Akkumulieren des Endprodukts gehemmt, die Transmittersubstanz gelangt in die synaptischen Vesikel, aus denen sie wahrscheinlich freigesetzt wird. Nach Durchqueren des synaptischen Spalts trifft die Transmittersubstanz auf den Rezeptor und verursacht dadurch eine Wirkung auf die postsynaptische Nervenzellen, wird aber, da die Verbindung des Transmitters mit dem Rezeptor labil ist, durch Transportmechanismen wiederum aus dem synaptischen Spalt entfernt und zurück in das präsynaptische Neuron transportiert. Durch diesen Transportmechanismus ist zweierlei gewährleistet: Es kann eine Synapse schnell inaktiviert werden, und eine Neusynthese des Transmitters ist nicht erforderlich. Der möglicherweise wichtigste Wirkungsmechanismus von trizyklischen antidepressiven Drogen ist die Hemmung des Reuptakes, der Rückaufnahme von biogenen Aminen. Sekundäre Amine hemmen vor allem den Noradrenalin-Reuptake, tertiäre Amine eher den Serotonin-Reuptake."

Die Analyse der an dieser Regulation im zentralen Nervensystem beteiligten Substanzen und der ablaufenden Prozesse ist beim Menschen aus methodischen Gründen sehr schwierig, da keine direkte Messung der ablaufenden Prozesse möglich ist. Gewählt wurden mehrere Strategien:

1. Die Messung von Konzentrationen der Abbauprodukte im Urin oder im Blut. Dies setzte voraus, dass die Beziehungen

Abbildung 7: Schematische Darstellung einer noradrenergen Synapse (aus MENDELS et al., 1976, S. 4)

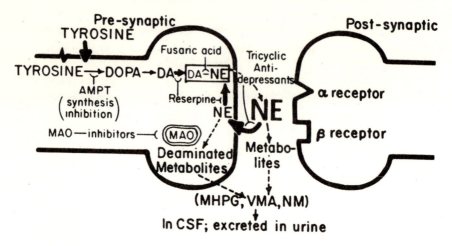

zwischen zentralen und peripheren am Aminostoffwechsel beteiligten Substanzen bekannt sind. Da diese Voraussetzungen derzeit noch nicht erfüllt ist, sind die Schlüsse aus solchen Untersuchungen nur sehr vorsichtig zu interpretieren.

Bezüglich des meist untersuchten Abbauprodukts von Noradrenalin MHPG scheint z.B. gesichert, dass es der Hauptmetabolit des Noradrenalin im ZNS ist. Man weiss jedoch nicht, zu welchem Anteil das im Urin nachgewiesene MHPG wirklich aus dem Gehirn stammt (MAAS et al., 1973) und zu welchem Anteil sich in der Urinausscheidung die Aktivität des sympathischen Nervensystems in der Körperperipherie widerspiegeln.

2. Die Untersuchungen von Veränderungsprozessen nach Gabe von Aminprekursoren. Die dieser Strategie zugrundeliegende An-

nahme, dass ein Mangel biogener Amine durch Gabe von Aminprekursoren (Amine selbst können nicht gegeben werden, da sie die Blut-Hirn-Schranke nicht passieren) aufgehoben werden kann. Depressive Symptome sollten sich durch diese Substanzen reduzieren lassen.
3. Untersuchungen der Aminkonzentrationen in den als relevant erachteten Hirnregionen bei in der Depression Verstorbenen. In Untersuchungen dieser Art werden häufig die Gehirne von Suizidenten analysiert, was jedoch Interpretationsschwierigkeiten bereitet. Nach der traditionellen Literatur zum Zusammenhang Depression-Suizid finden Suizide gerade nicht in der akuten Phase der Erkrankung statt, die durch sehr ausgeprägte Hemmung gekennzeichnet ist, sondern vermehrt entweder vorher oder beim Herauskommen aus der tiefen Depression. Die Aktivität, sich das Leben zu nehmen, könnte ausserdem schon für sich allein den Katecholaminstoffwechsel beeinflussen.
4. Schlüsse von Tieranalogiestudien. Wenn sich in Tieruntersuchungen eine geringe Interspeziesvariabilität und gleichzeitig spezifische Beziehungen zwischen Verhaltens- und biochemischen Prozessen auf der einen Seite und einer bestimmten Stimulation des Systems auf der anderen Seite aufzeigen lassen, könnten Analogie-Hypothesen aufgestellt und am Menschen überprüft werden. Hier verliefe nicht der in der biologischen Psychiatrie übliche Suchprozess nach biologischen Markern für etwas auf der Verhaltens- und Erlebensebene Beobachtbares, sondern ein Suchprozess nach Verhaltensmarkern für biologische Veränderungen. Dieser Ansatz setzte adäquate Tiermodelle voraus, die erst in jüngster Zeit entwickelt wurden. Als ein Beispiel für diese Strategie wird der Ansatz von WEISS et al. (1979) weiter unten (siehe S. 57 ff) näher beschrieben.

Der folgende Überblick über die Befunde zu den drei Aminhypothesen stützt sich auf die zusammenfassenden Darstellungen von BECKMANN (1978), van PRAAG (1977), GOODWIN und POTTER (1978), BALDESSARINI (1975), WEISS et al. (1979) sowie SWEENEY und MAAS (1979).

3.3.1.1 Die Katecholaminhypothese

Die wahrscheinliche Funktion von Katecholaminen - Noradrenalin und Dopamin - wurde (seit den Selbststimulierungsstudien an Tieren) in einer Verstärkung von Verhaltensmustern gesehen. Ihr Mangel fördert motorische Inaktivität, Apathie und verringerten Antrieb. Diese offensichtlich der Symptomatik depressiver Patienten ähnlichen Verhaltensfolgen sowie einige der in Tabelle 1 zitierten pharmakologischen Studien kombinierend formulierten JACOBSON (1964), BUNNEY und DAVIS (1965), SCHILDKRAUT (1965) und SCHILDKRAUT und KETY (1967) die Katecholaminhypothese, wonach bestimmte Arten depressiver Erkrankungen mit einer funktionalen Störung des Katecholamin-Systems, vor allem der Substanz Noradrenalin, an den ZNS-Synapsen zusammenhängt. Bei Depressiven wird ein Katecholaminmangel angenommen, zu dem es durch verminderte Synthese, durch fehlende Inhibition der Speichelentleerung oder durch Nichtansprechen von Rezeptoren an funktional wichtigen Rezeptorbereichen im Gehirn kommen kann.
Als das zentrale Abbauprodukt, das den zentralen Noradrenalin-Turnover reflektieren soll, wurde die Ausscheidung von 3-methoxy-4-hydroxy-phenylglykol (MHPG) im Urin angesehen. Die MHPG-Ausscheidung ist bei bestimmten Gruppen von Depressiven gegenüber von normalen Kontrollen erniedrigt gefunden worden: Bei bipolaren Patienten in der depressiven Phase nach SCHILDKRAUT et al. (1973), MAAS et al. (1968, 1973), GOODWIN und POST (1975), bei allen primär Depressiven nach JONES et al. (1975).

MAAS et al. (1974) beobachteten, dass ein Anstieg von MHPG
einer Antriebssteigerung und Stimmungsverbesserung um zwei
bis vier Tage vorausging und deshalb nicht nur das Korrelat
der gesteigerten körperlichen Aktivität sein kann.
Aus den Studien von MAAS et al. (1972), SCHILDKRAUT (1974)
und BECKMANN und GOODWIN (1975) ergaben sich Hinweise auf
die Prädiktionsmöglichkeit von medikamentösen Therapien: Depressive mit niedrigerer Ausscheidung sprachen besser auf
Imipramin, solche mit mittlerer oder höherer besser auf Amitryptiline an. "Chronisch-charakterologische" Depressive, nach
europäischen Diagnosegewohnheiten wahrscheinlich neurotisch
Depressive, hatten nach SCHILDKRAUT et al. (1973) weniger verringerte MHPG-Ausschüttungen als bipolar oder unipolar Depressive. Das Ausmass motorischer Gehemmtheit sowie die Schwere der Erkrankung waren jedoch nicht korreliert.

SWEENEY und MAAS (1979) setzten sich zum Ziel, Veränderungen
der MHPG-Ausscheidung am Menschen über Stress zu provozieren.
Die Tierexperimente und Befunde von STONE (1975), nach denen
die Umsetzung von Noradrenalin im ZNS unter Stressbedingungen
aktiviert worden war, machten diese Hypothese plausibel. Als
Stressor wählten Sweeney und Maas, den subjektiven Angaben
der Patienten entsprechend, entweder eine Steigerung oder eine Verringerung der körperlichen Aktivität. Das heisst, die
Patienten, die sich am liebsten nicht bewegt hätten, wurden
zu der Bedingung "Körperliche Aktivität" zugeordnet, die, denen körperliche Inaktivität unangenehm war, wurden der Bedingung "Verringerung der körperlichen Aktivität" zugeordnet.
An 24 weiblichen, akut depressiven stationären Patienten zwischen 22 und 60 Jahren, die medikamentenfrei und unter Diät
gehalten wurden, wurde neben der MHPG-Ausscheidung die Variable Angst über "State-anxiety" Skalen erfasst.
Die Autoren konnten zeigen, dass die MHPG-Ausscheidungen unabhängig von dem gemessenen Ausmass körperlicher Aktivität

waren. Sie variierten vielmehr mit dem Ausmass der durch
die Versuchsbedingungen provozierten Angst. Vielleicht lässt
sich hierdurch auch erklären, dass von sechs Depressiven,
die EBERT, POST und GOODWIN (1972) einem 12-stündigen Programm körperlicher Übungen aussetzten, drei mit einer Erhöhung des MHPG im Urin reagierten und drei nicht. Eine Beziehung zwischen MHPG-Niveau und Angst unter Grundlinienbedingungen bestand nicht, also keine MHPG-Prädiktionsmöglichkeit auf durch den Stressor provozierte Angst. Sweeney und
Maas glauben jedoch, dass eine Aufklärung der Interaktionen
zwischen Grundlinien- und Veränderungswerten für das Verständnis des Noradrenalin-Turnover im ZNS bedeutsam ist:
Patienten mit niedrigem Grundlinien-MHPG steigerten MHPG eher
und zeigten stärker zunehmende Angst, während solche mit hohen
MHPG-Baseline-Werten eher MHPG reduzierten und in ihren Angstraten sanken.

Die Versuche, über die Gabe von Katecholamin-Präkursoren, z.B.
Dihydroxyphenylalanin (Dopa), die depressive Symptomatik über
eine Erhöhung der Katecholamin-Spiegel zu beeinflussen, führten nicht zu den erwarteten Effekten und begründeten die allmähliche Abwendung von der Katecholaminhypothese.
Allerdings bleibt offen, ob dies nicht eine etwas voreilige
Resignation war. Zum einen ist nicht gesichert, ob ausser
unphysiologisch hohen Dopaminkonzentrationen überhaupt wesentliche Erhöhungen des Noradrenalin im zentralen Nervensystem
erreicht wurden (BECKMANN, 1978, S. 562). Zum anderen legen
z.B. die Studien von SWEENEY und MAAS (1979) und die anschliessend referierten von BIRKMAYER und RIEDERER (1976) sowie WEISS et al. (1979) nahe, dass es Wechselwirkungen zwischen Systemen und bedingungs- bzw. stressinduzierte Prozessveränderungen gibt und dabei die Beteiligung der Katecholamine wahrscheinlich ist.

Da "biochemische Untersuchungen im Harn oder Liquor, die
den Gehalt an biogenen Transmittern bzw. deren Metaboliten
erfassen, nur mit grösster Vorsicht auf metabolische Störungen im ZNS bezogen werden können" (BIRKMAYER und RIEDERER,
1976, S. 72), wählten diese Autoren die oben aufgeführte
dritte Strategie. Sie untersuchten die Konzentration der
Katecholamine Dopamin und Noradrenalin sowie des Indoleamins
Serotonin in verschiedenen Kerngebieten des Hirnstamms an
während der Depression verstorbenen Patienten und durch Sich-
Erhängen Suizidierter. Ihre heterogenen Ergebnisse deuten sie
in folgenden Weise: Es fand sich generell keine Erniedrigung
oder Erhöhung einzelner biogener Amine im Gehirn (ähnlich
wie auch GROTE et al., 1974, die bei Analyse einer Reihe
von Enzymen, die beim Katecholaminstoffwechsel beteiligt sind,
keine Unterschiede zwischen depressiven Suizidenten, Alko-
holiker-Suizidenten und Kontrollen nachweisen konnten). Das
Verhältnis von Dopamin zu Serotonin scheint jedoch im Sinne
einer "kernspezifischen Inbalance"[1] gestört.

WEISS et al. (1979) beschreiben eine Serie von Experimenten,
in denen sie, zumeist an Ratten im Labor, nachweisen, dass
das Ausmass von Verhaltensdefiziten nach Stress wie gleichermassen das Ausmass gestörter Katecholaminprozesse von der
psychologischen Bedingung der Kontrollierbarkeit des Stressors
abhängt. Die Experimente entsprechen in ihrer Anordnung den
von SELIGMAN (1975) im Kontext des Hilflosigkeitsmodells benutzten (siehe S. 156 f): Eine Gruppe von Tieren wurde jeweils
einer Flucht- oder Vermeidungsaufgabe ausgesetzt, bei der sie

---

[1] Im Palidum, der s. nigra, im n. amygdalae und im Raphe-Ge-
biet war dieses Verhältnis wegen eines erniedrigten Sero-
tonspiegels höher, im Caudatum und Potamen und im n. ruber
aufgrund eines verringerten Dopaminbefundes niedriger.

in Abhängigkeit von ihrer Reaktion den Stressor vermeiden
oder ihn unterbrechen konnte ("aktive" Tiere). Eine zweite
Gruppe von Tieren war der ersten in einem "yoked-design" zugeordnet, d.h. sie erfuhren genau jene Konsequenzen, die
die erste Gruppe erhielt, hatten jedoch keine Möglichkeit einer Beeinflussung aufgrund ihrer eigenen Reaktionen ("hilflose" Tiere). Die aktiven Tiere hatten höhere Noradrenalin-
Ausscheidungen als eine nicht-gestresste Kontrollgruppe.
Die "yoked" Tiere unterschieden sich bei geringer Anzahl von
Schocks nicht von den Kontrollen, bei vermehrter Schockan-
zahl war ihre Noradrenalin-Ausscheidung gegenüber den Kontrollen erniedrigt. Ein solches Ergebnis, nämlich dass eine
Verhaltensvariable einen differentiellen Effekt auf die Noradrenalin-Ausscheidung hat, wurde auch schon von RICHARDSON,
SCUDDER und KARCZMAR (1970), FULGINITI und ORSINGER (1971)
gefunden.
Auch die von Seligman und Mitarbeitern in den Experimenten
zur gelernten Hilflosigkeit ("lerned helplessness", LH) untersuchten Tieren hatten ähnliche Katecholamin-Veränderungen
gezeigt. Sie wurden von diesen Autoren als Folge der durch
Unkontrollierbarkeit gesetzten Lernerfahrung erklärt, die
wiederum Auswirkungen auf das Ausmass motorischer Aktivität
haben sollen.
Weiss et al. setzen der LH-Erklärung eine neurochemische Erklärung entgegen: Weil Amine das aktive motorische Verhalten mediieren und Stresskonditionen mit diesem neurochemischen System interferieren, führt das dazu, dass gestresste
Tiere nicht mehr das für diese Stimulusbedingungen gemässe
Ausmass aktiven Verhaltens aufbringen. In einem Experiment,
bei dem Schwimmen im kalten Wasser als Stressor verwendet
wurde, konnte für Ratten gezeigt werden, dass der Stressor-
Einfluss über das Ausmass an geforderter motorischer Aktivität mediiert wurde. Wenn dies gering war, war keine Beeinträchtigung zu finden.

In einem nächsten Experiment wurden die Tiere den Stressoren häufiger hintereinander ausgesetzt. Nach den neurochemischen Hypothesen wurde erwartet, dass statt eines noch verstärkten Defizits eine Verbesserung aufgrund "neurochemischer Habituation" (ZIGMOND & HARVEY, 1970) stattfindet, d.h. also, dass wiederholte Stressorenkonfrontation den stressinduzierten Noradrenalinmangel reduziert. Das Hilflosigkeitsmodell würde das Gegenteil voraussagen. Der Habituationseffekt wurde bestätigt, sowohl auf der Verhaltens- als auch auf der biochemischen Ebene. In vitro-Untersuchungen am Cortex ergänzten diesen Befund. Wiederholte Konfrontationen mit schweren Stressoren produzierten eine Abnahme der Noradrenalin-Aufnahme. Solche Aufnahmeveränderungen, so postulieren Weiss et al., spielen nun vielleicht _die_ wichtige Rolle bei den verhaltensmässig zu beobachtenden Habituationseffekten.

Zusammenfassend ist festzuhalten, dass Stressoren bei Ratten unter bestimmten psychologischen Bedingungen, nämlich der Bedingung der Unkontrollierbarkeit zu einer Reduktion von Noradrenalin und zu einer Steigerung von dessen reuptake führen, Prozesse, die jedoch unter wiederholtem Stress habituieren. Dopamin, ebenfalls erwiesenermassen ein Mediator für motorische Aktivität, übte einen weniger deutlichen Einfluss aus. Weiss et al. spekulieren, dass Noradrenalin die dopaminerge Transmission beeinflusst: Stressereignisse stören die noradrenerg gesteuerte Aufrechterhaltung der dopaminergen Transmission, und das führt zu den beobachteten Verhaltensdefiziten. Mit dieser Erklärung berücksichtigen sie, dass Stressbedingungen bei Ratten einen stärkeren Einfluss auf das Noradrenalin-System haben, während Dopamin eine grössere Mediatorfunktion in Bezug auf motorisches Verhaltens zugeschrieben wird. Um auf Stress-Katecholamin-Verhaltensinteraktionen bei Menschen generalisieren zu können, müsste man Depressive und nicht-depressive Personen in vergleichbaren experimentellen

Anordnungen untersuchen. Die naheliegenden Fragestellungen wären: "Welche Aspekte der Aminfunktion ändern sich unter Stress mit welchen Verhaltenskorrelaten?" und "Gibt es bestimmte Arten von Stressoren, für die Depressive besonders vulnerabel sind und bei denen es dann zu einer Steigerung der Störung kommt?" In einer nicht-experimentellen Studie fanden BUCHSBAUM et al. (1976), dass aus der Bevölkerung selegierte Individuen mit niedriger MAO-Aktivität ein grösseres Ausmass von Verhaltens- und sozialen Störungen aufwiesen, als diejenigen mit höherer MAO-Aktivität. Da der MAO ein inhibitorischer Einfluss auf die Ausschüttung von Katecholaminen zugeschrieben wird, wird der von Weiss et al. postulierte Stress-Folgen immunisierende Effekt von MAO gestützt.

3.3.1.2 Die Serotoninhypothese

Serotonin soll funktional antagonistisch zu den Katecholaminen wirken. Als Konsequenz des erhöhten Serotonins wurden bei Tieren Sedierungseffekte und verringerte Reaktionen auf schwache Stimuli beobachtet. Serotoninmangel war häufig korreliert mit "Erregung, einer verringerten Anpassung an Reize, einer erhöhten Reaktionsfähigkeit in Konflikt-Vermeidungssituationen, vermehrten sexuellen und aggressiven Verhaltensweisen und einer verringerten Krampf- und Schmerzschwelle" (KAROBATH, 1974, S. 7; siehe BALDESSARINI, 1972, 1975 für Überblicke über biogene Amin- und Verhaltenskorrelate).

Der Nachweis eines veränderten Serotonin-Stoffwechsels bei Depressiven ist durch die gleichen Methodenprobleme erschwert wie der der Katecholamine. Ausscheidungen von Serotonin-Abbauprodukten (z.B. 5-HIES) im Urin sind eher Indikatoren für periphere Prozesse. Eine Analyse der 5-HIES-Konzentration im Liquor Cerebrospinalis bestätigte die von COPPEN

(1967) am entschiedensten formulierte Serotonin-Hypothese nur bedingt. Zwar fanden sich in der Mehrzahl der Studien für Depressive erniedrigte Konzentrationen relativ zu Normalen, sie waren jedoch in anderen Labors weitaus weniger beeindruckend als in der Studie von COPPEN et al. (1972). Für manische Patienten fand nur er eine deutliche Erniedrigung gegenüber Normalen.

Precursor-Studien mit Tryptophan, einer Vorstufe von Serotonin, führten nicht zu eindeutigen Ergebnissen (COPPEN et al., 1967 fanden einen Effekt; CARROLL, 1971 und MENDELS & STINETT, 1973 keinen). BECKMANN (1978) berichtete über vorwiegend negative Ergebnisse des Versuchs mit 5-Hydroxy-Tryptophan, einer direkteren Vorstufe, die depressive Symptomatik endogen depressiver Patienten zu beeinflussen.
Andererseits konnte VAN PRAAG (1977) nachweisen, dass 50 % der Patienten mit niedriger Akkumulation von CSF-5-HIES während Probenecid-Gabe[1] in der Phase auch sechs Monate später bei Symptomfreiheit noch niedrigere Werte aufwiesen. Bei einem Teil dieser Patienten hatte sich eine prophylaktische Gabe von 5-Hydroxytryptophan günstig ausgewirkt.
Die Gabe von Tryptophan bewirkte in Kombination mit MAO-Hemmern eine beschleunigtere Besserung der Symptomatik als die alleinige MAO-Hemmer-Behandlung (COPPEN et al., 1963).
Schliesslich konnte durch den Serotoninsynthese-Inhibitor PCPA der antidepressive Effekt von Imipramin (von dem angenommen wird, dass es den re-uptake von Serotonin hemmt) umgekehrt werden (SHOPSIN et al., 1975, 1976).

Ausser der schon zitierten Untersuchung von BIRKMAYER und

---

[1] Probenecid verhindert den Austritt organischer Säuren aus Gehirn und Rückenmark sowie ungebundenem Liquor.

RIEDERER (1976), die Serotonin bei post mortem Untersuchungen besonders im Pallidum, der s. nigra, dem n. amygdalae und in der Raphe-Region erniedrigt fanden, gibt es weitere Arbeiten, in denen post mortem bei Suizidenten die Serotoninkonzentration im Gehirn untersucht wurde.
BOURNE et al. (1968) fanden bei depressiven Suizidenten signifikant niedrigere 5-HIES-Konzentrationen als bei Kontrollen, ebenso SHAW et al. (1967), bezogen auf die "Hind-Brain"-Region und PARE et al. (1969), bezogen auf die Stammhirnregion. Andere Arbeitsgruppen konnten diese Unterschiede nicht replizieren. COCHRAN et al. (1976) analysierten die 5-Hydroxy-Tryptamine-Niveaus in 33 Hirnarealen und konnten für keines dieser Areale Unterschiede zwischen Alkohol-, Depressions- und Kontrollsuizidenten nachweisen (ähnlich auch LLOYD et al., 1974).

Die Widersprüchlichkeit der Ergebnisse bei jeder der unterschiedlichen Untersuchungsstrategien führte zu der z.B. von GOODWIN et al. (1978), BECKMANN und GOODWIN (1975) sowie VAN PRAAG (1974) vertretenen Hypothese, dass es Untergruppen von Depressiven geben müsse, die sich durch unterschiedliche Arten von Transmitter-Stoffwechselstörungen charakterisieren lassen: eine Gruppe, bei der das Noradrenalin-System, spezifischer der Noradrenalin-Reuptake, betroffen ist und eine, bei der der Serotonin-Reuptake gestört ist.
Die Ergebnisse von SHOPSIN et al. (1974) unterstützten diese Annahme, indem sie Hinweise auf eine differentielle Therapieindikation erhielten. Bei normaler MHPG-Ausscheidung und einem Nichtansprechen auf Amphetamine wirkte eher ein Serotonin-Reuptake-Hemmer (z.B. Imipramin), während bei erniedrigter MHPG-Konzentration und einem Ansprechen auf Amphetamine eher ein Noradrenalin-Reuptake-Hemmer (z.B. Nortryptilin) wirksam war.
Über differentielle Drogenreagibilität konnten VAN PRAAG et

al. (1972) und VAN PRAAG (1977) ihre Annahme weiter bestätigen. Da in diesen Untersuchungen jedoch nicht zwischen unipolaren und bipolaren Patienten unterschieden wurde, könnte es sein, dass die unterschiedliche Reaktion sich durch diese Dichotomie erklären lässt. GOODWIN und MURPHY (1974) sowie ASHCROFT et al. (1975) fanden denn auch einen signifikanten Unterschied in der Konzentration von 5-HIES zwischen unipolar und bipolar Depressiven. Unter Anwendung der Probenezid-Methode war allerdings nach GOODWIN und POTTER (1978) weder ein Unterschied bipolar versus unipolar noch bezogen auf die Dichotomie Agitiertheit versus Gehemmtheit nachweisbar.

Zusammenfassend konnte die Hypothese, dass es Noradrenalin- und Serotonin-Typen depressiver Patienten mit unterschiedlicher Medikamentenreagibilität gibt, noch nicht eindeutig bestätigt werden. Während ein Zusammenhang zwischen veränderten Katecholaminprozessen und schwerer Depression vom gehemmten Typ durch übereinstimmende Befunde nahegelegt ist, lassen die Befunde an der Gültigkeit der Hypothese "reduziertes Serotonin - reduzierte Funktion" auch bezogen auf eine Untergruppe von Patienten zweifeln. Es ist wahrscheinlich, dass es eine Gruppe von Patienten gibt, die sich auf der biologischen Ebene durch ein in der MHPG-Konzentration nachweisbares Noradrenalin-Defizit kennzeichnen lassen, das durch Reuptake-hemmende Medikamente beeinflusst wird und auch Verhaltens- und Stimmungsverbesserungen zur Folge hat. Diese Verbesserungen treten allerdings mit einer relativ zur pharmakologischen Wirkung erheblichen Latenz auf (Wochen), so dass der zugrundeliegende Mechanismus wahrscheinlich komplexer ist als bisher beschrieben. Für die übrigen Depressiven dürfte die Erklärung über serotonerge Mechanismen die biologischen Verhältnisse nur unzureichend beschreiben.

3.3.1.3 Die Hypothese eines katecholamin-cholinergen Ungleichgewichts

JANOWSKI et al. (1972) postulieren, dass bei Depressiven ein Ungleichgewicht zwischen cholinergen und adrenergen Neurotransmitteraktivitäten in den für die Affektregulation zentralen Hirnzentren besteht: in der Depression verschoben zugunsten eines cholinergen Einflusses, in der Manie verschoben zugunsten eines noradrenergen und/oder dopaminergen Einflusses.
Viele periphere autonome Funktionen werden in dieser Weise reguliert. Die Verhaltensfolgen cholinomimetrischer Substanzen bei Tieren, Medikamenteneffekte (Antidepressiva wie Imipramin oder Amitryptylin haben unter anderem anticholinerge Wirkungen) sowie die Auswirkungen irreversibler Cholinesterase-Inhibitoren konnten im Sinne dieser Hypothese interpretiert werden (siehe JANOWSKI et al., unveröffentlichtes Manuskript).

Diese Arbeitsgruppe benutzte für eine systematischere Überprüfung der Hypothese den reversiblen zentralen Cholinesterase-Hemmer Physostigmin. Physostigmin löste mit ein bis zwei Stunden Latenz ausser körperlichen Beschwerden (Schwindel, Brechreiz) typisch depressive Symptome motorischer Hemmung (Lethargie, Antriebslosigkeit, soziale Rückzugstendenzen) sowie subjektiv-kognitive Beeinträchtigungen aus (Traurigkeit, Gefühl der Nutzlosigkeit, Suizidgedanken). Während der Hemmungseffekt auch bei Normalen eintrat, waren die subjektiv-kognitiven Folgen bei depressiven Patienten sehr viel deutlicher. Dies weist auf einen spezifischen Einfluss von Physostigmin bei affektiver Gestörtheit hin (in Kombination mit Marihuana waren auch bei Normalen die subjektiv-kognitiven Folgen zusätzlich zum Hemmungseffekt deutlicher ausgeprägt).

Die Physostigmineffekte konnten über anticholinerg wirkende
Substanzen (Atropin, Scopolamin) geblockt werden. Auf Maniker hatte Physostigmin ebenfalls einen hemmenden, antimanischen Einfluss, dem bei manchen Patienten im Sinne eines
"Rebound-Phänomens" dann hypomanisches Verhalten folgte
(SHOPSIN et al., 1975b).
Andere bei Depressiven veränderten Reaktionsmuster konnten
über cholinerge Mechanismen erklärt oder auch beeinflusst werden.
SITARAM et al. (1977) lösten über cholinomimetrische Substanzen verkürzte REM-Latenzen (ein für Depressive typisches
Schlafcharakteristikum, siehe S. 78f) aus. Depressive reagierten mit noch deutlicherer weiterer Verkürzung als Normale.
Der Effekt war auch bei remittierten Patienten und unabhängig
von der Medikation nachweisbar.
CARROLL et al. (1981) konnten den Dexamethason-Supressionseffekt auf die Cortisol-Sekretion (ebenfalls ein bei Depressiven oft veränderter Parameter) über Physostigmin aufheben.
Depressive reagierten sensibler auf Physostigmin als nichtdepressive psychiatrische Patienten. Sie wurden depressiver,
gehemmter, ängstlich-gespannter, müder und dysphorischer als
die anderen Patienten (vorwiegend entgiftete Alkoholiker).

Während diese Untersuchungen sowie die wahrscheinliche Beteiligung cholinerger Faktoren an der Hormonregulation (siehe
S. 66 ff) für die Hypothese eines adrenerg-cholinergen Ungleichgewichts zumindest als Begleiterscheinung der Depression sprechen, ist ein direkter pathogenetischer Einfluss
zweifelhaft.
Die Physostigmin-Response neurotisch und endogen depressiver
Patienten vergleichbaren Schweregrades unterschieden sich
nicht bedeutsam (BERGER et al., 1982b). Anticholinerge Substanzen hatten keinen sehr beeindruckenden Effekt auf die
Symptomatik Depressiver und es besteht auch keine deutliche

Beziehung zwischen Medikamentenwirksamkeit und dem Ausmass
der enthaltenen cholinergen Substanzen.

3.3.2 Neuroendokrinologische Befunde

Es gibt im Bereich der Depression zwei Schwerpunkte, auf die
sich die neuroendokrinologische Forschung konzentrierte:
auf das Hypothalamus-Hypophysennebennierenrinden-System (Cortisol) sowie auf das Hypothalamus-Hypophysenwachstumshormon-System (HGH). Die folgende Darstellung stützt sich auf zusammenfassende Arbeiten von MATUSSEK (1976) und DEPUE und
KLEIMAN (1979).

3.3.2.1 Die Cortisolsekretion Depressiver

CARROLL (1975, 1977, 1978) und SACHAR et al. (1973) wiesen
eine Steigerung der Cortisolsekretion in depressiven Phasen
nach. Diese Funktionsveränderung scheint eine Störung des
normalen, vom ZNS ausgehenden inhibitorischen Einflusses auf
das Hypothalamus-Hypophysen-Nebennierenrindensystem (HPA-Achse) anzuzeigen. Die vermehrte Cortisolsekretion ist nach
diesen Autoren nicht Folge einer Stressreaktion, sondern Ausdruck einer neuroendokrinen Funktionsstörung, die charakteristisch sei für Patienten mit einer endogenen Depression
(CARROLL, 1976; CARROLL et al., 1976, 1981; DEPUE & EVANS, 1979).
Abbildung 8 zeigt die angenommenen Regulationsmechanismen bei
der Cortisolausschüttung (aus DEPUE & KLEIMAN, 1979, S. 186).
Depressive zeigen nach diesen Autoren eine grössere Häufigkeit von Cortisolsekretionsepisoden über den Tag hinweg, besonders am Nachmittag und in der Nacht. Das zirkadiane Profil
der Cortisolsekretion wird wahrscheinlich über ein ZNS-Programm für HPA-Aktivierung zu den überwiegenden Zeiten im Sin-

Abbildung 8: Die Regulation der Cortisolausschüttung (aus DEPNE & KLEIMAN, 1979, S. 186)

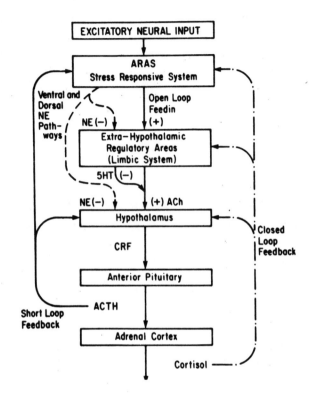

ne einer Hemmung gesteuert. Das System arbeitet nicht ständig, sondern es scheinen adrenokortikale Ruheperioden zu bestehen (KRIEGER et al., 1971). Bei Normalen wird diese Hemmung in den Morgenstunden reduziert. Bei Depressiven sind

die Nachtwerte abnormer als die Morgenwerte. Dies liess
auf die Disinhibition der HPA-Achse als möglichen Wirkmechanismus schliessen. SACHAR et al. (1973) sowie CARROLL et
al. (1976) vermuten nun, dass dieses Steuerungssystem nicht
mehr funktioniert, weil der zentral hemmende Einfluss auf
die Cortisolfreisetzung gestört ist. Da das zentral hemmende
Modulationssystem von Cortisol von der Integrität des biogenen Aminmetabolismus abzuhängen scheint, sind Verbindungen
zu der Systemregulationsebene des Aminstoffwechsels gegeben.

Bei Ratten wurde die Hypothese bestätigt, dass Noradrenalin
einen inhibitorischen Einfluss auf die ACTH-Ausschüttung hat.
Bezüglich Serotonin liegen widersprüchliche Ergebnisse vor,
die sowohl auf inhibitorische als auch auf aktivierende Einflüsse auf die ACTH-Modulation hindeuten. In Bezug auf die
ACTH-Cortisolreaktion auf Stress, also einem Reagibilitätsmass, scheint eher ein inhibitorischer Einfluss von Serotonin nachgewiesen. Beim Menschen sind diese Regulationsmechanismen noch unklar.

Zur Prüfung der Steroidhormonproduktion der Nebennierenrinde
kann der Dexamethason-Suppressionstest (DST) eingesetzt werden.
Dexamethason ist ein synthetisches Glucocorticoid. Es hemmt
über einen Rückkoppelungsmechanismus im ZNS die ACTH-Produktion. Wenn die Rückkoppelung gestört ist, dann fehlt dieser
Hemmungseffekt.

Nach CARROLL et al. (z.B. 1976) korreliert das "early escape"
von der Dexamethason-Suppression (< 24 Stunden) mit der Schwere der Depression.
Nach neueren Studien glauben diese und andere Autoren (CARROLL
et al., 1981; BROWN et al., 1980; NUTTER & OSTROUMOVA, 1980;
SCHLESSER et al., 1980; RUSH et al., im Druck), den Dexamethason-
Suppressionstest zur Differentialdiagnose zwischen endogen

und nicht endogen depressiven Patienten einsetzen zu können. CARROLL et al. (1981) weisen eine Spezifität von 96 % und eine Sensivität von 67 % für diese Trennung nach, d.h. nichtendogen Depressive sollen das "Early-escape"-Phänomen von der Dexamethason-Suppression in deutlich verringertem Ausmass zeigen.

Die Ergebnisse von BERGER et al. (1982a, b) mit sehr sorgfältig auf klare Diagnose hin selegierten endogen und neurotisch depressiven Patienten (siehe S. 293 ff) lassen an dieser Anwendung und den nosologischen Schlussfolgerungen der Gruppe um Carroll zweifeln. Es zeigte sich zunächst, dass am Beginn der Therapie unter Medikamentenfreiheit nur drei der insgesamt 45 Patienten überhaupt eine überhöhte Cortisolsekretion über den Tag hinweg aufwiesen. Ein Unterschied zwischen den beiden Depressionsgruppen fand sich nicht. CARROLL et al. (1976) sowie MILLN et al. (1981) hatten eine höhere UFC-Exkretionsrate bei den endogen Depressiven als bei ihren nicht endogen depressiven Patienten gefunden.

Über die Therapie hinweg senkte sich bei den medikamentös behandelten endogen depressiven Patienten allerdings die Cortisol-Sekretion signifikant deutlicher als bei den psychotherapeutisch behandelten neurotisch Depressiven. Die endogen Depressiven waren gleichzeitig in ihrer Symptomatik deutlicher ge-

Das "Early-escape" von der Dexamethason-Suppression war am Beginn der stationären Therapie bei 25 endogen Depressiven und 4 von 19 neurotisch Depressiven zu beobachten. Es ergab sich also kein Unterschied zwischen diesen Gruppen. Patienten beider Gruppen mit vorzeitiger Aufhebung der Suppression hatten eine deutlich erhöhte Cortisol-Sekretion gegenüber solchen mit unbeeinträchtigter Suppression und zeigten von Beginn zu Ende der Therapie auch die deutlichere Cortisol-Sekretionsreduktion.

Die Sensivität des Dexamethason-Tests in Hinblick auf endogene Depression lag mit 25 % deutlich niedriger als die von CARROLL et al. (1981) angegebene von 67 %.
Eine damit vergleichbare, d.h. geringe Sensitivität fanden HOLSBOER et al. (1980) und ANIS et al. (1981). Weiterhin konnten GRAHAM et al. (1981), SHULMAN und DIEWOLD (1977) und NOLEN und JOHNSON (1981) keine signifikanten DST-Unterschiede zwischen endogen und nicht-endogen Depressiven finden.

Da die Studien mit sich widersprechenden Befunden von einigen Rahmenbedingungen her gut vergleichbar waren (stationäre Patienten, Medikamentenfreiheit, Dosierung von Dexamethason), vermuten Berger et al., dass in den amerikanischen Stichproben von Carroll et al. und anderen Gruppen mehr endogen depressive Patienten mit psychotischer Symptomatik enthalten sind. Nicht-psychotisch Depressive sind nach dieser Hypothese und den erhaltenen Daten bezüglich der Cortisol-Sekretion sowie Dexamethason-Test-Reaktion insgesamt zu einem grösseren Prozentsatz relativ zu Normalen nicht verändert und diejenigen, die die postulierten depressionstypischen Veränderungen zeigen, können sowohl endogen depressiv als auch neurotisch depressiv sein.
Eine solche Interpretation deckt sich mit Schlafbefunden (siehe S. 75ff), bei denen sich deutlichere Unterschiede ergaben, wenn man die Dichotomie psychotisch/nicht psychotisch wählte und geringere, wenn allgemein endogen Depressive mit neurotisch Depressiven verglichen wurden.

Eine andere Prüfmethode der Cortisol-Regulation stellt der Insulin-Hypoglykämie-Test dar. Nach Insulin i.v. kommt es durch den Blutzuckerabfall bei Normalen u.a. zu einer Aktivierung des Hypophysen-Hypothalamus-Nebennierenrinden-Systems, verbunden mit einer erhöhten Cortisolkonzentration. Bei endogen Depressiven findet sich nach PERES-REYES (1972) eine sig-

nifikant reduzierte Plasmacortisolkonzentration. Neurotisch-
Depressive sollen sich von Normalen durch erhöhte Cortisol-
werte unterscheiden. Ähnliche Ergebnisse berichteten ENDO et
al. (1974), MÜLLER et al. (1969), CARROLL (1969), SACHAR et
al. (1971) und CZERNIK et al. (1980).
BERGER et al. (1982a, b) sowie KOSLOW et al. (1980) konnten in
gut kontrollierten Studien mit ausreichenden Patientenzahlen
diese Ergebnisse nicht replizieren. Die überwiegende Mehrzahl
der Patienten zeigte keine Normabweichungen in den Glykose-
werten sowie den Cortisol-Spiegeln. Entsprechend gab es auch
keine Gruppenunterschiede.

3.3.2.2 Das Hypothalamus-Hypophysenwachstumshormonsystem
($hGH^{1)}$-System)

Es wird angenommen (siehe MATUSSEK, 1976), dass die Steuerung
der Wachstumshormonfreisetzung über noradrenerge und serotonerge Neurone erfolgt, die - aktiviert - den HGH-releasing
Faktor freisetzen. Auch Dopaminneurone sollen beteiligt sein.
Eine durch Insulin bedingte Hypoglykämie setzt wahrscheinlich
noradrenerg gesteuert normalerweise auch den hGH-releasing
Faktor frei. Eine Hemmung der hGH-Sekretion soll durch den
α-Rezeptoren-Blocker Phentolamin erfolgen.
Bei unipolar Depressiven fand man die hGH-Freisetzung nach
Insulinhypoglykämie signifikant verringert (MÜLLER et al.,
1969; SACHAR et al., 1971; CARROLL, 1972; ENDO et al., 1974;
CASPAR et al., 1977), sie normalisiert sich jedoch mit Besserung
der Depression wieder. GARVER et al. (1975) fanden eine signifikante Korrelation zwischen MHPG-Ausscheidung im Urin
(die den Noradrenalin-Umsatz im Organismus widerspiegeln
soll) und der Höhe des hGH-Maximums nach Insulinhypoglykämie.
Nach den Befunden von CZERNIK (1978) und CZERNIK et al. (1980)
trifft eine Verringerung der hGH-Aktivität nur für die endo-

[1)] human Growth Hormon

gen Depressiven zu. Neurotisch Depressive sollen noch höhere
hGH-Ausschüttungen haben als normale Kontrollen. Solche
zwischen Untergruppen von Depressiven differierenden Ergebnisse müssen jedoch nach dem Überblick von MENDELS et al.
(1976) und den Ergebnissen von BERGER et al. (1982a, b) in Frage gestellt werden. Hier fanden sich keine Unterschiede zwischen Depressiven und Normalen und auch nicht zwischen endogenen und neurotischen Patienten, einzig ältere postmenopausale depressive Frauen zeigten die erwartete Erniedrigung gegenüber den Kontrollen.

LANGER et al. (1975, 1976) benutzten statt des Insulin-Hypoglykämie-Tests Amphetamin als Stimulans der hGH-Sekretion, weil
man bei diesen Substanzen den Angriffspunkt im Gehirn genauer kennt als bei Hypoglykämie oder Schlaf-/Hitze-Stimulation. Amphetamin setzt normalerweise Noradrenalin und Dopamin
frei. Endogen Depressive setzten nach Amphetamin niedrigere
Mengen von HGH frei, neurotisch Depressive eher mehr als
Kontrollen (LANGER et al., 1975, 1976). Es ergab sich kein
Alterszusammenhang, allerdings einer mit dem Rauchen, wobei
starke Raucher eine eher verringerte hGH-Ausschüttung zeigten. Die interindividuelle Varianz der normalen sowie der
neurotisch depressiven war im Vergleich zu der endogen depressiven Gruppe sehr viel ausgeprägter.
Die endokrinologischen Befunde zum HPA- und hGH-System kombinierend spekuliert MATUSSEK (1978), dass die depressive
Symptomatik von Neurotikern andere biochemische Korrelate
hat als die der endogen Depressiven: Bei den endogen Depressiven sei eher eine postsynaptische Aminostoffwechselstörung
aufgrund einer erniedrigten Rezeptor-Sensitivität zu vermuten, bei den neurotisch Depressiven eher eine präsynaptische
Störung, die zu einem verringerten Amin-output führt.
Die grundsätzliche Annahme, die sich in dieser Spekulation
widerspiegelt, nämlich biologische Marker für zwei Depres-

sionsdiagnosen zu finden, erscheint jedoch nach den sehr uneinheitlichen endokrinologischen Befunden eher unwahrscheinlich.
Die Daten lassen sich alternativ auch durch eine interindividuell sehr schwankende Reagibilität des HPA- und hGH-Systems erklären. Die Hypothese lautete dann, dass Personen mit labilen Systemen unabhängig davon, ob sie depressiv sind oder nicht, unter bestimmten noch aufzuklärenden Bedingungen endokrinologische Normabweichungen aufweisen. MASON et al. (1965) belegten z.b. die interindividuell unterschiedliche Ansprechbarkeit des HPA-Systems auf Stress. Lediglich bei psychotisch depressiver Symptomatik würde man aufgrund der bisherigen Befunde ein depressionstypisches endokrinologisches Korrelat vermuten - von dem allerdings noch gezeigt werden muss, dass es nicht auch schizophrene oder andere schwere psychiatrische Erkrankungen begleitet.

3.3.2.3 Zusammenfassung

Die biochemischen und neuroendokrinologischen Befunde sind zu uneinheitlich, als dass sie ein bestimmtes Modell der Depressionsentstehung unterstützen. Dass der Neurotransmitter-Stoffwechsel und das HPA- wie das hGH-System zumindest bei einem Teil der Depressiven in der akuten Phase verändert sind und dass sich diese Veränderung medikamentös wie auch über eine anders (z.B. durch Spontanremission) erreichte Besserung zurückbildet, ist wahrscheinlich.
Die Beurteilung der Ergebnisse ist erschwert durch die Unsicherheit, die bezüglich der Reliabilität und Validität der Testmethoden besteht. Es könnte z.B. sein, dass es für neurotisch Depressive andere biochemische Korrelate der phänomenologisch ähnlichen depressiven Symptomatik gibt wie für endogen depressive Patienten und dass lediglich der Dexamethason-

test oder andere Prüfverfahren diese Unterschiede wegen der vielen den Messvorgang und die Stoffwechselprozesse beeinflussenden intervenierenden Variablen in verschiedenen Untersuchungen unterschiedlich widerspiegeln.
Wir halten allerdings die Hypothese, dass es Personen mit unterschiedlicher Labilität der Neurotransmitter-Regulation gibt, für wahrscheinlich. Die Anforderungen an ein psychologisches Modell bestünden dann darin, aufzuzeigen, dass die Aktivität dieser Systeme durch Variation der situativen Bedingungen oder durch Manipulation der subjektiven Bewertungen dieser Bedingungen veränderbar ist. Die Arbeiten von SWEENEY und MAAS (1979) und von WEISS et al. (1979) - in Analogie - zeigen, dass ein solcher Nachweis prinzipiell möglich ist. Ob die These "Stress → biochemisch modulierte Aminveränderungen → Verhaltensauswirkungen" für neurotisch depressive Patienten gilt, wäre also zu beweisen.

3.4 Schlaf und psychophysiologische Begleiterscheinungen bei Depressiven

3.4.1 Schlaf

3.4.1.1 Schlafsymptomatik

HAURI (1974), MENDELSON et al. (1977) und HAWKINS (1980) befassten sich in Überblicken über Schlaf und Depression kritisch mit den vorliegenden Studien. Auf ihre Befunde und Diskussionen stützt sich die folgende zusammenfassende Darstellung.

Menschlicher Schlaf ist ein aktiver Prozess, an dessen Regulation interagierend komplexe Strukturen im Diencephalon und im Hirnstamm beteiligt sind. Elektroencephalographisch sind vier Non-REM-Stadien (die Leichtschlafstadien 1 und 2 sowie die Tiefschlafstadien 3 und 4) und der REM-Schlaf voneinander zu unterscheiden. Diese Stadien folgen im Sinne von Zyklen aufeinander. Ein Zyklus dauert etwa 90 Minuten bei jungen Erwachsenen. Die Anteile der einzelnen Schlafstadien an den Zyklen ändern sich im Verlauf der Nacht. Langwelliger Schlaf (Stadium 3 und 4) tritt eher im ersten Teil der Nacht auf. Der Anteil des REM-Schlafes nimmt über die Zyklen, d.h. mit zunehmender Dauer des Schlafes, eher zu. Diese "Schlaf-Architektur" verändert sich mit dem Alter: Die Gesamtschlafdauer nimmt eher ab und der Anteil der Phasen leichten Schlafes (Stadium 1 und 2) nimmt zuungunsten der Anteile tieferen Schlafes sowie des REM-Schlafes zu.

Erste Querschnittuntersuchungen an depressiven Patienten, aber auch von chronischen Alkoholikern, ergaben Hinweise, dass der Schlaf dieser Patientengruppen eine Übersteigerung der Muster darstellt, die man bei normalen älteren Menschen beobachten kann. Der Schlaf psychotisch Depressiver war mehr in seiner Struktur verändert als der Schlaf nicht-psychotisch Depressiver (MENDELS & HAWKINS, 1968).
Klinische Beobachtungen bestätigend, wurden eine erhöhte Schlaflatenz (Schwierigkeiten beim Einschlafen), vermehrte Wachperioden während der Nacht, frühmorgendliches Erwachen sowie ein verminderter Anteil von Deltawellen-Schlaf in Laborstudien bestätigt. Der REM-Schlaf der Depressiven erwies sich als sehr variabel mit im Mittel erniedrigten Anteilen, aber einer verkürzten Latenz bis zum ersten REM-Stadium zu Beginn der Nacht. Die mit verkürzter Latenz (kürzer als 25 Minuten nach dem Einschlafen) auftretenden sehr frühen REM-Stadien wurden als "Sleep onset REMs" (SOREMPs) bezeichnet.
Je schwerer die Depression, umso mehr waren - besonders bei psychotisch Depressiven - die Schlafstruktur sowie die typischen EEG-Muster während der einzelnen Stadien aufgelöst. D.h., die Unterschiede zwischen den Stadien waren verwischt,

die Übergänge gegenüber den Normalen variabler. HAJNSEK et al. (1973) beobachteten einen Wechsel der Schlafstadien fast sechsmal häufiger als bei Normalen.

Anfang der 70er Jahre begann man in den USA den Schlaf von Depressiven und Schlafgestörten unter kontrollierteren Bedingungen, z.B. bei gesicherter Medikamentenfreiheit im Längsschnitt, zu untersuchen. Die Ergebnisse dieser Studien bestätigten die Querschnitt-Befunde nur teilweise und trugen dazu bei, differentielle Hypothesen aufzustellen.

Die Zusammenhänge zwischen Schlafstörungen und Alter sowie zwischen Schlafstörungen und dem Schweregrad der Depression, insbesondere dem Vorhandensein psychotischer Symptomatik, konnten bestätigt werden. Manche jüngere, leichter Depressive schliefen insgesamt sogar länger als normale Kontrollpersonen (z.B. HAWKINS et al., 1977). Es gab auch innerhalb der Depressivengruppe Hypersomnien (ca. 8 %) und normale Schläfer. Einschlaf- und Durchschlafstörungen sowie frühmorgendliches Erwachen korrelierten sowohl in Stichproben depressiver als auch primär schlafgestörter Patienten miteinander. Eine verlängerte Einschlaflatenz scheint jedoch für neurotische und primär schlafgestörte Patienten charakteristischer als für endogen Depressive. Umgekehrt wird das frühmorgendliche Erwachen zu den zentralen Symptomen der endogen Depressiven gezählt (siehe S. 20ff, bestätigt z.B. von HAIDER, 1968), obwohl differentialdiagnostisch relevante Unterschiede zwischen endogen depressiven und nicht-endogen depressiven Patienten nicht durchgängig nachgewiesen werden konnten (z.B. HINTON, 1963; McGLIE, 1966; LUND & BERGER, 1981). Bezüglich der Tiefschlafparameter (Anteil und Verteilung des Deltaschlafes) konnte bestätigt werden, dass Depressive eine geringere Zeit während der Nacht in diesem Stadium verbringen (z.B. SCHULZ, LUND & DOERR, 1978). KUPFER et al. (1973)

trennten ihre Depressiven-Stichprobe in insgesamt ineffiziente Schläfer (mit häufigeren Wachperioden) und effiziente Schläfer. Der verminderte Anteil des Delta-Schlafes fand sich für beide Gruppen (ebenso wie kurze REM-Latenzen). Es scheint sich demnach um eine eher für Depression typische Schlafveränderung zu handeln. HAURI (1974) stellt dazu die Hypothese auf: Je weniger Delta-Schlaf ein Depressiver hat, umso mehr Bedeutung haben biologische Faktoren für seine Depression.

HAURI et al. (1974) führten eine Studie durch, in der Depressive nicht nur im akuten Stadium, sondern auch während der Remission untersucht und mit Kontrollpersonen verglichen wurden. Der Delta-Schlaf-Anteil der Depressiven hatte sich zwar gegenüber der Zeit der akuten Depression erhöht, blieb jedoch auch im freien Intervall, wie andere Parameter auch, inter- und intraindividuell variabel und unterschied sich immer noch von dem Anteil der Kontrollpersonen. Dieses Ergebnis kann bedeuten, dass Depressive auch während ihrer depressionsfreien Zeiten durch Schlafanomalien gekennzeichnet sind oder dass die Depression zu Störungen in den Schlafregulationsmechanismen führt, wobei der Delta-Schlaf dann zu den Variablen zählt, die sich nur langsam oder gar nicht erholen.

Für den REM-Schlaf bestätigten sich in den sorgfältiger kontrollierten, longitudinalen Studen (z.B. SNYDER, 1974; VOGEL et al., 1977, 1980 sowie in zahlreichen Arbeiten aus dem Schlaflabor von Kupfer und Mitarbeitern, z.B. KUPFER & FORSTER, 1975; KUPFER et al., 1978) vor allem zwei bei Depressiven beobachtbare Abweichungen: Die Variabilität des REM-Schlafes sowie die verkürzte REM-Schlaf-Latenz.

SNYDER (1974) beobachtete eine Zunahme und Abnahme der im REM-Schlaf verbrachten Zeiten während des Verlaufs der Depression. Er stellte die Hypothese auf, dass Depressive bei Beginn der Erkrankung ein REM-Defizit haben und das Bedürfnis nach

REM-Schlaf (entweder aufgrund biologischer oder psychologischer Ursachen) erhöht ist. Dies führe zu einer Zunahme des REM-Schlafes im weiteren Verlauf. Die Nächte mit erhöhtem REM-Anteil werden also aufgrund eines Rebound-Phänomens erklärt. Eine ähnliche Erklärung wird auch für die Beobachtung angeführt, dass die Verteilung und Intensität der REM-Perioden über die Nacht sich von den bei Normalen üblichen Mustern unterscheidet: Während die REM-Perioden der Normalen über die Zyklen hinweg zunächst ansteigen und dann wieder etwas absinken, fanden z.B. VOGEL et al. (1980) bei den Depressiven in manchen Nächten eine Abnahme der Länge von REM-Perioden über die Nacht und in anderen Nächten - der gleichen Patienten - ein Zunahme.
SCHULZ et al. (1979) wiesen mehrere frühe REM-Phasen zu Beginn der Schlafzeit und nicht nur eine verkürzte REM-Latenz nach.
Die Variabilität des REM-Schlafes betrifft auch die während dieser Perioden registrierten Augenbewegungsmuster. Während bei Normalen eher stabile Augenbewegungsmuster nachweisbar sind, gibt es bei Depressiven innerhalb der REM-Stadien sowohl Zeiten sehr heftiger Bewegungen ("REM-Stürme") als auch Zeiten ohne Augenbewegungen. Nach Nächten mit vermehrten REM-Stürmen waren die Patienten depressiver als in Nächten, in denen die Augenbewegungen gleichmässiger waren (KUPFER et al., 1978).
Von Tieranalogiestudien generalisierend (bei Katzen konnte z.B. das Augenbewegungsmuster mit einem serotonergen "gating"-Mechanismus in Verbindung gebracht werden) wurden die Veränderungen dieses Masses bei den Depressiven als Hinweis für eine zugrundeliegende Neurotransmitterregulation des REM-Schlafes interpretiert (siehe S. 81 ff).

Das zweite wiederholt replizierte Charakteristikum depressiver Schlafgestörtheit, die verkürzte REM-Latenz, gehört nach Ergebnissen von SCHULZ et al. (1979) ebenfalls zu den Parame-

tern, die bei manchen Depressiven noch in der Remission zu beobachten sind.
Die REM-Latenz korreliert nach KUPFER und FOSTER (1972) mit der Schwere der Depression. Dass nicht alle Depressive kürzere REM-Latenzen haben, war der Anlass zu Kupfers Hypothese, dass die REM-Latenz eine biologische Marker-Variable für Depressionen darstelle (KUPFER et al., 1978). Sekundär Depressive sollen sich bezüglich REM-Latenz nicht von Normalen unterscheiden, primär depressive Patienten jedoch signifikant von beiden Gruppen. Da es jedoch keine Studien gibt, in denen primär Depressive und sekundär Depressive gleichen Schweregrades longitudinal untersucht wurden, ist diese Annahme noch zu replizieren. Erste Ergebnisse einer solchen Vergleichsstudie, allerdings der Gruppen endogen Depressiver sowie neurotisch Depressiver, von LUND und BERGER (1981) lassen an der generellen Gültigkeit zweifeln: Die Autoren konnten zeigen, dass sich endogen und neurotisch Depressive in der REM-Latenz von Normalen unterschieden. Es wiesen jedoch auch ein Teil der neurotisch Depressiven verkürzte REM-Latenzen auf, so dass sich kein Unterschied zu den endogen Depressiven ergab. Die REM-Latenz korrelierte in dieser Untersuchung auch nicht mit der Schwere der Depression und war kein Prädiktor für Therapieresponse. Die unterschiedlichen Befunde von Kupfer et al. und Lund und Berger lassen sich eventuell mit dem unterschiedlichen Anteil psychotisch depressiver Patienten in den jeweilig untersuchten, depressiven Gruppen erklären.

Spezifität und Generalität der Schlafsymptomatik

Sind nun die gefundenen Schlafstörungen etwas für die Depressiven typisches, oder sind sie genereller Charakteristika einer Schlafstörung, die auch bei nicht-depressiven Schlafgestörten vorkommt?

GILLIN et al. (1979) bestätigten im wesentlichen die schon zitierten Befunde zum Unterschied von Depressiven versus Normalen, indem sie bei den Depressiven weniger Gesamtschlaf, längere Schlaflatenz, mehr frühmorgendliches und mehr zwischenzeitliches Erwachen, weniger Delta-Schlaf und kürzere REM-Latenzen fanden. Der Vergleich der Depressiven mit schlafgestörten Patienten führte zu weniger Unterschieden. Frühmorgendliches Erwachen, eine kürzere REM-Latenz, eine grössere REM-Dichte sowie ein insgesamt grösserer REM-Index[1] unterschieden hier die Depressiven von der Vergleichsgruppe der Schlafgestörten. Aufgrund multivariater Diskriminanzanalysen konnten insgesamt 82 % der Stichproben (41 Normale, 56 primär Depressive und 18 Schlafgestörte) korrekt den Gruppen zugeordnet werden: 100 % der Normalen, 72 % der Depressiven und 77 % der Schlafgestörten.

MENDELSON et al. (1977) stellen die Depressionsspezifität der gefundenen Schlafstörungen in Frage. Selbst das am besten replizierte Charakteristikum, die verkürzte REM-Latenz, findet sich nicht nur bei anderen psychiatrischen Patientengruppen (Schizophrenen, Manikern), sondern nach JONES und OSWALD (1968) auch bei normalen Kurzschläfern und bei Normalen mit verändertem Schlaf-Wach-Rhythmus (WEITZMAN et al., 1970, 1974; CARSKADON & DEMENT, 1975) sowie bei neurotisch Depressiven (LUND & BERGER, 1981). Die wenigen longitudinalen Studien, bei denen Patienten auch im depressionsfreien Intervall untersucht wurden, belegen übereinstimmend, dass der Schlaf verglichen zum Akutstadium, relativ stabiler wird, sich jedoch noch immer von dem Nicht-Schlafgestörter bzw. Nicht-Depressiver unterscheidet.

Die Patienten der Studie von HAURI et al. (1974) hatten immer noch Einschlafschwierigkeiten, mehr Schlaf der Phase 1, weniger Delta-Schlaf und einen niedrigeren Schlafzyklus als

---

[1] Die Summe der Augenbewegungswerte während der REM-Schlafperioden der gesamten Nacht, basierend auf einem Wert zwischen 0 und 8 pro REM-Minute.

normalen Kontrollen. Die Nacht-zu-Nacht-Variabilität war bezüglich aller Schlafparameter viel grösser als bei den Kontrollen.
SCHULZ et al. (1978) fanden es bei endogenen Patienten während der Phase überhaupt schwierig, Aussagen über einzelne Schlafstadien zu machen, weil die zeitliche Kohärenz der physiologischen Muster, die sonst den Schlafstadien zu Grunde liegt, so geschwächt war. Dieser Schwächungseffekt verschwand jedoch im freien Intervall der gleichen Patienten.
Wie aus einer weiteren Studie dieser Gruppe hervorgeht (SCHULZ et al., 1979), wurden im Intervall, verglichen mit der Zeit der akuten Depression, auch die frühen REM-Phasen (kürzer als 25 Minuten nach dem Einschlafen) seltener, kamen jedoch bei einzelnen Patienten noch vor. Die Autoren interpretieren diese Daten, einschliesslich des wieder bestätigten Befundes einer beträchtlichen Variabilität in den Schlafparametern der Depressiven während der Phase, als Desynchronisation des Arousal-Systems bei Depressiven: ein zu niedriges Arousal während der Wachzeit (was auch durch die EEG-Daten von BENTE, 1976, gestützt würde) und ein zu hohes während der Schlafzeit (was auch HAWKINS, 1977, bestätigt).

3.4.1.2 Korrelate und mögliche Determinanten der Schlafstörung auf der biologischen Ebene

Die biogenen Amine Serotonin, Norepinephrin und Acetylcholin scheinen bei der Regulation des Schlafes beteiligt.

Nach JOUVET (1972) ist die Aufrechterhaltung langwelligen (Delta) Schlafes sowie die Verfrühung ("priming") von REM-Stadien vorwiegend serotonerg gesteuert. Nach MENDELSON et al. (1977) kann man beim Menschen mit Einschränkungen eine Korrelation zwischen der Serotonin-Konzentration und dem Gesamtausmass des REM-Schlafes feststellen. Bei Tieren ist eher das Ausmass des Non-REM-Schlafes mit Serotonin-Veränderungen assoziiert.

Die Noradrenalinaktivität soll negativ mit dem Ausmass von REM-Schlaf korreliert sein, d.h. zum Beispiel, eine Abnahme des Noradrenalins mit einer Zunahme des REM-Schlafes. Für Menschen sei jedoch eine schnelle Toleranzentwicklung, d.h. eine Anpassung an eine veränderte Noradrenalinaktivität möglich, was auch die im Verlauf unstabile Medikamentenreagibilität sowie eine Anpassungsperiode bei Medikamentenabbruch erklären könnte.

Das cholinerge System scheint nach Befunden von SITARAM et al. (1976) für die Initiation und weniger für die Aufrechterhaltung und Dauer von REM-Schlaf von Bedeutung. Sitaram et al. fanden, dass Physiostigmin REM-Episoden induzieren kann, ohne das Gesamtausmass von REM-Schlaf pro Nacht oder die Dauer der ersten Periode zu beeinflussen. Cholinerge Mechanismen können auch einen Einfluss auf die Übergänge zwischen den verschiedenen Erregungsniveaus haben, die die Non-REM-Stadien, das REM-Stadium sowie den Wachzustand charakterisieren.

Diese Hinweise zur Funktion bestimmter Amine bei der Schlafregulation entstammen Untersuchungen, bei denen Precursor-Substanzen der Amine oder potentielle Synthese-Inhibitoren auf ihren Effekt hin untersucht wurden.
Uneinheitliche Befunde bei Menschen werden über die Dosishöhe, die Dauer sowie den Applikationsmodus der Precursor- oder Inhibitoren-Substanzen erklärt. Die Autoren geben zu bedenken, dass eine isolierte Analyse einzelner Amine wahrscheinlich sinnlos ist und favorisieren interaktionale Neurotransmitter-Steuerungsmodelle.
Da die bislang untersuchten serotonergen, adrenergen und cho-

linergen Systeme weniger als 1 % der synaptischen Verbindungen im Gehirn steuern, bleibt es auch noch offen, ob nicht noch andere Neurotransmitter an der Regulation mitwirken. Generalisierende Folgerungen aufgrund von Tierstudien scheinen grundsätzlich kritisch, da die Schlafregulation bei Tieren sich nach den bei MENDELSON et al. (1977) erstellten Übersichtstabellen von der bei Menschen unterscheidet.

Indirekte Hinweise über Zusammenhänge zwischen Schlafregulation bei Depressiven und biogenen Aminen ergeben sich weiterhin aufgrund der pharmakologischen Zusammensetzung von Medikamenten und deren Einfluss auf den Schlaf.
Therapiert man Depressive mit Trizyklika oder MAOI, so verkürzt das ihren REM-Schlafanteil (HARTMANN, 1968; NAKAZAWA et al., 1975; KUPFER & EDWARDS, 1978). Zu Interpretationsschwierigkeiten führt allerdings der Befund, dass die Trizyklika den Schlaf direkt beeinflussen, und die klinische Besserung erst etwa zwei Wochen später einsetzt, während nach MAOI-Hemmern eine zeitliche Koinzidenz zwischen REM-Schlafüberbrückung und klinischer Besserung besteht. McPARTLAND et al. (1979) fanden, dass unter Amitryptylin zunächst die erwartete Abnahme von REM-Grösse und -Zeit eintrat, jedoch nach weiteren vier Wochen bei den gleichen, noch weiter unter Amitryptylin stehenden Patienten eine Rückkehr zum Ausgangsmuster vor Beginn der medikamentösen Therapie stattgefunden hatte. Diese Autoren formulieren daraus die Hypothese, dass der Drogeneffekt sich vielleicht bis zum "Einlenken" des Systems bemerkbar mache, danach jedoch nicht mehr.

3.4.1.3 Die chronobiologische Hypothese

Schlafstörungen und Tagesschwankungen depressiver Patienten

auf der phänomenologischen Ebene sowie die schon zitierten Untersuchungen zu der über den Tagesgang relativ zu Normalen veränderten Cortisolausschüttung führten dazu, nach Störungen in komplexeren und übergreifenderen biologischen Regulationssystemen zu suchen.

Die im Rahmen der Chronobiologie[1] untersuchte Koordination rhythmischer Körperfunktionen könnte - so die Hypothese - für die Dysphorie und weitere typische depressive Symptome ursächlich sein. Im Mittelpunkt depressionsrelevanter chronobiologischer Untersuchungen stand der zirkadiane Rhythmus. Die Funktion der zirkadianen Rhythmik wird einmal in der internen Synchronisation der verschiedenen Körperfunktionen gesehen, zum anderen in der Synchronisation mit exogenen Faktoren, d.h. in der Anpassung des Organismus an die sich ständig periodisch wandelnde Umwelt mit ihren "äusseren" Zeitgebern.

Bei Depressiven sollen sich Desynchronisationsphänomene nachweisen lassen. Hinweise aufgrund von Schlaf- und Temperaturuntersuchungen sowie Lithiumeffekte werden am häufigsten im Sinne einer pathogenetischen Bedeutung gestörter zirkadianer Rhythmik der Körperfunktionsregulation interpretiert.

Die Schlafumkehrversuche von WEITZMAN et al. (1970) erbrachten Hinweise zur Stützung einer chronobiologischen Interpretation der Schlafregulation. Bei einer erzwungenen 12-Stunden-Verschiebung stellten sich die Rhythmen von Urinvolumen, Kreatininausscheidung, Wachstumshormonsekretion und der Tiefschlafbereitschaft kontingent um; bei der Temperatur, der Cortisolsekretion sowie der REM-Schlafbereitschaft dagegen erfolgte die Umstellung erst mit einer erheblichen (2 - 3 Wochen) La-

---

[1] Der Gegenstand der Chronobiologie ist die Bedeutung zeitlicher Dimensionen für die Abläufe von Lebensprozessen und deren Beziehung zueinander.

tenz. Der Schlaf in dieser Zeit der äusseren und inneren Desynchronisation entsprach in der Art seiner Gestörtheit dem von den Depressiven.
Nach den Ergebnissen zur circadianen Schlaf-/Temperaturregulation unter zeitgeberfreien Bedingungen (ZULLEY et al., 1981) ist die Temperaturrhythmik sehr stabil. Einzelne Schlafparameter scheinen von ihr abzuhängen. So war die Schlafdauer davon beeinflusst, wie der Einschlafzeitpunkt relativ zum Temperaturgang lag. Wurde das Temperaturminimum einige Stunden nach dem Einschlafen erreicht, war der Schlaf am längsten.
WEHR et al. (1980) untersuchten die MHPG-Ausschüttung im Urin (als Indikator für die Noradrenalinkonzentration im Gehirn), die motorische Aktivität sowie die Temperatur bei manisch depressiven Patienten im Vergleich zu normalen Kontrollen. Sie fanden für alle drei Masse den postulierten zirkadianen Rhythmus um eine bis drei Stunden voraus.
WEHR et al. (1979) hatten erste Therapieerfolge mit der Strategie, den Schlafbeginn der Depressiven zurückzuverlegen.
SCHULZ et al. (1978) fanden, dass frühe REM und eine vermehrte und zu unüblichen Zeiten - nämlich in der ersten Hälfte der Nacht - liegende Ausschüttung freien Cortisols der entsprechenden Nächte bei Depressiven korreliert waren.

Chronobiologische Kausalannahmen bezüglich der Schlafstörungen von Depressiven sind allerdings nach diesen und anderen Arbeiten noch nicht berechtigt. Selbst wenn sich Rhythmusveränderungen bei Depressiven auch in weiteren Studien zuverlässig zeigen, ist zu untersuchen, ob es sich nicht nur um ein weiteres Symptom der Depression oder ein Epiphänomen der verminderten Wirkung sozialer Zeitgeber handelt. Es könnten in den chronobiologischen Studien auch Korrelate der motorischen Aktivität oder des Erregungssystems untersucht worden sein, die aufgrund noch unbekannter Disregulationsmechanismen bei Depressiven gestört sind.

Da nur einzelne Schlafparameter der Depressiven im Vergleich zu Schlafgestörten untersucht wurden, und sich gefundene Unterschiede zu Normalen dann reduzierten, und da aus den übrigen Daten vor allem die Variabilität des Schlafs deutlich wird, und dass die untersuchten Depressiven auch in den nichtdepressiven Zeiten variabler schlafen als Gesunde, ist die pathogenetische Bedeutung der bisher untersuchten Schlafvariablen unwahrscheinlich.

3.4.1.4 Korrelate und mögliche Determinanten der Schlafstörung auf der psychologischen Ebene

Tabelle 2 enthält eine nach MENDELSON et al. (1977) modifizierte Übersicht über externe und interne Auslösebedingungen für gestörten Schlaf.
Diese Bedingungen beziehen sich nicht auf den Schlaf Depressiver, sondern werden diagnoseunabhängig angenommen. Sie sind insofern für die Erklärung der Schlafsymptomatik neurotisch depressiver Patienten relevant, als die biologischen Befunde bei neurotisch Depressiven gegenüber den endogen Depressiven, speziell denjenigen mit psychotischer Symptomatik, weniger ausgeprägt waren. Daher ist die Hypothese, dass die Schlafstörungen dieser Gruppen durch unspezifische Auslösebedingungen der genannten Art (z.B. Angst, Grübeln, Trauminhalte) mitbedingt sind, wahrscheinlich. Emotionale Faktoren (Angst) sowie kognitive Veränderungen (negatives Denken) sind die zentralen Variablen psychologischer Depressionstheorien (siehe S. 156ff).

Zwei für eine psychologische Erklärung der Schlafstörungen relevante Befunde sollen jedoch an dieser Stelle beschrieben werden: Die Diskrepanz zwischen Schlafbedürfnis und tatsächlichem Schlaf sowie die Trauminhalte von Depressiven.

Tabelle 2: Externe und interne auslösende Bedingungen für gestörten Schlaf (modifiziert nach MENDELSON et al., 1977, S. 112 - 115)

Externe Bedingungen	Interne Bedingungen
Situative Bedingungen:	Angst (akut oder chronisch)
laute Geräusche	Grübeln (Problemlöseversuche)
helles Licht	Sexuelle Erregung
Veränderung der Schlafumgebung	Furcht vor Phänomenen, die mit dem Schlaf einhergehen:
unbequeme Schlafmöglichkeit	vor dem Verlust des Bewusstseins (Kontrolle verlieren)
Veränderungen im normalen Aktivitäts-Ruhe-Zyklus (z.B. auf Grund von Zeitzonenwechsel)	Tod während des Schlafes
	Trauminhalte
	davor, nicht schlafen zu können
	Träume (→ Aufwachen und Schwierigkeiten beim wieder Einschlafen)
	Pavor nocturnus
	Körperliche Schmerzen
	Veränderungen im normalen Aktivitäts-Ruhe-Zyklus (z.B. bedingt durch Überschlafen am Tage)

Das vergrösserte Schlafbedürfnis von Depressiven und die Unzufriedenheit mit dem erlebten Schlaf und dessen Erholungswirkung fanden Autoren, die Schlafparameter zunächst lediglich auf der subjektiven Ebene erfassten (beschrieben z.B. bei HAURI, 1974 und bei HAWKINS, 1977). Seit es Laborstudien an Depressiven gibt, ist die Diskrepanz zwischen subjektiver Einschätzung besonders der Gesamtschlafdauer und den elektroencephalographischen Registrierungen aufgefallen. Depressive unterschätzten die Zeit, die sie geschlafen hatten. Vermutlich unterstützt diese Diskrepanz zwischen Schlafbedürfnis

und eingeschätzter Schlafdauer die subjektiv empfundene Störung.
ZUNG et al. (1964) vermuten z.B. weitergehend, dass frühmorgendliches Erwachen u.a. deshalb häufiger von endogen depressiven Patienten berichtet wird, weil sie sich morgens schlechter fühlen, und sie gerade das morgendliche Wachliegen besonders stört.
Für HARTMANN (1973) ist das Bedürfnis nach Schlaf, insbesondere REM-Schlaf, korreliert mit alltäglichen Stress-Situationen. Je mehr alltäglicher Stress, je mehr Besorgnis oder intensives emotionales Lernen, umso grösser sei das Bedürfnis nach REM-Schlaf. Es sei geringer, wenn das Leben in geregelten Bahnen abläuft.
PEARLMAN und GREENBERG (1970) gehen in ihren Ansichten in ähnliche Richtung, indem sie den REM-Schlaf mit dem Ausmass von Abwehrmechanismen in Verbindung setzen ("defensive strain"). Diese Abwehrmechanismen seien nicht statisch im Leben einer Person. Ein chronisch "gesettelter" Depressiver brauche deshalb weniger REM-Schlaf im Vergleich zu einem akut Depressiven, der sich im Konflikt mit externen und internen Kräften befindet.

Wenn zutrifft, dass besonders der REM-Schlaf eine Bedeutung auch für die subjektive Einschätzung der Schlafgüte hat, ist es nicht nur von psychodynamischen Modellen her, sondern auch für eine lerntheoretische Konzeption relevant, sich mit den Träumen, also mit den Inhalten der REM-Phasen zu befassen. Es liegen hierzu erst wenige systematische Studien vor.
BECK und WARD (1961), KRAMER et al. (1969) und HAURI (1976) untersuchten, was sich inhaltlich während der REM-Phasen bei den Depressiven abspielt. Hauris Patienten waren Depressive ausserhalb einer akuten Depression, also vom klinischen Eindruck her depressionsfrei. Trotzdem konnte er das von BECK und WARD (1961) und KRAMER et al. (1969) erhaltene Ergebnis

replizieren, dass sich die Trauminhalte von Depressiven von denen normaler Kontrollen in typischer Weise unterscheiden: die "geheilten" Depressiven träumten immer noch leidendere Inhalte, sahen mehr Feindseligkeit in der Umgebung, und mehr leblose Objekte einen Einfluss ausübend. Formal träumten sie mehr über ihre weiter zurückliegende Vergangenheit und erzählten über REM-Träume (nicht über Non-REM-Träume!) kürzer.

Inwieweit diese Trauminhalte einen kausalen Einfluss auf die Schlafparameter oder auch die Befindlichkeit der Patienten während des Tages haben, ist völlig offen.
Da Schlafforscher und auch Traumforscher bislang fast ausschliesslich die Nacht untersuchten und andere Depressionsforscher sich auf die während des Tages beobachtbare Symptomatik konzentrierten, sind mögliche funktionale Verknüpfungen noch unentdeckt. Ursachenannahmen in Bezug auf Schlafstörungen bei Depressiven sind auch auf der psychologischen Erklärungsebene noch nicht gerechtfertigt, weil es keine sie belegenden Daten gibt.

3.4.2 Begleiterscheinungen depressiver Symptomatik auf der psychophysiologischen Ebene

Verglichen mit dem Forschungsgegenstand Angst gibt es nur wenige Arbeiten zu psychophysiologischen Prozessen während der Depression.
In drei Bereichen belegen die bisherigen Befunde aber zumindest die potentielle Bedeutung psychophysiologischer Untersuchungen, die - einer generell akzeptierten lerntheoretischen Konzeption folgend - in einer Ergänzung von Verhaltens- und subjektiv kognitiven Informationen auf einer von Individuen weniger bewusst beeinflussbaren Ebene gesehen wird.
Es ergaben sich aus psychophysiologischen Studien Hinweise

auf ein relativ zu Normalen unterschiedliches Erregungsniveau, eine veränderte Reagibilität auf externe Stimuli sowie veränderte Prozesse der Aufmerksamkeitszuwendung und Vorbereitungs-/Erwartungseinstellung vor motorischen Reaktionen.

3.4.2.1 Erregungsniveau und Reagibilität auf externe Stimuli

Das Erregungsniveau von Depressiven gemessen über die Muskelspannung fanden WHATMORE und ELLIS (1962) und GOLDSTEIN (1965) gesteigert. Besonders bei gehemmt Depressiven wurde eine erhöhte Aktivität der Motorneurone festgestellt.
Die Herzrate war bei reaktiv Depressiven (McCARRON, 1973) sowie bei agitiert Depressiven beschleunigt (LADER & WING, 1969; KELLY & WALTER, 1969). McCARRON (1973) fand bei den reaktiv Depressiven ausserdem eine erhöhte Atmungsrate sowie einen grösseren Aktivationsindex im EEG.
Ein erhöhtes EEG wiesen u.a. WHYBROW und MENDELS (1969) und SHAGASS und SCHWARZ (1962) nach - immer relativ zu Normalen. Weitergehende Interpretationen erlauben diese Daten nicht, da die Depressiven auch ängstlicher waren als die Vergleichsgruppen. Weil Depressive ohne Angst jedoch auch klinisch selten sind, ist nach solchen unspezifischen Befunden eher von einem erhöhten Grunderregungsniveau der Depressiven auszugehen.

Eine herabgesetzte Antwort des Organismus auf Umweltstimulation sieht u.a. HEIMANN (1976) als das Kernsymptom depressiver Patienten. Die Auswirkungen zeigten sich z.B. am Verlust des Interesses, der sozialen Isolationstendenz, der Beeinträchtigung der Leistungsfähigkeit. Heimann nimmt an, dass dem eine Störung der Regulation des Belohnungssystems, des

Bestrafungssystems oder der Wechselwirkung zwischen diesen Systemen zugrunde liegt.[1]

Die zentrale Frage - ähnlich wie bei der Neurotransmitterregulation - lautet: "Wie misst man non-invasiv, was innerhalb der Regulationszentren abläuft, und wie testet man an Menschen solche Hypothesen?"

Heimann und andere glauben, dass die Messung der Orientierungsreaktion und ihrer Habituation es gestatten, die Hypothese zu überprüfen, dass die psychophysiologische Reaktion Depressiver durch mangelnde Ansprechbarkeit auf Umweltreize bzw. durch eine verstärkte Dämpfung der Antworten auf solche Reize charakterisiert ist.

Bei den Reizen in solchen Untersuchungen handelt es sich um sogenannte "neutrale" (Töne, Lichtsignale), so dass die Bedeutung der folgenden Befunde zunächst auf solche neutralen Reize begrenzt ist.

LADER und WING (1969), GREENFIELD et al. (1963), DAWSON et al. (1977) sowie NOBLE und LADER (1971) fanden bei gehemmt depressiven Patienten die Hautwiderstandsreaktionen verändert: Die Anzahl von Spontanfluktuationen war erniedrigt, die Amplitude der galvanischen Hautreaktion reduziert, die Habituation gesteigert. Die agitierten Patienten von Lader und Wing hatten eine höhere galvanische Hautreaktion und mehr Spontanfluktuationen. Bei NOBLE und LADER (1971) waren die physiolo-

---

[1] Seit den Stimulierungsexperimenten von OLDS und MILNER (1954) gibt es Hinweise zur Lokalisation und Funktionsweise dieser Systeme. Das Belohnungssystem soll den locus coeroleus, die formatio reticularis, den lateralen Hypothalamus und das lymbische System umfassen. Das Bestrafungssystem soll periventrikulär von der dorsomedialen Gegend des Mesenzephalons über mediale Anteile des Hypothalamus in andere Strukturen des lymbischen Systems ausstrahlen. Seine Enervation soll vorwiegend Vermeidungsverhalten auslösen, während die Enervation des Belohnungssystems (Spontan-)Verhalten fördert.

gischen Baseline-Reaktionen nicht mit Angst korreliert. Eine
Zunahme der Angst war jedoch von ausgeprägten physiologischen
Veränderungen begleitet. Veränderungen des Erregungsniveaus
bei Depressiven konnten also über die Hautwiderstandsreaktionen erfasst werden.

In einer Untersuchung an 100 Patienten resultierten bei HEIMANN et al. (1977) vier Typen: Zunächst konnten die Patienten
bezüglich Inhibition bzw. Aktiviertheit in zwei Gruppen eingeteilt werden. Die Gruppe der durch depressive Inhibition gekennzeichneten Patienten zeigte eine starke Habituation der
Orientierungsreaktion und eine schwache Konditionierbarkeit.
Die Gruppe der Aktivierten war charakterisiert durch eine
verlangsamte Habituation der Orientierungsreaktion und rasche
sowie starke Konditionierbarkeit. Heimann bezeichnet diese
Gruppe als den "Angsttyp". Beide Gruppen konnten zusätzlich
eine Labilisierung des tonischen Aktivierungssystems aufweisen (fehlende Regulierung des Aktivierungsniveaus bei starken
Umweltreizen). Schliesslich gab es Patienten mit einer Mischung zwischen depressiver Inhibition und angstbesetzte Aktivierung.
Während die Muster "inhibiert" und "aktiviert" sich mit Besserung der Depression veränderten, scheint die Labilisierung
des tonischen Aktivierungssystems nicht direkt mit dem depressiven Syndrom in Verbindung zu stehen. Sie besteht weiter
nach Abklingen der Depression, was am ehesten auf eine Disposition der Person schliessen lässt.
In den resultierenden vier Grundtypen kamen sowohl endogene
wie reaktiv/neurotisch Depressive vor.

Es liegt nun nahe, für die unterschiedlichen Habituationsreaktionen nach einer funktionalen Bedeutung zu suchen. Wenn es
so etwas wie ein individuell optimales Niveau für kontinuierliche sensorische Stimulation gibt, dann laufen bei unipolar

Depressiven inhibitorische Prozesse ab, die die sensorische
Reaktivität reduzieren oder aber externe Stimulation wird
aktiv vermieden. Bei Patienten in der Manie würde man umgekehrt auf ein hohes individuelles Stimulationsniveau schliessen und entweder verringerte Hemmungsmechanismen oder -filter
oder eine aktive Suche nach externer Stimulation vermuten.

Verschiedene Autoren konnten auf der elektrocorticalen Ebene
durch Ableitungen evozierter Potentiale bei unterschiedlichen
Stimulusmodalitäten (visuell und akustisch) nachweisen, dass
die Amplituden der zweiten Komponente reduziert waren (LADER,
1975; SHAGASS et al., 1978a, b; GIEDKE et al., 1980). Andere
Gruppen (BUCHSBAUM et al., 1971; BUCHSBAUM & COPPOLA, 1979;
BUCHSBAUM et al., 1973; VASCONETTO et al., 1971) konnten diese Befunde allerdings nicht bestätigen.

Die Reaktionen bei Variation und Steigerung von Reizintensitäten scheint nach den Arbeiten von Buchsbaum und Mitarbeitern ein brauchbareres Mass zur Differenzierung zwischen Depressiven und Nicht-Depressiven.
Die EP-Amplituden-Reizintensitätsfunktion scheint ein bei
Normalen relativ stabiles, teilweise genetisch bedingtes
Merkmal zu sein. Es gibt nach PETRIE (1967) sogenannte "reducer" das sind Versuchspersonen, bei denen die EP-Amplitude mit zunehmender Intensität der Stimulation abnimmt und
"augmenter", d.h. Versuchspersonen, bei denen die Amplituden
mit zunehmender Stimulationsintensität ansteigen. Unipolar
Depressive zeigen bei Intensivierung der Stimulation eher
verringerte Reaktionen (BORGE et al., 1971; BUCHSBAUM et al.,
1971). Sie zählten damit zu den "reducern". BUCHSBAUM et al.
(1973) fanden, dass die bipolaren Depressiven eher "augmenter"
sind und nur männliche (jedoch nicht weibliche) unipolar Depressive zu den "reducern" bei sich steigernden Stimulusintensitätsstufen zählen.

Die Daten werden im Sinne einer chronischen Inhibition der sensorischen Reaktivität interpretiert (BUCHSBAUM, 1979; BUCHSBAUM et al., 1977).

Die vorliegenden Studien sind zu begrenzt und die Befunde zu uneinheitlich, um schon Modelle der Reizaufnahme von Depressiven zu konstruieren. Es ist aber anzunehmen, dass sensorisch-perzeptive Studien bei den affektiven Erkrankungen einmal einen ähnlichen Stellenwert erlangen, wie im Gebiet der Schizophrenie-Forschung.

3.4.2.2 Die "contingent negative variation" (CNV)

Eine elektrocorticale psychophysiologische Reaktion, die ein Korrelat von Erwartungseinstellungen vor motorischen Handlungen oder sogar Handlungsvorstellungen darstellen soll, ist die "contingent negative variation" (CNV). CNV's sind langsame, negative Potentialschwankungen im EEG, die beim Gesunden in Erwartungssituationen auftreten, z.B., wenn durch ein Vorwarnsignal darauf hingewiesen wird, dass bei einem nächsten Signal eine motorische Reaktion erfolgen soll (Überblicke u.a. von TECCE, 1972).

SMALL und SMALL (1971) fanden bei depressiven wie manischen Patienten eine gegenüber Normalen reduzierte CNV bei vorhandenen korrekten motorischen Reaktionen.
Die Befunde von SMALL et al. (1971), TIMSIT-BERTHIER et al. (1969, 1973), HEIMANN (1976) und GIEDKE et al. (1980) gehen in die gleiche Richtung. Timsit-Berthier und Mitarbeiter, die Depressive auch im freien Intervall untersuchten, fanden eine Vergrösserung der CNV-Reaktionen relativ zum akut depressiven Zustand. Die Reduktion der CNV scheint nach RIZZO et al.

(1979) besonders ausgeprägt bei bipolar Depressiven, sie zeigte sich in manischen und hypermanischen Zuständen verstärkt. Die gleichsinnige Veränderung der CNV-Reaktionen sowohl in der Depression als auch in der Manie wird als Hinweis auf eine generelle Wahrnehmungs- bzw. Aufmerksamkeitsbeeinträchtigung bei Patienten mit affektiven Erkrankungen interpretiert. TIMSIT-BERTHIER et al. (1973) konnte auch für depressive Neurotiker die signifikante Reduktion der CNV relativ zu Normalen nachweisen.
Ein Einfluss von Antidepressiva auf dieses Mass ist nach ABRAHAM et al. (1976) und TIMSIT-BERTHIER et al. (1973) unwahrscheinlich. Die Patienten von SMALL et al. (1971) waren zum Zeitpunkt der Untersuchung mehr als einen Monat medikamentenfrei, die Patienten von RIZZO et al. (1979) lediglich seit zwei Tagen. Trotzdem waren die Ergebnisse vergleichbar.
Da auch andere Patientengruppen eine reduzierte CNV aufweisen (Maniker bei RIZZO et al., 1979; SMALL & SMALL, 1971; SMALL et al., 1971; Schizophrene bei ABRAHAM et al., 1976; FUKUI et al., 1978; TIMSIT-BERTHIER et al., 1969, 1973; Psychopathen bei McCALLUM, 1973) handelt es sich sicherlich nicht um ein spezifisches Charakteristikum der Depression.

GIEDKE et al. (1980) untersuchten neben der CNV die späten Amplituden akustisch evozierter cortikaler Potentiale (AEP's) sowie die palmaren Hautwiderstandsreaktionen bei 18 primär - vorwiegend monopolar - Depressiven und 27 gesunden Kontrollpersonen. Hier interessierte die Korrelation zwischen elektrodermalen und elektrocortikalen Systemen.
Die Ableitungen erfolgten unter zwei Bedingungen, einer, in der Serien von zwei aufeinanderfolgenden Tönen ohne Reaktionsanforderungen dargeboten wurden und einer, bei der auf den jeweils zweiten Ton so schnell wie möglich eine motorische Reaktion (Knopfdruck) erfolgen sollte. Letztere stellt die zur Überprüfung des CNV-Paradigmatas übliche Versuchsanordnung dar.

Bei den von Augenbewegungen freien Durchgängen wurde ausser dem Integral der EEG-Kurve zwischen erstem und zweitem Reiz (CNV-Fläche) auch die sogenannte "post imperative variation" (PINV[1]), d.h. die Fläche unter der Kurve nach dem zweiten Reiz bis zur Rückkehr zum Grundlinienniveau bestimmt.
In der anforderungsfreien Bedingung unterschieden sich die Depressiven in der CNV nicht von den Normalen. Dass es zu einer starken CNV beider Gruppen kam, wird über die Zwei-Stimuli-Anordnung erklärt, die wohl für sich genommen schon eine Erwartung auslöst.
In der Bedingung mit motorischer Reaktion nach dem zweiten Ton war die CNV der Depressiven nur etwa halb so gross wie die der Normalen. Die Latenz der CNV sowie die PINV der beiden Gruppen unterschieden sich auch unter dieser Bedingung nicht. Die Depressiven hatten zu 66 % vergrösserte Reaktionszeiten. Diese Variable korrelierte aber nicht mit der CNV-Fläche.
Die depressiveren Patienten (die gleichzeitig auch die medikamentenfreien waren) hatten noch niedrigere CNVs als die weniger Depressiven (die mit Trizyklika behandelt wurden). Die HRSD-Depressionswerte sowie die CNV-Werte dieser beiden Gruppen unterschieden sich signifikant voneinander. Die späten Amplituden der akustisch evozierten cortikalen Potentiale waren in beiden Bedingungen bei den Patienten niedriger als bei den Normalen, ebenso die Hautwiderstandsreaktionen.

Man kann nun zum einen annehmen, dass die Fähigkeit der Depressiven zur Ausbildung der CNV durch die erste Bedingung erschöpft und durch die zusätzliche Instruktion, nunmehr möglichst schnell auf den zweiten Ton zu reagieren, nicht

---

[1] Die PINV ist nach TIMSIT-BERTHIER et al. (1976) bei 56 % der Patienten mit affektiven Erkrankungen vergrössert. Besonders zeigt sich dieses Phänomen nach ABRAHAM et al. (1976) in der Manie und bei hypomanen Zuständen. RIZZO et al. (1979) fanden die PINV ausschliesslich bei Patienten in der Manie auffällig verändert und erklären dies mit dem potentiell grösseren Stress, den eine Laborableitung für Maniker darstellt.

mehr förderbar war. Diese Erklärung widerspricht allerdings einem Befund der gleichen Arbeitsgruppe (BOLZ & GIEDKE, 1981), nämlich, dass Depressive bei bestimmten Aufgaben unter steigenden Anforderungen ausgeprägtere CNVs aufwiesen. Die Hemmung der Depressiven wurde hier unter hoher Kontrollierbarkeit reduziert.

Eine zweite mögliche Erklärung ist, dass die Depressiven weniger motiviert waren, noch weitere Energie in die Reaktionszeitaufgaben zu stecken (siehe auch die mit anderen Untersuchungen übereinstimmenden längeren Reaktionszeiten). Diese Hypothese wurde von uns in einer Anordnung nachgegangen, bei der zusätzliche motivierende Anreize für die motorische Reaktion gegeben wurde (siehe S. 375 ff).

Generalisierende Schlüsse aus den CNV-Experimenten sind allerdings nach den Ergebnissen von SMALL und SMALL (1971) noch nicht gerechtfertigt, da die CNV ein situationsabhängiges Mass darstellt (die Autoren fanden Unterschiede der Patienten relativ zu Normalen nur bei ungleicher Modalität von erstem und zweitem Reiz, nicht bei gleicher Modalität beider Reize), schon mit kleinen Veränderungen des experimentellen Settings variiert und über die zugrundeliegenden Mediatorvariablen, die diese Sensibilität bedingen, noch Unklarheit herrscht.

Die Beziehungen zwischen elektrodermalem und kortikalem System waren bei GIEDKE et al. (1980) für die Patienten höher als für die Normalen und unter der Reaktionsbedingung höher als unter der anforderungsfreien Bedingung. Giedke et al. spekulieren dazu, dass Krankheiten nicht nur von einer Dissoziation normalerweise gekoppelter Systeme (z.B. zirkadiane Rhythmen) begleitet sein können, sondern auch von einer stärkere Assoziiertheit von Variablen, die bei Normalen mehr oder weniger unabhängig voneinander variieren. Solche Assoziationen wären

Hinweise für eine Störung in der Plastizität des psychologischen System, d.h. eines Verlustes von Freiheitsgraden. Andererseits sind auch kompliziertere Angst-Depressions-Interaktionen denkbar: im elektrodermalen System haben Angst und Depression eher gegengerichtete Effekte. Die Depression steigert die Habitation, Angst senkt sie. McCALLUM und WALTER (1968) fanden bei Neurotikern mit starker Angstkomponente ähnlich wie bei Depressiven die CNV erniedrigt. Andererseits wiesen DUBROVSKY und DONGIER (1976) bei einer Phobikerstichprobe eine eher erhöhte CNV nach.

TECCE et al. (1978) vermuten eine komplexe Interaktion zwischen dem Angstausgangsniveau sowie der situativen Interaktion zwischen Angstveränderungen und Erregungsniveau.
Es wäre also erforderlich, depressive Patienten mit oder ohne hohe "trait-anxiety" miteinander zu vergleichen, was aber wegen der Vermischung der Gefühlszustände im Akutstadium der Erkrankung eine fast unlösbare Aufgabe darstellt.

3.4.2.3 Folgerungen

Es besteht kein Anlass zu weitreichenden Erwartungen in Bezug auf psychophysiologische Variable, da noch keine spezifischen psychophysiologischen Korrelate zum depressiven Syndrom nachgewiesen wurden. Ein Grund mag in der Unreliabilität der Masse liegen: Es müssen wenig generalisierbare Ergebnisse resultieren, wenn man zwei unreliable Variable wie Befindlichkeit auf der einen Seite und irgendwelche Potentiale auf der anderen Seite miteinander in Beziehung setzt. Die bisher gefundenen Unterschiede in den physiologischen Mustern, die verschiedene Emotionen begleiten, sind wenig beeindruckend. Die Intensität mehr als die Art der Emotion scheint die wesentliche Determinante des physiologischen Aktivierungsniveaus.

Modellvorstellungen wie z.B. die eines optimalen Stimuliertheitsniveaus (eventuell unterschiedlich bei "augmenter"- und "reducer"-Personen) sowie eines vom Erregungsniveau abhängigen Lernens können allerdings für die Gestaltung experimenteller Bedingungen fruchtbar sein.
Theoretisch vielversprechend ist die Erfassung kognitiver Variabler wie z.B. der Erwartungseinstellung auf der psychophysiologischen Ebene.

3.5 Zusammenfassung

Das erste Ziel des Kapitels "Biologische Modelle zur Entstehung und Aufrechterhaltung der Depression" bestand darin, aus den genetischen, biochemischen und psychophysiologischen Befunden Hinweise zu unseren vier "Brücken"-Fragen - Erklärungsmodelle, Therapiegestaltung, differentielle Therapieindikation, psychologische Mediatorvariablen für biologische Prozesse - zu bekommen.

Auch bei neurotisch Depressiven bzw. bei Neurosen generell ist in interindividuell unterschiedlichem Ausmass von einer genetisch bedingten Vulnerabilität, also von potentiellen Grenzen der Veränderbarkeit, auszugehen. Als "biologisches Substrat" ist wahrscheinlich entweder die Sensitivität postsynaptischer Rezeptoren oder die Durchlässigkeit präsynaptischer Membrane verändert. Eysencks Konzeption der introvertierten Neurosen, wozu er Angst und Depression zählt, ist mit dieser genetischen Vulnerabilitätshypothese kompatibel. Mediatorvariablen wären, aus diesem Konzept abgeleitet, z.B. Habituation, Inkubation, Konditionierbarkeit.

"Brücken" von den biochemisch-neuroendokrinologischen Befunden zu psychologischen Konzepten werden gesehen, wenn die Zusammenhänge zwischen Depressionsentstehung, Akutstadium

und Übergang in die Remission einerseits und der Funktionsweise des Hypothalamus-Hypophysen-Nebennierenrindensystems (HPA-Achse) andererseits aufgeklärt werden können.
Auf dieses Regulationssystem im Dienzephalon hin konzentrierten auch Akiskal und McKinney ihre "final common pathway"-Hypothese. Dort werden diejenigen Funktionen moduliert, die bei Depressiven typischerweise gestört sind: Schlaf, Appetit, Libido, Motivation, Belohnung, Verstärkerreagibilität.
Dass eine organismische Störung dieser Regulationssysteme allein nicht genügt, um ein depressives Syndrom zu erklären, muss aus den aufgeführten Befunden, speziell den widersprüchlichen Ergebnissen der Provokationsstudien mit Aminmangel erzeugenden Drogen, geschlossen werden. Ausser einem vulnerablen System ist ein Zusammenhang psychologischer Stress → Veränderung der Aminkonzentration anzunehmen. Die Aufgabe integrierter Modelle wird nun darin gesehen, die genauen Bedingungen herauszufinden, die die Stress-Biochemie-Interaktion bei Depressiven steuern.
Von den bisherigen biochemisch-neuroendokrinologischen Befunden lässt sich entweder für eine Therapie plädieren, die dosierte motorische Handlungsanforderungen enthält (unter Vermeidung von Situationen, in denen dem Betroffenen aktives Handeln nichts nützt) oder für die Erniedrigung des Grunderregungsniveaus über angstbeherrschende Verfahren, damit trotz Belastung Auslenkungen des Regulationssystems noch in den Toleranzgrenzen bleiben.

Dass bei Depressiven ein höheres Erregungsniveau beobachtbar ist, und dass es einen "Angsttyp" des Depressiven geben könnte, ist eine Folgerung aus den psychophysiologischen Messungen. Davon unabhängig scheint die Regulierung des Aktivierungsniveaus weniger ein Korrelat des depressiv-ängstlichen Akutzustandes als eine dispositionelle Variable zu sein. Bei medikamentösen Therapien scheinen Angst-Depressive anders zu reagieren als "rein" Depressive. Es ist zu vermuten, dass dies auch für psychologische Therapien zutrifft.

Eine Mittlerstelle zwischen biologisch orientierten und psychologisch orientierten Forschungen nimmt die Variable Schlaf ein. An der Schlafregulation sind interagierende komplexe Strukturen im Dienzephalon und im Hirnstamm beteiligt, so dass Verbindungen zu dem postulierten Neurotransmitter- und den hormonalen Regulationssystemen naheliegen.
Die bei Depressiven häufigen Abweichungen (REM-LATENZ-Verkürzung, Variabilität der Schlafparameter sowie der Übergänge zwischen den Stadien) normalisieren sich zwar mit Besserung, es scheint jedoch, dass besonders die Variabilität die Patienten auch ausserhalb des Akutstadiums charakterisiert. Dies ist vereinbar mit unserer generellen Hypothese, dass jede Person in Bezug auf die HPA-Aktivität und möglicherweise auch die Regulation psychologischer Variable, wie z.B. der emotional-kognitiven Reaktion auf Verstärkerkontingenzen, einen individuellen Schwankungsbereich hat, der unter Belastung bei dafür disponierten Individuen "ausklinkt". Die relative Unspezifität der Schlafbefunde für die Erkrankung Depression stützt diese These.
Hinweise zur Therapiegestaltung ergeben sich einmal aus der Hypothese der Desynchronisation biologischer Rhythmen. Hiernach müsste man die Tagesstrukturierung so steuern, dass eine Re-Synchronisation gefördert wird. Da für neurotisch Depressive besonders die Initiation des Schlafes ein Problem zu sein scheint, müsste man unabhängig davon (nach SITARAM et al., 1976) versuchen, den Einfluss des cholinergen Systems zu reduzieren. Unsere später wieder aufgegriffene Hypothese ist, dass dies theoretisch am besten gelingen müsste, wenn eine Entemotionalisierung antizipierter Ereignisse erfolgt. Nach den Ergebnissen zur Diskrepanz zwischen objektiver Schlafgestörtheit und subjektivem Beeinträchtigungserleben kann man Schlafstörungen mit psychologischen Methoden unter Umständen besser beeinflussen als durch Trizyklika, die zwar einen unmittelbaren Einfluss auf kritische Variable wie REM-Latenz und Tiefschlafanteil haben, der jedoch zeitlich inkontingent zur klinischen Besserung auftritt und sich auch bei Habituation an die Medikamente nicht mehr eindeutig nachweisen lässt.

4. Psychologische Depressionshypothesen und Befunde

Eine psychologische Theorienbildung auf der Grundlage erster empirischer Befunde setzte etwa zu dem Zeitpunkt ein, als durch die Entdeckung der Trizyklika und ihrer Pharmakokinetik auch erste biochemische und neuroendokrinologische Depressionshypothesen aufgestellt wurden. Ihre Entwicklung verlief getrennt von der der biologischen Psychiatrie, beide wiesen jedoch einige Gemeinsamkeiten auf.

Es wurden zum einen einzelne Symptom- oder Syndrombereiche herausgegriffen - wie z.B. das Aktivitätsniveau oder die soziale Interaktion - und dann versucht, die übrigen Symptome als Folgen des Bedingungsgefüges im untersuchten Bereich nachzuweisen. Eine andere Strategie bestand darin, Wechselwirkungen verschiedener Variablen im Tierlabor nachzuweisen und dann über Analogieschlüsse auf Depressive zu generalisieren. Dass sich zunächst eine Therapieform (die kognitive) als wirksam erwies und dann erforscht wurde, ob ihre angenommenen Wirkmechanismen auch zur Erklärung der Depression beitragen, stellt ebenfalls eine Parallele zur biologischen Psychiatrie dar.

Das Schicksal der Hypothesen im Verlauf ihrer experimentellen Überprüfung wie auch die methodischen Probleme dabei sind formal ähnlich: Je genauer der postulierte Prozess untersucht wurde, je gezielter definierte Depressivengruppen die Stichproben waren und je mehr relevante Kontrollgruppen einbezogen wurden, umso mehr musste die Gültigkeit der Hypothesen und ihre Depressionsspezifität eingeschränkt werden. Bedingungsannahmen in der Form von "Ein Defizit (z.B. Katecholaminmangel oder Verstärkerverlust) führt zu ..." konnten bislang kaum repliziert werden, wohl jedoch korrelative Beziehungen zu den jeweils anderen Aspekten der Depressivität.

Dies führte in beiden Forschungsbereichen zur Formulierung
komplexerer Modelle. Der "final common pathway"-Hypothese
von AKISKAL und McKINNEY (1975) entspricht auf der psychologischen Seite die Selbstregulationshypothese von KANFER
und HAGERMANN (1981). Solche Hypothesen sind wegen ihrer
Komplexität schwer falsifizierbar, sie stellen unserer Meinung nach aber einen brauchbaren Rahmen für die Aufklärung
der Wechselwirkungen zwischen einzelnen Symptombereichen bei
Depressiven dar.

Eine weitere formale Gemeinsamkeit zwischen dem Stand der
biologisch-psychiatrischen und der psychologischen Depressionsforschung besteht darin, dass die jeweils postulierten
prädisponierenden Faktoren nur zu einem kleinen Teil zu den
aufzuklärenden Varianzen beitragen und man von einer Vorhersagemöglichkeit der Wahrscheinlichkeit der Erkrankung eines
Individuums noch weit entfernt ist. Dies gilt für die genetischen Faktoren, für prämorbide Persönlichkeitscharakteristika, den Einfluss belastender Lebensereignisse wie auch
für depressionsreduzierende oder gegen Depression immunisierende Bewältigungsrepertoires.

Erst die heutigen Möglichkeiten der Datenverarbeitung und
der statistischen Verfahren zur parametrischen und nonparametrischen Analyse mehrfach erhobener Datensätze und von Prozessen erlauben es allerdings, die Interaktionen und eventuell die
sequentiellen Gesetzmässigkeiten von Prädiktorprozessen zu
erfassen. Vielleicht können deshalb die zunächst nur auf
Plausibilität begründeten Postulate zur Pathogenese der Depression (einschliesslich von Vulnerabilitäts-Schwellen-An-
nahmen) in Zukunft belegt werden.

Das folgende Kapitel beginnt mit der Darstellung von Persönlichkeitscharakteristika, lebensgeschichtlichen Ereignissen und von Bewältigungsstrategien, denen ein prädisponierender Einfluss auf die Entwicklung einer depressiven Akutsymptomatik beigemessen wird.

Psychologische Hypothesen und Befunde zur Akutsymptomatik und Aufrechterhaltung der Depression lassen sich vom Ausgangspunkt ihrer Erklärung her drei Bereichen zuordnen: dem Aktivitäts- und Leistungsbereich, dem Bereich sozialen Verhaltens und dem kognitiven Bereich. Obwohl die Depression zu den affektiven Störungen gezählt wird, gibt es keine psychologische Hypothese, die den Affekten bei Depressiven mehr als den Stellenwert einer abhängigen oder den einer intervenierenden Variablen zumisst. Deshalb wird die Bedeutung affektiver Variabler lediglich in einem Exkurs im Anschluss an die Modelle diskutiert, die kognitive Prozesse in den Mittelpunkt stellen.

Unter dem Gliederungspunkt "Integrative psychologische Hypothesen" wird zunächst das Selbstregulationsmodell von KANFER und HAGERMANN (1981) dargestellt. Dann werden für die eigenen Studien relevante Folgerungen aus den biologischen und psychologischen Arbeiten zusammengefasst.

4.1 Faktoren mit potentiellem Einfluss auf die Entwicklung der depressiven Symptomatik

4.1.1 Die prämorbide Persönlichkeit Depressiver

"Unter Persönlichkeit wird im allgemeinen die relativ zeitkonstante Struktur psychischer Reaktionsweisen eines Individuums verstanden" (v. ZERSSEN, 1980, S. 155).

Da krankheitsbedingte, sekundäre Veränderungen der Persönlichkeit Depressiver bisher kaum nachgewiesen wurden bzw. die im Akutstadium beobachteten Veränderungen in der Remission wieder auf das Ausgangsniveau zurückgingen (COPPEN & METCALFE, 1965; KERR et al., 1970; PERRIS, 1971; WRETMARK et al., 1961; SHAW et al., 1975), bezieht sich die folgende Dar-

stellung auf das Konzept und die empirischen Ergebnisse zu
Persönlichkeitscharakteristika vor der Erkrankung oder zu
depressionsfreien Zeiten. Der potentielle Beitrag der Persönlichkeitsforschung wird
einmal in der Aufklärung von situationsübergreifenden oder
situationsunabhängigen Bedingungen gesehen, die die Entstehung einer Depression fördern oder hemmen könnten (Vulnerabilitäts- bzw. Immunisierungsfaktoren). Zum anderen kann
die Kenntnis charakteristischer Persönlichkeitsfaktoren unabhängig vom aktuellen Krankheitsgeschehen eine Hilfe für diagnostische, therapeutische und prognostische Entscheidungen
sein.

VON ZERSSEN (1969, 1977, 1980) hat die historische Entwicklung, die Methoden und die Ergebnisse der Persönlichkeitsforschung, soweit sie Patienten mit affektiven Erkrankungen
betreffen, beschrieben. Er ordnet die Grundkonzepte prämorbider Persönlichkeitsstrukturen von Depressiven zwei in ihrer
historischen Entwicklung unabhängigen Richtungen zu. Die
"psychiatrische Richtung" repräsentiert KRETSCHMER (1921,
1977), nach dessen Konstitutionstypologie eine "zyklothyme"
Struktur als prämorbides Charakteristikum Depressiver abgeleitet werden kann. Die "analytische Richtung" repräsentiert
TELLENBACH (1961, 1976), der zur Beschreibung der prämorbiden Persönlichkeitsstruktur von Depressiven den Begriff
"Typus melancholicus" einführte.

Die Zyklothymie, nach Kretschmer eine erhöhte affektive Schwingungsfähigkeit, umfasst im Normalbereich Merkmale wie Geselligkeit, Gefühlsbetontheit, Offenherzigkeit, Vitalität und
leichte Ablenkbarkeit. Dieser Merkmalskomplex soll generell
für Patienten im Vorfeld affektiver Erkrankungen typisch sein,
die spätere Erscheinungsform der Störung eine Übersteigerung
der normalen Korrelate einer bestimmten - hier pyknischen -

physischen Konstitution. Diese Annahme liess sich nach den bei v. ZERSSEN (1969, 1977) referierten biometrischen Untersuchungen nicht bestätigen.

Unter dem Begriff "Typus melancholicus" sind nach Tellenbach Merkmale wie Ordnungsliebe, Gewissenhaftigkeit, Arbeitseifer, Traditions- und Normengebundenheit sowie eine Anhänglichkeit an Personen und Sachen zusammengefasst. Tellenbach nimmt nicht an, dass die den Typus melancholicus im Normalbereich charakterisierenden Persönlichkeitszüge eine abgeschwächte Form der bei Depressiven zu beobachtenden Symptome darstellen. In der Depression scheinen sich diese Züge eher ins Gegenteil zu verkehren (TELLENBACH, 1969): Statt Ordentlichkeit Vernachlässigung, statt Zielstrebigkeit Passivität, statt Beschäftigung mit anderen die Präokkupation mit der eigenen Person.

Der Typus melancholicus unterscheidet sich demnach deutlich von dem, was Kretschmer als zyklothymes Temperament beschrieben hat, stimmt jedoch mit älteren, psychoanalytischen Auffassungen über die typische Charaktersturktur von Melancholikern überein.

ABRAHAM (1924) sah bei Depressiven sowohl orale als auch anankastische Charakterzüge und beschrieb diese Patienten prämorbid als ordentlich, sparsam, hartnäckig, aber doch gehorsam auf der einen Seite und passiv-abhängig auf der anderen Seite. Die anankastischen Züge ähneln denen der Zwangsneurotiker, in Bezug auf die passive Abhängigkeit sollen sich jedoch die Melancholiker aus analytischer Sicht von den Zwangsneurotikern unterscheiden. Tellenbach wie auch die Psychoanalytiker, die Modelle zur prämorbiden Struktur der Depression entwarfen (siehe MENDELSON, 1974) beziehen sich vorwiegend auf monopolar endogen Depressive. Ihre Typfindungen basierten vor allem auf klinischer Erfahrung in der Begegnung mit Patienten und deren Angehörigen.

Zur objektiveren Erfassung dieser Konzepte entwickelte
v. ZERSSEN (1969, 1977) eine Serie von Fragebogen zur Erfassung der prämorbiden Persönlichkeit, indem er die zugrundeliegenden Konstrukte operationalisierte. In die Skala zur Erfassung des Typus melancholicus gingen dabei z.B. Items ein, die die folgenden Verhaltensweisen und Einstellungen repräsentierten: Beharrlich, auf Sicherheit bedacht, besonnen, pedantisch, wenig vital, autoritätsgebunden, unoriginell, konventionell, einseitig interessiert, phantasiearm, aktiv, tüchtig, gefühlsbetont, warmherzig (vgl. v. ZERSSEN, 1977). Neben Skalen, die Items zu typisch zyklothymen und "Typus melancholicus"-Einstellungen und Verhaltensweisen enthalten, wurden Skalen für die Messung weiterer Persönlichkeitskonstrukte einbezogen: Schizoidie, Neurotizismus, Oralität, Anankasmus, Hysterie sowie die Eysenck'schen ENNR-Faktoren (BRENGELMANN & BRENGELMANN, 1960).
In der Instruktion werden die Patienten (in der Selbstbeurteilungsversion) sowie die Angehörigen (in der Fremdbeurteilungsversion) aufgefordert, die Feststellungen retrospektiv so zu beantworten, wie es für die Zeit vor Beginn der Erkrankung typisch gewesen ist.

Die Ergebnisse mehrerer unabhängiger Studien an verschiedenen psychiatrischen Patientengruppen und normalen Kontrollen bestätigen, dass "Typus melancholicus"-Züge bei monopolar Depressiven ausgeprägt vorhanden sind. Die Werte der anderen untersuchten Gruppen (manisch Depressive, Schizophrene, Zwangsneurotiker, körperlich Kranke) wichen nicht von den in Alter, Geschlecht und Intelligenz vergleichbaren Kontrollgruppen ab. In Tabelle 3 (v. ZERSSEN, 1980, S. 172) sind die Normabweichungen der prämorbiden Persönlichkeit bei aktuellen psychischen Erkrankungen zusammengefasst. Hiernach weisen endogen Depressive mit monopolarem Krankheitsverlauf prämorbid eine strukturelle Ähnlichkeit mit neurotisch Depressiven auf.

Tabelle 3: Normabweichungen der prämorbiden Persönlichkeit bei aktuellen psychischen Erkrankungen (aus VON ZERSSEN, 1980, S. 172)

Erkrankungsart	E* hysterische Struktur	Zyklothymie	N* neurotoide Struktur	orale Struktur	schizoide Struktur	R*	anankastische Struktur	Typus melancholicus
«Monopolare» Manie	+	++	+			(+)		(−)
Bipolare affektive Psychose		(+)						
Monopol. endogene Depression		−		+	+	+	+	++
Neurotische Depression		(−)	+	++	++	++	(+)	(+)

* Subskala aus dem E·N·NR nach BRENGELMANN und BRENGELMANN 1960

Durchschnittliche Abweichung vom Mittelwert psychisch gesunder Probanden
(+) ca. ½ Standardabweichung nach oben
+ > ½ " " "
++ ca. 1 " " "
(−) ca. ½ " " unten
− > ½ " " "

(Normabweichungen, geschätzt aufgrund verschiedenartiger Untersuchungen an unterschiedlichen Stichproben)

Ähnliche Resultate mit dem 16-PF-Fragebogen (CATTELL & EBER, 1957) fanden auch MURRAY und BLACKBURN (1974) sowie PAYKEL et al. (1976).

Zeichen neurotischen Charakters (höherer Neurotizismus, ausgeprägtere Oralität, Schizoidie) sind allerdings bei den neurotisch Depressiven deutlich stärker ausgeprägt als bei den endogen Depressiven. Bei diesen sind die Züge des Typus melancholicus demgegenüber sehr viel deutlicher ausgeprägt als bei den neurotisch Depressiven, ebenso noch etwas stärker eine anankastische Struktur. Diese auf eine etwas unterschied-

liche Akzentsetzung prämorbider Persönlichkeitszüge hinweisenden Resultate klären vielleicht die analytische Kontroverse um die unterschiedliche Betonung oraler versus anankastischer Züge.
ABRAHAM (1924), der eher anankastische Züge beschrieb, hatte möglicherweise ein endogen depressives Krankengut als Erfahrungsgrundlage, CHODOFF (1974) sowie MENDELSON (1974), die passiv abhängige, also orale Züge, für Depressive charakteristischer fanden, möglicherweise ein Krankengut mit einem höheren Anteil neurotisch Depressiver.
Endogen Depressive mit einem bipolaren Erkrankungsverlauf zeigten in diesen Untersuchungen eine völlig andere Persönlichkeitsstruktur, die sich bei retrospektiver Beurteilung wenig von der normaler Kontrollen unterschied. Im Unterschied zu den endogen Depressiven und neurotisch Depressiven erscheinen die bipolaren Patienten prämorbid unauffällig.

Ergebnisse anderer Arbeitsgruppen bei depressiven Patienten in der Remission unterstützten die Validität der Befunde.
FREY (1977) replizierte den Typus melancholicus bei endogen Depressiven und fand sonst keine weiteren charakteristischen prämorbiden Persönlichkeitsmerkmale.
Nach einer Fragebogenuntersuchung von METCALFE et al. (1975) resultierten für endogen Depressive in der Remission folgende Typisierungen: Machen sich Sorgen über Schwierigkeiten lange bevor sie beginnen; Schwierigkeiten, ihre Arbeitsgewohnheiten umzustellen; mögen keine Arbeiten, die schnelle Entscheidungen erfordern; fühlen sich bei verantwortungsvollen Aufgaben leicht unter Druck; können sich schlecht konzentrieren, wenn die Umgebungseinflüsse ablenkend sind.
Neurotisch Depressive in der Remission unterscheiden sich durch höhere Neurotizismuswerte von den endogen Depressiven (FRITSCH, 1972). Auch gegenüber anderen Neuroseformen zeichnen sich die neurotisch Depressiven durch die höchsten prä-

morbiden Neurotizismuswerte aus (KRAUSS, 1972). Ein höherer
Neurotizismuswert bei einem remittiert Depressiven ist deshalb eher Hinweis auf zukünftige neurotische Verhaltens-
und Reaktionsweisen als auf den Ausbruch einer endogen depressiven Erkrankung.

Untersuchungen zur differentiellen Therapieindikation sowie
zur Therapiereagibilität und Krankheitsprognose liegen erst
vereinzelt vor.
Von der insgesamt günstigen Therapiereaktion sowie vom Verlauf monopolar endogener Depressionen kann man vermuten, dass
der Typus melancholicus ein prognostisch günstigerer Faktor
ist als ein hohes Ausmass von Neurotizismus. Der zweite Teil
dieser Annahme, dass ein hoher Neurotizismus bei Patienten
mit einem depressiven Syndrom für eine ungünstige Prognose
spricht, wurde von KERR et al. (1970) sowie WEISSMAN et al.
(1978) bestätigt.

Über Zusammenhänge zwischen prämorbider Persönlichkeitsstruktur, situativen Auslösebedingungen für Depression, einer unterschiedlichen Vulnerabilität für bestimmte Depressionen
sowie Interaktionen auf der biologischen Ebene kann bislang
nur spekuliert werden.
Der Typus melancholicus scheint unter Normalbedingungen angepasst an das Wertsystem unserer Gesellschaft gut zurechtzukommen. Allerdings könnte das Bewältigen neuer Situationen,
besonders im Leistungsbereich und im Bereich persönlicher
Beziehungen für Typus melancholicus-Menschen eine Überforderung darstellen. Sie sind nach TELLENBACH (1976) kaum in
der Lage, ihre Anspruchsniveausetzung den situativen Anforderungen entsprechend zu senken und deshalb in der für sie
dann schwer erträglichen Situation, unter ihren Standards zu
bleiben. Nach v. ZERSSEN (1980, S. 174) könnte "die starke

Leistungsbezogenheit, das hohe Pflichtbewusstsein und die
Skrupelhaftigkeit des Typus melancholicus besonders gegenüber dem Erleben eigenen Leistungsversagens sensibilisieren,
die starke "orale Abhängigkeit" verbunden mit neurotoider
Selbstunsicherheit, wie sie für neurotisch Depressive typisch
sein dürfte, hingegen für Trennungserlebnisse".
Inwieweit die Annahme von TELLENBACH (1969) zutrifft, dass
der Typus melancholicus eine strukturelle Kompensation für
die Neigung zur Depression darstellt, also gewissermassen
einen Immunisierungsfaktor, der ausreicht, wenn die Lebensbedingungen stabil gehalten werden können, bleibt offen.
Ebenso ist die pathogenetische Bedeutung einer bestimmten
Persönlichkeitsstruktur ungeklärt.

4.1.2 Lebensereignisse und Depression

Das Ziel der life-event-Forschung besteht nach KATSCHNIG
(1980) darin, den Beitrag von Belastungen durch lebensge-
schichtliche Ereignisse, die ein Individuum erfährt, zu erfassen und abzuschätzen, in welchem Ausmass sie zur Entstehung
und Auslösung von Krankheiten beitragen. Im Gegensatz zum
epidemiologischen Ansatz, bei dem statistische Korrelationen
zwischen Krankheits- und sozioökonomischen Bedingungen hergestellt werden, befasst sich die life-event-Forschung mit
Veränderungen der sozialen Situation, und zwar nicht nur mit
durch herausgehobene Ereignisse (z.B. Katastrophen) hervorge-
rufenen Veränderungen, sondern auch mit den üblicherweise in
einem Menschenleben zu erwartenden.

Die methodischen Ansätze unterschiedlicher Arbeitsgruppen
basieren auf mehr oder weniger genauen Hypothesen über die
Beziehungen zwischen lebensverändernden Ereignissen und Krankheiten.

RAHE et al. (1964), PAYKEL et al. (1969) und andere Autoren gingen zunächst davon aus, dass die Belastungswirkung bei jedem Ereignis (z.B. Heirat, Todesfall) gleich gross ist. Bei körperlichen Erkrankungen und bei Schizophrenie scheint nach den erzielten Ergebnissen eine solche globale Bewertung auch gerechtfertigt. Typisch bei diesen Erkrankungen war nämlich, dass vor Ausbruch der akuten Symptomatik Ereignisse jeglicher Art zunahmen, und zwar mit zunehmender Annäherung umso stärker.

Seit HOLMES und RAHE (1967) wurde vermehrt eine Differenzierung in der Bewertung von Ereignissen vorgenommen. Die Autoren entwickelten sogenannte "life change units", in die das Ausmass von Belastung/Nichtbelastung eines Ereignisses als gewichtender Faktor einging. Diese Bewertung wurde jedoch unabhängig von der Lebenssituation des betroffenen Individuums bestimmt, sie erfolgte invariant.

Die Arbeitsgruppe um Brown (siehe BROWN & HARRIS, 1978) vertrat demgegenüber die Annahme, dass die Belastungswirkung eines Ereignisses nicht nur von dessen Art abhängt, sondern vom Kontext seines Auftretens. Sie betonen, dass man die "kontextuelle", d.h. situativ mitbestimmte Bedrohung für eine Person, der ein bestimmtes Ereignis in einer bestimmten Situation zugestossen ist, auf jeden Fall mitberücksichtigen müsse, ausserdem noch, ob das Ereignis unabhängig oder abhängig von der Person aufgetreten ist. Nur unabhängige Ereignisse sollten in die Auswertungen eingehen, um Konfundierungen mit den eventuell schon bestehenden Auswirkungen eines Krankheitsprozesses zu vermeiden.

Brown und andere Autoren, die nach diesem Prinzip arbeiten, stellten detaillierte Interviewer-Leitfäden zusammen, die Regeln darüber enthielten, in welcher Weise bestimmte Ereignisse kontextuell gesehen für bestimmte Personen eine Bedrohung darstellen. Diese Regeln beruhen auf "common sense", wodurch Verfälschungsmöglichkeiten durch die Befrager gegeben

sind. Andererseits hat bei genügendem Training diese Erfassungsmöglichkeit eine zureichende Reliabilität (berichtet werden Reliabilitätskoeffizienten um .88 (BROWN & HARRIS, 1978).
Während Brown die kontextuelle, situativ mitbestimmte Bedrohung für eine Person durch einen geschulten Interviewer feststellen lässt, sind andere Autoren der Meinung, dass sich die Intensität der Belastung durch ein Ereignis nur durch die Befragung der betroffenen Person, also rein subjektiv, feststellen lasse.
Der potentielle Nachteil dieser Methode liegt darin, dass man lediglich das Ausmass des Kausalitätsbedürfnisses ("effort after meaning" nach BROWN, 1974) und der Attributionsprozesse der Patienten erfasst. Bei einem Vergleich, den KATSCHNIG (1980) zwischen subjektiven Einschätzungen und den nach Brown'schen Kriterien abgegebenen Interviewerbewertungen vornahm, ergaben sich auf der Basis von Gruppenstatistiken übereinstimmende Resultate, jedoch für die einzelnen Patienten völlig unkorrelierte Werte.

Auf die sonstigen vielfältigen Probleme der life-event-Forschung (Auswahl der vorgegebenen Ereignisse, Befragungszeitraum, Erinnerungsverfälschungen mit zunehmender Länge der meist retrospektiven Untersuchungszeiträume, Abgrenzung des Krankheitsausbruches usw.) kann hier nicht näher eingegangen werden (siehe die kritische Überblicksarbeit von KATSCHNIG, 1980).
Den hier aufgezählten, relativ globalen Erfassungsmodi entsprechend, führten Untersuchungen zu der Häufigkeit und Art lebensverändernder Ereignisse im Vorfeld einer depressiven Erkrankung - mit Ausnahme der Untersuchungen von Brown und Mitarbeitern - zu unspezifischen Ergebnissen.

Die Ergebnisse verschiedener amerikanischer Erhebungen zusammenfassend kommt PAYKEL (1980) zu dem Schluss, dass De-

pressive, verglichen mit verschiedenen Kontrollgruppen, mehr
belastende Ereignisse im Vorfeld der Erkrankung haben. Diese
Ereignisse sind häufiger vom "exit"-Typ, d.h. sie bringen
für die Betroffenen Verluste mit sich.
Dass die - übereinstimmenden - Daten sowohl aus retrospektiven katamnestischen Befragungen als auch aus prospektiven
Rückfallanalyse-Studien stammten, spricht für die Validität
dieses Ergebnisses.
Ähnlich wie BROWN und HARRIS (1978) nimmt PAYKEL (1979) zwischen den Ereignissen und dem Krankheitsausbruch keine direkte Beziehung an. Sie wird bestimmt über dazwischengeschaltete modifizierende Faktoren: das soziale Umfeld und
die in ihm vorhandenen unterstützenden oder zusätzlich belastenden Bedingungen, die Vulnerabilität gegenüber den Ereignissen aufgrund der lebensgeschichtlichen Erfahrungen,
die Vulnerabilität für die spezielle Erkrankung sowie das
Krankheits- und Behandlungssuchverhalten (siehe PAYKEL, 1979).

Die zusammenfassende Arbeit von BROWN und HARRIS (1978) über
klinische und epidemiologische Untersuchungen an britischen
Frauen soll etwas ausführlicher dargestellt werden, weil
ihre Ergebnisse depressionstypischere Beziehungen zwischen
der Lebenssituation, eintretenden Ereignissen und der Krankheit nahelegen.
Zugrunde lagen drei Stichproben von Frauen zwischen 18 und
65: 114 als depressiv diagnostizierte Patienten aus dem Südosten von London; 458 Frauen, aufgeteilt in zwei Zufallsstichproben, aus dem gleichen Bezirk und 154 Frauen einer
Hebrideninsel. 15 % der Londoner und 10 % der Hebriden-Stichprobe wurden als psychiatrische Fälle diagnostiziert und noch
einmal gesondert ausgewertet.
Jedes von geschulten Interviewern erhobene Lebensereignis
wurde einzeln anhand von Tonbändern auf 28 Skalen beurteilt:

"Die Skalen erfassten (1) die Hauptmerkmale des Ereignisses, (2) Vorerfahrungen in Bezug auf das Ereignis und Vorbereitung darauf, (3) die Reaktionen unmittelbar auf das Ereignis und (4) die jeweiligen Konsequenzen und Implikationen für die Betroffenen. Der Schweregrad eines jeden Ereignisses, operationalisiert als Grad und Dauer der von dem Ereignis ausgehenden Bedrohung der sozialen Anpassung und des psychischen Gleichgewichts der Person, wurde geschätzt und Ereignisse dann als schwerwiegend klassifiziert, wenn sie als Quelle einer starken oder mittelgradigen langfristigen Bedrohung betrachtet werden konnten. In den Interviews wurde ein Zeitraum von 12 Monaten vor der jeweiligen Befragung erfasst. Da sich dies aber für die Gruppe der Patientinnen als gleichbedeutend mit einer durchschnittlichen Zeitspanne von 48 Wochen vor Krankheitsbeginn erwies, wurde bei der Feldstichprobe für die Auswertung ebenfalls nur ein Zeitraum von 48 Wochen vor dem Interview berücksichtigt." (COOPER, 1980, S. 327).

24 Wochen vor Ausbruch der Depression lag für 71 % der Patienten mindestens ein schwerwiegendes Ereignis (versus 20 % bei den gesunden Kontrollgruppen). Dabei handelte es sich meistens um wirklich vorhandene Ereignisse, nicht um lediglich befürchtete. In den letzten sechs Wochen vor Ausbruch der Erkrankung war ein deutlicher Anstieg der Ereignisse zu beobachten. Schwerwiegende Lebensereignisse hatten bei 49 % der Patienten sowie bei 53 % der "neuen Fälle" in der Gemeinde-Population eine kausale Bedeutung.[1]

Die "Vorrückzeit" betrug etwas mehr als zwei Jahre (darunter wird der mittlere Abstand zwischen dem Zeitpunkt eines durch lebensverändernde Ereignisse verursachten Krankheitsbeginns und dem Punkt verstanden, an dem ein spontaner Ausbruch ohne Einwirkung lebensverändernder Ereignisse eingetreten wäre). Inhaltlich handelte es sich verstärkt um Verlust- und Enttäuschungsereignisse, und zwar solche mit langfristigen, nicht mit kurzfristigen Folgen. 47 % der Patienten versus 17 % der Gesunden standen unter mindestens zwei Jahre andauernden

---

[1] Zur Berechnung der kausalen Bedeutung verwendet BROWN (1979, S. 270) die Formel $x = (h - p)/(1 - p)$. h ist der Anteil der Patienten mit mindestens einem Ereignis im Erhebungszeitraum und p ist der Anteil der gesamten Population mit mindestens einem Ereignis im gleichen Zeitraum.

chronischen sozialen Belastungsbedingungen. Es fand sich nur eine geringe Additivität zwischen chronischer und akut einsetzender Belastung. Wenn man beide Belastungsfaktoren jedoch in einem Score zusammenfasste, ergab sich, dass 75 % der Depressiven versus 30 % der Gesunden in den 48 Wochen vor Ausbruch der Erkrankung ein schwerwiegendes Ereignis und/oder eine ernsthaft soziale Schwierigkeit durchzumachen hatten. Brown vermutet, dass die chronischen Schwierigkeiten deshalb risikoerhöhend wirken, weil sie eher ein Bilanzieren nahelegen. Es müsse jedoch ein für die Person subjektiv wichtiger Bereich betroffen sein.
Auf der Suche nach sogenannten Vulnerabilitätsfaktoren, d.h. Faktoren, die in Kombination mit den Ereignissen ("provoking agents") risikoerhöhend wirken, fand die Gruppe um Brown in der untersuchten weiblichen, zumeist kinderreichen Unterschichtspopulation vier Faktoren:
- das Fehlen einer intimen Beziehung bzw. einer kontinuierlichen Aussprachemöglichkeit
- den Verlust der Mutter vor dem 11. Lebensjahr
- drei oder mehr Kinder im Haushalt, die 14 oder jünger sind
- das Fehlen einer Vollzeit- oder Teilzeitarbeitsstelle bei Frauen ohne intime vertrauensvolle Beziehungen.

Die Vulnerabilitätsfaktoren sind nach den bisherigen Daten nicht unabhängig von der sozialen Schicht. Es sind also weitere Untersuchungen an anders zusammengesetzten Stichproben erforderlich, um die Ergebnisse auf depressive Patienten allgemein generalisieren zu können.

Brown und Harris fanden in Übereinstimmung mit PAYKEL (1974) sowie LEFF et al. (1974) zwischen endogen und neurotisch Depressiven keine Unterschiede in der Häufigkeit und Art von Ereignissen und chronischen Belastungssituationen. Bei Paykel zeigten lediglich jene Patienten, die keine Ereignisse aufwiesen, etwas häufiger psychotische Symptome.

In Bezug auf die vier Vulnearbilitätsfaktoren fanden sich
in etwa vergleichbare Prozentsätze bei den beiden Gruppen
(BROWN, NÍ BHROLCHÁIN & HARRIS, 1979).
Auf der Suche nach sonstigen zwischen endogen depressiv und
neurotisch depressiv unterscheidenden Faktoren differenzierte Brown zwischen Vulnerabilitäts- und sogenannten "symptom formation"-Faktoren, z.B. der Art des Verlustes und fand
hier als einzigen Unterschied, dass die endogen Depressiven
häufiger Verluste des Vaters oder der Geschwister durch Tod
des Ehegatten oder eines Kindes mindestens zwei Jahre vor Beginn der depressiven Erkrankung erlebt hatten. Die neurotisch
depressiven Patienten hatten dagegen eher Verlustereignisse
vom Typ Trennung.

Während BROWN (1979) glaubt, dass in Bezug auf Symptomformationsfaktoren und bestimmte formale Charakteristika der Ereignisse spezifisch für Depressive relevante Ergebnisse zu
finden sind, ist die Arbeit von HARDER et al. (1980) ein Beleg für die relative Unspezifität von belastenden Ereignissen im Zusammenhang mit Krankheitsausbruch. Sie untersuchten
Erstaufnahmen funktional gestörter psychiatrischer stationärer Patienten. Befragungsgrundlage für Stressereignisse und
Lebensveränderungen war der Zeitraum ein Jahr vor Aufnahme.
Mittels B-variater Korrelationen und multipler Regressionsanalysen konnten sie eine positive Beziehung zwischen lifeevent-Variablen und Symptomvariablen aufzeigen. Das Ausmass
erlebter Belastung korrelierte mit der Schwere der neurotischen und der suizidalen Symptome. Die Anzahl der belastenden
Ereignisse wurde unmittelbar vor Aufnahme häufiger und korrelierte
mit der Schwere schizophrener und psychotischer Symptome. Die
Stressvariablen korrelierten jedoch nicht mit globaler Beeinträchtigung oder der Schwere der diagnostischen Klassifikation.
Zur Frage, ob Verlustereignisse für die Gruppe der Depressiven charakteristisch sind, führten Paykel und Mitarbeiter (siehe PAYKEL,1980) eine

Untersuchung an Depressiven, Schizophrenen und Suizidenten durch. Alle drei Gruppen unterschieden sich von einer Kontrollgruppe Gesunder bezüglich von Verlust- und nicht wünschenswerten Ereignissen. Ein Unterschied bei erwünschten Ereignissen war nicht festzustellen. Die Suizidenten unterschieden sich durch mehr Ereignisse von den Depressiven und diese noch von den Schizophrenen (ähnliche Ergebnisse auch bei JACOBS & MYERS, 1976).
Tabelle 4 fasst die Ergebnisse einiger Studien dieser Art zusammen.

Tabelle 4: Lebensereignisse und das relative Risiko[1] für psychische Erkrankung (nach PAYKEL, 1980) (aus COOPER, 1980, S. 326)

Diagnostische Kategorie	Autoren	Art der Ereignisse	Zeitperiode	Relatives Risiko
Schizophrenie	BROWN & BIRLEY (1972)	Alle Ereignisse	3 Wochen	6,4
			3 Monate	2,9
	PAYKEL (1978)	Alle Ereignisse	6 Monate	3,0
		"Unerwünschte Ereignisse"	6 Monate	4,5
Depression	BROWN et al. (1980)	Alle Ereignisse	6 Monate	1,8
		Schwer bedrohende Ereignisse	6 Monate	5,9
	PAYKEL et al. (1969)	Alle Ereignisse	6 Monate	5,4
Neurosen	COOPER & SYLPH (1973)	Alle Ereignisse	3 Monate	5,3
Selbstmordversuche	PAYKEL et al. (1975)	Alle Ereignisse	1 Monat	10,0
			6 Monate	6,3
Psychische Erkrankungen insgesamt	PARKES (1964)	Tod eines Elternteils, Ehepartner oder Geschwister	6 Monate	5,9
	BIRTCHNELL (1970)	Tod eines Elternteils	1 - 5 Jahre	1,6

[1] Der Begriff "relatives Risiko" bezeichnet das Verhältnis der Häufigkeit einer bestimmten Krankheit in der Gruppe der einem Umweltfaktor ausgesetzten Personen zu der Krankheitshäufigkeit bei Personen, die diesem Faktor nicht ausgesetzt sind.

BROWN und BIRLEY (1972) sowie BIRLEY und BROWN (1970) hatten bei Schizophrenen gefunden, dass drei Wochen vor Einsetzen der schizophrenen akuten Symptomatik bei 46 % der Patienten mindestens ein unabhängiges belastendes Ereignis vorgefallen war (im Vergleich zu 14 % bei der gesunden Kontrollgruppe). Im Zeitraum zehn Wochen vorher bestand zwischen beiden Gruppen kein Unterschied. Die Auftretensrate der Ereignisse lag für beide Gruppen zwischen 12 und 14 %. Diese Ergebnisse führten BROWN (1979) zu der Schlussfolgerung, dass Ereignisse bei Schizophrenen nur eine "triggernde" Wirkung haben, bei Depressiven dagegen eine kausale.

Spezifische Unterschiede fand BROWN (unveröffentlicht) zwischen ängstlichen und depressiven Patienten. Aus psychiatrisch auffälligen Frauen, die eine allgemeine Praxis aufgesucht hatten, wurden drei Stichproben gebildet: Depressive, ängstlich-phobische und Patienten mit einer gemischt depressiv-ängstlich-phobischen Symptomatik. Bei den ängstlichen Patienten fanden sich mehr "Bedrohungs-Ereignisse" in der Vorgeschichte, bei den Depressiven mehr Verluste und bei der gemischten Gruppe entweder sowohl Bedrohungs- als Verlustereignisse oder auch Ereignisse, bei denen beide Komponenten gemeinsam vorkommen.

Die Ergebnisse von PAYKEL (1980) und BROWN und HARRIS (1978) lassen es als gesichert erscheinen, dass im Vorfeld einer Depression bei einem grösseren Teil der Patienten mehr belastende Ereignisse und mehr belastende Ereignisse des "exit"- bzw. "Verlust"-Typs auftreten sowie vermehrt chronische Problemsituationen bestehen. Der Varianzanteil, der damit zur Erklärung des Krankheitsausbruchs geleistet wurde, ist jedoch gering, und die Unspezifität der Erklärung für Depression wahrscheinlich. Der Grund, nur nicht entsprechende Untersuchungen für sinnlos zu erachten, sondern nach einer erweiterten Konzeption und einer Methodenverbesserung zu suchen, liegt wohl darin, dass die Grundidee einer durch lebensverändernde, belastende Ereignisse ursächlich und entscheidend mitbedingten Depression dem "common sense" so nahekommt. Jedem, der von Zeit zu Zeit unter depressiven Verstimmungen leidet, sind Zusammenhänge zu Ereignissen meist evident, ob sie nun den tatsächlichen Kontingenzverhältnissen entsprechen oder nicht (s. zur Diskussien dieses Punktes die Erörterung zu Nisbett & Wilson, S. 169f).

Aus vier Gründen erscheint es zweifelhaft, dass die bislang relativ theoriefern konzipierte life-event-Forschung unter Beibehaltung ihrer Methodik mehr als das oben summierte globale Ergebnis erzielen kann:
a) Die Ereignisse, zu denen in den Interviews Daten erhoben werden, sind trotz der Entwicklung von HOLMES und RAHE (1967) bis zu BROWN (1979) noch immer auf einer eher molaren Ebene und entsprechend zu selten, um etwa Kumulationseffekte zu untersuchen. Dies gilt möglicherweise auch für die aus ähnlichen Verbesserungsbemühungen eingeführten Skalen, in denen chronischere Belastungen erhoben werden (die tägliche Konfrontation mit einem kritisierenden Chef/Partner würde nirgends als Belastung auftauchen, wenn die Situation insgesamt den Betroffenen oder dem Interviewer geordnet und unverändert erscheint).
b) In die Bedrohungs- oder Belastungswerte über eine bestimmte Zeitspanne gehen mit Absicht jene Ereignisse und Ereignisfolgen nicht ein, die das Individuum selbst mitverursacht hat. Der methodische Gesichtspunkt, nämlich über unabhängige Ereignisse die Konfundierung mit dem eventuell schon begonnenen Krankheitsprozess auszuschalten, kollidiert mit dem Anspruch der Erfassung aller relevanten lebensverändernden Ereignisse, denn auch diejenigen, oder vielleicht gerade diejenigen Ereignisse, zu denen ein Individuum selbst beigetragen hat, erleichtern

möglicherweise eine Erklärung der Mechanismen, die zum Krankheitsausbruch beitragen.

c) Es wird in den üblichen life-event-Erhebungen nicht gewichtet, ob und inwieweit ein Individuum aktiv oder passiv in den belastenden Ereignisablauf eingreift oder ob es aufgrund der gegebenen situativen und Personbedingungen überhaupt die Möglichkeit dazu hat.

d) Es ist wahrscheinlich unzureichend, nur die Mechanismen und äusseren Bedingungen zu erforschen, über die bei manchen Menschen nach lebensverändernden Ereignissen Krankheiten entstehen. Von Bedeutung dürfte einmal die Kenntnis der Mechanismen sein, mit denen viele Menschen lebensverändernde Ereignisse und Krisen bewältigen, ohne zu erkranken sowie zum anderen die Kenntnis darüber, welche Erfahrungen Erkrankte im Laufe ihrer Vorgeschichte mit solchen Bewältigungsmechanismen gesammelt haben und warum ihre Bewältigungsversuche - wenn es sie gab - gescheitert sind. KATSCHNIG (1980, S. 335) hebt diese Kritik an der life-event-Forschung hervor:

"Die psychologischen Mechanismen zur Bewältigung von Lebensveränderungen, die in der Sozialpsychologie unter dem Titel 'coping' diskutiert werden (vgl. LAZARUS, 1966; MILLER, 1980), werden in der life-event-Forschung genauso vernachlässigt wie eventuelle neuro-hormonelle und pathophysiologische Mechanismen der Krankheitsentstehung".

4.1.3 Ereignisbewertung und Bewältigungsstrategien: Die kognitive Emotionstheorie von Lazarus

Seit den Arbeiten von Lazarus und Mitarbeitern (LAZARUS, AVERILL & OPTEN, 1970; ROSKIES & LAZARUS, im Druck; und LAZARUS & LAUNIER, 1978) ist ein interaktionales Modell vorgegeben, innerhalb dessen die bislang in der life-event-Forschung vernachlässigten Bereiche untersucht werden könnten. Es dürfte für die Erfassung der Mechanismen im Vorfeld von Erkrankungen besser geeignet sein als der bisherige reizorientierte Ansatz (z.B. HOLMES & RAHE, 1967) oder das unspezifische reaktionsorientierte Selye'sche "general adaptation syndrome". Bewältigungsverhalten ist ein zentraler Bestandteil dieses Modells.

In Weiterentwicklung der Überlegungen von Schachter und Mitarbeitern (z.B. SCHACHTER, 1967; SCHACHTER & SINGER, 1962[1]) postuliert Lazarus, dass für die Stresswahrnehmung, -verarbeitung und -bewältigung jene kognitiven Mediationsprozesse (Wahrnehmungen, Gedanken, Urteile) entscheidend sind, die bei Umsetzung von Person- und Umwelterfahrungen in die Bewertungskategorien "Enttäuschung/Verlust", "Bedrohung" und "Herausforderung" beteiligt sind. Je nach Ergebnis dieses primären Bewertungsprozesses resultieren bestimmte emotionale und Verhaltensfolgen.
Für die Gültigkeit dieser interaktionalen Annahme würde sprechen, wenn man die Bewertungsprozesse bei extern gesetztem Stress manipulieren und damit die Stress-Folgen beeinflussen könnte.
In einer Reihe von Studien wiesen Lazarus und Mitarbeiter (siehe LAZARUS, 1968; LAZARUS et al., 1970) nach, dass der Stresscharakter von Ereignissen (in den Untersuchungen waren es meist Filme oder Filmausschnitte) über begleitende oder vorbereitende Informationen verändert werden konnte.
Die Interaktion mit Personenvariablen wird durch Studien belegt, in denen solche Informationen bei bestimmten Personengruppen spezifisch wirkten. SPEISMAN et al. (1964) konnten zeigen, dass Information nur dann stressreduzierend wirkte, wenn die Art der Information den persönlich bevorzugten Bewältigungsstrategien entsprach. Eher rationale Information

---

[1] SCHACHTER und SINGER (1962) zeigten auf, dass es erst die Zuschreibungsprozesse aufgrund situativer Informationen sind, die Gefühlen ihre subjektive Bedeutung geben.

half "Intellektualisierern", und den Mechanismus "Verleugnung" auslösende Information half denen, die ohnehin schon bevorzugt bei belastenden Ereignissen "den Kopf in den Sand steckten". HOUSTON (1980) zitiert eine Reihe von Arbeiten, aus denen hervorgeht, dass hochempfindliche Menschen andere Strategien bevorzugen als niedrig Ängstliche.
Untersuchungen dieser Art waren der Ausgangspunkt dafür, dass Lazarus sich der Klassifikation von Bewältigungs-Reaktionen zuwandte.

In die sekundäre Bewertung von Ereignissen als "Verlust/Enttäuschung", "Bedrohung" oder "Herausforderung" geht die Einschätzung der in der Umwelt oder in der Person liegenden Ressourcen ein. Diese Einschätzungen lenken dann die Wahl von Bewältigungsstrategien. Zu zwei prinzipiellen Alternativen, nämlich der Veränderung der interaktionellen Abläufe und der Regulierung/Schwächung der Emotionen, nennt Lazarus jeweils vier mögliche Strategien: Informationssuche, Handlungen, Handlungsverhinderungen sowie intrapsychische Verarbeitung. In die Konzeption werden auch Strategien einbezogen, die der Aufrechterhaltung eines noch unbelasteten aber als bedroht angesehenen Zustandes dienen. Das heisst, man kann z.B. ein Vorwissen über die eigenen Ressourcen bei einer bestimmten Art von Bedrohung haben, ohne dass diese Bedrohung schon eingetreten sein muss.
Durch Antizipation von Bewertungsergebnissen entsteht die für Krankheitsauslösung nicht nur objektive, sondern subjektive Vulnerabilität "an appraisal of the capability of being harmed or in danger" (LAZARUS & LAUNIER, 1978).

Die Autoren messen den Bewältigungsstrategien, von ihnen definiert als "handlungs- oder intrapsychische Anstrengungen, die bei äusseren oder inneren Anforderungen bzw. bei Konflikten zwischen diesen auftreten, und die die persönlichen

Ressourcen auf die Probe stellen oder überschreiten" (LAZARUS & LAUNIER, 1978, S. 313) eine grössere Bedeutung für das Wohlbefinden, die Adaptation an sich ändernde Lebensbedingungen und die Dimension Gesundheit/Krankheit zu als der Häufigkeit und Intensität belastender Ereignisse an sich.

Die Determinanten, die die Wahl eines Bewältigungsverhaltens steuern, hält die Arbeitsgruppe für so variabel, dass man nur einige Prinzipien dafür angeben könne:
- Den Grad an Ungewissheit/Ambiguität einer Situation. Zur Reduktion der Ungewissheit dürfte zunächst Informationssuche wahrscheinlich sein, bei nicht-vorhandener Information dann die Strategie der intrapsychischen Verarbeitung.
- Das Ausmass der Bedrohung. Über einer bestimmten Intensitätsschwelle werden "primitivere" Bewältigungsstrategien für wahrscheinlich gehalten.
- Das Ausmass wahrgenommenen Konflikts. Je grösser es eingeschätzt wird, umso unwahrscheinlicher werden direkte Handlungsstrategien.
- Das Ausmass wahrgenommener Hilflosigkeit/Hoffnungslosigkeit dürfte ebenfalls die Wahrscheinlichkeit für handelndes Bewältigen reduzieren.

Die Gruppe um Lazarus berücksichtigt mit dieser Konzeption einige für die Pathogenese der Depression potentiell relevante Gesichtspunkte, die bislang vernachlässigt wurden:
a) Die Betonung von sich mit der Zeit verändernden interagierenden Prozessen.
b) Die Betonung der Instabilität einer Focussierung: weder wird das Individuum als von äusseren oder inneren Einflüssen determiniert gesehen, noch als der Determinant unerwünschter Prozesse.
c) Die Betonung der Bedeutung von Bewältigungsreaktionen. Erst die Art der Bewältigungsversuche könnte die kriti-

schen biologischen, Verhaltens- und subjektiv-kognitiven Prozesse fördern, die eine depressive Verstimmung in eine depressive Erkrankung umschlagen lassen.

Das noch unentwickelte Methodeninventar zur Erfassung nichtstatischer Prozesse verzögert derzeit noch die Überprüfung dieser Modellannahmen. So liegen erst wenige Arbeiten vor, in denen Bewältigungsverhalten in Beziehung zu Stress und Erkrankung gesetzt wurde (COBB, 1976; FINNLAYSON, 1976; COELHO et al., 1974; NUCKOLLS et al., 1972; KAPLAN et al., 1977; PEARLIN & JOHNSON, 1977; COYNE, ALDWIN & LAZARUS, 1982). Einer Depressionsstudie von WARHEIT (1979) liegt zwar ein interaktionales Modell zugrunde, es werden jedoch die Bewältigungsmechanismen von Depressiven lediglich über die vorhandenen äusseren sozialen Rahmenbedingungen sowie die Therapie-Ressourcen und ihre Benutzung einbezogen. Diese Studie basiert auf einer repräsentativen Erhebung zum Gesundheitswesen. Drei Jahre nach der ursprünglichen Befragung wurde einer Unterstichprobe von 517 Personen das gleiche Instrumentarium nochmals vorgegeben, ergänzt um einen life-event-Bogen (vergleichbar dem, der in Untersuchungen der Paykel-Gruppe verwendet wurde). Als unabhängige Variablen gingen die Verlustereignisse und die Depressionswerte zum 1. Erhebungszeitpunkt in die Untersuchung ein, als intervenierende Variablen die persönlichen Bewältigungsquellen (soziales Netz, Familie), der sozioökonomische Status sowie die Inanspruchnahme von Hilfsinstitutionen. Abhängige Variable war ein Depressionswert zum 2. Befragungszeitpunkt. In diesen Wert gingen affektive Symptome, somatische Symptome, Zeichen gestörter psychobiologischer Reaktivität (Schlafstörungen, Appetit- und Libidostörungen), negative Selbstbewertungstendenzen und existentielle Einstellungen (Suizidideen, Zukunftspessimismus) ein. Die Skala wird als reliabel und valide beschrieben. Der Untersuchungszeitraum bezog sich auf die drei Jahre zwischen den Erhebungen.

Nach ihren Verlustwerten wurde die Stichprobe aufgeteilt in
Personen mit niedrigen und mittleren Verlusten (v-) und
solchen mit einer hohen Frequenz von Verlustereignissen (v+).
Ein Drittel der Befragten gehörte zur Gruppe der v+. Diese
Gruppe hatte unabhängig von den ihnen zur Verfügung stehenden Ressourcen höhere Depressionswerte als die v--Gruppe.
Sie suchte auch mehr professionelle Hilfe auf.
Nach den Ergebnissen von Regressionsanalysen können folgende
vorläufige Schlussfolgerungen aus der Studie gezogen werden:
- Menschen mit mehr Verlustereignissen sind wahrscheinlich
  depressiver.
- Das Vorhandensein eines Ehepartners immunisiert gegen Depression unabhängig davon, ob Verlustereignisse aufgetreten sind oder nicht. Andere Personen sind in dieser Hinsicht weniger wichtig.
- Das Vorhandensein von Freunden immunisiert nur in der Gruppe mit vielen Verlustereignissen gegen Depression, nicht
  in der Gruppe mit geringeren Verlustereignissen.
- Diejenigen Personen, die mehr Verlustereignisse erlebten,
  nahmen mehr professionelle Hilfe in Anspruch, ebenso diejenigen, die depressiver waren.
- Höherer sozioökonomischer Status war unabhängig von dem
  Vorhandensein oder Nicht-Vorhandensein von Verlustereignissen ein die Entstehung von Depression eher verhindernder Faktor.
Das Vorhandensein von Verlustereignissen sowie der Mangel
an Ressourcen liessen die Depressionswerte zwar vorhersagen,
viel stärker gelang das jedoch mit dem Depressionswert zum
Befragungszeitpunkt 1. Er erklärte die Hälfte der Varianz
der Depressionswerte zum Befragungszeitpunkt 2.
Abbildung 9 verdeutlicht den Prädiktorbeitrag der gewichteten
Verluste, der persönlichen Ressourcen sowie der Depressivität.

Abbildung 9: Der Beitrag gewichteter Verlustwerte, persönlicher Ressourcen (einschliesslich sozioökonomischer Status) sowie der Depressionswerte beim 1. Erhebungszeitpunkt zum Depressionswert des 2. Erhebungszeitpunkts (aus WARHEIT, 1979, S. 506)
1) In das Regressionsmodell gingen die Prozentsätze der Gesamtdepressionsscore-Varianz zum Zeitpunkt Z ein. 52,11 % dieser Gesamtvarianz wird durch dieses Modell erklärt.
2) Das Modell enthält einen Interaktionsausdruck für Sozioökonomischen Status x Verlust.

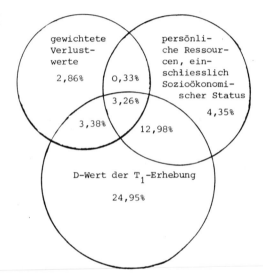

4.1.4 Das Wissen um eigene Bewältigungsstrategien bei depressiven Verstimmungen

RIPPERE (1976, 1977) untersuchte das Wissen um Bewältigungsmechanismen[1] bei Depressiven und Normalen. Ihre Hypothese war, dass es einen kulturell tradierten Kenntnisstand über sogenanntes "antidepressives Verhalten" gibt, den Menschen

---
[1] Hierunter werden Verhaltensweisen oder Handlungspläne im Sinne von MILLER, GALANTER und PRIBRAM (1960) verstanden, über die ein Individuum zur Bewältigung belastender Situationen verfügt.

unabhängig von der Depression teilen. Treten depressive
Verstimmungen auf, werde auf dieses Wissen zurückgegriffen.

RIPPERE (1976) und unabhängig davon HAUTZINGER (1980) erhoben bei verschiedenen Stichproben das Repertoire antidepressiver Verhaltensweisen. Rippere entwickelte einen Fragebogen (Antidepressive Activity Questionnaire, AAQ; deutsche Übersetzung "Antidepressive Aktivitäten, ADA; DE JONG et al., in Vorbereitung),durch den die Häufigkeiten und die subjektiv erlebten Auswirkungen von Aktivitäten in depressiven Stimmungen berechnet werden konnten. In diesen Untersuchungen wurde übereinstimmend nachgewiesen, dass ein gemeinsamer sozialer Kenntnisstand (Konsens) darüber besteht, was zur Abwendung und Bewältigung depressiver Stimmungen getan werden kann.
Rippere fand bezüglich des Kenntnisstandes auch keinen Unterschied zwischen Normalen und Depressiven. Beide Gruppen nannten als antidepressive Aktivität z.B. häufig "Musikhören", "Freunde aufsuchen" und ähnliches.

Dieser von der Depressivität unabhängige Konsens in Bezug auf die Häufigkeit antidepressiver Verhaltensweisen lässt zunächst noch keine Rückschlüsse auf die tatsächlichen Handlungen und die Auswirkungen dieser Handlungen zu.
Aus eigenen Befragungen (DE JONG et al., 1981 sowie Tabelle 17, 19 und 22) ergab sich, dass die subjektive Einschätzung der Bewältigungsstrategien zwischen Depressiven und Nichtdepressiven deutlich differierte. Die Depressiven sahen die eigenen Handlungen und - die in einer Erweiterung der Konzeption untersuchten "antidepressiven Gedanken" - als weniger hilfreich zur Depressionserleichterung an, als die normale Vergleichsgruppe.
Dies traf besonders für analysierende, auf aktive Problemlösung gerichtete Gedanken sowie auf Gedanken des Vertrauens auf sich selbst und die positiven Aspekte der Umwelt zu.

COYNE, ALDWIN und LAZARUS (1982) befragten 15 Depressive und 72 Nichtdepressive während eines Jahres zu ihren Handlungs- und ihren kognitiven Bewältigungsreaktionen bei Auftreten belastender Ereignisse. Die Depressiven suchten mehr emotionale Unterstützung, sie benötigten mehr Informationen, um zu handeln und gaben mehr "wishful thinking" an. Selbstkritik sowie problembezogene Handlungen kamen in den Berichten gleich häufig vor wie bei den Normalen. Der Vorteil dieser Untersuchung liegt darin, dass Interaktionen zwischen belastenden Ereignissen und den Bewältigungsversuchen unter natürlichen Bedingungen und über einen längeren Zeitraum erfasst werden konnten. Dass die Unterschiede zu den Normalen in den Reaktionen auf belastende Ereignisse nicht sehr ausgeprägt sind (keine vermehrte Selbstkritik, keine verminderten Problemlösungsversuche) spricht gegen generalisierte Annahmen kognitiver Modelle. Die Autoren formulieren den Eindruck, dass sich die Depressiven gegenüber den Ereignissen nicht hilfloser fühlen, sondern dass das Ausmass an Unsicherheit darüber, welche Handlung denn zur Lösung auszuwählen sei, bei ihnen grösser ist. Den Befund, dass Depressive vermehrt soziale Hilfe suchen, bringen sie mit den Ergebnissen und Hypothesen von COYNE (1976a, b; siehe S. 146 f) in Verbindung, indem sie vermuten, dass das Hilfesuchen in einer Weise geschieht, die ambivalente soziale Interaktionen begünstigt, die Unsicherheit der Depressiven steigert und die mittelfristige Abwendung der Sozialpartner begünstigt.

4.2 Beeinträchtigungen des Aktivitätsniveaus und der Leistungsfähigkeit

Trotz des schon zitierten Befundes, dass motorische Hemmung

ein Kernsymptom zumindest einer grossen Untergruppe von Depressiven darstellt, gibt es nur wenige empirische Arbeiten zur genaueren Beschreibung dieses Symptoms über Verhaltensmasse. Ebenso stehen Aktivierungsprogramme im Zentrum von verhaltenstherapeutischen Depressionsprogrammen, ohne dass es systematische Verhaltensbeobachtungsstudien über das Aktivitätsniveau oder über die Anzahl und Art von Aktivitäten gibt. Bezüglich der Leistungsfähigkeit in verschiedenen Arten von Aufgabensituationen liegen zwar einige ältere Studien vor. Hier hat sich jedoch die Annahme durchgesetzt, dass Depressive kein Leistungsdefizit, sondern lediglich eine Leistungsverlangsamung zeigen, so dass offensichtlich kein Anreiz für weitere Studien bestand.

Lewinsohn und Mitarbeiter (z.B. LEWINSOHN, 1974) stellten ein Verstärker-Verlust-Modell der Depression auf. In diesem Modell wird angenommen, dass die Aktivitäten der Patienten reduziert sind, weil sie unter Löschungsbedingungen stehen: Das Ausmass der auf die Aktivitäten folgenden positiven Konsequenzen ist erniedrigt. Dieser Verstärkerverlust bedingt dann die übrigen affektiven, somatischen und kognitiven Symptome der Depression.

Diese Hypothese wurde über Fragebogenerhebungen an leicht bis mittelschwer Depressiven überprüft (LEWINSOHN & GRAF, 1973; MAC PHILLAMY & LEWINSOHN, 1974; REHM, 1978). Durch die Ergebnisse wird die Reduktion von verstärkend erlebten Aktivitäten bestätigt, nicht jedoch ein kausaler Einfluss auf die Befindlichkeit: Korrelative Beziehungen zwischen Aktivitäts- und Verstärkerrate auf der einen Seite und Stimmung auf der anderen Seite fanden sich lediglich, wenn die Angaben sich auf den gleichen Zeitpunkt bezogen (LEWINSOHN, 1974; LEWINSOHN & GRAF, 1973; LEWINSOHN & LIBET, 1972), nicht jedoch wenn über cross-lag Korrelationen z.B. benachbarte Tage erfasst wurden. Aus den Verhältnissen am Vortag liessen sich keine

Vorhersagen über die Stimmung oder das Aktivitätsniveau oder
die Verstärkerrate des nächsten Tages nachweisen.
Von einer strengeren lerntheoretischen Operationalisierung
des Verstärkerbegriffs ist auch die nachgewiesene Gleich-
zeitigkeitsbeziehung keine Bestätigung der Verstärkerannahme.
Hierzu müsste man Verhaltensweisen und Konsequenzen sequen-
tiell beobachten und dann über Häufigkeitsveränderungen des
Verhaltens auf die Verstärkerwirkung der Konsequenzen schliessen. Erwiesen ist also, dass das Ausmass dieser Aktivitäten
etwas mit der subjektiven Befindlichkeit zu tun hat.

HAMMEN und GLASS (1975) konnten nicht bestätigen, dass man
die Stimmung über eine Steigerung der Aktivitätsrate beeinflussen kann. Im Unterschied zu den Arbeiten der Lewinsohn-
Gruppe erfassten sie allerdings alle Aktivitäten eines Tages
und nicht nur die positiv erlebten. LEWINSOHN (1975) schränk-
te aufgrund dieses Befundes seine Hypothese ein: Sie gelte
nur für Personen, für die in der Grundlinie eine signifikante Aktivitäts-Stimmungs-Korrelation besteht und bei denen
die Ausgangsrate positiv erlebter Aktivitäten niedrig liegt.
Der Erklärungswert des Modells wird damit durch die Gefahr
zirkulärer Argumentation sehr eingeschränkt.

HARMON et al. (1980) versuchten, einigen Mängeln der bisherigen Studien gerecht zu werden, indem sie die Stimmung und
die Aktivität unabhängig variierten, klinisch Depressive als
Versuchsteilnehmer verwandten und die Ratings nicht nur einmal täglich, sondern während elfmal täglicher über einen Timer
gesteuerter Beobachtungsperioden machen liessen. In einem ABACA
bzw. einem ACABA Design registrierten sechs Patienten über
insgesamt fünf Wochen entweder ihre Stimmung während B (wie
sie sich fühlten und ein angenehm/unangenehm-Rating auf einer
Skala 1 - 5) oder ihre Aktivitäten (was sie gerade tun und
ein angenehm/unangenehm-Rating auf einer Skala 1 - 5) während

C. Pro Woche fand eine Sitzung zur Fremdverhaltens-Beobachtung statt. Zwei Patienten registrierten zur Kontrolle lediglich die Rate positiv erlebter Aktivitäten (PES, MAC PHILLAMY & LEWINSOHN, 1971) und ihre Stimmung auf der DACL (LUBIN, 1965) entsprechend den Phasen 1 für die experimentellen Patienten. PES und DACL und für die experimentellen Teilnehmer auch die Aktivitäts- bzw. Stimmungsangaben wurden täglich ausgefüllt und den Versuchsleitern zugeschickt. Auf diese Weise konnte das "commitment" der Teilnehmer überprüft werden, das mit 100 % innerhalb der 24 Stunden nach Registrierung bemerkenswert war.

Es zeigte sich, dass die Registrierung der Aktivitäten zu einer Stimmungsverbesserung sowie zu einer Erhöhung der Rate positiv erlebter Aktivitäten relativ zur Baseline bzw. den Umkehrphasen führte. DACL und Aktivitätsangaben korrelierten am betreffenden Tag mit .53 bis .67 sehr signifikant. Die Stimmung korrelierte mit über .80 mit der Depressivität und sehr viel inkonsistenter (nur bei ABACA signifikant) mit der PES-Rate. Die Daten der Kontrollpersonen veränderten sich über die Registrierungsperiode nur geringfügig, so dass der Schluss auf Effekte der experimentellen Manipulation bei den registrierenden Personen wahrscheinlich ist. Auf den globalen MMPI-Wert hatten die Registrierungen allerdings keinen von den Kontrollpersonen verschiedenen Einfluss. Sie blieben für die Teilnehmer des Versuches relativ hoch. Aus den Verhaltens-Beobachtungs-Daten ergab sich nur für die experimentellen Teilnehmer eine Reduktion von Weinen, Stirnrunzeln, Rauchen, Schulterhängenlassen und Sprechstörungen und eine Zunahme von Lächeln, Gestik und Gesprächsaufnahme mit anderen Teilnehmern. Das über Lewinsohn et al. hinausgehende Ergebnis dieser Studie ist, dass neben dem deutlichen aktivitäts- und stimmungserhöhenden Einfluss nach Registrierung von Aktivitäten auch die Stimmungsregistrierung einen relativ kleineren, aber positiven Effekt auf die Aktivitäten hatte. Jeweils trat der Effekt prägnanter auf, wenn die entsprechende Beobachtungsperiode zeitlich später lag.

O'HARA und REHM (1979) versuchten den Beitrag des Aktivitätsniveaus (gemessen über ein Pedometer) zur Beziehung zwischen positiv oder negativ bewerteten Ereignissen und der Stimmung bei normalen weiblichen Versuchspersonen zu erfassen. Es stellte sich heraus, dass es keinen Unterschied für das DACL-Mass (LUBIN, 1965) machte, ob die Versuchspersonen positive oder negative Ereignisse registrieren sollten. Zwischen der Stimmung und der Rate angenehmer Ereignisse fanden sich positive Korrelationen in der Höhe wie in den Arbeiten der Lewinsohn-Gruppe. Das Ausmass motorischer Aktivität (die allerdings nur während geplanter Spaziergänge registriert wurde) korrelierte weder mit der Stimmung noch mit der Häufigkeit positiver oder negativer Ereignisse. Nach dem Design bedeutet dies jedoch lediglich, dass die Frauen unter bestimmten Bedingungen kürzere oder längere Wege zurücklegten.

Unabhängig von einer lerntheoretischen Modellannahme untersuchten KUPFER et al. (1974) die psychomotorische Aktivität von 11 hospitalisierten medikamentenfreien Depressiven (7 unipolare, 4 bipolare) telemetrisch. Die unipolaren Patienten hatten eine erhöhte psychomotorische Aktivität und bei erfolgreicher Medikation reduzierte sie sich, bei Nonrespondern blieb sie erhöht.

Aus der Gegenüberstellung dieser beiden Ergebnisse wird deutlich, dass Aussagen über das Aktivitätsniveau bislang aufgrund sehr unterschiedlicher Versuchsanordnungen und Messmethoden differieren. Bei Kupfer et al. wurden nicht nur instrumentelle Handlungen erfasst, sondern auch sich in motorischer Unruhe abbildende nichtinstrumentelle Aktivitäten. Eine Stimmungsverbesserung scheint nach den bisherigen Arbeiten mit einer Erhöhung instrumenteller und einer Erniedrigung nichtinstrumenteller Aktivitäten korreliert.
Wenn man mittelschwer Depressive bittet, motorische Hyperak-

tivität im Sinne einer Manie zu simulieren (POST et al., 1973), so erhöhten sich nicht nur ihre Stimmung, sondern auch die neuroendokrinen Parameter 5-HIES und HVA, verglichen mit den Daten der gleichen Patienten unter Bettruhe-Bedingungen.

Unter Retardation oder motorischer Hemmung wird weniger ein Defizit der Handlungsinitiation oder der Anzahl von Aktivitäten verstanden, sondern eher die Verlangsamung psychomotorischer Funktionen.
Eine Verlangsamung der Depressiven relativ zu Normalen konnte in zahlreichen Untersuchungen bei verschiedenen Arten von Aufgaben (intellektuelle Leistungsfähigkeit, psychomotorisches Tempo, psychomotorische Geschicklichkeit) nachgewiesen werden (u.a. WECKOWITZ, 1978; SINGH, 1977; JOUVENT et al., 1980; HALL & STRIDE, 1954a; HUSTON & SENF, 1952; FRIEDMAN, 1964). Die neurotisch Depressiven erwiesen sich als den Nichtdepressiven nahestehender und insgesamt variabler (MARTIN & REES, 1966).
In der Untersuchung von JOUVENT et al. (1980) erwies sich motorische Hemmung nach einer Hauptkomponentenanalyse als einsinniger Faktor, der 50 % der Varianz der Testbatterie-Resultate erklärte, obwohl zahlreiche verbale motorische und intellektuelle Aufgaben eingegangen waren (siehe auch die Faktorenanalyse-Ergebnisse von COSTELLO (1970).
Ob allerdings die Verlangsamung ein für Depressive relativ zu anderen psychiatrischen Patienten charakteristisches Merkmal ist, oder lediglich ein Indikator für eine schwere psychische Störung, ist noch nicht beantwortbar. Die Befunde von PAYNE und HEWLETT (1960) lassen an der Depressionsspezifität zweifeln. Die endogen Depressiven unterschieden sich in einem Geschwindigkeitstest nicht von einer schizophrenen Vergleichsgruppe. Eine Vergleichsgruppe "dysthymischer" Neurotiker zeigte eine deutlich geringere Verlangsamung als die

endogen depressive Gruppe. Bei SHAPIRO und NELSON (1955) korrelierte die psychomotorische Verlangsamung verschiedener psychiatrischer Patientengruppen mit dem Ausmass ihrer Erkrankung und einer schlechten Prognose. Mit klinischer Besserung verschwindet die Hemmung/Verlangsamung. Nach den Befunden von z.B. HALL und STRIDE (1954a) sowie FISCHER (1949) und in Übereinstimmung mit klinischen Erfahrungen ist die Hemmung/ Verlangsamung auch kein dispositioneller Faktor, der Depressive ausserhalb akuter Krankheitszeiten charakterisiert.

Als Ursache der Hemmung bzw. Verlangsamung wurden Ermüdung, mangelnde Aufrechterhaltungsmotivation, mangelnde Aufrechterhaltung der Konzentration, Mangel an physiologischer Reaktionsbereitschaft sowie Ablenkung der Aufmerksamkeit durch Fokussierung auf die eigene Person diskutiert.

Die Aufrechterhaltungshypothese wird über Befunde mit Aufgabenserien unterstützt (FRIEDMAN, 1964; MARTIN & REES, 1966; HENRY et al., 1971; Gedächtnistest), in denen sich zeigte, dass bei Depressiven die Leistungen im Tempo stärker fluktuierten, die Verlangsamung über die Serie zunimmt und somit die Unterschiede relativ zu den Normalen bei den letzten Aufgaben am grössten sind. Da bei HENRY et al. (1971) keine Beeinträchtigung der Depressiven und auch keine Korrelation Depressivität/Leistungsfähigkeit bei der ersten Aufgabe, die als Index für Kurzzeitgedächtnis gewertet wurde, resultierte, wird hier das zugrundeliegende Defizit in der Überleitung vom Kurz- zum Langzeitspeicher gesehen.

Die Ablenkungshypothese wurde von FOULDS (1952) aufgestellt, nachdem sich gezeigt hatte, dass der Verlangsamungsunterschied, der sich für dysthymische Neurotiker relativ zu nichtdysthymischen Neurotikern bei einer Labyrinthaufgabe gezeigt hatte, verschwand, wenn die Versuchsteilnehmer extern abge-

lenkt wurden (sie mussten dem Experimentator während der Aufgabenlösung zusätzlich Zahlen nachsprechen; ähnliche Befunde von SHAPIRO et al., 1958).
CAMPBELL (1952) sowie KESSEL (1955) konnten allerdings den Ablenkungseffekt nicht replizieren und interpretieren ihre sowie die Daten von Foulds im Sinne eines Übungseffekts, der unabhängig von der Ablenkung eintritt. Auch bei dieser Erklärung bliebe allerdings der gefundene Unterschied relativ zu den Normalen und die Frage bestehen, warum die Depressiven gerade unter Ablenkungsbedingungen relativ mehr von Aufgabenwiederholungen profitieren. Da die Gruppe der dysthymischen Neurotiker neben Depressiven auch aus Patienten mit Zwangs- und Angstneurosen bestand, ist der Effekt, welche Erklärung man ihm auch immer unterlegt, wiederum nicht spezifisch für Depression, sondern eher spezifisch für schwer gestörte Neurotiker.

Die subjektive Wahrnehmung ihres Tempos entspricht bei den Depressiven nicht dem Ausmass objektivierter Hemmung. Die Depressiven schätzten sich als langsamer ein als Normale, als Schizophrene und als sie selbst es objektiv waren. Vergleicht man die Leistungsfähigkeit der Depressiven bei nicht zeitlimitierten Aufgaben bzw. ohne Berücksichtigung des Tempos, so sprechen die meisten der bei FRIEDMAN (1964), BECK (1972) und MILLER (1975) referierten Studien gegen intellektuelle Defizite.

Zusammenfassend scheint erwiesen, dass Depressive weniger instrumentelle Aktivitäten beginnen, diese als weniger verstärkend angeben und auch eine Korrelation zwischen dem Ausmass der unternommenen Aktivitäten und der momentanen depressiven Stimmung sowie situationsübergreifender Depressivität besteht. Der unidirektionale Einfluss der Aktivitäten, auch der angenehm erlebten, ist noch nicht erwiesen. Das Ausmass

nichtinstrumenteller Aktivitäten scheint nicht reduziert, eher erhöht und senkt sich mit klinischer Besserung.
Die Hemmung der Depressiven wurde in sachbezogener Aufgabensituationen, meist Labortestungen, untersucht und erwies sich als replizierbar. Dies gilt ebenso für psychomotorische Verlangsamung, wobei sich die Depressiven noch langsamer einschätzten, als sie wirklich sind. Unabhängig von der Verlangsamung scheinen Leistungsdefizite nicht zu bestehen.
Alle Aussagen sind insofern zu relativieren, als keine Abweichung sich für die Depressiven als spezifisch erwies. Andere schwergestörte psychiatrische Patienten weisen sie auch auf. Von den Hypothesen zur Begründung der Hemmung und Verlangsamung entsprechen diejenigen diesem Sachverhalt am besten, die Motivationsdefizite sowie eine kognitive Inferenz postulieren und diese Defizite mit dem Ausmass der Gestörtheit und nicht mit einer bestimmten Erkrankungskategorie in Zusammenhang bringen.
Studien, in denen endogen Depressive mit neurotisch Depressiven verglichen wurden, belegen übereinstimmend die grössere Variabilität der Aktivität und Leistungsfähigkeit der neurotisch Depressiven. Diese Patienten waren jedoch gleichzeitig die weniger schwer depressiven, so dass keine spezifischen Aussagen über neurotische Depressionen möglich sind.

4.3 Das Sozialverhalten Depressiver

Eine in der Literatur weit verbreitete Hapothese lautet, dass das soziale Verhalten und die sozialen Interaktionen Depressiver gestört sind. Nach Durchsicht der entsprechenden Literatur ist der derzeitige Wissensstand lückenhaft. Die folgenden Fragen sind nur ansatzweise zu beantworten: Unterscheidet sich das Verhalten Depressiver in sozialen Situationen von dem nichtdepressiver Personen? Unterscheidet sich die Einstellung

Depressiver bezüglich sozialer Situationen und ihre Bewertung solcher Situationen von den entsprechenden Einstellungen und Bewertungen Nichtdepressiver? Unterscheiden sich soziale Interaktionen, an denen Depressive beteiligt sind, von solche, die zwischen nichtdepressiven Personen ablaufen? Jede dieser Fragen ist dabei zu spezifizieren. Zum einen bezüglich der Art der Depression, was hier nur in Hinblick auf die Unterscheidung endogen versus neurotisch betrachtet werden soll, und zum anderen in Hinblick auf Verlaufscharakteristika des depressiven Prozesses. Das heisst, wenn sich Unterschiede nachweisen lassen, beziehen sie sich auf eine Disposition, d.h. auf Spezifika, die Depressive auch vor Ausbruch einer Erkrankung haben, auf Faktoren, die während der Entstehung einer depressiven Symptomatik eine Rolle spielen, auf solche im akuten Stadium der Depression oder auf solche, die durch die depressive Symptomatik entstanden sind und dann weiter fortbestehen?

Wiederum jeweils ist die Frage nach der Generalität der Störung zu stellen. Zeigen sich depressionstypische Charakteristika - wenn es sie gibt - in allen sozialen Situationen oder nur in besonderen, wobei diese besonderen Situationen wieder spezifisch für Depressive sein könnten oder auch nur spezifisch für eine bestimmte Person mit einer Depression.

Mit welchen anderen depressiven Symptomen besteht eine kausale, mit welchen eine korrelative Verknüpfung oder gar keine Beziehung?

Mit diesen Fragen sind die Dimensionen angedeutet, die für die Interpretation der Befunde relevant erscheinen.

Untersuchungen, bei denen ambulant oder stationär behandelte Depressive bezüglich ihres Sozialverhaltens und ihrer Interaktionsmuster mit Kontrollgruppen verglichen werden, sollten noch am eindeutigsten darüber Auskunft geben, ob und wie in einem akuten Stadium mittlerer bis schwerer Depression das Sozialverhalten verändert ist.

4.3.1 Nonverbale Verhaltensweisen

Als nonverbale Verhaltensparameter in sozialen Situationen wurden Sprechrate, Blickkontakt, mimischer Ausdruck und Gestik untersucht.
HINCHLIFFE, LANCASHIRE und ROBERTS (1971a, 1971b) berichteten eine signifikante Reduktion des Redeflusses sowie verminderten Blickkontakt endogen depressiver Patienten im Vergleich zu psychisch gesunden Kontrollen. Diese Ergebnisse wurden auch von anderen Untersuchern gefunden (bezüglich Sprechrate u.a. von ELLGRING, 1977; ARONSON & WEINTRAUB, 1967; STARK-WEATHER, 1967 (nur bei nicht-agitiert Depressiven); bezüglich Blickkontant von RUTTER, 1973; WAXER, 1974; ELLGRING, 1977; ELLGRING & CLARKE, 1978).
ELLGRING et al. (1980) fanden aber auch in der Gruppe der endogen Depressiven intraindividuelle Unterschiede: eine positive korrelative Beziehung zwischen reduziertem Sprechfluss, reduziertem Blickkontakt und dem Ausmass der Depressivität war nur für jene Patienten gegeben, deren Blickkontakt und Sprechfluss bei Beginn der stationären Aufnahme niedrig lagen. Es gab (endogen) Depressive ohne diese Ausgangsdefizite und bei diesen korrelierten Veränderungen der Depressionstiefe nicht mit Veränderungen in den nonverbalen Parametern.

YOUNGREN und LEWINSOHN (1980) untersuchten als neurotisch depressiv klassifizierte Patienten im Vergleich zu einer nichtdepressiven Neurotikergruppe (hohe MMPI-Werte auf anderen als der D-Skala, niedrige D-Werte) sowie Normalpersonen). Die neurotisch Depressiven unterschieden sich zwar in erwarteter Richtung von den Normalen was Blickkontakt und Sprechfluss in einer Gruppentherapiesituation anging, nicht jedoch von den neurotischen nichtdepressiven Vergleichspersonen. In einer dyadischen Gesprächssituation mit einem Fremden waren mit Ausnahme einer Tendenz zu verrringertem Blick-

kontakt auch die Unterschiede der depressiven gegenüber den
normalen Personen nicht mehr bedeutsam.

Gegen eine Spezifität der Defizite für Depressive sprechen
Befunde einer Reduktion nonverbalen Verhaltens auch bei Patienten mit Persönlichkeitsstörungen (RUTTER, 1977), Selbstunsicherheit (ULLRICH et al., 1980) oder auch Schizophrenien
(RUTTER & STEPHENSON, 1972).

Den mimischen Ausdruck fanden WAXER (1974) sowie HARMS und
ULRICH (1978) bei gehemmt depressiven Patienten unbeweglicher als bei einer Kontrollgruppe. Youngren und Lewinsohn
konnten in ihrer neurotisch depressiven Stichprobe wieder nur
in der Gruppeninteraktionssituation einen Unterschied zu normalen Personen nachweisen, nicht jedoch zwischen depressiven
und neurotischen Patienten. In der Dyaden-Situation fanden
sich keinerlei Gruppenunterschiede.
ULRICH (1977) sowie ULRICH und HARMS (1978) untersuchten
die Gestik von endogen Depressiven. ULRICH (1977) unterschied
bei depressiven Patienten zwischen objektbezogenen Bewegungen
und manipulativen, auf den eigenen Körper zentrierten Bewegungen
(siehe auch EKMAN, 1974). Er fand eine Abnahme der manipulativen Bewegungen der Patienten mit zunehmender klinischer Verbesserung und keine entsprechenden Veränderungen der objektbezogenen Bewegungen. In einer weiteren Studie (ULRICH & HARMS,
1978) veränderten sich - ebenfalls bei endogen depressiven Patienten - auch die objektbezogenen Bewegungen: sie nahmen mit
klinischer Besserung unter Medikation zu (ähnliche Befunde
bei RENFORD & BUSCH, 1976, 1978; ULRICH et al., 1976; HARMS
& ULRICH, 1978).
Bei neurotisch Depressiven wurde dieser Parameter mit Ausnahme der Arbeit von ELLGRING (in Vorbereitung) noch nicht untersucht.

4.3.2 Verbale soziale Kompetenz: Fremdeinschätzungen versus Selbsteinschätzungen

Verbales Interaktionsverhalten untersuchte die Gruppe um Lewinsohn (z.B. LIBET & LEWINSOHN, 1973; LEWINSOHN & SHAFFER, 1971; LEWINSOHN, WEINSTEIN & ALPER, 1980) an mittelschwer neurotisch depressiven Patienten in einer Gruppensituation mit anderen Depressiven sowie in häuslichen Interaktionen mit ihren Angehörigen anlässlich von Hausbesuchen.

Tabelle 5 enthält die Kategorien eines Beobachtungssystems, das die Gruppe hierzu entwickelte.

Tabelle 5: Kodierungsschema für Verhaltensbeobachtungen
(aus LEWINSOHN, WEINSTEIN & ALPER, 1980, S. 87)

Interaktions-Kategorien:

Psychische Beschwerden
Körperliche Beschwerden
Kritik
Lob
Bitte um Information
Erteilung von Information
Bitte um Hilfe
Persönliche Probleme
Sachprobleme
Probleme anderer Leute
Gespräch über Abstraktes, Unpersönliches, Allgemeines

Reaktionen

Positiv	Negativ
Zuneigung	Kritik
Anerkennung	Missbilligung
Zustimmung	Ablehnung
Lachen	Ignorieren
Interesse	wechselt das Thema
Spricht weiter über das Thema	unterbricht

Aus den zitierten Arbeiten, die auch Einzelfallbeschreibungen enthalten, geht hervor, dass die beobachteten Defizite der einzelnen Patienten unterschiedlich waren. Statistisch gesicherte Unterschiede gegenüber Normalen ergaben sich in Bezug auf Geben und Empfangen von Lob und Anerkennung. Für weibliche und nicht für männliche Patienten fand sich eine verringerte Bandbreite sozialer Interaktionen, d.h. es wurden von den Depressiven weniger Personen in die Interaktion miteinbezogen.

YOUNGREN und LEWINSOHN (1980) wiesen, indem sie zeigten, dass auch nichtdepressive Neurotiker sich in ähnlicher Weise von Normalen unterscheiden und nicht von den Depressiven, allerdings dann selbst nach, dass die gefundenen Unterschiede nicht für die Gruppe der neurotisch Depressiven spezifisch sind.

Die Analyse sozialer Kompetenz bei Depressiven erfordert, wie schon MISCHEL (1973) feststellte, eine Trennung zwischen der Erfassung sozial kompetenten Verhaltens und der Einschätzung dieses Verhaltens durch das depressive Individuum selbst. Dies gilt besonders, will man eine Erklärung der diesbezüglichen konträren Vorhersagen von BECK (1974) und REHM (1977) auf der einen Seite und COYNE und Mitarbeitern (z.B. 1976a, 1976b) anstreben. Sowohl die Voraussagen des Selbstregulationsmodells als auch die des kognitiven Depressionsmodells besagen, dass die Sicht der Depressiven in Bezug auf ihr soziales Verhalten in negative Richtung verzerrt ist. Die Ergebnisse von Coyne (siehe S. 146f) deuten eher darauf hin, dass die Depressiven ihre sozialen Defizite, die tatsächlich bestehen (was einen Teil von Lewinsohns Ergebnissen bestätigt), realistisch als solche wahrnehmen.

LEWINSOHN, MISCHEL, CHAPLIN und BARTON (1980) versuchten, diese Frage zu entscheiden, indem sie in einer Gruppeninteraktionssituation sowohl soziale Fähigkeits- als auch kogni-

tive Variable durch die Teilnehmer selbst und durch Fremdbeobachter einschätzen liessen. Bei 71 depressiven Patienten, 59 psychiatrischen Kontrollen (ähnlich anhand von MMPI-Werten selektiert wie in der Studie von Youngren und Lewinsohn) und 73 Normalen wurden in monatlichen Abständen vier Erhebungen vorgenommen. In Bezug auf soziale Kompetenz liessen sie jeweils auf einer Sieben-Punkte-Skala anschliessend an die Gruppensituation folgende Variablen einschätzen: Freundlichkeit, Popularität, selbstbewusstes Auftreten, Attraktivität, Wärme, Klarheit der Kommunikation, soziales Geschick, Interesse an den anderen Gruppenteilnehmern, Humor, Sprechfluss und Offenheit. Als kognitive Variablen wurden das Ausmass von Rationalität, Selbstvertrauen, Vertrauen zu anderen, der Registrierung positiver Erfahrungen sowie der positiven Einstellung zum Leben erfasst (Beurteilerübereinstimmungen zwischen .68 und .74).
Die Depressiven sahen sich als weniger sozial kompetent an als die beiden Kontrollgruppen, was auch den Fremdbeurteilungen entsprach. Die Selbstbeurteilungen der beiden Kontrollgruppen gingen signifikant mehr in Richtung sozialer Erwünschtheit, so dass sich signifikante Unterschiede zu den Fremdurteilern ergaben. Die Skalen, in denen die Depressiven im Urteil der Beobachter und etwas stärker noch im eigenen schlecht abschnitten, waren "positive Einstellung zum Leben", "Vertrauen", "soziales Geschick", "Popularität", "Attraktivität" und "klare Kommunikation". Positiver als die Kontrollgruppen schätzten sich die Depressiven selbst und die Beurteiler bei "Vernunft" und "Verständnis für die Beiträge anderer" ein.

Die Patienten nahmen im Anschluss an die zweite Erhebungssituation an der Therapiestudie von ZEISS, LEWINSOHN und MUÑOZ (1979) teil.
Nach der Therapie nahmen sich die Depressiven im Durchschnitt positiver wahr, jedoch immer noch weniger positiv, als die

Kontrollgruppen ohne dazwischengeschaltete Intervention es taten. Die Diskrepanz zwischen Selbst- und Fremdwahrnehmung bei den Kontrollgruppen blieb bestehen, bei den Depressiven fanden sich immer noch keine signifikanten Unterschiede. Hieraus kann man, wie die Autoren in der Interpretation ihrer Daten nahelegen, den Schluss ziehen, dass die nichtdepressiven Personen durch eine illusionäre Selbstwahrnehmung gekennzeichnet sind und die realistischer urteilenden Depressiven sich mit Besserung der Depression etwas in Richtung einer illusionäreren Sichtweise verändern.

In der schon referierten Studie von YOUNGREN und LEWINSOHN (1980), in der sich kaum Unterschiede in Gruppen- und besonders Dyadensituationen zwischen Depressiven, psychiatrischen Kontrollen und Normalen ergeben hatten, wurden auch die Einschätzungen der Depressiven zu ihren sozialen Aktivitäten während der letzten drei Monate erhoben. Untersuchungsinstrument hierzu war das Interpersonal Event Schedule (IES). Pro Item wurde die Frequenz des Vorkommens sowie die gefühlsmässige Einstellung zu dem Ereignis erfragt. Die IES wurde in Bezug auf folgende acht rational gebildete Unterskalen ausgewertet: Soziale Aktivitäten, Offenheit/Selbstsicherheit, Kognitionen, soziale Konflikte, Geben und Empfangen positiven Feedbacks sowie Geben und Empfangen negativen Feedbacks. Die Depressiven waren relativ zu den psychiatrischen Kontrollen (Klienten mit hohen MMPI-Werten, aber niedrigen D-Werten) und den Normalen charakterisiert durch eine signifikant geringere Rate sozialer Aktivitäten. Sie fühlten sich unwohler bei sozialen Aktivitäten, besonders bei solchen, die selbstbehauptendes Verhalten erforderten. Sie gaben und erhielten weniger positive Verstärkung.
Depressive wie nichtdepressive Neurotiker gaben mehr Konflikte, höhere Raten erhaltener und ausgeteilter Bestrafungen sowie häufigere negative Kognitionen an als die Normalen. Bei

diesen Variablen handelt es sich also eher um neurosen- und
nicht depressionstypische Abweichungen. Bei Konflikten sowie
bei den negativen Kognitionen fühlten sich die Depressiven
allerdings unwohler als die Neurotiker ohne Depression.
Situationen, in denen die Depressiven eine erniedrigte Häufigkeit
sowie einen niedrigeren Verstärkerwert angaben, waren
"Kontakte beginnen", "Ausdruck von Wärme und Zuneigung",
"emotional positiv getönte Erlebnisse zu zweit", "Kontakte zu
Freunden". Eine erhöhte Frequenz wiesen Ereignisse auf, in
denen es um eheliche Konflikte ging und Kognitionen, die die
eigene soziale Inadäquatheit betrafen.

Während die Patienten der bisher referierten Untersuchungen
als eher neurotisch depressiv zu klassifizieren sind, handelt
es sich bei dem weiblichen Patientengut von WEISSMAN und
PAYKEL (1974) zumindest teilweise um endogene Patienten,
sicherlich jedoch um ein schwerer depressives Klientel. Sie
fanden, dass die depressiven Patienten während der akuten
Phase in allen sozialen Rollen schlechter angepasst waren.
Die sozialen Defizite machten sich nicht nur bei sozialen
Aktivitäten und den Familien- und Ehebeziehungen bemerkbar,
sondern auch im Bereich der Arbeit und bei Freizeitaktivitäten.
Ehestreitigkeiten und Konflikte waren das meistgenannte
Lebensereignis sechs Monate vor Ausbruch der Depression
(PAYKEL et al., 1969) und, über akute depressive Zeiten
hinausgehend, das häufigste Thema in Aufrechterhaltungstherapien
(WEISSMAN & KLERMAN, 1973; BOTHWELL & WEISSMAN, 1977).
Die korrelative Beziehung zwischen Schwere der Depression
und Beeinträchtigung im Sozialverhalten war allerdings, wie
aus der katamnestischen Studie von PAYKEL et al. (1978) hervorgeht,
weniger eng als die Beziehung zwischen Arbeitsbeeinträchtigung
und Depression.
Befunde dieser Art betreffen nicht nur den Depressiven und
sein Verhalten, sondern die Art der Interaktion des Depres-

siven mit anderen Personen: Gibt es empirische Belege für besondere Interaktionsmuster zwischen Depressiven und ihren Interaktionspartner und welche Variablen moderieren eventuell diese Interaktionscharakteristika?

4.3.3 Die Interaktion zwischen Depressiven und Sozialpartnern

COYNE (1976b) untersuchte leicht bis mittelschwer Depressive in Interaktion mit ihnen fremden Sozialpartnern. Er hatte die Hypothese, dass Depressive sehr wohl in der Lage seien, Feedback und Hinweisreize aufzunehmen und daraufhin zielgerichtet zu reagieren. Allerdings täten sie das in einer Weise, die das potentielle Reinforcement der Umgebung mindert und depressionsfördernde Reaktionen der Umwelt eher begünstigt.
Um diese Hypothese zu überprüfen, liess er Studenten mit 15 depressiven Patienten, mit 15 nichtdepressiven Patienten und 15 Normalen, alle weiblichen Geschlechts, telefonieren und erhob das Verhalten der jeweiligen Interaktionspartner. Es stellte sich heraus, dass der eher als unoffen zu charakterisierende Stil der Depressiven ihre nichtdepressiven Telefonpartner beeinflusste. Sie wurden auch depressiver, ängstlicher, feindseliger und zurückweisender. Die Depressiven induzierten durch ihren Interaktionsstil negative Affekte in anderen, die diese dazu brachten, eine Wiederholung des Gesprächs nicht anzustreben. Einen Brückenschlag zu Lewinsohn stellt dabei Coynes Interpretation dar, dass die Depressiven mangels sozialer Fähigkeiten, insbesondere der starken "disclosure"[1] mit dieser von ihnen selbst provozierten Situation

---

[1] GRINKER (1964) charakterisiert Personen mit "disclosure" durch folgende Reaktionsweisen: Sie können Informationen, die sich während sozialer Interaktionen ergeben, nicht in zielgerichtete Handlungen umsetzen, sehen Hinweisreize nicht, sagen etwas, achten aber nicht darauf, verstanden zu werden und sind feedbackunabhängig.

auch weniger leicht fertig werden als Nichtdepressive. Was genau es ist, das diese negativen Affekte im Partner von Depressiven auslöst, geht aus dieser Untersuchung nicht hervor.

Die beiden folgenden Arbeiten belegen die Annahme, dass Depressive mehr ambivalente Signale aussenden als Nichtdepressive.
PRKACHIN, CRAIG, PAPAGEORGES und REITH (1977) untersuchten die rezeptive und expressive Kommunikation von jeweils zehn Frauen - Depressive, psychiatrische und normale Kontrollen - und fanden, dass die depressiven Patienten von allen Gruppen in ihrem Ausdrucksverhalten am schwierigsten einzuschätzen waren.
In einer Arbeit von GERSON und PERLMAN (1979) korrelierten sowohl chronische Einsamkeit wie hoher Beck-Score von Studenten mit unspezifischem Ausdrucksverhalten, d.h. schlechten Kommunikationssende-Eigenschaften. Die Depressiven und die Einsamen waren in ihren Reaktionen schlechter einzuschätzen. Dies galt nicht für vorübergehend einsame Studenten.
Dieses Untersuchungsergebnis war für uns Anlass, die Hypothese zu überprüfen, dass die Interaktionscharakteristika, die sich bei Depressiven zeigen, nicht Ausdruck depressiver Symptomatik sind, sondern Folge einer bestimmten sozialen Situation - der Einsamkeit - vor und während der Depression (s. S. 386 ff).

Während in den bislang diskutierten Arbeiten die Interaktionen zwischen Depressiven und relativ fremden Sozialpartnern erfasst wurden, besteht das Ziel einiger Arbeiten darin, Verhaltensmuster zwischen Depressiven und ihren Ehepartnern aufzuklären.
HELL (1980) weist darauf hin, dass die Beziehungen endogen Depressiver zu ihren engen Bezugspersonen nach klinischer Erfahrung trotz oft zwiespältiger und konfliktvoller Interaktionsmuster durch eine Beharrungstendenz gekennzeichnet sind.

Er zitiert BAER (1975), GREENE et al. (1975) und HAASE (1976), deren Arbeiten die These unterstützen, dass Ehen monopolar Depressiver auffällig selten geschieden werden. CAMMER (1971) nimmt an, dass gegenüber neurotisch depressiven Patienten eine ambivalente Haltung zwischen Verständnis und Abwehr überwiegt. Eine solche Haltung kann, wie VAUGHN und LEFF (1976) und LEFF und VAUGHN (1976) in ihren prospektiven Arbeiten zeigten, auch für die Prognose der Erkrankung einen mitwirkenden Faktor darstellen. Stark von ihren Bezugspersonen mit Abwehr und Kritik konfrontierte neurotisch Depressive hatten eine schlechtere Prognose als solche, bei denen die Angehörigen eine mehr unterstützende Haltung einnahmen. Die Depressiven, deren Angehörige stark kritisierten, reagierten auf die Kritik empfindlicher als eine Gruppe schizophrener Patienten auf solche sozialen Verhaltensweisen.

Die Arbeitsgruppe um Hinchliffe (HINCHLIFFE et al., 1978a, 1977, 1978b,c sowie HOOPER et al., 1977, 1978) verglichen die Gespräche zwischen Depressiven und ihren Partnern mit denen der gleichen Depressiven und fremden Interaktionspartnern. Zur Kontrolle wurden Gespräche zwischen Patienten chirurgischer Kliniken und ihren Partnern aufgezeichnet.
Die Depressiven und auch ihre Partner interagierten subjektiver, selbstbezogener, gefühlsbetonter und angespannter. (Das Thema war standardisiert und vorgegeben.) Mit den fremden Personen dagegen war den Depressiven eine weniger gefühlsbetonte und weniger selbstbezogene Interaktion bei gleicher Thematik möglich.
Ein nicht generalisiertes Defizit hatte auch BLÖSCHL (1976) beobachtet: Die Interaktionen mit Personen ausserhalb des häuslichen Bereichs waren im Sinne eines sozialen Rückzugs zwar reduziert, wurden jedoch als qualitativ weniger verändert erlebt.

Diese Befunde lassen zunächst offen, ob es sich hierbei um
für Depressive typische Interaktionsformen handelt. Der Unterschied könnte auch dadurch zustande gekommen sein, dass
die Depressiven in gestörten Beziehungen leben und sich eher
in gestörteren Beziehungen solche gespannten Kommunikationsmuster zeigen.
Zwei Studien, in denen die korrelative Beziehung zwischen
Partnerstörung und Depression untersucht wurden (COLEMAN &
MILLER, 1975; WEISS & AVED, 1978) kamen zu geschlechtstypischen Ergebnissen. Bei männlichen Depressiven war die positive Korrelation zwischen Depressivität und dem Ausmass der
Partnerstörung sehr viel deutlicher als bei den Frauen. Bei
Auspartialisierung der Variablen "körperliche Gesundheit"
blieb sie für die Männer bestehen, während sie bei den Frauen
verschwand, wenn man die Varianz der körperlichen Gesundheit
kontrollierte.

LINDEN et al. (1980) beobachteten neurotisch Depressive und
ihre Partner und werteten dazu die Tonbandaufzeichnungen während acht offen angelegter, aber vom Thema her vorgegebener
Gespräche aus. Als Kontrollpersonen interagierten nichtdepressive Paare, die wegen Eheschwierigkeiten Therapie suchten. Die vorgegebenen Themen hatten einen Bezug zur Ehesituation. Das Beobachtungssystem (HAUTZINGER & HOFFMAN, 1980) war
als objektiv, reliabel und valide ausgewiesen. Es enthielt
sieben Kategorien zu selbstbezogenen Verbalisationen und
acht Kategorien zu beziehungs- und partnerbezogenen Verbalisationen.
Es zeigte sich, dass die nichtdepressiven Paare ein themenspezifischeres Interaktionsverhalten zeigten, während die
Paare, bei denen der eine Partner depressiv war (u.a. BDI $\geq$
20 als Kriterium) in ihren Verhaltensweisen unabhängig vom
Thema stabiler - negativ formuliert rigider - reagierten.
Über Diskriminanzanalysen war es möglich, den depressiven

Partner eines Paares zu identifizieren. Bei den selbstbezogenen Verbalisationen ergab sich bei 92,3 % eine richtige Zuordnung der Fälle, d.h. der depressive und der nichtdepressive Partner waren an der Frequenz bestimmter Kategorien zu erkennen. Zu dieser Zuordnung trugen für den depressiven Partner vor allem die Kategorienbesetzungen von "negative Äusserungen über das eigene Wohlbefinden", "Selbstabwertungen" und "pessimistische Zukunftsorientierung" bei. Für die Klassifikation als nichtdepressiv waren es die Kategorien "positive und neutrale Zukunftsorientierung", "positive Aussagen zum eigenen Wohlbefinden" und "positive Selbstbewertungen". In Bezug auf partnerbezogene Verbalisationen konnten 73 % der Fälle aufgrund der beobachteten Frequenzen korrekt zugeordnet werden. Typisch für den depressiven Partner waren hier neben Bitten und Erklärungen vor allem positive Aussagen über den Partner und positive Bewertungen der Beziehung. Die nichtdepressiven Partner zeichneten sich vor allem durch mehr Initiative, aktivitätsorientierte Bemerkungen, Bitten um Hilfe und negative Kommentare zu den Äusserungen des Partners aus. Bezog man in die Analysen auch die Interaktionsverhaltensweisen der Kontrollpaare (beide nichtdepressiv) ein, so waren die korrekten Zuordnungen mit 63,5 % niedriger. Dies war vor allem darauf zurückzuführen, dass der nichtdepressive Partner der Versuchsgruppe ähnliche Frequenzen in den Beobachtungskategorien aufwies wie die beiden nichtdepressiven Partner der Kontrollgruppe.

Wie sehen Depressive die Partner, zu denen enge Interaktionen bestehen? Einer Untersuchung von BAER (1975) zufolge, die in einer Befragung von hospitalisierten depressiven Patienten und ihren Partnern bestand (Kontrollgruppe: hospitalisierte Schizophrene), idealisierten die - wahrscheinlich endogen - Depressiven ihre Partner weitaus stärker, als dies Schizophrene tun (siehe auch das Ergebnis von LINDEN et al., 1980). Diese

Einschätzung war kongruent mit dem Selbstbild des Partners. Verzerrungen und Fehlurteile sind möglicherweise beidseitig vorhanden. Diese zwischen Patient und Partner übereinstimmende Beurteilung, die den Depressiven in einer schwachen, den nichtdepressiven Partner in einer starken Position sieht, war umso ausgeprägter, je tiefer die Depression ist.
Nach KREITMAN et al. (1970) sowie OVENSTONE (1973) ist bei neurotisch Depressiven und ihren Partnern dagegen eine solche Rollenverteilung weniger zu beobachten. Mit zunehmender Länge der neurotischen Entwicklung findet eher eine Rollenannäherung der Partner statt (was allerdings den Befunden von Linden et al., die ebenfalls neurotisch depressive Patienten untersuchten, etwas widerspricht).

Coyne postuliert folgenden Prozess: Die Symptome der Depressiven – Klagen über Hilflosigkeit, Hoffnungslosigkeit, Zurückziehen von sozialen Kontakten, Verlangsamung, Reizbarkeit und Agitiertheit – sind Reaktionen auf Verluste, Botschaften an die anderen, durch Unterstützung den Verlust wettzumachen. Wenn die anderen nun darauf eingehen, fühlt sich der Depressive häufig missverstanden, weil die wahrscheinliche Mitleidreaktion auf Symptome sein geschwächtes Selbstgefühl gerade nicht hebt. Je inkonsistenter die anderen reagieren, umso mehr Symptome produziert er, um die Unterstützung der anderen zu erlangen. Die anderen lernen, auf die vermehrt produzierten Symptome in stereotyper Weise beschwichtigend zu reagieren und kurzfristig den Depressiven zu befriedigen. Dieser lernt, dass dieser Beschwichtigungseffekt nach Klagen auftritt. Die Situation stabilisiert sich in einer für beide Teile unbefriedigenden Form. Auch auf offene Kommunikationsversuche werden von beiden Seiten stereotyp die gleichen Reaktionen gezeigt. Nach Coyne liegen also Verzerrungen und Fehlwahrnehmungen sowohl bei den Depressiven als auch ihren Interaktionspartnern vor. Diese Fehlwahrnehmungen sind jedoch entgegen den Annahmen von Beck kongruent mit den sozialen Interaktionsmustern, die ablaufen. Der Prozess kulminiert dann in Symptomausprägungen, die eine Hospitalisierung indizieren, wenn der Depressive aus den Regeln entlassen werden möchte, die normalerweise das alltägliche Leben bestimmen (McPARTLAND & HORNSTRA, 1964).

4.3.4 Dispositionelle Bedingungen für gestörtes Interaktionsverhalten von Depressiven

Die meisten Modellvorstellungen hierzu basieren auf psychoanalytisch-psychodynamischen Persönlichkeitstheorien.
ABRAHAM (1911) betont die überverlangenden Aspekte depressiver Oralität, RADO (1928) das akzentuierte Bedürfnis nach Abhängigkeit von Depressiven. FENICHEL (1974) sieht in den Verhaltensweisen der Depressiven gegenüber ihren näheren Bezugspersonen eher verzweifelte Versuche, die anderen dazu zu bewegen, das eigene gestörte Selbstwertgefühl zu unterstützen. Die Befürchtung, dabei auch auf Negativgefühle der anderen zu stossen, führe zu Ambivalenzen im Erleben und Verhalten der Depressiven.

Die früher oft von analytischer Seite als wesentliches Depressionscharakteristikum angenommene nach innen gerichtete Hostilität der Depressiven wird heute von vielen Vertretern dieser theoretischen Richtung als eher sekundäre Erscheinung betrachtet. BONINE (1960) zeigt auf, wie der Depressive über teilweise offen aggressives Verhalten seine Umgebung aktiv kontrolliert.
Der Befund von WEISSMAN, KLERMAN und PAYKEL (1971), dass der Grad an Feindseligkeit, den die Umwelt verspürt, eher bei Depressiven grösser ist als bei den Kontrollen, und während der akut depressiven Zeit auch relativ grösser als zu einem gebesserten Zustand, widerspricht der traditionellen psychoanalytischen Sichtweise.

Auch die Ergebnisse einiger korrelativer Studien haben zu diesem Anschauungswandel beigetragen. ZUCKERMAN et al. (1967) fanden eher bei nichtdepressiven Personen eine Korrelation zwischen Feindseligkeit und depressiver Stimmung. FRIEDMAN (1970) fand zwar bedeutsame Beziehungen zwischen Depression, Wertlosigkeitsgefühl und Feindseligkeit, jedoch keinen Unterschied in der Art der Äusserung von Gefühlen zwischen Depressiven und Nichtdepressiven. SCHLESS et al. (1974) glauben aufgrund ihrer Daten, dass es Depressive mit nach innen gerichteter Feindseligkeit gibt und solche, die diese Gefühle offen gegenüber ihrer Umgebung zeigen.

Die schon diskutierten, auf Faktorenanalyseergebnissen beruhenden Typologien von PAYKEL (1972a) und OVERALL et al. (1966), in denen ein Typ feindselig Depressiver von anderen abgegrenzt werden konnte, lassen vermuten, dass es unter den neurotisch Depressiven eine Variabilität prädisponierender Persönlichkeitsstrukturen mit Relevanz für Sozialverhalten während der Depression gibt.

Als eine besonders für endogen Depressive charakteristische Persönlichkeitsstruktur erwies sich nach TELLENBACH (1961) und v. ZERSSEN (1977, 1980) der Typus melancholicus (siehe S. 105ff). Was die sozialen Beziehungen angeht, ist damit eine ausgeprägte situationsübergreifende Tendenz beschrieben, sich den herrschenden sozialen Normen anzupassen und im gegebenen Umfeld nicht aufzufallen. Diese Menschen sind bei ihrer Umgebung beliebt und haben ein aktives Repertoire sozialer Verhaltensweisen. Wie sich nun gerade die den Typus melancholicus ausgeprägt repräsentierenden Patienten im Stadium der Depression sozial verhalten, ist noch nicht untersucht worden. Man würde am ehesten eine blosse Reduktion verbalen und nonverbalen Verhaltens vermuten, die nur bei chronifizierenden Prozessen, etwa über den von Coyne gesehenen Teufelskreis, zu auffälligen Kommunikationsmustern und Schwierigkeiten mit Bezugspersonen führt.

Für Coyne wie für Lewinsohn stellen Defizite im sozialen
Verhaltensrepertoire (z.B. die Begrenztheit der Interaktions-
breite und die mangelnde Fähigkeit, Verstärkung zu akzeptieren und zu senden) Vulnerabilitätsfaktoren dar. Von der
Seite der life-event-Forschung sind eingeschränkte Interak-
tionsmöglichkeiten ebenfalls herausgearbeitet worden (z.B.
BROWN & HARRIS, 1978).

4.3.5 Zusammenfassung

Eine Reduktion nonverbaler und verbaler Verhaltensweisen liess
sich für endogen Depressive vom gehemmten Typ eher nachweisen
als für neurotisch Depressive, ebenso eine Steigerung nichtinstrumenteller, auf den eigenen Körper zentrierter Handbewegungen.

Eher bei neurotisch Depressiven trafen die folgenden Beobachtungen zu:
Die Kontaktinitiation, das Ausmass sowie die Verstärkung sozialer Aktivitäten sind reduziert.
In Interaktionssituationen mit unvertrauten Sozialpartnern
sind relativ weniger soziale Defizite beobachtbar als in Interaktionssituationen mit dem Ehepartner. Das Geben und Empfangen
von Verstärkungen scheint allerdings unabhängig von der Nähe
des Kontakts gestört. Ebenso deutet sich an, dass Depressive
mehr für ihre Umwelt ambivalente Signale aussenden, auf die
Hinweisreize ihrer Umgebung wenig flexibel eingehen und feed-
back-unabhängiger reagieren. Diese schlechten Kommunikations-
sender-Eigenschaften erklären möglicherweise neben den vermehrten negativ-selbstabwertenden Äusserungen, warum Depressive in Sozialpartnern eher negative Affekte und Reaktionen auslösen. Belegt scheint die gesteigerte Emotionalität von Depressiven in sozialen Situationen und gegenüber sozialen Signalen.

Die Interaktionen zwischen Depressiven und ihren Partnern sind durch subjektivere, selbstbezogenere, gefühlsbetontere Äusserungen des Depressiven sowie Themenunabhängigkeit charakterisiert.
Die Einschätzung des sozialen Verhaltens bei Depressiven weicht nicht von der von Fremdbeurteilern ab. Die Patienten unterliegen hier im Unterschied zu Normalen nicht der Tendenz, sich positiver wahrzunehmen als das andere Personen tun. Andere Personen, besonders vertraute Partner, beurteilen sie eher positiv, so wie diese selbst sich auch eher sehen.

In Beziehungen endogen Depressiver scheint sich bei chronischem Verlauf eine Rollendiskrepanz "starker positiver Partner - schwacher sozial inkompetenter Patient" herauszubilden. Die Beziehungen neurotisch Depressiver sollen eher durch eine sich verringernde Diskrepanz zwischen beiden Partnern gekennzeichnet sein. Die nachgewiesene Beeinträchtigung der Erfüllung sozialer Rollen scheint allerdings eine Symptomatik, die bei allen Depressiven nicht verschwindet, wenn sich die Depression verbessert. Ihre Besserung scheint vielmehr von einer Veränderung der Erfahrungen oder gezielter therapeutischer Massnahmen abzuhängen.
Weder psychoanalytische noch lerntheoretische Annahmen zu prädisponierenden Faktoren konnten schlüssig belegt werden.
Wir haben die Hypothese, dass die interindividuell unterschiedlichen sozialen Beeinträchtigungen neurotisch Depressiver eine Folge bestimmter Lebensumstände (z.B. konflikthafte Beziehung, soziale Isolation) und deren (neurotischer) Verarbeitung sind, die in der Depression lediglich ausgeprägter auftreten.

4.4 Modelle mit Schwerpunkt auf gedanklichen Prozessen

4.4.1 Das Modell der "Gelernten Hilflosigkeit" (LH = learned helplessness) von Seligman

Der Begriff "gelernte Hilflosigkeit" wurde von Seligman und Mitarbeitern auf ein Phänomen angewandt, das sie in zahlreichen experimentellen Studien bei verschiedenen Spezies gefunden hatten: In experimentellen Bedingungen, die von den Versuchstieren nicht kontrolliert werden konnten, in denen unabhängig von ihren Reaktionen oder Nichtreaktionen unvermeidbare aversive Reize eintraten, wurden die Tiere nach einiger Zeit passiv. Sie reagierten auch dann nicht mehr, wenn sie anschliessend in eine experimentelle Bedingung versetzt wurden, in der sie durch Flucht oder Vermeidung die aversiven Reize kontrollieren konnten. Tiere ohne die Vorerfahrung der Unkontrollierbarkeit lernten dagegen die adäquate Flucht- oder Vermeidungsmöglichkeit relativ schnell.
Das experimentelle Paradigma der gelernten Hilflosigkeit übertrugen Seligman und Mitarbeiter (MILLER & SELIGMAN, 1975) auf Menschen. In Humanversuchen wurden zur experimentellen Genese von gelernter Hilflosigkeit unvermeidbare Geräusche oder unlösbare Problemlösungsaufgaben benutzt. In der anschliessenden Testsituation handelte es sich entweder um ähnliche oder auch völlig verschiedene Aufgaben, um die Generalisation der Hilflosigkeit zu demonstrieren. Es zeigten sich nicht nur Parallelen zu den Tierversuchen, insbesondere bezüglich der beiden Charakteristika "fehlende oder verlangsamte Reaktionsinitiationen" sowie "fehlendes Lernen der neuen Kontingenzen", sondern auch, dass gelernte Hilflosigkeit generalisierte: Versuchspersonen, die laute Geräusche nicht vermeiden konnten, hatten Schwierigkeiten mit dem anschliessenden Lösen von Problemen; Versuchspersonen, die mit unlösbaren Aufgaben konfrontiert waren, reagierten anschliessend nicht oder verlangsamt, wenn es darum ging, unan-

genehme Geräusche zu vermeiden. Angesichts der Ähnlichkeiten zwischen der im Labor erzeugten Hilflosigkeit und einer Reihe von Symptomen bei Depressiven (Passivität; Einstellung, dass es nichts nützt, irgend etwas zu tun; geringe Aggressivität; Abnahme der sexuellen und sozialen Akvitität; Appetitverlust etc.) schlug Seligman die gelernte Hilflosigkeit als experimentelles Paradigma neurotischer und reaktiver Depression vor. Um den Modellanspruch aufrechtzuerhalten, sind jedoch neben der Ähnlichkeit der Verhaltens- und physiologischen Parameter die Ähnlichkeiten der Entstehung, der Modifikation und der Prävention aufzuzeigen. Deshalb untersuchte Seligman zunächst diese Komplexe an Tieren und nichtdepressiven Versuchspersonen.

Seligmans Modellvorstellungen zur Entstehung von gelernter Hilflosigkeit lauten: Nicht die aversiven Reize an sich interferieren mit dem späteren angepassten Reagieren, sondern die Nichtkontrollierbarkeit dieser aversiven Reize.
Die für die Entstehung von gelernter Hilflosigkeit kritische Unkontrollierbarkeits-Bedingung ist erreicht, wenn die bedingte Wahrscheinlichkeit für Verstärkung nach einer bestimmten Reaktion sich nicht unterscheidet von der bedingten Wahrscheinlichkeit für Verstärkung, wenn die entsprechende Reaktion nicht erfolgt.
Die Definition der Unkontrollierbarkeit bzw. der Ursache der gelernten Hilflosigkeit lautet demnach nach Seligman: Ein Mensch oder ein Tier ist hilflos in Bezug auf die Konsequenzen seines Tuns, wenn diese Konsequenzen unabhängig von seinen willkürlichen Reaktionen auftreten.
Die Erfahrung der Unkontrollierbarkeit hat nach Seligman nun drei Effekte, die die Symptome von gelernter Hilflosigkeit auslösen:
1. Einen motivationalen Effekt: Sie reduziert die Wahrscheinlichkeit, dass die Versuchsperson Flucht- oder Vermeidungsreaktionen beginnt, denn ein Teil des Anreizes für eine

solche Reaktion liegt in der Erwartung, dass sie Erleichterung bringt. Eine Lerngeschichte, in der Reaktionen keinen Effekt hatten, widerspricht dieser Erwartung. Der motivationale Effekt löst also die bei gelernter Hilflosigkeit (und eventuell bei Depression) beobachtbaren passiven oder verlgangsamten Verhaltensweisen aus.
2. Einen kognitiven Effekt: Eine Lerngeschichte, in der Reaktionen und Konsequenzen unabhängig waren, erschwert das Lernen, dass eine Reaktion wirklich etwas bewirkt. Allgemein: Wenn man einmal gelernt hat, dass bestimmte Reaktionen irrelevant für Konsequenzen sind, lernt man schwerer, dass diese Reaktionen Konsequenzen haben, selbst in Fällen, wo dies wirklich der Fall ist.
3. Einen emotionalen Effekt: Aversive Ereignisse führen zu Furcht und Angst. Es gibt drei Arten von Ausgängen in dieser Situation, die unterschiedliche Emotionen fördern:
   a) bei Kontrollierbarkeit verschwindet die Angst
   b) bei Ungewissheit darüber, ob die aversiven Ereignisse kontrolliert werden können oder nicht, bleibt die Angst bestehen
   c) wenn Unkontrollierbarkeit besteht, treten anstelle der Angst die affektiven Komponenten der Depression (Dysphorie).

Zur Frage der Modifizierbarkeit einer einmal erzeugten gelernten Hilflosigkeit fanden Seligman und Mitarbeiter nur eine einzige Methode wirksam. Um z.B. passive Hunde wieder zum Reagieren und zum erfolgreichen Vermeiden von Schocks zu bringen, zogen sie sie bei Schockbeginn an einer Leine zur schockfreien Hälfte einer "shuttle"-Box, um dadurch zu zeigen, dass Reagieren zu einer negativen Verstärkung führt. Nach sehr zahlreichen (50 - 100) Versuchen zwangsweisen Vermeidens reagierten die Tiere dann allmählich wieder von sich aus.

Überlegungen zur Prävention bzw. Immunisierung gegen gelernte

Hilflosigkeit ergaben sich bei den ersten Hundeexperimenten vor allem aus der zunächst unerklärbaren Tatsache, dass gelernte Hilflosigkeit nicht bei allen Hunden, sondern nur bei 2/3 von ihnen entstand. Von der Unkontrollierbarkeitshypothese als Ursache ausgehend, lag es nahe, folgende Annahme zu haben: Vorerfahrungen mit kontrollierbaren Ereignissen, d.h. eine Lerngeschichte, in der Konsequenzen in Abhängigkeit von Reaktionen auftreten, machen immun gegen die Folgen von Situationen, in denen Unkontrollierbarkeit besteht. Diese Annahme konnte im Tier- und Humanexperimenten (an normalen Versuchspersonen) bestätigt werden (SELIGMAN & MAIER, 1967; SELIGMAN & GROVES, 1970; HIROTO & SELIGMAN, 1975). Für die Hunde, die nicht hilflos wurden, nahmen Seligman und Mitarbeiter also an, dass ihre Lerngeschichte verglichen mit der hilflos gewordener Hunde mehr reaktionskontingente Erfolgserlebnisse enthielt.

Als nächstes untersuchte die Gruppe um Seligman die Beziehungen zwischen den für gelernte Hilflosigkeit typischen Verhaltensweisen und den Verhaltensweisen von Depressiven. Bezüglich der Symptome "Reduktion der Reaktionsinitiation", "erschwertes Lernen neuer Kontingenzen" sowie des Zeitverlaufs zitieren MAIER und SELIGMAN (1976) zahlreiche empirische Untersuchungen, die diese Charakteristika auch bei Depressiven aufzeigen. Die meisten Arbeiten entstammen nicht direkt dem Hilflosigkeitskonzept, können aber durch dieses erklärt werden.

Einen ersten experimentellen Hinweis erbrachte eine Arbeit von HIROTO und SELIGMAN (1975).

Um die Entstehungshypothese auf Depression generalisieren zu können, analysierte Seligman typische Ereignisse, die dem Auftreten schwerer reaktiver Depressionen vorausgehen. Solche Ereignisse sind z.B. Versagen am Arbeitsplatz, Tod, Verlust, Trennung oder Ablehnung von geliebten Personen, körperliche Krankheit, Altwerden. Gemeinsam ist diesen Ereignissen, dass die Reaktionen des Betroffenen meist nichts mehr an

ihrem Ausgang ändern können, dass also eine Unkontrollierbarkeitsbedingung vorliegt, die nach Seligmans Hypothese Hilflosigkeit bzw. Depression auslöst.
Parallelen zu den im Labor gefundenen Modifikationsmöglichkeiten fand Seligman in der Analyse bisher erfolgreich bei Depressiven angewandter Therapiemethoden.
Ihnen ist gemeinsam, dass der Klient irgendwelche Aufgaben (meist hierarchisch nach Schwierigkeit geordnet) bekommt und weiss, dass er für die Erfüllung dieser Aufgaben vom Therapeuten durch Lob, Zuwendung etc. belohnt wird. Erreichbare, klar definierte Ziele, die mit Erfolgserlebnissen enden, sind auch die vom Hilflosigkeitsmodell ableitbaren optimalen Strategien der Modifikation.
Bezüglich des Immunisierungsaspekts ist zu prüfen, ob die Lerngeschichte nichtdepressiver Personen relativ zu der depressiver mehr Erfahrungen enthält, in denen aversive Ereignisse durch eigenes Handeln bewältigt wurden bzw. das Resultat aktiven eigenen Bemühens darstellten.

Eine ausführliche kritische Diskussion des Hilflosigkeitsmodells enthält das Journal of Abnormal Psychology (1978). Die Einwände gegen das Konzept betreffen zum einen die zentralen Annahmen der Hilflosigkeitskonzeption und zum anderen die Analogie Hilflosigkeit - Depression. Zentrale Annahmen des Modells können aufgrund widersprüchlicher Befunde nicht mehr unverändert aufrechterhalten werden.

Kognitive Konsequenzen der LH-Induktion
Die abhängige Variable in Hilflosigkeits-Induktionsexperimenten stellt die Leistung in einer zweiten Aufgabe dar. Das LH-Modell postuliert einen leistungsbeeinträchtigenden Einfluss der Unkontrollierbarkeitserfahrung bei dieser Aufgabe.

COSTELLO (1978)[1] sowie BUCHWALD und COYNE (1978) zeigen auf, dass das behauptete spezifische Defizit durch die Experimente nicht nachgewiesen wurde, lediglich Beeinträchtigungen der Leistungen in Korrelation mit Depression bzw. nach zu Misserfolgen führenden Ereignissen. Werden Versuchspersonen lediglich im Sinne der Erzeugung von gelernter Hilflosigkeit instruiert ("Die aversiven Stimuli sind unvermeidbar"), ergeben sich widersprüchliche Ergebnisse (z.B. GLASS & SINGER, 1972 fanden Interferenz; SHERROD & DOWNS, 1974 fanden keine Interferenz). Hiernach ist die am eigenen Leib verspürte Erfahrung eines Misserfolgs für die nachfolgende Leistungsbeeinträchtigung wichtiger als das Wissen der Nicht-Kontingenz.

Die Annahme von Seligman, dass auch inkontingente Erfolge Hilflosigkeit erzeugen, wurde durch ein Experiment von Benson und Kennelly widerlegt: Versuchspersonen mit inkontingenten Erfolgsrückmeldungen unterschieden sich in ihren Reaktionen nicht von nichtvorbehandelten Versuchspersonen (BENSON & KENNELLY, 1980).

Nach MILLER und SELIGMAN (1976) ist das Ausmass von Erwartungsveränderungen über eine Serie von Aufgaben ein Mass für die Wahrnehmung der Reaktions-Konsequenz-Kontingenz der Versuchspersonen. Depressive sollen aufgrund der Hilflosigkeitshypothese auf "skill"-Aufgaben ähnlich wie auf "chance"-Aufgaben reagieren, also weniger Erwartungsveränderungen angeben als Nichtdepressive. BUCHWALD et al. (1978) zitieren fünf Arbeiten, die das in dieser allgemeinen Form widerlegen (WILLIS & BLANEY, 1978; SACCO & HOKANSON, 1978; McNITT & THORNTON, 1978 an nicht-klinischen sowie O'LEARY et al.,

---

[1] COSTELLO (1978) bezieht sich in seiner Kritik auf sechs Experimente der Seligman-Gruppe aus den Jahren 1975/1976: MILLER und SELIGMAN (1973), MILLER und SELIGMAN (1975), MILLER, SELIGMAN und KURLANDER (1975), MILLER und SELIGMAN (1976), KLEIN und SELIGMAN (1976), KLEIN, FENCIL-MORSE und SELIGMAN (1976).

1978 und SMOLEN, 1978 an klinischen Populationen). Ebenso viele Gruppen fanden den postulierten Effekt: KLEIN und SELIGMAN (1976), MILLER und SELIGMAN (1973, 1976) und MILLER, SELIGMAN & KURLANDER (1975) bei nicht-klinischen und ABRAMSON, GARBER, EDWARDS und SELIGMAN (1978) bei klinischen unipolar depressiven Patienten. Diese Variable scheint durch das experimentelle Setting mehr beeinflussbar als durch die Hilflosigkeitsparameter.

Eine zentrale Annahme des LH-Modells betrifft den Transfer der Beeinträchtigung auf neue Situationen. Dies stellt das postulierte kognitive Defizit dar, nämlich auf sich ändernde situative Bedingungen nicht mehr reagieren zu können. COLE und COYNE (1977) konnten explizit zeigen, dass der Transfer von einer Geräuschvermeidungsaufgabe zum Anagrammlösen nur dann gegeben war, wenn für die Versuchsperson der Eindruck bestand, es handele sich um das gleiche Experiment. War dies nicht der Fall, war auch kein Transfer beobachtbar. Die Spezifität der Unkontrollierbarkeitserfahrung als Ursache für Lern- und Leistungsbeeinträchtigungen wird von den Kritikern angezweifelt: Die Ergebnisse können genauso gut über mangelnde Motivation, über Extinktion (zumindest bei KLEIN & SELIGMAN, 1976; MILLER & SELIGMAN, 1975; MILLER & SELIGMAN, 1976 in ihrer Nicht-Vermeidungsbedingung) oder über eine biochemisch regulierte Stressfolge (WEISS et al., 1979) erklärt werden.

FRANKEL und SNYDER (1978) und SNYDER, SMOLLEN, STRENTA und FRANKEL (1980) favorisieren eine Selbstachtungserklärung für ihre Resultate, dass LH-Vortestung nur bei mittelschweren und nicht bei schweren Aufgaben zu einer Erleichterungseinbusse führt, und dass ablenkende Musik die Defizite reduziert. "Versuchspersonen neigen dazu, ihr Selbstgefühl nach Misserfolgen zu schützen, indem sie sich bei folgenden Aufgaben weniger anstrengen". Weil aber als sehr schwierig angesehene Aufgaben oder solche unter ablenkenden Bedingungen als weniger selbstwertgefühlbedrohend angesehen werden, strengen sich die LH-Versuchspersonen gerade dann mehr an.

Affektive Konsequenzen der LH-Induktion
Es konnte bislang nicht nachgewiesen werden, dass spezifisch die Hilflosigkeitsinduktion depressive Stimmungsveränderungen auslöst. Weiterhin ist nicht erwiesen, dass depressive Stimmung die spezifische affektive Folge von Hilflosigkeitsinduktion ist. Angst und Feindseligkeit sind ebenfalls als affektive Konsequenzen aufgezeigt worden (z.B. MILLER & SELIGMAN, 1975; COLE & COYNE, 1977).

Die Analogie Hilflosigkeit - Depression
Bezüglich der Verursachung einer klinischen Depression durch Hilflosigkeit sind aufgrund der bisherigen Experimente noch keine Folgerungen zu ziehen.
DEPUE und MONROE (1978) bezweifeln, ob sich das Hilflosigkeitsmodell überhaupt bei depressiven Patienten bestätigen lässt: Zum einen gehören Lern- und Leistungsbeeinträchtigungen nicht zu den zentralen Symptomen Depressiver (siehe S. 136). Passivität und psychomotorische Verlangsamung, mangelnde Feindseligkeit sowie biochemische Veränderungen sind zwar typische Depressionssymptome, ob sie jedoch über "gelernte Hilflosigkeit" hervorgerufen werden, ist fraglich, da gerade diese Symptome sich vorwiegend bei endogen Depressiven finden. Am ehesten passen die Analogieschlüsse auf reaktive Depressionen und situative Verstimmungen (Kummer), die in der Normalbevölkerung sehr verbreitet sind. Die Beziehung dieser Gruppe von Depressionen zu den neurotischen oder endogenen ist völlig ungeklärt. Ob lediglich ein quantitativer Unterschied in der Ausprägung von Symptomen besteht, wie es die Schlüsse von leichter depressiven Studenten auf Patienten implizit nahelegen, ist noch zu beweisen.

4.4.2 Das reformulierte LH-Modell

1978 wurde von ABRAMSON, SELIGMAN und TEASDALE ein revidiertes Modell vorgeschlagen, das einen Teil der genannten Kritikpunkte besser berücksichtigen soll.
Das neue Modell betont die Rolle von Attributionsprozessen für gelernte Hilflosigkeit und Depression. Attributionsstile werden als Modulatoren für die Erwartung zukünftiger Nicht-Kontingenz eingeführt. Das Modell wurde damit zu einem primär kognitiven.

Es werden drei Attributionsdimensionen angenommen, die für wahrgenommene Misserfolgssituationen relevant sind und die beeinflussen, mit welchem Generalisationsgradienten, bezogen auf Situationen und Zeitausdehnung die Erwartung zukünftiger Hilflosigkeit wahrscheinlich auftritt:
a) Stabilität
   Die Zuschreibung von Misserfolgssituationen zu stabilen Ursachen führt zu chronischen Defiziten. Die Zuschreibung zu instabilen Ursachen führt zu vorübergehenden Defiziten.
b) Globalität
   Je globaler die Ursachen erachtet werden, umso eher wird eine Generalisation über Situationen hinweg auftreten.
   Je spezifischer die Ursache gesehen wird, umso mehr wird sie auf die betreffende Situation begrenzt.
c) Internalität
   Eine internale Attribuierung ist dann gegeben, wenn Ereignisse entweder mehr oder weniger unter eigener Kontrolle gesehen werden als unter der relevanter anderer. Eine externale Ursachenzuschreibung bedeutet für Seligman die Gleichwahrscheinlichkeit der Kontrolle des zuschreibenden Individuums in seiner und der Sicht relevanter anderer. Eine externale Ursachenzuschreibung von aversiven Erfah-

rungen wird als LH-hemmend angesehen, eine internale Zuschreibung als LH-fördernd, weil das Selbstgefühl tangierend.
Für Erfolgs- bzw. Kontrollierbarkeitssituationen gelten die umgekehrten Voraussagen. Werden hier die Ursachen spezifisch, instabil und external zugeschrieben, fördert das generalisierte chronische Störungen des Selbstwertgefühls. In Bezug auf diese Situationen wird das Modell jedoch von Seligman als schwächer angesehen. Die Annahmen werden lediglich in Analogie zu denen bei Misserfolgssituationen postuliert. Die Attribuierungsstile charakterisieren die Individuen wie überdauernde Persönlichkeitszüge, d.h. Personen, die die Misserfolgsursachen eher global, stabil und internal zuschreiben und Erfolgsursachen eher spezifisch, instabil und external, sind bei Hilflosigkeitserfahrungen vulnerabler.
Eine Zusatzannahme des neuen Modells ist: Die Intensität der motivationalen und kognitiven Defizite ist abhängig von der Stärke und der Gewissheit der Erwartung zukünftiger Nicht-Kontingenz. Die Intensität der affektiven Defizite sowie des geminderten Selbstwertgefühls ist neben der Gewissheit der Nicht-Kontingenz zusätzlich noch abhängig von der Wichtigkeit oder persönlichen Bedeutung des Ereignisses.

Es gibt erste Ergebnisse aus korrelativen und experimentellen Studien, die die Annahmen des reformulierten gelernten Hilflosigkeitsmodells stützen. Abhängige Variable sind meist die motivationalen und kognitiven Defizite in Leistungsaufgaben (z.B. Anagramme lösen) sowie die durch subjektive Angaben erfassten emotionalen und Selbstwertgefühlbeeinträchtigungen bei diesen Aufgabensituationen.

SELIGMAN et al. (1979) untersuchten bei Studenten den Zusammenhang zwischen Depression und Ursachenzuschreibung. Der benutzte Fragebogen enthielt sechs Ereignisse mit positivem und

sechs mit negativem Ausgang, zu denen Ursachenzuschreibungen erfragt wurden. Es ergaben sich hochsignifikante Korrelationen zwischen dem BDI-D-Wert und den Tendenzen, bei negativen Ereignissen internale, stabile und globale Ursachenzuschreibungen vorzunehmen.
Die gleichen Studenten wurden gebeten, anzugeben, welche Note in einem anstehenden Zwischenexamen sie als Misserfolg betrachten würden. Nach dieser Prüfung wurde nochmals der BDI vorgegeben. Diejenigen Studenten, die acht Wochen vorher stabile und globale Misserfolgsattribuierungen in Bezug auf die Fragebogensituationen gegeben hatten und die tatsächlich eine Note unter ihrem Kriterium erzielt hatten, hatten höhere BDI-Werte ($p < .05$). In einer Replikationsuntersuchung von Abramson und Seligman bei einer grösseren Stichprobe wurde auch die entsprechende Internalitätskorrelation signifikant. Dass depressive Studenten nach Misserfolgssituationen internaler attribuierten als eine nichtdepressive Vergleichsgruppe, wurde auch durch KLEIN, FENCIL-MORSE und SELIGMAN (1976) belegt. Vorgestellte Misserfolge bei Prüfungen führten depressive Studentinnen eher auf globale, stabile und internale Faktoren zurück als nichtdepressive (PAUL, 1980).
In einer Studie von HALE und STRICKLAND (1976) gab es allerdings bei negativen Examensergebnissen keine signifikante Beziehung zwischen internaler Attribuierung und Depressionswerten (Zung-Skala), lediglich bei den positiven Ergebnissen wurde bestätigt, dass die depressiveren Studenten gute Ergebnisse eher externalen Ursachen zuschrieben.
In einer ersten Untersuchung an depressiven hospitalisierten Patienten, die die RDC-Kriterien erfüllten (RAPS, REINHARD & SELIGMAN, 1980), konnten die für Depressive postulierten Attribuierungsstile bei Misserfolgssituationen bestätigt werden. Bezüglich der drei Dimensionen unterschieden sich die Depressiven deutlich ($p < .001$) und in vorhergesagter Richtung von einer Kontrollgruppe von ebenfalls hospitalisierten nicht psychisch

Kranken. Die Ergebnisse bezüglich der Ursachenzuschreibung positiver Ereignisse gingen in die vorhergesagte Richtung, der Unterschied bezüglich Globalität/Spezifität war jedoch nicht signifikant.

Die Ergebnisse von STEINMEYER (1980) an verschiedenen, stationär behandlungsbedürftigen Depressionsgruppen weisen auf eine möglicherweise unterschiedliche Bedeutung von Kausalattribuierungen bei endogen und reaktiv Depressiven hin. Alle depressiven Patienten neigten im Unterschied zu normalen Kontrollen und psychiatrischen nichtdepressiven Patienten signifikant deutlicher dazu, Misserfolge auf interne Faktoren zurückzuführen und Erfolge (unabhängig von der Spezifität/Globalität der Aufgabe und Instruktion) external zu attribuieren. Endogen Depressive zeigten dieses Reaktionsmuster noch ausgeprägter als reaktiv Depressive. Mit klinischer Besserung (nach Antidepressiva-Therapie) änderte sich nur die Art der Ursachenzuschreibung der endogen Depressiven. Sie attribuierten wie die Normalen. Die reaktiv Depressiven behielten dagegen ihren Attributionsstil bei. Bei endogen Depressiven könnte demnach der veränderte Attributionsstil lediglich eine Begleiterscheinung der Depression darstellen, bei reaktiv Depressiven könnte er dagegen im Sinne eines die prämorbide Persönlichkeit charakterisierenden Vulnerabilitätsfaktors die Depressionsentstehung begünstigen.

Experimente, in denen die Attribuierungsdimensionen manipuliert wurden, liegen erst vereinzelt vor.
ABRAMSON (1977) konfrontierte z.B. die Versuchspersonen in einer Nicht-Vermeidungsaufgabe mit dem Eindruck, dass der Misserfolg entweder auf interne oder externe Faktoren zurückgegangen sei. ("Die Mehrzahl der anderen hat die Aufgabe bewältigt" vs. "Die Problemlösung ist Glückssache".) Beide Gruppen zeigten Leistungseinbussen und Stimmungsdefizite bei der folgenden instrumentellen Aufgabe: eine negative Erwartung in Bezug auf diese Aufgabe, höhere Depressionswerte

und schlechtere Resultate. Nur die persönlich hilflose
Gruppe zeigte jedoch eine Abnahme des Selbstwertgefühls
(siehe auch KLEIN et al., 1976).
Es gibt zwei Arbeiten (PASAHOW, 1980; CARVER, BLANEY &
SCHEIER, 1980), in denen eine der Attribuierungsdimensionen
(Globalität) manipuliert und die anderen konstant gehalten
wurden.
In der Pasahow-Arbeit wurden die Versuchspersonen mit unlösbaren Diskriminationsaufgaben konfrontiert. Einer Gruppe wurde per Instruktion nahegelegt, Misserfolge auf globale Faktoren, der anderen Misserfolge auf die spezifische Art der Aufgabe zurückzuführen. Von den zwei Kontrollgruppen erhielt
eine keine Attribuierungsinstruktion, aber die gleiche Aufgabe,und die andere lediglich eine neutrale Aufgabe. Diejenigen mit spezifischer Attribuierungsinstruktion unterschieden sich in anschliessenden Anagrammlöseaufgaben nicht von
der Kontrollgruppe mit neutraler Aufgabe, während diejenigen mit globaler Instruktion und die Kontrollgruppe ohne Instruktion die üblichen Beeinträchtigungen zeigten. Die subjektiven Attribuierungsangaben der Versuchspersonen waren
allerdings kein Prädiktor für die zukünftige Leistung, so
dass unklar bleibt, ob der beobachtete Effekt auf die Instruktionsmanipulation zurückgeht.
Die Versuchspersonen der CARVER et al.-Studie (1980) hatten
zunächst die Aufgabe, fast unlösbare Anagramme zu bearbeiten
und wurden dann - von einem anderen Experimentator - mit einer unlösbaren Labyrinth-Aufgabe konfrontiert. Die Ergebnisse
widersprechen dem erweiterten Hilflosigkeitsmodell. Nach globaler
Attribuierung traten die gleichen Veränderungen ein wie nach
spezifischer. Die einzige Variable von Einfluss war die Anwesenheit bzw. Abwesenheit eines Spiegels in der zweiten Aufgabe.
Erfolgserlebnisse scheinen nach FRIEDLANDER und CHARTER (1980)
einen nachfolgende Leistungen begünstigenden Effekt zu haben.

Dieser Effekt war jedoch unabhängig davon zu beobachten, ob den Versuchspersonen der Erfolg per Instruktion als internal oder external kontrolliert dargestellt wurde. Voraussetzung des Effektes war, dass die Attribuierungen für vorherige Misserfolge spezifisch und instabil waren.
Aus den Manipulationsstudien gibt es demnach kein repliziertes Ergebnis, dass für das neue Hilflosigkeitsmodell spricht. Die referierten Ergebnisse der korrelativen Studien bei Studentenpopulationen und Patienten bestätigen in unterschiedlichem Ausmass die zentralen Annahmen des neuen Hilflosigkeitsmodells. Am klarsten ist die Evidenz zu Attribuierungen nach Misserfolgssituationen, wenn die Untersuchungen aus der Arbeitsgruppe um Seligman stammen. Aber auch aus den Seligman-Arbeiten werden die Beziehungen zwischen den drei Dimensionen Internalität, Globalität und Stabilität nicht deutlich.

WORTMAN und DINTZER (1978) sowie HUESMANN (1978) stellen in ihrer Kritik des reformulierten LH-Modells infrage, ob überhaupt eine Attributionsanalyse für das Hilflosigkeitsphänomen angemessen ist. Die vorwiegend falsifizierenden Ergebnisse der Experimente zu Erwartungsveränderungen von Depressiven in "skill"- und "chance"-Aufgaben liessen diese Autoren an der Angemessenheit der kognitiven Annahmen zweifeln.

Einige Probleme, die sich generell im Zusammenhang mit kognitiven Modellen stellen (DE JONG, 1981), sind auch für den kognitiven Teil des LH-Modells relevant:
a) Es ist ungeklärt, inwieweit und unter welchen Bedingungen Personen in der Lage sind, die tatsächlich ihr Verhalten beeinflussenden Reiz-Reaktionsfolgen in ihrer kausalen Bedingtheit wahrzunehmen. Dazu müsste man wissen, wie Menschen zu subjektiven Wahrscheinlichkeitsurteilen kommen

und wie Menschen von Beobachtungen auf funktionale Beziehungen zwischen Ereignissen schliessen. Es ist im Rahmen von LH-Experimenten deshalb zu untersuchen, ob Kausalattributionen sich auf die objektiven Kontingenzen beziehen oder ob sie, wie das die Arbeit von NISBETT und WILSON (1977) nahelegt, auf der Grundlage von subjektiven Theorien über Ereignisfolgen zustandekommen. Wenn letzteres zutrifft, ist eine experimentelle Manipulation von Attribuierungen wahrscheinlich nur dann erfolgreich, wenn die Ereignisse prägnant und präsent sind, wenn sie plausible Gründe für die Reaktionen darstellen und keine sonstigen plausiblen Gründe konkurrieren (siehe POPE & SINGER, 1978). In komplexeren Situationen, bei grösserer Ambiguität der Stimulation, ist ohne Kenntnis der a-priori-Theorien der Versuchspersonen gar nicht voraussagbar, was manipuliert wird. Hieraus lässt sich die Annahme ableiten, dass die LH-Attribuierungsstile eher in reizarmen Laborsituationen bestätigt werden als unter näherungsweise natürlicheren Bedingungen. Dies legen auch die bisherigen Arbeiten nahe.

b) Es ist fraglich, welche Menschen - ausserhalb eines psychologischen Experimentes - in welcher Art Situation Ursachenzuschreibungen vornehmen. Nur bei einer positiven Antwort auf diese Frage kann man untersuchen, ob Attribuierungsprozesse einen determinierenden Einfluss auf Stimmungen, Motivationen und Leistungen haben. Die konkurrierende Hypothese, dass lediglich eine unangenehme Erfahrung mit motivationalen, kognitiven und Leistungsbeeinträchtigungen einhergeht, ist noch nicht widerlegt.[1]

c) Die Hilflosigkeitserklärung ist weiterhin durch andere Erklärungen ersetzbar. WORTMAN und DINZTER (1978) glauben z.B., dass eine experimentelle Überprüfung der kognitiven

---

[1] Auch durch "yoked"-Anordnungen könnte lediglich das Ausmass von subjektiver Aversivität variiert worden sein.

Prozesse in Erfolgs- und Misserfolgssituationen spezifischer möglich ist, wenn man die Gedanken von Personen in solchen Situationen als Hypothesen erfasst. Der Grund für das Erfahrene ist dann eine durch den Experimentator und das betreffende Individuum in Zukunft zu überprüfende Hypothese. Neben den Dimensionen Globalität und Stabilität sind die Dimensionen Überprüfbarkeit und Voraussagekraft von Hypothesen zu untersuchen.

d) Wie bei dem ursprünglichen sind auch bei dem revidierten LH-Modell die Analogieschlüsse zur Entstehung der Symptomatik und zum Verlauf depressiver Erkrankungen noch nicht bewiesen. Die Voraussetzungen für eine attributionstheoretische Interpretation sind für depressive Patienten oder Untergruppen von ihnen ebenso wie im Normalbereich noch nicht untersucht. Ohne präzisere Vorhersage, bei welchen Arten von Depressionen welche Art von Unkontrollierbarkeitserfahrungen moderiert über welche Attributionen zu Symptomen führen, besteht die Gefahr zirkulärer Erklärungen.

Dass SELIGMAN (1978) auf Einwände gegen sein Modell mit der folgenden Argumentation reagiert, unterstreicht diese Gefahr: Gelernte Hilflosigkeit stelle nur für solche Depressionen ein Modell dar, die durch wahrgenommene Reaktions-Konsequenz-Unabhängigkeit entstanden sind, ein passives Syndrom und einen negativen kognitiven Set aufweisen und gut auf 'Antihilflosigkeitstherapie' reagieren. Diese "LH-Gruppe" könne sich bei allen psychiatrischen Untergruppen von Depressiven und sowohl bei leichten als auch bei schweren Fällen finden.

Trotz der hier diskutierten Kritikpunkte ist hervorzuheben, dass das gelernte Hilflosigkeitsmodell sowohl in der ursprünglichen als auch in der erweiterten Form eine Fülle experimenteller Arbeiten stimuliert hat, die seine Weiterentwicklung und Spezifizierung bislang förderten. Es fällt offensichtlich nicht schwer, Aspekten des Modells in wissenschaftlichen Untersuchungen nachzugehen. Wir sehen dies als Folge der gewählten operationalen Sprache der Seligman'schen und anderer LH-Forschergruppen an. Konkurrierenden kognitiv orientierten Modellen fehlte bislang diese Sprache weitgehend und erst mit ihrer Entwicklung, die nicht zuletzt die Entwicklung von reliablen und validen Messinstrumenten ermöglicht, werden die anderen Modelle einer ähnlich kritischen Betrachtungsweise überhaupt erst zugänglich. Den Vertretern der Hilflosigkeitskonzeption ist das Verdienst zuzuschreiben, im Bereich der psychologischen Grundlagenforschung zur Depression wissenschaftliche Standards eingeführt zu haben.

4.4.3 Das Attributionsmodell von Weiner

Die Ergebnisse leistungsbezogener Ereignisse werden nach WEINER et al. (1971) als Funktion von vier Ursachenfaktoren erklärt: Fähigkeit, Anstrengung, Aufgabenschwierigkeit und Zufall. Diese vier Ursachen lassen sich in ein zweidimensionales System einordnen, dessen eine Dimension den Ort der Kontrolle - entweder die eigene Person oder die Umwelt - darstellt und dessen andere Dimension die zeitliche Stabilität/Instabilität repräsentiert. Der Ort der Kontrolle und die Stabilität/Instabilität werden als orthogonale Dimensionen, also als unabhängig voneinander aufgefasst.[1] Die Art der vorgenommenen Kausalattributionen bei Erfolgs- und Misserfolgsaus-

---

[1] Rotters Konzept der internalen versus externalen Kontrolle über Ereignisse (ROTTER, 1966) erfasst eine andere Art der Kontrolle als die Konzepte von Weiner und ABRAMSON et al. (1978). Er misst, inwieweit ein Individuum generalisierte Erwartungen darüber besitzt, entweder aktiv auf die Umwelt einzuwirken oder ihrem Einfluss passiv ausgesetzt zu sein. Weiner sowie Abramson et al. erfassen dagegen die angenommenen Ursachen für ein Handlungsresultat. Rotter nimmt auch keine Unabhängigkeit der Kontroll- und der Stabilitätsdimension an. Diese Dimensionen erfasst er lediglich konfundiert. Neuere experimentelle Arbeiten, bei denen das "locus of

gängen von Leistungssituationen sollen nun das Ausmass affektiver Reaktionen sowie die Erwartung zukünftiger Leistungen beeinflussen.
Nach WEINER (1976) hat die Art der Kontrollinformation einen Einfluss auf die affektive Reaktion: internale Attribuierungen nach Misserfolgen verstärken negative Emotionen und tangieren (deshalb) das Selbstwertgefühl. Internale Attribuierungen nach Erfolgen verstärken dagegen positive Affekte (z.B. das Gefühl des Stolzes).
Die Art der Stabilitätsannahme hat demgegenüber einen Einfluss auf die Erwartungen zukünftiger Leistungen, auf Erfolgswahrscheinlichkeiten und tatsächliche Leistungsunterschiede in einer Serie von Aufgaben.

Die neueren empirischen Arbeiten zu den Attribuierungsannahmen von Weiner (COVINGTON & OMELICH, 1979a, 1979b, 1980a, 1980b) und TENNEN (1980) belegen die Notwendigkeit, das Modell um zusätzliche Moderatorvariablen zu erweitern.
COVINGTON und OMELICH (1980a) fanden, dass nach Erfolgen positive Selbstbewertungen nur dann eintraten, wenn die Versuchspersonen sich als fähig ansahen oder sich ihrer Ansicht nach angestrengt hatten. Umgekehrt traten nach Misserfolgen am ehesten negative Selbstbewertungen (Scham) ein, wenn die Versuchspersonen den Misserfolg mangelnder Fähigkeit zuschrieben oder sich sehr angestrengt hatten. Weil Fähigkeit und Anstrengung im Seligman'schen Sinne internal sind, hätte das

---

Fortsetzung Fussnote S. 172:
control"-Konzept von Rotter mit gelernter Hilflosigkeit in Beziehung gesetzt wurde (ALBERT & GELLER, 1978; COHEN, ROTHBART & PHILLIPS, 1976; PITTMAN & PITTMAN, 1979; BENSON & KENNELLY, 1980) ergeben zusammengefasst, dass Externale im Rotter'schen Sinne gegenüber Unkontrollierbarkeitsbedingungen begrenzter Art empfindlicher sind als Internale. Bei intensiveren LH-Bedingungen kehrt sich dies um. Internale scheinen dann vulnerabler.
Da es eine Reihe von Arbeiten gibt, die belegen, dass die Beziehungen zwischen Depression und "locus of control" gering sind (ABRAMOWITZ, 1969; LAMONT, 1972a, b; MILLER & SELIGMAN, 1973; GOLIN & TERRELL, 1977), wird hier nicht weiter auf das "locus of control"-Konzept eingegangen.

neue Hilflosigkeitsmodell diese Ergebnisse ebenfalls vorausgesagt. Bei wiederholten Misserfolgen tritt nach COVINGTON und OMELICH (1980b) ein Attribuierungswandel in Richtung auf geringe Fähigkeit ein, mit der Folge erhöhter negativer Selbstbewertung. Dies traf besonders bei wenig selbstbewussten Individuen zu. Sowohl nach Fähigkeits- als auch nach Anstrengungszuschreibungen von Misserfolgen war die zukünftige Erfolgserwartung beeinträchtigt, was wiederum eine Prädiktorvariable für die zukünftige Leistung darstellte (COVINGTON & OMELICH, 1979b).
TENNEN (1980) untersuchte depressive und nichtdepressive Studenten mit Anagrammaufgaben. Die Depressiven schoben ihre Misserfolge mehr den fehlenden Anstrengungen zu, die Erfolge mehr dem Zufall (jeweils im Vergleich zu den Nichtdepressiven signifikant). Zusätzlich waren die Depressiven nach einem Erfolg noch depressiver und hatten eine verringerte zukünftige Erfolgserwartung. Unter Druck reagierten die Depressiven mit mehr Leistungsbeeinträchtigung.
RIZLEY (1978) erfasste in einer ersten Studie die Attribuierungen nach sachbezogenen Aufgaben. Depressive Studenten (bei einem BDI-Mittelwert von 18 schon im klinischen Bereich) schätzten die internalen Faktoren Anstrengung und Fähigkeit bei Misserfolgen als wesentlichere Determinante ein als nichtdepressive. Erfolge attribuierten sie dagegen externaler auf Schwierigkeit und Zufall. Die Nichtdepressiven hatten, eine Annahme von MILLER und ROSS (1975) bestätigend, ein "self-serving bias". Positives wurde internalen kausalen Faktoren zugeschrieben und vergrösserte den positiven Affekt, der negative Affekt bei external zugeschriebenen negativen Ereignissen wurde minimiert. Die Depressiven gewichteten bei Verlust interne Faktoren mehr, was ihren negativen Affekt bei Misserfolg erhöht haben dürfte, und senkten den positiven Affekt nach Erfolg. Damit entstanden affektive Unterschiede bei gleicher Leistung zwischen Depressiven und

Nichtdepressiven. Ausserdem zeigte sich, dass Depressive
auf die Konsequenzbedingungen weniger differentiell reagierten.
In einer zweiten Studie (ebenfalls in RIZLEY, 1978) wurde eine soziale
Beeinflussungssituation (entnommen den Experimenten von
SCHOPLER & LAYTON, 1972, 1973) gewählt. Die Depressiven
(BDI-Mittelwert > 16) schätzten ihren Rat als signifikant wichtigeren Faktor für die Leistung eines Partners ein als die
Nichtdepressiven. Das galt unabhängig davon, ob die Partner
in Abhängigkeit von diesem Rat ihre Leistung verbesserten
oder verschlechterten. Sie schätzten also allgemein ihren
interpersonalen Einfluss als höher ein. Die Tendenz dieser
Kontrollüberschätzung (die Leistungen der Partner waren experimentell manipuliert) war bei Leistungsverschlechterung ausgeprägter. Da die Normalen ihren Einfluss nur in der Bedingung
"Leistungsverbesserung des Partners" überschätzten, gab es
in dieser "Erfolgssituation" keine Unterschiede zwischen depressiven und nichtdepressiven Versuchsteilnehmern.

Die Untersuchungen bestätigen die Annahme von WEINER et al.
(1971), dass der affektive Einfluss eines Ereignisses von der
Intern-Extern-Dimension bestimmt wird. Externale Attribuierung reduziert Emotionen.
Es gibt einige weitere Studien, die belegen, dass Normale bei
Erfolg persönlicher attribuieren als bei Misserfolg (LUGINBUHL, CROWE & KAHAN, 1975; MILLER, 1976; MILLER & ROSS, 1975;
SOBEL, 1974; STEVENS & JONES, 1976; STREUFERT & STREUFERT,
1969).

Dass die Nichtdepressiven differentieller auf positive bzw.
negative Aspekte der Anordnungen reagierten als die Depressiven, wirft die Frage auf, ob die Depressiven die unterschiedlichen Bedingungen nicht wahrnehmen.
Dagegen spricht das Ergebnis einer Studie von KUIPER (1978),
der Studentinnen unter verschiedenen Verstärkungsbedingungen mit

einer Wortassoziationsaufgabe untersuchte und Ursachenzuschreibungen erfragte. Die Verstärkungsbedingungen waren 20, 55 und 80 % positives Reinforcement. Es wurden wieder die vier Attribuierungen Anstrengung, Fähigkeit, Aufgabenschwierigkeit und Zufall gemessen, wobei die self-serving bias-Hypothese (MILLER, 1976; MILLER & ROSS, 1975; STEVENS & JONES, 1976) zugrunde lag. Nichtdepressive attribuierten auf Anstrengung/Fähigkeit bei Erfolg (80%-Bedingung) und auf Zufall/Schwierigkeit bei Misserfolg (20%-Bedingung). Die Depressiven attribuierten sowohl bei Misserfolg als auch bei Erfolg auf Anstrengung/Fähigkeit. Von beiden Gruppen wurden die unterschiedlichen Verstärkungsbedingungen wahrgenommen. Kuipers diskutiert zwei Erklärungen: 'Depressivere Personen sehen Ereignisse persönlicher, im Gegensatz zu Normalen bleibt die Affektrichtung jedoch auch bei internaler Erfolgsattribuierung negativ' und 'Depressivere reagieren weniger auf externmanipulierte Verstärkung, jedenfalls nicht mit einer bei Normalen erwartbaren Anpassung ihrer Ursachenannahmen'.

WEINER et al. (1978) glauben in einer kritischen Bewertung ihres Konzepts, dass der Zusammenhang zwischen Ursachenfaktoren und emotionalem Erleben noch nicht geklärt ist. Ursachenzuschreibungen sind zudem intraindividuell variabel (WEINER, 1979; ABRAMSON et al., 1978).
Weiterhin ist offen, ob diese Ursachenzuschreibungen wirklich von Individuen in natürlichen Situationen benutzt werden und ob nicht das Herausgreifen der untersuchten vier Faktoren willkürlich ist oder nur auf ganz bestimmte Situationen zugeschnitten.
FALBO und BECK (1979) weisen z.B. nach, dass nur etwa ein Viertel von 2495 spontan geäusserten Attributionen den vier Klassen zugeordnet werden konnte. WEINER (1979) glaubt ebenfalls an noch weitere Ursachenzuschreibungen ausser Fähigkeit, Anstrengung, Aufgabenschwierigkeit und Zufall/Glück.

Dieser Frage wird in einer eigenen Untersuchung zu den
Attribuierungsstilen Depressiver in einer Leistungssituation im sozialen Kontext nachgegangen (siehe S. 400 ff).

4.4.4 Die kognitive Theorie von Beck

Während das LH-Modell auf der Basis von Beobachtungen aus
tierexperimentellen Studien entwickelt wurde, bildeten bei
BECK (1967) Beobachtungen an klinisch depressiven Patienten
sowie eine bestimmte Philosophie[1] den Ausgangspunkt für die
Formulierung der folgenden Modellannahmen:
Depression resultiert aus der Aktivierung von Schemata, die
eine ideosynkratische Sicht der eigenen Person sowie der Interpretation gegenwärtiger und zukünftiger Erfahrungen mit der
Umwelt und der Zukunft beinhalten.

Das erste Schema dieser "kognitiven Triade", die Sicht der
eigenen Person, äussert sich in einer in negative Richtung
verzerrten Selbstwahrnehmung. Eigene Fehler stehen im Mittelpunkt des Denkens. Der Depressive hält sich für wertlos, er
hält seine Mängel für eine Ursache negativer Erfahrungen um
ihn herum und sich für unfähig, die für ihn zentralen Lebensziele zu erreichen.
Seine Umwelterfahrungen interpretiert der Depressive als
Quelle von Enttäuschungen und Ablehnungen. Auch neutrale
Situationen werden auf die eigene Person bezogen und einseitig negativ interpretiert. Bei positiv und negativ getönten Erfahrungen werden selektiv jene Aspekte herausgegriffen,
die es erlauben, den positiven Erfahrungsanteil zu minimieren und den negativen zu betonen (siehe die gedanklichen Fehlschlüsse).

---

[1] Beck zitiert Marc Aurel: "If thou are pained by any
external thing, it is not the thing that disturbs thee,
but thine own judgement about it. And it is in thy power
to wipe out this judgement now".

Depressive haben – als drittes Schema – eine eingeengte Sicht der Zukunft. Sie sehen die derzeit hoffnungslose Situation als dauerhaft an. Misserfolge und ein Unterschreiten selbstgesetzter Anforderungen werden als sicher angenommen.

Diese kognitiven Schemata werden als relativ stabile Grundlage der Reizwahrnehmung und Informationsverarbeitung angesehen. Sie können entstehen über belastende Erfahrungen während des Sozialisationsprozesses, aktuelle belastende Ereignisse oder Traumata sowie durch sich kumulierende Belastungen, z.B. eine Serie von persönlichen Misserfolgen. Beck hält jedoch auch eine Mitbeteiligung biochemischer und physiologischer Regulationsprozesse für möglich.

Die kognitiven Schemata begünstigen situationsbezogene, sogenannte "automatische" Gedanken. Diese "automatischen" Gedanken lassen sich formal charakterisieren als unfreiwillig, reflexhaft, stereotyp, aber dem betreffenden Individuum plausibel erscheinend.
Die kognitiven Schemata wie auch die "automatischen" Gedanken enthalten typische logische Fehler: Übergeneralisierungen, selektives Abstrahieren, willkürliches Folgern, Magnifizierung/Minimierung, ungerechtfertigte Bezüge zur eigenen Person, Neigung zum dichotomen polarisierenden Kategorisieren ("Schwarz-Weiss"-Denken). Über diese Art von verzerrten Wahrnehmungen und Informationsverarbeitungen werden die kognitiven Schemata gestützt. Dies erklärt, warum ein Depressiver trotz widersprechender Erfahrungen an seiner Sichtweise festhält.

Die anderen Symptome der Depression (motorische Hemmung, Antriebslosigkeit, Einschränkungen des Sozialverhaltens, trauriger / ängstlicher Affekt sowie somatische Beschwerden) werden als Epiphänomene der beschriebenen kognitiven Strukturen angesehen. Den Wechselwirkungen zwischen kognitiven und affektiven Prozessen misst Beck jedoch eine zentrale Bedeutung für die Aufrechterhaltung eines depressiven Zustandes bei.

Die Auslösung depressiver Episoden und deren Aufrechterhaltung wird durch das folgende Feedbacksystem erklärt: eine unbefriedigende Lebenssituation löst Schemata aus, die gegenüber Verlusten, negativen Erfahrungen und persönlichem Versagen in der Sozialisation entwickelt wurden. Gleichzeitig werden damit jene affektiven Prozesse reaktiviert, die in der Entwicklung mit Verlusten etc. gekoppelt waren. Die Aktivierung des Affektes hat einen verstärkenden (energetisierenden) Einfluss auf die kognitiven Schemata und validiert sie zusätzlich für den Betroffenen (wenn ich mich so unglücklich fühle, ist das ein weiteres Zeichen für die Hoffnungslosigkeit der Situation). Wenn dann eine selektive Aufnahme und Verarbeitung von Eindrücken einsetzt, wird der entstandene Teufelskreis weiter genährt.

Zur Erklärung der Depressionsvulnerabilität bestimmter Personen werden frühkindliche Traumata postuliert, besonders der Tod oder die Trennung von nahen Angehörigen.
Die durch solche Ereignisse entstandenen Schemata können latent bleiben oder auch über den oben beschriebenen Teufelskreis aktiviert werden.
Eine Erklärung, warum Depressive bei relativ stabil gedachten kognitiven Schemata aus einer Depression herauskommen (Beck bezieht seine Erklärung auch auf endogen Depressive) enthält das Modell nicht.

Empirische Belege für die Theorie stammen zum grössten Teil aus korrelativen Studien. Die Allgemeinheit der Annahmen erlaubt es jedoch, auch die Ergebnisse von Arbeiten anderer

Gruppen auf Übereinstimmung/Nichtübereinstimmung mit dem Modell hin zu untersuchen.
Es werden zunächst die Befunde zu den Komponenten der kognitiven Triade und zu den gedanklichen Fehlern dargestellt, dann die Arbeiten, die sich mit als prädisponierend angenommenen Einstellungen sowie mit Auswirkungen negativen Denkens auf andere Verhaltens- bzw. Symptombereiche befassen.

4.4.4.1 Die negative Sicht der eigenen Person

Depressive Patienten haben ein negatives Selbstkonzept, das sich mit Besserung der Depression wieder in realistischere Richtung verändert (BECK, 1974). In der Depression schreiben sie sich vermehrt sozial unerwünschte Züge zu (BECK, 1967). Sie schätzen ihre Leistungen schlechter ein als Nichtdepressive, obwohl objektiv kein Leistungsunterschied zu erkennen ist (LOEB, BECK & DIGGORY, 1971; LOEB et al., 1964, 1967; FRIEDMAN, 1964). Auf persönliche Misserfolge scheinen sie sensitiver und in Bezug auf folgende Aufgaben nachhaltiger zu reagieren (LOEB et al., 1964, 1967). HAMMEN und KRANTZ (1976) fanden bei depressiven Versuchspersonen eine Beziehung zwischen erlebten Misserfolgen und negativen Einstellungen gegenüber der eigenen Person.
Dass Misserfolge eher den mangelnden eigenen Anstrengungen und Fähigkeiten zugeschrieben werden, ging aus den schon zitierten Arbeiten von RIZLEY (1978) und KLEIN et al. (1976) hervor.
Während die internen Konsequenzen von Misserfolgen wahrscheinlich Selbstkritik und Selbstvorwürfe sind, scheinen gute Leistungen eher unter internen Löschungsbedingungen zu stehen. Depressive verstärken sich weniger als Nichtdepressive (NELSON & CRAIGHEAD, 1977).
MISCHEL, EBBESEN und ZEISS (1976) konnten zeigen, dass Men-

schen, die man in eine depressive Stimmung versetzt hatte, mehr Zeit und grössere Aufmerksamkeit jenem Erinnerungsmaterial zuwandten, das für die eigene Person negativ war, dies relativ zu positiven Erinnerungsmaterialien und relativ zu nicht in depressive Stimmung versetzten Kontrollen. Diese Arbeiten belegen zusammenfassend, dass Depressive sich selbst in negativer Weise beschreiben und bewerten.

4.4.4.2 Die negative Sicht von Umwelterfahrungen

In Bezug auf diese Komponente der kognitiven Triade liegen Studien zu drei Operationalisierungen der negativ verzerrten Umweltwahrnehmung und Reizverarbeitung vor:
- zur selektiven Erinnerung positiver und negativer Ereignisse
- zur selektiven Wahrnehmung von Kontingenzen
- zum wahrgenommenen Ausmass von Kontrollierbarkeit.

LLOYD und LISHMAN (1975), LISHMAN (1972) und KUIPER et al. (im Druck) konnten die aus dem Beck-Modell ableitbare These stützen, dass Depressive - und TEASDALE und FOGARTY (1979), dass in depressive Stimmung versetzte Studenten - einen schnelleren und leichteren Zugriff zu negativ getöntem Erinnerungsmaterial haben. Dieser Effekt verschwand allerdings mit Besserung der depressiven Symptomatik. Gebesserte Depressive erinnerten sich auch an positiv getöntes Material dann vergleichbar schnell. Ein stabiles Merkmal dieser Personen scheint das selektive Erinnern also nicht zu sein. DAVIS (1979) fand im Gegensatz zu Kuiper et al. eine Erinnerungsbeeinträchtigung der Depressiven bei auf die eigene Person beziehbaren neutralen Adjektiven.

Eine Reihe von Arbeiten bestätigten, dass Depressive negatives

reaktionsbezogenes Feedback vermehrt und deutlicher wahrnehmen und erinnern als positives Feedback. Die Ergebnisse weisen jedoch auf die Notwendigkeit einer Spezifizierung der Formulierung: "The depressed person evidently screens out or fails to integrate successful experiences that contradicts his negative view of himself" (BECK, 1976, S. 119) von Beck hin.
WENER und REHM (1975) wiesen eine Unterschätzung der "Richtig"-Rückmeldung der Depressiven nur unter einer extrem hohen (80-prozentigen) Verstärkungsbedingung nach.
Auch die Depressiven der NELSON und CRAIGHEAD-Studie (1977) (Studenten, BDI > 10) erinnerten sich weniger an positives und mehr an negatives Feedback als die nichtdepressive Vergleichsgruppe. Die Unterschiede waren wie bei WENER und REHM (1975) bei hoher Belohnungsrate (70 %) und zusätzlich bei einer niedrigen Bestrafungsrate (30 %) signifikant. Es zeigte sich, dass die Unterschiede in den Bestrafungsbedingungen weniger dadurch bedingt waren, dass die Depressiven fälschlicherweise negatives Feedback erhalten zu haben glaubten, sondern die Nichtdepressiven das Ausmass des negativen Feedbacks fälschlicherweise unterschätzten. Die Depressiven verzerrten unter Belohnungsbedingungen und die Nichtdepressiven unter Bestrafungsbedingungen (siehe die self-serving-bias Hypothese von MILLER & ROSS, 1975 und MILLER, 1976).
Im deutschen Sprachraum fanden dieses Ergebnis SCHÄDRICH und SCHILLER (1975).
Eine nicht verzerrte Kontingenzwahrnehmung von Depressiven stellten McNITT und THORNTON (1978) sogar nach deutlicher 75-prozentiger und nicht nur nach 50-prozentiger Rate in einer Skill-Aufgabe fest.
ALLOY und ABRAMSON (1979) fanden in einer Untersuchung im Hilflosigkeitskontext bei Depressiven wie hilflos gemachten Studenten die vom Modell vorhergesagte sensitive Wahrnehmung von Reaktions-Konsequenz-Kontingenzen bestätigt. Die Ver-

zerrungen waren allerdings bei der Gruppe der Nichtdepressiven stärker, d.h. diese überschätzten den Grad der Kontingenz für häufige oder erstrebenswerte Ergebnisse und unterschätzten den Grad der Kontingenz zwischen ihren Reaktionen und dem Ergebnis, wenn dieses unerwünscht war. Der Untertitel dieser Arbeit "sadder but wiser" resümiert das Ergebnis korrekter urteilender Depressiver.
DE MONBREUN und CRAIGHEAD (1977) untersuchten klinisch depressive ambulante und stationäre Patienten (BDI > 23) im Vergleich zu psychiatrischen Kontrollen (BDI < 9). Das Design dieser Untersuchung erlaubte es, die Gruppen auch bezüglich neutralen ("ambiguous") Feedbacks zu untersuchen sowie zu trennen zwischen unmittelbarer Rückmeldungsregistrierung und erinnerter Rückmeldung. Die oben berichteten Unterschiede zwischen Depressiven und Nichtdepressiven verschwanden unter der neutralen Feedbackbedingung und bei unmittelbarer Erfassung auch unter der deutlichen Belohnungsbedingung. Die Unterschiede im berichteten Ausmass erhaltenen positiven Feedbacks traten also erst bei der Weiterverarbeitung der Feedbackinformationen auf.
BUCHWALD (1977) weist nach seinen für die Gesamtgruppe der Depressiven in die gleiche Richtung gehenden Befunden auf einen Geschlechtsunterschied hin. Nur die weiblichen Depressiven und nicht die männlichen wiesen eine verzerrte Feedback-Erinnerung auf.

In Bezug auf subjektive Kontrollierbarkeit der Umwelt wird von Beck angenommen, dass die Depressiven ihren Einfluss auf die Umwelt überschätzen, wenn es um negative Ereigniskonstellationen geht und ihn unterschätzen, wenn in der Umgebung etwas Positives passiert. Diese Hypothese ist in persönlich-tangierenden Situationen experimentell bislang lediglich von RIZLEY (1978) untersucht worden. Er fand, dass sich die Depressiven sowohl bei als positiv wie bei als negativ

manipulierten Ergebnissen ihrer Interventionsbemühungen mehr
verantwortlich fühlten als die Nichtdepressiven. Sie reagierten auf die herrschenden Belohnungsbedingungen damit
weniger differentiell als die Normalen.
Andere Experimente waren in ihrer Aufgabenstellung sachbezogener. GOLIN et al. (1977) gingen der Frage nach, ob Depressive im Sinne von LANGER (1975) eine Illusion der Kontrolle haben. Kontrollillusionen sind dann gegeben, wenn Individuen bei zufallsgesteuerten Ereignissen höhere Erfolgserwartungen haben, als es den objektiven Wahrscheinlichkeiten
bezüglich des Auftretens der Ereignisse entspricht. Es ergab
sich, dass leicht depressive Studenten sich in ihren Erfolgserwartungen bei einem Roulettespiel ähnlich verhielten, wenn
der Croupier oder sie selbst die Kugel warfen. Die nichtdepressive Kontrollgruppe unterlag demgegenüber einer Kontrollillusion, hatte also bessere Prognosen, wenn sie selbst
die Kugel warf. In einer Replikationsstudie, in der auch
klinische Patienten einbezogen waren (BDI der D-Gruppe > 17)
kamen GOLIN et al. (1979) zu einem ähnlichen Ergebnis. Es
galt allerdings nur für die ersten Versuchsdurchgänge. Die
Illusion der Kontrolle verschwand während des weiteren Experiments, was von den Autoren dahingehend gedeutet wird,
dass die Depressiven unter Unsicherheitsbedingungen besonders
"antiillusionär" urteilen.

Die Befunde zur Wahrnehmung und Verarbeitung von Umweltereignissen stützen nur teilweise die Annahmen des kognitiven
Modells. Je sachbezogener die Aufgabensituation, je mehr die
Kontingenzen in einem mittleren Bereich der Verstärkung liegen und je unmittelbarer die Erfassung dieser Kontingenzen
erfolgt, umso eher erweisen sich depressivere als die realistischer wahrnehmenden Personen und die nichtdepressiven als
diejenigen mit - beschönigender - Verzerrungstendenz. In sozialen Situationen tritt die von Beck postulierte überstei-

gerte Übernahme von Verantwortung für Ereignisabfolgen nicht
nur bei negativem sondern - der Theorie widersprechend -
auch bei positivem Ausgang dieser Folgen auf.

4.4.4.3 Negative Sicht der Zukunft

Die dritte Komponente der Beck'schen Triade, eine negativ-
pessimistische Sicht der Zukunft, trägt in zahlreichen Fragebogen und Merkmalslisten zum Depressionswert bei.
Auch hier zeigen sich jedoch bei Betrachtung der Ergebnisse
von Korrelationsstudien und experimentellen Arbeiten bedeutsame situationsspezifische Unterschiede in der Zukunftssicht,
die zu spezifischeren Hypothesen veranlassen.

WEINTRAUB et al. (1974) sowie HAMMEN und KRANTZ (1976), die
Situationen/Geschichten mit offenem Ausgang ergänzen liessen,
fanden bei depressiven Patienten vermehrt hoffnungslose und
pessimistische Fortsetzungen.
Seit 1974 wurde in der Gruppe um Beck (BECK, 1974) an der
Entwicklung einer speziellen Hoffnungslosigkeitsskala gearbeitet, um diesen Aspekt negativen Denkens spezieller zu erfassen. In zahlreichen Studien wurde eine signifikant positive Beziehung zwischen den BDI-Depressionswerten und dem
Ausmass von Hoffnungslosigkeit bei psychiatrischen Patientengruppen gefunden (MINKOFF et al., 1973; BECK et al., 1975;
BECK, KOVACS & WEISSMAN, 1979; ABRAMSON et al., 1978).
Belege für eine eingeschränkte Wahrnehmung der Zukunft können weiterhin den Arbeiten von MELGES und BOWLBY (1969),
STUART (1962), DILLING und RABIN (1967) und WOHLFORD (1966)
entnommen werden. Alle korrelativen Studien, in denen die
Sicht der Zukunft situationsübergreifend erfasst wird sowie
die klinischen Beobachtungen bestätigen also die Bedeutung
dieser Art negativer Gedanken.

Weniger eindeutig sind die Befunde, wenn man als Operationalisierung einer negativen Zukunftssicht die Prognosen über eigene Leistungen vor und innerhalb einer Serie von Aufgaben ansieht. Die Erwartung zukünftiger Leistung vor oder während einer Serie von Aufgaben sollte nach dem Beck'schen Modell negativer sein und relativ unabhängig von der tatsächlichen Leistung oder dem Ausmass externen Feedbacks, das in den Voraufgaben erfahren wurde.
Es gibt demgegenüber eine Reihe von Arbeiten, aus denen hervorgeht, dass sich Depressive am Beginn einer Skill-Aufgabensituation in ihrer Erfolgsprognose nicht von Nichtdepressiven unterscheiden (ABRAMSON et al., 1978; GOLIN & TERRELL, 1977; HAMMEN & KRANTZ, 1976; MILLER & SELIGMAN, 1973; O'LEARY, DONOVAN, KRUEGER & CYSEWSKI, 1978; LOBITZ & POST, 1979).

Wie die Depressiven während Serien von Aufgaben ihre Einschätzungen zukünftiger Leistungen verändern, ist wegen widersprüchlicher Befunde noch offen.
Nach LOEB et al. (1964, 1967) sowie RIZLEY (1978) reduzieren Depressive relativ feedbackunabhängig ihre Erfolgserwartungen in Aufgabenserien. Keine Unterschiede zu nichtdepressiven Vergleichsgruppen fanden GOLIN und TERRELL (1977; Studentenstichproben) sowie SMOLEN (1978; psychiatrische Patienten, wobei allerdings die depressive Gruppe nicht den "major depressive disorder"-Kriterien entsprach, d.h. es konnte sich auch um depressive Alkoholiker und Schizophrene handeln).
HAMMEN und KRANTZ (1976) untersuchten depressive und nichtdepressive Studenten in einer realistischen sozialen Interaktionsaufgabe (Test auf Therapeutenfähigkeit). Nach negativem Feedback hatten die Depressiven ungünstigere Prognosen bezüglich ihres Verhaltens in den nächsten Aufgaben und nach positivem Feedback auch keine Zunahme positiver Prognosen, jeweils verglichen mit Nichtdepressiven.

Einen Hinweis auf eine der möglichen Variablen, von der
unterschiedliche Ergebnisse bezüglich der Erfolgserwartung
Depressiver abhängen könnte, ergibt sich aus der Arbeit von
SACCO und HOKANSON (1978). Sie untersuchten die Erfolgserwartung von Depressiven, Normalen und Nichtdepressiven mit
und ohne Hilflosigkeitsinduktion. Zwei Aufgabentypen, eine
Wahrnehmungsaufgabe und Anagrammlösen, wurden einmal unter
Anwesenheit des Experimentators ("öffentliche Bedingung") und
einmal unter Abwesenheit des Experimentators ("private Bedingung") vorgegeben. Während sich bei der Anagrammlöseaufgabe die Gruppen nicht voneinander unterschieden, ergab sich
für die Wahrnehmungsaufgabe ein differentieller Befund unter
der "öffentlichen Bedingung". Die depressiven und die hilflosen Studenten waren schlechter und zeigten keine Erwartungsveränderungen. Unter "privater Bedingung" waren die Depressiven und hilflosen Studenten den Nichtdepressiven nicht unterlegen und zeigten sogar positivere Erwartungsveränderungen
als diese (siehe Abbildung 10).
Da die Experimente, in denen Erwartungsveränderungen bei den
Depressiven geringer waren, unter öffentlichen Bedingungen
stattfanden, ist dieser Annahme in weiteren Experimenten mit
"privatem" Setting weiter nachzugehen.

<u>4.4.4.4 Gedankliche Fehler bei Depressiven</u>

BRAFF und BECK (1974) fanden bei depressiven psychiatrischen
Patienten eine signifikant positive Korrelation zwischen
Schwere der Depression und mangelnder Fähigkeit abstrahierenden Denkens. Mit der Remission verbesserte sich auch das Denken wieder.
NEURINGER, 1961, 1967, 1968) sowie REY et al. (1977) belegten gehäufteres Denken in dichotomen Kategorien bei Depressiven sowie eine positive Korrelation zwischen diesem Denk-

Abbildung 10: Erwartungsveränderungen (Gesamtwerte bei der Wahrnehmungsaufgabe) der Depressiven-Gruppe sowie der Nichtdepressiven-Gruppe mit und ohne LH-Induktion unter "öffentlichen" und "privaten" Versuchsbedingungen (aus SACCO & HOKANSON, 1978).

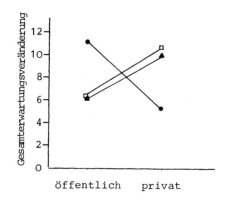

stil und der Persönlichkeitsvariable "Rigidität". Zusätzlich wiesen REY et al. (1977) auf ein vermehrtes willkürliches Interpretieren von Ereignissen, auf Magnifizierungen und Minimierungen und Veränderungen in der Zeitperspektive bei ihrer depressiven Untersuchungsgruppe hin. Aus der gleichen Arbeitsgruppe (SILBER et al., 1980) stammt der differenzierende Befund, dass Denkstörungen, die formal mit veränderten Sprachmustern einhergingen, besonders bei jenen Depressiven prägnant waren, die über eine Unerreichbarkeit/Fremdheit ihrer Gefühle klagten. Ob dies nun lediglich auf eine Korrelation von Denkstörungen mit der Schwere der Depression oder spezieller auf eine Beziehung zwischen dieser Art der Affektbeeinträchtigung und kognitiven Symptomen hindeutet, ist noch nicht zu entscheiden.

Ein von WATKINS und RUSH (1978) entwickeltes Instrument
(Cognitive Response Test - CRT) zielt darauf ab, fehlerhaft
ablaufende Gedanken zu erfassen.
Die Patienten bzw. Versuchspersonen sollen zu 36 kurzen Schilderungen sozialer Situationen ihren ersten Gedanken niederschreiben. Die Antworten werden als irrational bzw. rational
und die irrationalen Antworten als depressiv bzw. nichtdepressiv gescored. Es liegen Kriterien für die Zuweisungen zu diesen Kategorien vor. Irrational sind z.B. alle Formulierungen,
die ein "Müssen" und absolute Ansprüche enthalten, Schlüsse
ohne logischen Bezug zur Vorgabe u.ä. Als depressiv werden
irrationale Äusserungen dann eingestuft, wenn sie eine abwertende Sicht der eigenen Person enthalten. Nichtdepressiv-irrational wären z.B. Übertreibungen, die nicht auf die eigene
Person bezogen werden. Trainierte Auswerter gelangen zu befriedigenden Beurteilerübereinstimmungen (bei Watkins und Rush
77 bis 88 %).

Depressive sind durch eine bedeutsame Reduktion rationaler
Antworten sowie durch eine sehr signifikant erhöhte Anzahl
irrational-depressiver Reaktionen gekennzeichnet (WATKINS &
RUSH, 1978; DE JONG & TREIBER, 1980).

Bei KRANTZ und HAMMEN (1979, 1980) scheiterte der Versuch,
über Beispielformulierungen zu Situationsvignetten einzelne
der von Beck postulierten Fehlertypen zu operationalisieren.
Ihre Auswertungsscores entsprechen daher den oben für den
CRT beschriebenen.
Es ergaben sich Beziehungen zwischen Depressions- (BDI-) und
den Verzerrungswerten bei Studenten und ambulanten sowie stationären depressiven Patienten. Personen mit hohen Depressions- und hohen Verzerrungswerten hatten auch bei der Retest-Untersuchung acht Wochen später die höchsten Werte. In der
zweiten Untersuchung (1980) wurden depressive hospitalisierte
Patienten mit Normalen verglichen, die depressives Verhalten
simulieren sollten. Beide Gruppen hatten relativ zu Nichtdepressiven mehr verzerrte Kognitionen. Unter den psychiatrischen Patienten waren jene mit hohe Verzerrungsscores thera-

pieresistenter, d.h. nach acht Wochen mit Therapie ausgefülltem Intervall noch stärker depressiv als jene mit geringerer Verzerrungstendenz am Beginn. Weil gleichzeitig am Beginn eine hohe Korrelation zwischen Depression und kognitiver Verzerrungstendenz gegeben war, lässt sich dieses Ergebnis allerdings nicht eindeutig interpretieren.

LEFEBVRE (1981) gelang es, wenigstens vier der Fehlerarten durch Antwortalternativen getrennt zu repräsentieren: Katastrophierung, Übergeneralisation, Personalisierung und selektive Abstraktion. Mit ihrem Fragebogen (Cognitive Error Questionnaire - CEQ) konnten sie Unterschiede zwischen klinisch depressiven Patienten gegenüber nicht depressiven Schmerzpatienten und Normalen in der erwarteten Richtung nachweisen. Differentielle Ergebnisse bezüglich der einzelnen Fehlerarten ergaben sich nicht.
Der eigene Versuch (DE JONG & TREIBER, 1980), ein Fragebogeninstrument zu schaffen, durch das sich einzelne Fehlertypen des Denkens bei Depressiven erfassen lassen, ist auf S. 341 f beschrieben. In Übereinstimmung mit KRANTZ und HAMMEN (1979, 1980) sowie LEFEBVRE (1981) war die starke Überlappung der Fehlerarten schon in Voruntersuchungen daraus erkennbar, dass klinische Psychologen die meisten der Antwortalternativen nicht eindeutig bestimmten Fehlerarten zuordnen konnten. Generalisierende Feststellungen enthielten z.B. selektive Abstraktionen oder dichotome Feststellungen gleichzeitig einen Magnifizierungsfehler.

4.4.4.5 Zur Depression prädisponierende Einstellungen bei Depressiven

Da den Annahmen Becks folgend depressive Kognitionen auf der Grundlage situationsübergreifender Schemata entstehen bzw.

aktiviert werden, wurde von Mitarbeitern der Gruppe (WEISSMAN & BECK, 1978) ein Fragebogen zur Messung dieser sogenannten dysfunktionalen Einstellungen entwickelt (Dysfunctional Attitude Scale - DAS).
40 Einstellungen (es existieren zwei Parallelversionen, DAS A und DAS B) vom Typ "Menschen werden wahrscheinlich weniger von mir halten, wenn ich einen Fehler mache", müssen jeweils auf einer 7er Skala nach dem Grad der Zustimmung/Ablehnung beantwortet werden. Die Antworten werden zu einem Summenscore verrechnet (modifizierte Likert-Skalierung).
Der BDI-Depressionswert korreliert nach WEISSMAN und BECK (1977) .58 ($p < .001$) mit dem Ausmass dysfunktionaler Einstellungen. Bei einer Wiederholungserhebung erwiesen sich die Einstellungen als stabiler als der Depressionswert. Es wurden befriedigende Wiederholungs- und interne Konsistenzreliabilitäten angegeben. In ersten Untersuchungen zur Testgüte des übersetzten Instruments (DE JONG et al., 1981) konnten diese Kriterien bestätigt werden. Klinisch Depressive unterschieden sich deutlich von einer nichtdepressiven Vergleichsgruppe.

NELSON (1977) untersuchte die Korrelationen zwischen der Depressionstiefe, gemessen über den BDI, und dem Ausmass irrationaler Überzeugungen, gemessen über den Irrational Belief Test (IBT) von JONES (1968). Dieser Fragebogen enthält als Aussagen die zentralen, von ELLIS (1962) formulierten irrationalen Gedanken. Der Depressionswert korreliert am höchsten mit übersteigerten Erwartungen an die eigene Person, der Überempfindlichkeit gegenüber Frustration ("Die Ereignisse müssen so ablaufen, wie ich das will"), der übersteigerten Beschäftigung mit möglichem zukünftigen Unglück, einem Hilflosigkeit auslösenden als überstark eingeschätzten Vergangenheitsbezug sowie dem IBT-Gesamtwert.

Dass allerdings über die korrelative Beziehung zur Depression hinaus eine bedingende Beziehung zwischen den situations-

übergreifenden Gedanken und der Depression besteht, dass
solche Einstellungen also im postulierten Sinne zur Depression
prädisponieren, muss nach einer Längsschnitterhebung von
LEWINSOHN et al. (1980) bezweifelt werden.
Innerhalb einer Stichprobe der Gemeindebevölkerung (n = 998)
wurden zum ersten Erhebungszeitpunkt 63 Personen als klinisch
depressiv (RDC-Kriterien für reine unipolare Fälle) diagnostiziert. 115 Personen hatten vor diesem Zeitpunkt schon depressive Episoden erlebt, waren jedoch bei der ersten Befragung nicht depressiv. Im Intervall bis zur zweiten Erhebung
(durchschnittlich 8 Monate) wurden 85 Personen depressiv. Es
bestand, wie erwartet, eine signifikante Korrelation zwischen
dem Ausmass der Depression (BDI-Wert) und den verschiedenen
kognitiven Massen, darunter dem "Personal Belief Questionnaire", der das gleiche Konstrukt wie der DAS erfasst sowie
Zukunftseinstellungsitems (siehe MUÑOZ & LEWINSOHN, 1976,

Es bestand jedoch kein Unterschied in den kognitiven Massen
zwischen Personen, die depressiv wurden, und jenen ohne eine
solche Entwicklung und auch kein Unterschied zwischen derzeit nicht depressiven Personen mit und solchen ohne eine Depressionsvorgeschichte. Eine Prädiktion künftiger depressiver
Episoden konnte also aus den kognitiven Massen nicht hergeleitet werden. Depressive Einstellungen scheinen allerdings
ein Indikator für chronifizierende Depression: Für diejenigen Depressiven, die in höherem Ausmass dysfunktionale Einstellungen angegeben hatten, ergab sich eine signifikant erniedrigte Wahrscheinlichkeit, zwischen den Erhebungszeitpunkten aus der Depression herauszukommen (nur 10 % der Depressiven waren in irgendeiner Behandlung).
Die oben referierte Retestuntersuchung von KRANTZ und HAMMEN
(1980) stützt diese Interpretation: diejenigen depressiven
psychiatrischen Patienten mit dem höchsten Ausmass kognitiver Verzerrungen waren nicht nur die depressiveren, sondern

auch die therapieresistenteren zum zweiten Erhebungszeitpunkt 8 Wochen später.

4.4.4.6 Auswirkungen negativer Kognitionen

Nach Beck und anderen kognitiv orientierten Depressionsforschern sollen die affektiven sowie Verhaltenssymptome der Depressiven durch kognitive Prozesse bedingt sein.
Dass die automatischen und verzerrten Gedanken und Einstellungen die für Depression spezifische dysphorische Stimmung hervorrufen, ist noch nicht experimentell belegt. Es gibt lediglich indirekte Hinweise aus Studien, die zeigten, dass man über die Manipulation der Aufmerksamkeitsrichtung einen traurigen Affekt in Versuchspersonen induzieren kann (VELTEN, 1968; COLEMAN, 1975; STRICKLAND et al., 1975; HALE & STRICKLAND, 1976 über Laut-Lesen einer Serie stimmungsbezogener Adjektive; MOORE, UNDERWOOD & ROSENHAN, 1973; TEASDALE & BANCROFT, 1977 über "an ein trauriges Ereignis denken"; AVERILL, 1969 über Zeigen eines traurigen Films).
LUDWIG (1975) induzierte bei Studentinnen Depression, indem er ihnen Unreife und Unkreativität als Ergebnis eines psychologischen Tests attestierte.
Wenn man Versuchspersonen suggerierte, dass ihre Misserfolge auf persönliche Inkompetenz zurückgingen, wurden sie depressiver als nach der Suggestion, externale Ursachen seien für den Ausgang des Versuchs verantwortlich (WORTMAN et al., 1976).

In Bezug auf die Auswirkungen kognitiver Prozesse auf Verhalten berufen sich BECK und RUSH (1978) auf die LH-Experimente von MILLER und SELIGMAN (1975) sowie KLEIN et al. (1976). Die schon diskutierten Einwände gegen kausale Schlüsse aufgrund dieser und anderer LH-Experimente treffen deshalb auch für diesen Teil der Argumentation von Beck zu.

4.4.4.7 Zusammenfassung

Die Hypothesen von Beck fanden nach ersten korrelativen und experimentellen Studien in unterschiedlichem Ausmass Bestätigung.
Für Depressive unterschiedlichen Schweregrades konnte die negative Sicht der eigenen Person belegt werden. Positive Selbstbewertungen sind reduziert. Auch das selektive Erinnern negativ getönter Inhalte scheint als Begleiterscheinung der Depression gesichert, nicht jedoch als ein Depressive ausserhalb einer akuten Verstimmung charakterisierendes Merkmal.
Die Befunde zur Wahrnehmung und Verarbeitung von externen Stimuli lassen dagegen an einer generell negativ verzerrten Sicht der Umwelt zweifeln. Neutrale oder bestrafende Kontingenzen werden von depressiven Personen relativ unverzerrt wahrgenommen. Bei Serien überwiegend positiver Kontingenzen tritt bei verzögerter Erfassung der Wahrnehmung dieser Abfolgen eine Unterschätzung auf, nicht jedoch wenn man die Konsequenzen unmittelbar abfragt. Verglichen mit nichtdepressiven Personen haben depressivere besonders am Anfang von Zufallsaufgabenserien - unter Unsicherheitsbedingungen - eine realistischere Einschätzung ihrer Kontrolle über die Ereignisse (d.h. sie erkennen den Zufall im Gegensatz zu den Normalen eher an). Bei dieser Art von Aufgaben liegt eine illusionäre Verzerrung eher bei den nichtdepressiven Personen vor ("self-serving-bias-Hypothese"). Im Unterschied dazu überschätzen Depressive in sozialen Situationen ihren Einfluss auf andere. Sie überschätzen ihn allerdings unabhängig davon, ob die Folgen des Einflusses positiv oder negativ sind, was der Hypothese von Beck widerspricht. Diese Ergebnisse wurden überwiegend an leicht bis mittlschwer depressiven Personen gewonnen und erst vereinzelt bei klinisch depressiven Patienten repliziert. Für weibliche Versuchs-

teilnehmer fanden sich eher den kognitiven Annahmen entsprechende Befunde als für männliche Personen.
Studien, in denen die Sicht der Zukunft über Fragebogen situationsübergreifend erfasst wurden, führten zu Ergebnissen, die die postulierte negative Zukunftsperspektive der Depressiven bestätigen. Wurden allerdings Erfolgsprognosen vor Serien von Sachaufgaben untersucht, war eher kein ausgeprägter Pessimismus der Depressiven nachweisbar. Bei wiederholter Erfassung der Erfolgsprognosen während solcher Aufgabenserien (d.h. wenn schon Erfahrungen mit den Aufgaben und interne oder externe Feedbackprozesse abgelaufen waren) sind die Befunde uneinheitlich. Sie scheinen von Variablen des experimentellen Setting abhängig.
Die Öffentlichkeit versus Nicht-Öffentlichkeit der Leistungen und Erfolgsprognosen scheint z.B. eine solche Moderatorvariable darzustellen, wobei die Depressiven unter nicht-öffentlichen Bedingungen eher nichtdepressiv reagierten.
Depressive unterschiedlichen Schweregrades neigten in Fragebogenuntersuchungen zu irrationaleren Einstellungen. Je depressiver, umso ausgeprägter waren die irrationalen Verzerrungen. Dieses Ergebnis beruht allerdings auf noch nicht genügend ausgereiften Messinstrumenten. Es ist noch nicht möglich, Aussagen über die Depressionsspezifität dieses Befundes zu machen, da psychiatrische Kontrollgruppenuntersuchungen fehlen. Weiterhin gelang es nicht, die einzelnen von Beck postulierten Fehlerarten bei Depressiven nachzuweisen.

Wie beim LH-Modell ist auch beim Beck'schen Modell ungeklärt, ob die herausgegriffenen Variablen für Depression zentral und spezifisch sind, wie sie miteinander in Beziehung stehen sowie inwieweit die Entstehung einer depressiven Störung durch sie erklärt werden kann. Erste Längsschnitterhebungen sprechen gegen einen kausalen Einfluss negativer Kognitionen für Depression.

Während die grundlegende Kritik am Hilflosigkeitsansatz
die mangelnde Relevanz für klinisch-depressive Populationen
betraf, ist die grundlegende Kritik am Beck'schen Ansatz umgekehrt, dass lediglich die Annahmen verifiziert werden
konnten, die so nahe an den klinisch beobachtbaren Phänomenen liegen, dass sie zu den Diagnosekriterien für Depression
zählen.

Alle hier beschriebenen kognitiven Modelle gehen vom Primat
kognitiver Prozesse für die Krankheitsentstehung und -aufrechterhaltung aus. Die übrigen Symptome, insbesondere die affektiven und somatischen, werden als Folgeerscheinungen veränderter gedanklicher Abläufe interpretiert. Wie dargestellt,
fehlt jedoch für Kausalannahmen dieser Art ein empirischer Beleg.
Da es keine psychologische Emotionstheorie der Depression gibt,
sollen an dieser Stelle in einem Exkurs andere Auffassungen
über die Bedeutung von Emotionen gegenübergestellt werden.

4.4.4.8 Exkurs: Konkurrierende Auffassungen zur potentiellen
Bedeutung von Emotionen

Die traditionelle und auch heute noch aktuelle Einordnung
der Emotionen in die Klasse intervenierender Variablen hat
die Entwicklung einer eigenständigen Emotionspsychologie verzögert. Emotionen werden in dieser Auffassung lediglich eine
Mediatorfunktion für die Erklärung von Verhalten und subjektivem Erleben zugeordnet.
Häufig findet auch eine Subsumption der Emotionen unter
noch allgemeinere Konzepte wie Motivation (z.B. IZARD, 1979)
oder Aktivation (z.B. LINDSLEY, 1951) statt. Ähnlich wie im
Antriebskonzept von HEBB (1955) wird dabei die Emotion nicht
als zu untersuchende Reaktionskomponente betrachtet, sondern

sie geht in einer hypothetischen Intensitätsdimension auf.
Unterschieden zwischen Emotionen werden in diesen Konzeptionen konsequenterweise wenig Beachtung geschenkt (siehe
auch das im Zusammenhang mit der life-event-Forschung diskutierte "general adaptation syndrome" von SELYE, 1956). Teilweise schliessen die Vertreter dieser unspezifischen Emotionsauffassungen nicht aus, dass es physiologische Unterschiede zwischen verschiedenen Emotionen gibt. Der theoretische und praktische Erklärungswert dieser Unterschiede wird
jedoch negiert.

Der Spezifitätsstandpunkt besagt, dass es physiologische Unterschiede zwischen Emotionen gibt, denen auch eine funktionale Bedeutung zukommt. MASON (1975) hält zum Beispiel
spezifische Stressoren über verschiedene physiologische und
endokrine Systeme mit spezifischen Krankheiten korreliert.
Als Beispiel für ein spezifisches Emotionsmodell sollen hier
die zentralen Aussagen von PLUTCHIK (1980) zusammengefasst
werden:
Emotionen haben eine adaptive Funktion für die zentralen Bereiche
des Überlebens. Sie haben eine evolutionäre Geschichte. Es
gibt einige wenige Grundemotionen, die auch zwischen verschiedenen Spezies Gemeinsamkeiten aufweisen. Abbildung 11
zeigt diese Emotionen: Furcht, Zorn, Freude, Trauer, Akzeptierung, Ekel, Antizipation und Überraschung.[1]
Die primären Emotionen sind polar angeordnet. Man kann sie
nicht direkt beobachten, sondern es muss als hypothetische
Konstrukte auf sie geschlossen werden. Sekundäre Emotionen
haben sich aus den primären entwickelt oder stellen Zusammensetzungen primärer Emotionen dar. Jede Emotion kann mit unterschiedlicher Intensität bestehen bzw. auf unterschiedlichen Erregungsniveaus ablaufen. Bewertungsprozesse ("gut/

---

[1] EKMAN et al. (1972) nennen als Grundemotionen Glück,
Überraschung, Traurigkeit, Furcht, Zorn und Ekel.

Abbildung 11: Ein Modell für die polare Anordnung von Emotionen (aus PLUTCHIK, 1980, S. 164)

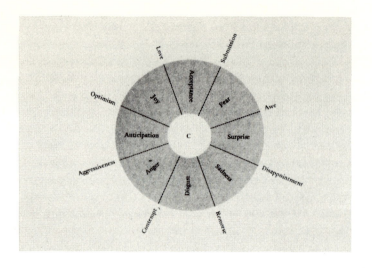

schlecht") stellen die kognitive Komponente bei Emotionen dar. Das Verhalten ist die "gemeinsame letzte Wegstrecke", die dann beobachtet werden kann.

Zur Bedeutung und Unterscheidung kognitiver und emotionaler Abläufe in Konfliktsituationen nimmt ZAJONC (1980) Stellung. ZAJONC (1980) glaubt, genügend Evidenz dafür zu haben, dass die Prozesse, die bei Annäherungs-Vermeidungskonflikten ablaufen, von zwei verschiedenen Systemen gesteuert werden, von denen weniger das kognitive System als das emotional-gefühlshafte System bedeutsam ist.

Seine These "preferences need no inferences" begründet er durch folgende, anhand von Lern- und Gedächtnisuntersuchungen gewonnene Ergebnisse:
- affektive Reaktionen sind primär
- affektive Reaktionen sind ganzheitlich
- affektive Reaktionen scheinen in der Tendenz unkorrigierbarer, weil subjektiv valide
- affektive Reaktionen betreffen das Selbst
- affektive Reaktionen sind schlecht verbalisierbar (der Schwerpunkt der Vermittlung liegt auf dem nonverbalen "Kanal")
- affektive Reaktionen hängen nicht notwendigerweise von Kognitionen ab
- affektive Reaktionen können sich vom Inhalt lösen.

Auch ohne einen sogenannten "kalten" Kognitionsprozess, wie es das Wiedererkennen darstellt, können nach Zajonc zum Beispiel affektive Reaktionen auf einen Stimulus durch Vertrautheit mit ihm gelernt werden. Und kalte Kognitionsprozesse wie "Behalten" laufen anders ab, wenn ein affektiver Bezug zu den Stimuli gegeben ist.[1]

GREENWALD (1980) stellt die These auf, dass Hinweisreize, die dem Individuum helfen, einen Inhalt zu speichern oder wiederzuerkennen, nicht die gleichen sein müssen, die ihm helfen, die evaluativen Effekte des Inhalts zu speichern oder wiederzuerkennen. Dies läuft auf die Annahme von zwei getrennten Systemen, eines für Diskriminanda und eines für Preferanda, hinaus, die auch Zajonc favorisiert.

Zwei verschiedene Speichersysteme sind schon verschiedentlich

---

[1] ISEN et al. (1978) konnten einen fördernden Einfluss auf das Behalten nach positiver Stimmungsinduktion nachweisen. Unter anderem wies EASTERBROOK (1959) nach, dass intensive negative Emotionen (z.B. Angst) den normalen Bereich von Hinweisreiz-Benutzbarkeit durch Ablenkung oder durch Förderung selektiver Wahrnehmung einschränken und sie deshalb mit anderen adaptiveren Funktionen störend interferieren.

als den Daten entsprechend beschrieben worden (z.B. von
ANDERSSON & HUBERT, 1963; POSNER & SNYDER, 1975).
Zajonc glaubt jedoch wegen der nachgewiesenen viel schnelleren Verarbeitungszeit der Preferanda, dass es schon zwei Systeme des Registrierens und Enkodierens gibt. Dass es einen
neurochemischen Apparat gibt, der nicht auf das langsame
Feedback des autonomen Systems warten muss, - den nucleus
coheroleus - bestärkt Zajonc in seiner These. Er ordnet die
Preferanda-Prozesse dem nucleus coheroleus zu. Von diesem Gebiet weiss man, dass es durch neue und alte Stimuli unterschiedlich erregt wird, sensitiv für belohnende Hinweisreize
ist und Hirnareale enervieren kann, die sensorische, Gedächtnis- und affektregulative Steuerungsaufgaben haben (Amygdala,
Hypothalamus, Hypocampus, Cerebralcortex). Es kann schnell
reagieren und hat eine enge Verbindung zum encephalinergen
System, dass man mit dem Reinforcement-System in Verbindung
bringt, und das ebenfalls auf Neues und Vertrautes unterschiedlich reagiert.

Die Erklärung einiger widersprüchlicher Befunde bei Depressiven würde erleichtert, wenn man von dieser Zwei-System-Modell-Annahme ausgehen könnte. Es wurde wiederholt belegt,
dass Depressive in Bezug auf kognitive Leistungen wenig beeinträchtigt sind. Andererseits gibt es empirische Belege
zur These verzerrter Informationsverarbeitung bei Depressiven. Wenn man nun beweisen könnte, dass es sich hier nicht
um "kalte" kognitive Fehler, sondern um Folgen von Preferanda-Prozessen handelt, könnten die verschiedenen Ergebnisse ohne
Widerspruch integriert werden.

Die kognitiven Modelle einschliesslich der kognitiven Emotionstheorie von Lazarus (siehe S. 121 ff) und die Auffassung
von Zajonc, angewandt auf Depressive, führen zu konkurrierenden Hypothesen: "Die Bewertungsprozesse sind beeinträchtigt, weil falsche Schlüsse, kalte Kognitionen, aus Wahrnehmungen gezogen werden" versus "Die Bewertungsprozesse sind

beeinträchtigt, weil über Vertrautheit/Ähnlichkeit zwischen gerade Wahrgenommenem und Schemata (z.B. früherem Trauma) schnell ablaufende affektive Reaktionen ausgelöst werden, bevor überhaupt kognitive Prozesse einsetzen konnten".
Für die Bedeutung affektiver Prozesse bei Depressiven sprechen die Befunde, dass Depressive mit mehr affektiver Beteiligung reagieren als Nichtdepressive. Mehr Situationen und mehr Auslöser evozieren affektive Reaktionen. Besonders ausgeprägt liess sich das bisher in sozialen Situationen zeigen und umso eher, je mehr persönliche Bedeutung die Situation für die Depressiven hatte.
Mehr Affekt in bestimmten Arten von Situationen bedeutet natürlich noch nicht eine Bestätigung der "affektiven" Hypothese. Dieser Affekt könnte ja, wie Beck das auch vermutet, sekundär durch die negativen Kognitionen bedingt sein.
Es scheint jedoch gerade bei Depressiven das Primat der kognitiven Prozesse nicht gesichert.
Studien, in denen die affektive Beteiligung der Teilnehmer systematisch manipuliert bzw. variiert wird und Verhaltensweisen sowie kognitive Prozesse die abhängigen Variablen darstellen, sind erforderlich (siehe auch EASTERBROOK, 1959; KEENAN & BAILETT, 1979). Ein erster Versuch in diese Richtung stellt die auf S. 400 ff) beschriebene Zusatzfragestellung zur Attribuierungsprozessen in einer ambiguösen sozialen Situation dar.

Die Frage, zu welchem Anteil welche primären oder sekundären Emotionen für Depressive charakteristisch sind, wurde ebenfalls noch nicht untersucht, weil die Vertreter von allgemeinen Aktivierungshypothesen auch in diesem klinischen Anwendungsfeld überwogen. Aufgrund klinischer Beobachtungen scheinen Emotionen mit negativer Tönung (Trauer, Angst, Aggresivität, Anlehnungsbedürfnis) gesteigert und solche mit positiver Tönung defizitär.

Wenn sich herausstellte, dass es auf neurophysiologischer Grundlage unterschiedliche Systeme für "hedonistische" und "agonistische" Prozesse gibt (CHANCE, 1980), resultierten weitere Hypothesen zur Depressionssymptomatik. Wenn gilt, dass "two distinct afferent pathways" ... (existieren), "by which different aspects of the same stimulus are conveyed initially to different receptive areas of the brain" (S. 91), dann könnte bei Depressiven das direkt stimulierbare hedonistische System geblockt und das über Inhibition regulierte agonistische System durch vermehrte Disinhibition konstanter aktiviert sein. Man hätte ein neurophysiologisches Substrat für die aus verschiedenen psychologischen Untersuchungsergebnissen ableitbare Vermutung, dass die Folgen von Bestrafung und Belohnung bei Depressiven andere sind als bei Nichtdepressiven. Eine weitere Vermutung, dass nämlich zwischen positiver und negativer Verstärkung, obwohl beide zum Typ Belohnung zählen, noch Unterschiede bestehen und dass bei Depressiven weniger das Reagieren auf unangenehmen Erfahrungen, sondern das Erhalten positiver Konsequenzen funktional gestört ist, wäre auf neurophysiologische Korrelate hin zu untersuchen (etwa mit der Hypothese, dass bei Personen mit Misserfolgsvermeidungstendenz Erregungsprozesse eine andere Dynamik haben als bei Personen mit Erfolgsorientierung oder mit der Hypothese, dass negative Verstärkungsprozesse nicht über das hedonistische, sondern über das agonistische System gesteuert werden.

Für die grundlagenwissenschaftliche Klärung dieser Hypothesen erscheint es erstrebenswert, dass der "kognitiven Wende" der letzten fünf bis zehn Jahre eine "affektive Wende" folgt und Emotionen sowohl als eigenständige Reaktionen wie als unabhängige Variablen untersucht werden.

Das im folgenden Absatz beschriebene integrative Depressionsmodell von KANFER und HAGERMANN (1981) und die eigenen Folgerungen aus den psychologischen und biologischen Depres-

sionsbefunden werden der potentiellen Bedeutung emotionaler
Prozesse bei der affektiven Erkrankung Depression wahrscheinlich besser gerecht als die Depressionsmodelle mit Primat
auf den kognitiven Prozessen.

4.5 Integrative psychologische Hypothesen

4.5.1 Ein auf die Depressionsentstehung und den -verlauf anwendbares Selbstregulationsmodell

KANFER und HAGERMANN (1981; in Erweiterung von REHM,
1977) legten ein Modell vor, das die Interaktion biologischer,
emotionaler, kognitiver und interpersonaler Prozesse betont.
Mit unmittelbarem Bezug zu therapeutischen Implikationen gehen
sie von folgenden Prämissen aus:
Die motivierende Funktion verstärkender Reize hängt vom gesunden Funktionieren auf der biologischen Ebene ab (siehe
AKISKAL & McKINNEY, 1975). Die für motiviertes Verhalten erforderliche Kontrolle über Funktionen beruht auf bestimmten
Gehirnprozessen (siehe auch PRIBRAM, 1963; TODA, 1979; KOUKKOU
& LEHMANN, 1980). Ein therapeutischer Effekt psychologischer Programme dürfte deshalb nur dann gegeben sein, wenn
sie diese Gehirnprozesse auch beeinflussen. Da die Interdependenz betont wird, besteht kein Widerspruch zu psychiatrischen Modellen. Es werden auf allen Ebenen Variablen angenommen, die in einer zur Erkrankung/Störung führenden kritischen
Sequenz zusammenwirken. Daher können wahrscheinlich auch verschiedene Einflüsse die kritische Sequenz durchbrechen, u.a.
auch pharmakologische Interventionen. Die zentrale Frage lautet: Auf welcher Ebene ist der Einfluss am wirksamsten, am
leichtesten umsetzbar, nebenwirkungsfreier?

Für die psychologische Ebene wird die Selbstregulationssequenz zum Ausgangspunkt der Erklärung von depressionstypischen Abweichungen gewählt. Die Selbstregulation stellt eine über Assimilations-/Akkomodationsprozesse (im Sinne von PIAGET, 1972) erworbene komplexe Verhaltenssteuerungssequenz dar, die mit Ausnahme des Spezialfalles selbstkontrollierenden Verhaltens (KANFER, 1970) einem hedonistischen Prinzip, d.h. der Maximierung positiver und der Vermeidung von Unlusterfahrungen, folgt. Innerhalb der Sequenz sind drei Prozesse von Bedeutung: Wahrnehmung/Beobachtung, Kriteriensetzung/Bewertung sowie Selbstverstärkung.

Wahrnehmung/Beobachtung
Die Wahrscheinlichkeit für eine Reaktion fluktuiert kontinuierlich in Abhängigkeit von drei Einflussquellen:
- der Wahrnehmung externer Reize (Alpha-Stimuli)
- der Wahrnehmung psychologischer Ereignisse, die relativ unabhängig vom momentanen äusseren und biologischen Geschehen sind und die Hinweis- und Verstärkerfunktion haben können (subjektiv-kognitive oder Beta-Stimuli)
- der Wahrnehmung intern-körperlicher Reize (Gamma-Stimuli).
Selbstbeobachtung setzt ein, wenn die Kontinuität dieser Prozesse unterbrochen ist. Die Annahmen dazu, wann Unterbrechungen erfolgen, entsprechen denen von POPE und SINGER (1978), die ein Modell für die "Determinanten des Bewusstseinsstroms" vorlegten:
Auf der "Input"-Seite des Bewusstseinsstroms gibt es ein Kontinuum von externen, objektiv wahrnehmbaren Stimuli über interne körperliche zu internen subjektiven Stimuli. Aus biologisch-funktionalen Gründen (um die Funktion des Überlebens und der optimalen Anpassung sicherzustellen), besteht - bei limitierter Kanalkapazität - die Tendenz zur Bevorzugung sensorischer, externer Stimuli. Erst bei voraussagbaren oder reizarmen externen Stimulusbedingungen wird die Wahrnehmung und Verarbeitung intern körperlicher und intern subjektiver Stimuli wahrscheinlich.
Die Entscheidung, ob die Umwelt wichtige oder weniger wichtige Reize enthält, hängt dabei von den Schemata (definiert im Sinne von NEISSER, 1979) des Individuums ab, mit denen es hereinkommende Stimuli vergleicht, davon, wie gut diese Schemata zu den

gerade wahrnehmbaren Stimuli passen und weitere antizipieren lassen.
Wenn keine Ausseninformationen notwendig erscheinen, werden wahrscheinlich jene internen Stimuli wahrgenommen, zu denen "persönliche Bezüge" bestehen und dies seien vor allem unerledigte Pläne (im Sinne von MILLER, GALANTER & PRIBRAM, 1974) und unverarbeiteter Stress. Neben dieser von Gefühlen gesteuerten Wahl gibt es jedoch auch Einstellungen ("sets") gegenüber internen Prozessen. Ein Individuum kann z.B. seine internen Stimuli mit einem bewusst auf Problemlösung orientierten "set" wahrnehmen oder auch mit dem "set", seinen Gedanken freien Lauf zu lassen.

Kanfer nimmt nun an, dass von der Selbstbeobachtung zur Kriterien- oder Bewertungsphase nur dann übergegangen wird, wenn es um Reize der Beta-Ebene geht.

Die Kriteriensetzung/Bewertung

Die Art der Fortsetzung des Selbstregulationsprozesses wird in Abhängigkeit vom motivationalen Zustand einer Person ("current concerns" im Sinne von KLINGER, 1975) gesehen. Wenn der beobachtete Ablauf für den bestehenden Motivationszustand nicht prägnant ist, wird der Selbstregulationsprozess nicht fortgesetzt. Der motivationale Zustand kann auf unmittelbaren ('Short-Term') Bezügen (ST) oder übergreifenderen längerfristigen ('Long-Term') Bezügen (LT) basieren. ST-Bezüge sind situationsspezifisch (z.B. "ich möchte bei dieser Sitzung einen guten Eindruck auf meinen Chef machen"). LT-Bezüge haben mit erstrebenswerten persönlichen Fähigkeiten/Lebenszielen zu tun (ein LT-Bezug, den Menschen gemeinsam haben, sei z.B., seine wahrgenommenen Fähigkeiten so einzusetzen, dass man mit der vorliegenden Lebenssituation unter den gegebenen Umständen bestmöglichst fertig wird).
Zwischen ST- und LT-Bezügen besteht keine Grenzziehung und auch kein gegenseitiger Ausschluss. Die Kriteriensetzung sowie das die nachfolgende Selbstverstärkung begleitende Erregungsniveau hängt jedoch davon ab, ob eher ST- oder LT-Bezüge betroffen sind. Das mit LT-Bezügen assoziierte Erregungsniveau soll höher sein.

Nur wenn der nach individuellen Normen bewertete Ereignisablauf als von der eigenen Person steuerbar erlebt wird (internal im Sinne der Attributionsmodelle), setzt sich der Selbstbewertungsprozess fort. Bei externaler Attribuierung wird auch dann keine Selbstbewertung angenommen, wenn es sich um einen LT-Bezug handelt.
In den für die Depressionsentstehung wichtigen Misserfolgssituationen besteht der eigentliche Selbstbewertungsvorgang in der Feststellung der Grösse der Diskrepanz zwischen der wahrgenommenen eigenen Handlung und den eigenen Standards.

Selbstverstärkung

Für die Konsequenzen dieses Vergleichs ist die Grösse der Diskrepanz determinierend. Eine kurze Phase der Selbstbestrafung/Selbstkritik, die dann in konstruktive Lösungsanstrengungen übergeht, wird angenommen, wenn die Standards ST-Bezüge betreffen und nur eine geringe Diskrepanz zwischen beobachtetem und angestrebtem Verhalten besteht.
Eine intensivere/längere Selbstbestrafung ist wahrscheinlich, wenn es sich um mit stärkerem Erregungsniveau assoziierte LT-Bezüge handelt, die Diskrepanzen als gross angesehen werden und das Individuum keine Bewältigungsmöglichkeiten sieht.
Grundsätzlich sind auf LT-Bezüge beruhende Standards vager und ihre Erreichung schlechter definiert, so dass eigentlich schon mit einem Übergang von ST- zu LT-Bezügen die Wahrscheinlichkeit für grössere Diskrepanzen steigt.
Abbildung 12 soll verdeutlichen, an welchen Verzweigungspunkten dieses Modell für die Depressionsentwicklung kritische bzw. auch immunisierende Alternativen bestehen. Die kritischen Variablen des Modells sind die Höhe der Standards, der Übergang von ST- zu LT-Bezügen, eine Änderung der Attribuierung in Richtung internal und eine Änderung der Erwartung in Bezug auf die eigene Fähigkeit, etwas an den Gegebenheiten zu ändern. Dem Affekt wird für das Überschreiten angenommener

Abbildung 12: Ein Selbstregulationsmodell zur Entstehung und zum Verlauf des depressiven Syndroms (nach KANFER & HAGERMANN, 1981, modifiziert).

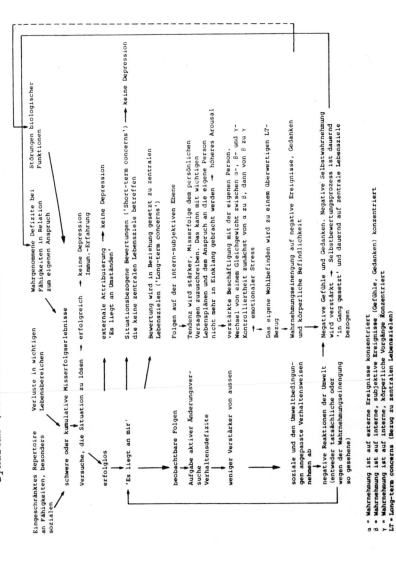

α = Wahrnehmung ist auf externe Ereignisse konzentriert
β = Wahrnehmung ist auf interne, subjektive Ereignisse (Gefühle, Gedanken) konzentriert
γ = Wahrnehmung ist auf interne, körperliche Vorgänge konzentriert
LT = Long-term concerns (Bezug zu zentralen Lebenszielen)

Schwellen eine Trigger-Funktion zugeschrieben: Erhöhte Erregung begünstigt eine erhöhte Aufmerksamkeit bezüglich der eigenen gedanklichen und körperlichen Prozesse und gleichzeitig eine geringere oder verzerrtere Einflussmöglichkeit externer Ereignisse.

Die Veränderung in Richtung vermehrter Beschäftigung mit der eigenen Person begünstigt ein selektives Registrieren dessen, was falsch gemacht wurde und eine Aufmerksamkeitsverlagerung zu negativen Ergebnissen und Verhaltensdefiziten, die die eigenen Langzeitstandards persönlicher Kompetenz betreffen. Die emotionalen Korrelate der negativen Ereignisabfolge begünstigen eine verstärkte Beachtung zunächst minimaler körperlicher und affektiver (γ)-Reize. Der Motivationsbezug, konkrete Ereignisse betreffend, verschiebt sich zugunsten des Bezugs "eigenes Wohlbefinden". Dies kann - weil energie-, zeit- und aufmerksamkeitsabsorbierend - zu Handlungsdefiziten führen, die wiederum depressiogene Konsequenzen haben: Selbstabwertung bezüglich der Konzentrationsfähigkeit und sonstiger Fähigkeiten, usw. Nicht mehr die ursprüngliche Schwierigkeit oder Verlustsituation, sondern die Beschäftigung mit dem derzeitigen Zustand wird zum Problem. Der Bewertungsstandard lautet dabei dann wahrscheinlich: "wie ich früher war", "wie ich sein sollte".

Ein den Teufelskreis unterstützender Einfluss der Umwelt kann zum einen als Reaktion auf Handlungsdefizite erfolgen, zum anderen dann, wenn der Depressive den Versuch unternimmt, über Klagen Zuwendungen zu erlangen. Darauf reagieren die meisten Mitmenschen mit kurzfristig positiven, jedoch langfristig negativen Konsequenzen, wodurch wieder negativ erlebbare Ereignisse auftreten.

Für das Phänomen der Spontanremission, von dem Kanfer und Hagermann zu Recht sagen, dass es in allen verhaltenstherapeutischen und kognitiven Modellen nicht erklärt wurde, dis-

kutieren sie eine Erträglichkeitsgrenze der Aversivität
depressiven Erlebens, die, wenn überschritten, das Herauskommen aus dem Zustand begünstigt. Wenn Depression bis zu einem
gewissen Grade zu einem normalen "Disengagement"-Prozess
bezüglich eines "incentive" gehört, entsteht die Frage nach
den Prozessen, die ein "Disengagement" auf der biologischen oder
psychologischen Ebene steuern. Eine Antwort enthält auch dieses Modell nicht.

Die Wahrscheinlichkeit der Entwicklung einer depressiven Erkrankung ist erhöht bei
- Personen mit hohem Anspruchsniveau in bestimmten Lebensbereichen
- Personen mit einem begrenzten Repertoire sozialer Fähigkeiten
- Personen mit schon prämorbid hoher Rate an Selbstkritik
- Personen, deren Langzeitbezüge auf den Bereich konzentriert sind, in dem eine Kompetenzabnahme wahrgenommen wird.

Es gibt bislang erst wenige direkt auf das Modell bezogene Untersuchungen. Eine Reihe schon zitierter Arbeiten stützen das
Modell indirekt. Dass Depressive besonders bei auf die eigene
Person beziehbarem Material selektiv Negatives wahrnehmen,
belegten LLOYD und LISHMAN (1975), LISHMAN (1972) und KUIPER et

Hinweise auf stärkere affektive Reaktionen der Depressiven
in sozialen Situationen sind u.a. der Studie von LINDEN et al.
(1980) zu entnehmen.

Ob Depressive mehr Beta- und besonders mehr Gamma-Stimuli beachten als Nicht-Depressive (besonders interessant wären hier
nicht-depressive körperlich kranke Vergleichspersonen), wurde noch nicht untersucht.
PENNEBAKER und SKELTON (1978) konnten lediglich allgemein
zeigen, dass ein beeinträchtigter physischer Zustand die Aufmerksamkeit auf körperliche Phänomene steigert.

In einer Arbeit von FROST et al. (1979) wurde die Stimmungsinduktionsmethode von VELTEN (1968) auf Wirkmechanismen hin untersucht. Hier stellte sich heraus, dass die sich auf somatische Zustände beziehenden Aussagen zu einer ausgeprägteren depressiven Stimmung führten als selbstabwertende Aussagen ohne somatischen Bezug.
KIRSCHENBAUM und KAROLY (1977) bestätigten allgemein - nicht bezogen auf Depressive - die Vorhersage des Selbstregulationsmodells, die sich auf die Interaktion zwischen Selbstbeobachtung und Selbstbewertung bezieht: Die Registrierung von negativen Ereignissen/Attributen führte zu einer negativeren Selbstbewertung.
Ein ebenfalls indirekter Befund zur Stützung der Selbstbeobachtungsannahmen ergibt sich aus der Untersuchung von BROCKNER und HULTON (1978), die die Aufmerksamkeitsrichtung von Personen mit unterschiedlichem Selbstwertgefühl durch Instruktion manipulierten. Versuchspersonen mit niedrigerem Selbstwertgefühl schnitten bei einer Begriffsbildungsaufgabe unter der Bedingung, in der die Aufmerksamkeit auf die eigene Person gelenkt wurde, schlechter ab als eine Vergleichsgruppe von Versuchspersonen mit positiverem Selbstwertgefühl. Bei nichtmanipulierter Aufmerksamkeitsinstruktion unter einer nichtöffentlichen Bedingung waren sie gleich gut und unter der Instruktion, sich sorgfältig auf die Aufgabe zu konzentrieren (nicht-öffentlich, Distraktionsbedingung) schnitten sie besser ab als die Personen mit positiverem Selbstwertgefühl.

ROZENSKY et al. (1977) verglichen depressive und nichtdepressive stationäre Patienten bezüglich der Selbstverstärkungsrate auf Reaktionen bei einer Wiedererkennaufgabe. Während sich wiederum keine Leistungsunterschiede manifestierten, war die Selbstverstärkungsrate der Depressiven signifikant geringer und die Selbstbestrafungsrate höher. Allerdings verstärkten sich alle Patienten mehr, als es den tatsächlichen Leistungen

entsprochen hätte. Die Depressiven zeigten lediglich eine relativ geringere Diskrepanz.
Während NELSON und CRAIGHEAD (1977) eine niedrige Selbstbelohnungsrate depressiver im Vergleich zu nichtdepressiven Studenten replizieren konnten, widersprach der Befund einer neueren Untersuchung (NELSON & CRAIGHEAD, 1981) am Beginn der Aufgabenserie den Erwartungen des Selbstregulationsmodells. Die Standardsetzung und die Verstärkungsmuster depressiver und nichtdepressiver Studenten unterschieden sich zunächst nicht. Die Stimmungseinschätzungen derjenigen Studenten, die ihre selbstgesetzten Standards erfüllten, sie der eigenen Leistung und Anstrengung zuschrieben und sich dafür verstärkten, veränderten sich allerdings über eine Serie von Aufgaben hinweg in positiver Richtung. Sich selbst zugeschriebenes Verfehlen der Standards, eine externale Zuschreibung von erfolgreichen Ergebnissen sowie niedrige Selbstverstärkungsraten waren mit einer Verschlechterung der Stimmung korreliert.
CIMINERO und STEINGARTEN (1978) halten nach ihren Ergebnissen die Transparenz externer Standards für eine Mediatorvariable. Die Depressiven und Nichtdepressiven unterschieden sich in ihrer Selbstbewertung und Selbstverstärkung nicht, wenn keine Hinweisreize zur Bewertung der Leistung vorlagen. Bei Vorhandensein solcher Standards jedoch waren die Selbstbewertungs- und Verstärkungsmuster bei gleicher Leistung unterschiedlich. Die Depressiven bewerteten sich bei hohen Standards kritischer, sie verstärkten sich bei weniger hohen Standards weniger, als dies jeweils im Vergleich in den beiden Bedingungen die "grosszügigeren" Nichtdepressiven taten.

LOBITZ und POST (1978) machten den Versuch einer getrennten Erfassung von Erwartungs-/Standardsetzungs- und Verstärkungsreaktionen. Neben zwei typischen Laboraufgaben (einem Wortassoziationstest von KANFER und DUERFELDT, 1968, und dem Zahlensymboltest aus der Wechsler-Batterie, WECHSLER, 1958) soll-

ten die stationär behandelten Patienten dieser Studie die Präferenzen anderer Patienten zu bestimmten Fragen der Stationsorganisation schätzen. Dies wurde als eine persönlichere und lebensnähere Aufgabe für diese Stichprobe angesehen.
Die neurotisch-depressive Stichprobe war in Bezug auf Erwartungen, Bewertungen und Selbstbelohnungen bei allen Aufgaben in der von Kanfer und Rehm postulierten Weise relativ zu nichtdepressiven Kontrollen (andere psychiatrische Fälle, gemischte Stichprobe) beeinträchtigt. Die Leistungen in den Aufgaben waren vergleichbar. Die Selbstverstärkungswerte konnten aus den Erwartungs- und Bewertungswerten vorhergesagt werden. Die drei gemessenen Variablen interkorrelierten signifikant. Um auszuschliessen, dass sich hier nur allgemeiner Bewertungsnegativismus der Depressiven widerspiegelt, wurde das Selbstverstärkungsmuster der Gruppen mit ihrem Verstärkungsmuster bei Reaktionen von anderen verglichen. Es zeigte sich bei der depressiven Gruppe eine signifikante Differenz der Selbstverstärkungs- verglichen mit der Fremdverstärkungsrate. Sie hatten bezüglich der Leistungen anderer höhere Erwartungen, hohe Bewertungen und höhere Verstärkungsraten.
Das Ergebnis entspricht einem Befund von SHRAUGER und TERBOVIC (1976), die bei Studenten mit negativen Selbstwertgefühlen ein Bewertungs-Bias in negativer Richtung nur bei eigenen Leistungen hatten, nicht bei der Leistung von anderen.

Zu den im Modell zentralen Annahmen zu Übergängen in der Standardsetzung sowie zum modulierenden Einfluss des Erregungsniveaus liegen noch keine Untersuchungen vor. Die Überprüfung der Gültigkeit dieser Annahmen für die Entstehung von klinischen Depressionen setzte Längsschnitterhebungen an Risikopatienten voraus.
Eine Kritik der Rehm'schen Formulierung des Modells (1977) von DEUTSCH (1978) ist noch grundsätzlicher. Sie konzidiert, dass

Selbstkontrollansätze eine erfolgreiche Therapiestrategie
bei Depressiven darstellen können, bezweifelt aber, dass man
daraus auf gestörte Selbstkontrollprozesse der Gruppe der
Depressiven schliessen kann. Hierzu seien die Begriffe konzeptionell zu wenig klar gefasst und empirisch nicht genügend
untersucht. Dies gilt für Selbstkontrolle als intervenierende
Variable, Depression als Folge eines Selbstkontrolldefizits
und den Begriff Selbstverstärkung.

4.5.2 Folgerungen aus den psychologischen und biologischen Depressionsmodellen

Die folgende Abbildung stellt eine Erweiterung des "Final
common pathway"-Modells von AKISKAL und McKINNEY (1975) dar.
Die Erweiterungen ergeben sich als Resümee der beschriebenen
Arbeiten des biologischen und des psychologischen Kapitels.
Da weder die prädisponierende "Macht" psychosozialer noch
biologischer Variabler nachgewiesen werden konnte, sehen wir,
wie Akiskal und McKinney eine "gemeinsame letzte Wegstrecke",
durch den verschiedene Einflüsse zu dem Ergebnis "primäre Depression" führen können. Statt irgendeiner Homogenitätsannahme in Bezug auf Prädispositionseffekte entsteht nach dem Literaturüberblick über nicht-bestätigte Kausaleinflüsse eher
der Eindruck, dass eine heterogene Überdeterminiertheit der
Prozesse für die Depressionsentstehung wahrscheinlich ist.
Für die Aufrechterhaltung des "dynamic steady state" eines
Organismus scheint besonders das Funktionieren von inhibitorischen Einflüssen auf die Regulationssysteme zentral. Die
Störbarkeit dieser inhibitorischen Funktionen dürfte genetisch
determiniert sein. Die Folgen könnten niedrigere Toleranzschwellen sein, bei deren Überschreiten nicht nur die in der
Abbildung postulierte grössere Unvorhersagbarkeit der Prozesse (erkennbar als Schwankungen) wahrscheinlich wird, son-

dern auch ihre grössere Beeinflussbarkeit durch die anderen Faktoren.
Angesichts der Heterogenität dieser anderen Faktoren ist eine spezifische Interaktion biologischer und psychologischer Variablen unwahrscheinlich. Interessant wäre lediglich, wenn es auf der psychologischen Seite eine Entsprechung für die "Regulationsstörung in den diencephalen Mechanismen der Verstärkung" (AKISKAL & McKINNEY, zitiert aus Abbildung 13) gäbe, sozusagen einen psychologischen "final common pathway". DEPUE, MONROE und SHACKMAN (1979) glauben, dass es diesen Mechanismus gibt und dass er kognitiv sein müsse. Wir halten eher für wahrscheinlich, dass die Überdeterminiertheit der an der Krankheitsentstehung beteiligten Abläufe die Suche nach spezifischen Entsprechungen überflüssig macht. Wichtiger für diese Hypothese ist die Suche nach den Determinanten für Übergänge, z.B. von normaler oder auch depressiver Stimmung in eine depressive Erkrankung und von dieser zurück in einen nicht mehr behandlungsbedürftigen Zustand.
Die Dauer und die Intensität emotionaler Prozesse erscheint uns für die Beeinflussung des Übergangs zur Erkrankung zentraler als etwa kognitive Prozesse. Die autonomen und neuroendokrinen Begleiterscheinungen von Emotionen können die in Abbildung 13 aufgeführten psychophysiologischen und biochemischen Prozesse beeinflussen. Über zu lange, zu intensiv anhaltende Erregungsprozesse könnte es am ehesten zu Anpassungsanforderungen an die "Dynamic steady state"-Regulation kommen, die die individuelle Toleranzschwelle übersteigen. Ob dann eher eine Disorganisation des Verhaltens, des Schlafes, der Bewertungsprozesse oder gleichzeitige Störungen auftreten, dürfte nach der gefundenen Heterogenität des depressiven Syndroms wieder schwer vorhersagbar sein. Da die Symptomatik feststellbar wird, kann post hoc, unabhängig von der Entstehung, untersucht werden, durch welche Art von Einfluss man die Störung am effektivsten reduziert.

Abbildung 13: Ein Modell für die Interaktion biologischer und psychosozialer Einflüsse, die bei der Entstehung der Depression eine Rolle spielen können. Die in Grossbuchstaben geschriebenen Teile sind aus den Abbildungen 3 und 4 von AKISKAL und McKINNEY (1975, S. 299 und S. 300) übersetzt.

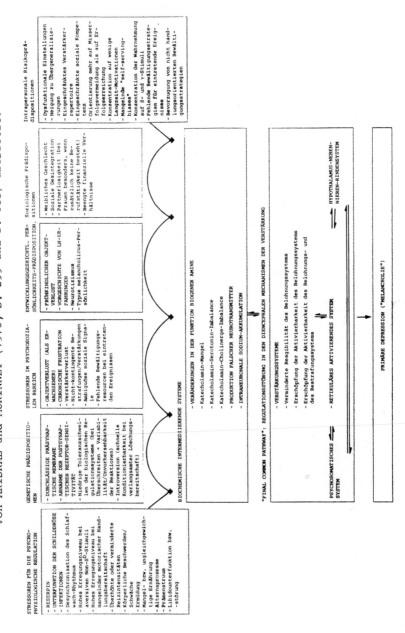

Für den Übergang von der Depression in die Remission nehmen wir eher eine Beteiligung kognitiver Faktoren an, vor allem aber einen Einfluss der prämorbiden Persönlichkeitsstruktur sowie der Geschichte der Bewältigungsversuche (einschliesslich ihrer Dauer, d.h. der Chronifizierung der Depression) an.

Von der Darstellung der Abbildung ausgehend, bedeuten diese Hypothesen, dass für die Entstehung und den Krankheitsausbruch die drei linken Faktorengruppen wichtiger sind, und für die Aufrechterhaltung bzw. Therapierbarkeit eher die drei rechten Faktorengruppen (die soziologischen Faktoren über die ungünstigeren Ressourcen).

Die im folgenden referierten Therapiestudienergebnisse erfassen diese Faktoren allerdings zu unsystematisch, so dass – wie von vielen Vertretern der biologischen und der psychologischen Forschungsrichtung festgestellt – die Bezüge von den Grundlagenuntersuchungen zu den Therapieuntersuchungen noch spärlich sind.

5. Therapieansätze bei Depressiven und ihre Effektivität

5.1 Einleitung

Es gibt noch keine befriedigende Antwort auf die zentrale Frage: Welche therapeutische Massnahme bewirkt aufgrund von welchem Mechanismus bei Depressiven oder auch bestimmte Gruppen von Depressiven eine Reduktion der auf Seite 18 beschriebenen Symptomatik? Insbesondere gilt diese Feststellung für psychologische Therapien.
Bei einem Teil endogen depressiver Patienten ist zwar das positive Reagieren auf medikamentöse und Heilkrampftherapien gesichert, aber noch ungeklärt, warum diese Interventionen wirken und welchen Teil der Symptomatik sie primär beeinflussen. Da ein Teil der Medikamentenreaktionen auf Placeboeinflüsse zurückgeht, die Spontanremissionsrate der Depression zu berücksichtigen ist und auch ein Drittel bis 50 % der endogen-depressiven Patienten, die eigentlich günstig auf Medikamente und Heilkrampf reagieren sollten, therapieresistent sind, besteht nur ein gradueller Unterschied im Wissensstand über die Effektivität medikamentöser und psychotherapeutischer Massnahmen. Vergleichende Untersuchungen sind noch kaum durchgeführt.

Bei Eingrenzung der Therapieeffektivitäts-Fragestellung auf die Gruppe der neurotisch Depressiven sind die Befunde für beide Behandlungsmodi noch spärlicher. Kontrollierte Medikamentenstudien für diese Untergruppe liegen kaum vor. Kontrollierte Psychotherapiestudien beziehen sich meist auf Mischgruppen von Patienten, bei denen der Anteil endogen Depressiver oder Normaler mit depressiven Verstimmungen in den Stichproben ungeklärt ist.

Da die medikamentöse Therapie mit Trizyklika, ungeachtet der differentialdiagnostischen Problematik, derzeit das Standardverfahren ist, mit dem depressive Patienten zunächst behandelt werden, kann ihre Wirkung als ein Kriterium bzw. Vergleichsmasstab für die Wirkung der psychotherapeutischen Verfahren herangezogen werden (siehe LINDEN, 1980 zur weiteren Ausführung dieser Strategie). Deshalb werden die Ergebnisse von Effektivitätsuntersuchungen bei Trizyklikamedikation zusammenfassend referiert.

Innerhalb der Psychotherapiestudien auf verhaltenstheoretischer Grundlage kann bezüglich der untersuchten Therapien zwischen solchen mit Schwerpunkt auf verhaltensübenden Verfahren und solchen mit Schwerpunkt auf Kognitionsveränderung unterschieden werden. Diese Therapien und ihre Ergebnisse werden detaillierter beschrieben.

Studien auf psychodynamischer oder gesprächspsychotherapeutischer Grundlage, in denen die Therapien speziell auf das depressive Syndrom zugeschnitten sind, liegen kaum vor. Sie werden im folgenden nur dann berücksichtigt, wenn sie Effektivitätsdaten enthalten, die Vergleiche zu den medikamentösen und den verhaltenstherapeutischen Studien erlauben. Dies trifft auf die von KLERMAN et al. (1978) beschriebene "Interpersonal Therapy" (IPT) zu. Sie wurde auf psychodynamischer Grundlage speziell auf depressive Patienten zugeschnitten entwickelt und in Kontrollgruppenstudien überprüft. Auf diese Befunde wird deshalb näher eingegangen. Dieser Ansatz sowie die kognitive Therapie von Beck wurden in ersten kontrollierten Studien mit medikamentösen Therapien verglichen.

Im Anschluss an die Darstellung von Vergleichsstudien werden die methodischen Alternativen und Probleme bei der Effektivitätsüberprüfung von Therapien diskutiert.
Die Aussagemöglichkeiten von Therapiestudien sind durch Pro-

bleme der Reliabilität und der Validität der Messinstrumente sowie durch mangelnde interne und externe Validität des Untersuchungsaufbaus eingeengt. Die Wahl der im nächsten Kapitel beschriebenen eigenen Strategie basierte deshalb nicht nur auf den bisherigen Therapieergebnissen, sondern auch auf dem Stand der Evaluationsmethoden-Diskussion, bezogen auf Studien an klinisch Depressiven unter stationären Behandlungsbedingungen.

5.2 Medikamentöse Therapien

Begrenzt auf die Zielsetzung, die Effektivität medikamentöser Therapien bei der Beurteilung psychologischer Ansätze als Vergleichsmasstab heranziehen zu können, enthält diese Zusammenfassung nur Ergebnisse, in denen Standardmedikamente (Trizyklika, MAO-Inhibitoren) zur Akutbehandlung unipolar depressiver Patienten eingesetzt wurden.

KLERMAN und COLE (1965), KLEIN und DAVIS (1969), MORRIS und BECK (1974) sowie BECKMANN (1981) überblickten die entsprechende Literatur. Hiernach ist die Wirksamkeit der trizyklischen Antidepressiva (als Standardtrizyklika wurden vor allem Imipramin und Amitriptylin überprüft) bei endogen Depressiven erwiesen. Allerdings stellte sich bei kritischer Betrachtung von Doppelblindstudien, die Diagnose-Zuweisungskriterien sowie valide Selbst- und Fremdbeurteilungsinstrumente enthielten, heraus, dass mit beträchtlichen Placeboeffekten zu rechnen ist. Bis 1972 konnten MORRIS und BECK (1974) 93 Vergleichsgruppen aus 85 Doppelblindstudien in ihre Bewertung einbeziehen. 32 der Vergleiche zwischen der aktiven Substanz und dem Placebo erbrachten keine Unterschiede. In 61 Studien zeigte sich die bessere Wirksamkeit des Medikaments gegenüber dem Placebo.

KLERMAN und COLE (1965) sowie KLEIN und DAVIS (1969) fanden Imipramin-Verbesserungsraten zwischen 65 und 70 % gegenüber einem klinisch beobachtbaren Placeboeffekt von 32 bis 39 %.

BECKMANN (1981) stellte die Doppelblindheit von Studien dieser Art in Frage, weil die Placebobehandlungen aufgrund der fehlenden Nebenwirkungen für Untersucher erkennbar sein dürften. Er berichtet über eine eigene Studie (BECKMANN et al., in Vorbereitung), in der Amitriptylin mit einem "aktiven" Placebo (Atosil®, einem Präparat, das keine antidepressiv wirkenden Substanzen enthalten soll, jedoch vergleichbare Nebenwirkungen) verglichen wurde.
Es fanden sich keine signifikanten Unterschiede in der antidepressiven Wirkung.

WOGGON (1979) kommt in einem Überblick über die 9 in den letzten 10 Jahren in der Klinik Burghölzli, Zürich, doppelblind durchgeführten vergleichenden Antidepressivaüberprüfungen (ohne Placebogruppe) zu einer Rate von 49,6 % symptomfreier oder deutlich gebesserter Patienten versus 50,4 % Nonrespondern. Die Referenzsubstanz war meist Imipramin.

Eine differentielle Wirksamkeit einzelner Trizyklika oder auch eine differentielle Indikation für bestimmte Gruppen von endogen depressive Patienten (z.B. Imipramin eher für gehemmt Depressive, Amitryptylin eher für agitiert Depressive) konnte nach BECKMANN (1981) in kontrollierten Studien letztlich nicht bestätigt werden.

Für MAO-Inhibitoren liegen nach PARE (1977) die Erfolgszahlen aus Doppelblind-Placebo-Vergleichsstudien nur geringfügig unter denen der Trizyklika, nämlich bei etwa 61 % Patienten mit klinischer Verbesserung.

Die MRC-Studie (1965) sowie die NIMH-Studie (GREENBLATT et al., 1974) und OVERALL und GORHAM (1962) fanden keinen Unterschied zwischen Phenelzine und Placebo, die NIMH-Studie auch keine Interaktion mit der Diagnose. PAYKEL (1977) überblickte 12 kontrollierte Phenelzine-Placebo-Vergleichsstudien und fand 5 mit positivem Effekt, 2 mit fraglich positivem Effekt und 5 mit negativem Effekt. Die Patienten der Studien, die günstige Effekte belegten (LASCELLES, 1966; JOHNSTONE & MARSH, 1972; ROBINSON et al., 1973 sowie NIES et al., 1974) waren ambulante neurotische bzw. atypische Depressive. In den anderen Studien handelt es sich um diagnostisch gemischtere stationäre Depressivengruppen.

Die Gründe für die Versagerquote von durchschnittlich etwas mehr als einem Drittel der Patienten wurden neben dem Nicht-Einnehmen der Substanz durch die Patienten (eher für die therapeutische Praxis relevant; in den Vergleichsstudien wird dies heute durch Plasmaspiegeluntersuchungen meist kontrolliert) in der Dosierung der Medikamente, den interindividuell unterschiedlichen Resorptions- oder Metabolisierungsraten der Substanzen sowie der differentiellen Ansprechbarkeit bestimmter Formen von depressiven Erkrankungen gesehen.

Es scheint bei Trizyklika (insbesondere bei Nortryptilin) ein "therapeutisches" Fenster, d.h. ein günstiger Dosierungsbereich - gemessen über Plasmaspiegel - zu existieren, oberhalb und unterhalb dessen die Therapieversagerquote zunimmt. Allerdings garantiert eine Gleichdosierung noch nicht, dass bei einem individuellen Patienten eine bestimmte Plasmakonzentration erreicht wird.
GLASSMAN und PERCEL (1978) wiesen darauf hin, dass die Plasmaspiegel von Depressiven nach gleicher Dosierung von Medikamenten um den Faktor 10 bis 20 (bei SJÖSTRÖM, 1972, um das 36-

fache) variieren können. Da der pharmakologisch aktive freie
Anteil der Antidepressiva unabhängig von der Dosierung ebenfalls
beträchtlich schwankt, kommen diese Autoren zu dem
Schluss, "dass Patienten mit identischer Dosis um den Faktor
800 bezüglich der am Rezeptor zur Verfügung stehenden
Pharmakonmenge variieren können" (BECKMANN, 1981, S. 140).
Welche individuellen Systemeigenschaften die Absorption der
Trizyklika steuern, ist noch nicht bekannt.

Nach den Übersichten von KENDELL (1977) sowie von PAYKEL
(1977) ist die Therapieversagerquote von Trizyklika- und von
Heilkrampftherapie geringer, je mehr psychotisch Depressive
eine Stichprobe enthält. (GLASSMANN et al., 1975, fanden in
gewissen Widerspruch hierzu, dass depressive Wahnideen eher
einen prognostisch ungünstigen Faktor darstellen.) Einige
der schon unter 2.3 referierten Studien legen nahe, dass die
Medikamenteneffektivität bei endogen depressiven Patienten,
besonders denen des gehemmt depressiven Typs, relativ zu anderen
depressiven Gruppen, besonders der neurotisch depressiven,
erhöht ist (KILOH et al., 1962; GREENBLATT et al.,
1964).

Gemäss der Annahme, dass es Patienten mit unterschiedlichen
Aminstoffwechselstörungen gibt (siehe S. 62 f) und der Beobachtung,
dass manche Patienten eher auf die Serotonin-Wiederaufnahme
hemmende Substanzen (z.B. Amitryptilin) ansprechen
und andere eher auf die Noradrenalin-Wiederaufnahme hemmende
Substanzen (z.B. Desipramin), wurde nach biologischen
Markern für Therapiereagibilität gesucht. Die Ergebnisse von
GOODWIN et al. (1978), dass Patienten mit niedriger 5-HIES-Konzentration
und erhöhter MHPG-Ausschüttung eher auf Amitryptilin
und Patienten mit niedriger MHPG-Ausschüttung und hoher
5-HIES-Konzentration eher auf einen Noradrenalin-Reuptake-Hemmer,
z.B. Desipramin, ansprechen, unterstützen diese Hypo-

these. COBBIN et al. (1979) konnten ihre Therapieversagerquote bei Beachtung des MHPG-Indikators und entsprechender Medikation deutlich senken. Angesichts der auf S. 73 f formulierten Kritik an den Aminhypothesen müssen allerdings Replikationen solcher Resultate abgewartet werden.

Nach einem Überblick von BIELSKI und FRIEDEL (1976) waren Neurotizismus, Hypochondrie sowie Hysterie mit Therapieresistenz nach Trizyklikagabe korreliert.
Einige Zentren wandten sich deshalb gezielt der Frage zu, wie neurotisch depressive Patientengruppen relativ zu endogen depressiven reagieren.
BALL und KILOH (1959) kamen zu folgenden Ergebnissen: 74 % der endogen Depressiven verbesserten sich auf Imipramin, 22 % auf Placebo, 59 % der neurotisch Depressiven verbesserten sich auf Imipramin gegenüber 20 % auf Placebo.
Bei den neurotisch depressiven Patienten der Studie von WITTENBORN et al. (1973), UHLENHUTH et al. (1969), COVI et al. (1974) und FRIEDMAN (1975) war der Medikamenteneffekt dem von Placebo überlegen.
Bei GREENBLATT et al. (1964) zeigten die neurotisch Depressiven im Unterschied zu den bipolaren und den Patienten mit Involutionsdepressionen keinen Unterschied in der Ansprechbarkeit auf Drogen versus Placebo. Dieser Befund ging allein auf die hohe positive Placebo-Response der Neurotiker zurück. Die Trizyklika hatten den neurotisch depressiven Patienten sogar mehr geholfen als den anderen Gruppen.
In der NIMH-Kollaborationsstudie (RASKIN et al., 1970) sowie bei GREENBLATT et al. (1974) reagierte die endogen depressive Gruppe besser auf Trizyklika als auf Placebo. Dieser Unterschied fand sich bei den neurotisch Depressiven nicht. OVERALL et al. (1962) fanden wiederum keinen Unterschied in der Interaktion Drogen/Diagnosegruppe. Für endogen Depressive wie für neurotisch Depressive wirkte Imipramin etwas besser

als Placebo. Die neurotische Stichprobe sprach auf alle Bedingungen besser (!) an als die endogene. Dieses Ergebnis scheint allerdings durch eine günstige Prädiktion innerhalb der Neurotiker-Stichprobe bedingt.
Die Arbeiten der Newcastle School (ROTH, 1978) lassen vermuten, dass der Anteil von Patienten mit starker Angstsymptomatik zusätzlich zur Depression in jenen Studien, in denen Neurotikern jede Intervention hilft, gering ist.

Zusammenfassend können bei einem Teil der Neurotiker, der nach den meisten hier verglichenen Studien etwas geringer liegt als bei den endogen depressiven Patienten, durch Trizyklika die Symptome der Depression erfolgreich reduziert werden. Da allerdings auch Placebo zu Effekten fast vergleichbarer Grössenordnung führt, ist es kaum plausibel, den Medikamenteneffekt als spezifische Substanzwirkung zu erklären.
PAYKEL (1977) vermutet aufgrund der Tatsache, dass die stationär aufgenommenen Patienten der Massachusetts Collaboration Studie und der NIMH-Studie höhere Placebo-Besserungsraten aufwiesen als die ambulant behandelten Neurotiker von z.B. BORNE und KILOH (1959), dass die Klinikaufnahme ein entscheidend mitbedingender Faktor ist. Die auf S. 252 f referierten Ergebnisse von BLACKBURN und BISHOP (1980) unterstützen die Vermutung eines Einflusses von Setting-Variablen.

Die Frage, ob sich innerhalb der Neurotiker-Stichprobe Hinweise auf differentielle Therapieansprechbarkeit finden lassen, wurde auf der Basis typologischer Systeme untersucht. In der Overall-Hollister-Typologie (siehe S. 28) wird zwischen ängstlichen, feindseligen und verlangsamten (endogen) Depressiven unterschieden. Nach den Ergebnissen von drei kontrollierten Studien (OVERALL et al., 1966; HOLLISTER et al., 1966; HOLLISTER et al., 1967) war die stärkste Medika-

menteneffektivität für die Gruppe der Verlangsamten gegeben (einmal geprüft in Bezug auf Imipramin, zweimal in Bezug auf Amitryptilin). Den gemischt Ängstlich-Depressiven halfen Tioridizine bzw. Perifinazine besser. Bei RASKIN et al. (1970) half den Ängstlichen Diazepan noch wirksamer als Phenelzine oder Placebo. GOLDBERG et al. (1974) fanden für die Gruppe der gemischt Ängstlich-Depressiven Doxepin am günstigsten. RAVARIS et al. (1976) und RENFORDT et al. (1976) fanden Phenelzine bei ängstlich-depressiven Syndromen signifikant wirksamer als Placebo.
KLEIN und DAVIS (1969), TYRER et al. (1973), MOUNTJOY und ROTH (1975), RASKIN (1974) sowie ROBINSON et al. (1978) fanden MAO-Inhibitoren besonders indiziert bei Depressionssyndromen, die durch abnorme Ermüdbarkeit, Anhedonie, Angst, phobische Züge sowie somatische Beschwerden gekennzeichnet waren. Die Therapieansprechbarkeit korrelierte positiv mit anankastischen und hysterisch-phobischen Zügen sowie mit Extraversion.
Die Rickels-Studie (1970), bei der die Patienten in vier Gruppen (hochdepressiv - hochängstlich, niedrigdepressiv - niedrigängstlich, hochdepressiv - niedrigängstlich und hochängstlich - niedrigdepressiv) eingeteilt waren, ergab, dass die Hochdepressiv-Hochängstlichen am besten von einer kombinierten Amitryptilin-Chlordiazepoxide-Behandlung profitierten, die Hochdepressiv-Niedrigängstlichen am besten von Amitryptilin allein und die Niedrigdepressiv-Hochängstlichen am besten von Chlordiazepoxide allein. Diese Studie enthält für ambulante neurotisch depressive Patienten die gezieltesten Therapiehinweise (RICKELS et al., 1970).
Für die Gruppe der Feindselig-Depressiven fanden Raskin et al. (1970) Diazepan schlechter als Placebo. Die Overall-Hollister-Gruppe konnte für diese Patienten keine spezielle Medikamentenindikation finden.
Es scheint nach diesen Studien, dass Mischzustände bzw. Angst-

Depressionen medikamentös schwieriger zu behandeln sind
(siehe auch PAYKEL, 1972b, 1976).

5.3 Psychologische Therapien

5.3.1 Verhaltenstherapeutische Verfahren mit Schwerpunkt auf Verhaltensübungen

Da gute Übersichten existieren (WHITEHEAD, 1979; WEISSMAN,
1979; DE JONG et al., 1980), werden im folgenden aufbauend
darauf Gemeinsamkeiten und Unterschiede in den Strategien
sowie neuere Arbeiten diskutiert.

5.3.1.1 Anwendung von Verfahren der Angst- und Phobie-Behandlung auf Depressive

WOLPE (1971) plädiert für die Gemeinsamkeiten zwischen anderen Neurosen und neurotischer Depression. Als experimentelles Analogon für die Depressionsentstehung nimmt er das LH-Paradigma von Seligman (siehe S. 156 ff) an, wobei die Unterschiede zu experimentellen Analoga der Angstentstehung lediglich in der Intensität und besonders in der Wiederholung und Persistenz eines Stressors bzw. aversiven Reizes gesehen werden.
Die Wahl der Therapie hängt davon ab, ob die depressive Akutsymptomatik a) eine übersteigerte und verlängerte Reaktion auf Verluste darstellt, oder b) in Verbindung mit bzw. zeitlich folgend auf starke Angst auftritt, oder c) aus der Unfähigkeit resultiert, interpersonelle Situationen zu kontrollieren. Bei Patienten, deren Depression als Übersteigerung und Verlängerung normaler Reaktionen auf Verluste erklärt werden kann, ist nach Wolpe zu klären, ob es sich um eine gelernte oder eine endogene Störung handelt. Bei einer

gelernten Verlustreaktion wird ein Verstärkeraufbau-
Programm für indiziert gehalten (siehe S. 228 ff), bei der endogenen Form eine medikamentöse Therapie. Für Depressive,
die man den Gruppen b und c zuordnen kann, wird der Aufbau
angstinkompatibler Alternativreaktionen über die systematische Desensibilisierung oder ein Selbstsicherheitstraining
empfohlen. Wolpe geht dabei davon aus, dass sich die depressiven Symptome reduzieren lassen, wenn man zunächst erfolgreich das Ausmass der Angst senkt. Die Überprüfung dieser
Annahmen steht noch aus.

HAYMANN und COPE (1980) zitierten zwar zahlreiche Untersuchunge, in denen Selbstbehauptungsprogramme bei depressiven
Personen angewendet wurden, belegen aber in einer ersten
eigenen kontrollierten Studie, dass der Einfluss der Übungen
auf die Depressivität zweifelhaft bleibt. Gegenüber einer
Wartebedingung veränderten sich leicht- bis mittelschwer depressive Studenten zwar in Bezug auf affektives Verhalten
deutlicher, in den BDI-Veränderungen von vor zu nach der
Therapie unterschieden sie sich jedoch nicht. Erst mit einer
Latenz von 2 Monaten ergab sich eine grössere BDI-Veränderung für die Selbstbehauptungsgruppe.
Bei nach BDI-Kriterien klinisch depressiven und selbstunsicheren Patienten führte eine Selbstbehauptungstherapie zu
deutlicheren Effekten als eine "traditionelle" Gruppentherapie auf psychodynamischer Grundlage (SANCHEZ et al., 1980).
Wegen der nichtkontrollierten Zusatzmedikation, besonders
bei den Kontrollpatienten, sind klare Schlüsse aus diesem
Ergebnis nicht möglich.
PERCELL et al. (1974) führten bei einer gemischten psychiatrischen Patientenpopulation ein Selbstbehauptungstraining
mit der Hypothese durch, dass die Übungen sowohl die Angst
als auch das Selbstwertgefühl beeinflussen. Die Bestätigung
dieser Annahmen interpretieren die Autoren als Effekte selbst-

behauptender Reaktion auf das Selbstbild. Dieser Erklärungsansatz geht jedoch über den von Wolpe hinaus.

Dass Angstinkompatibilität den vermittelnden Wirkmechanismus solcher Programme darstellt, ist noch völlig offen. Die weiter unten beschriebenen, mehr auf Depressive zugeschnittenen Programme zur Förderung sozialer Kompetenz oder der Ansatz der "Interpersonalen Therapie" (KLERMANN et al., 1978, siehe S. 256 ff) scheinen für die Beeinflussung der Depressionssymptomatik effektiver.

5.3.1.2 Therapien zur Erhöhung der Aktivitäts- und Verstärkerrate

Diese Ansätze basieren auf der Annahme, dass eine Reduktion verfügbarer Verstärker, von Verhaltensweisen zur Erlangung von Verstärkern, von Verstärkerquellen und/oder der Verlust der Verstärkereffektivität (im Sinne von COSTELLO, 1972) typische Bedingungen für die Depressionsentstehung und Aufrechterhaltung sind.

Fast alle verhaltenstherapeutischen Programme und die publizierten Einzelfallberichte enthalten als eine Komponente Schritte zur Förderung von Aktivitäten, die von den Patienten als verstärkend erlebt werden können (z.B. BURGESS, 1968; LEWINSOHN, WEINSTEIN & SHAW, 1969; JOHANNSON, LEWINSOHN & FLIPPO, 1969; LEWINSOHN & LIBET, 1972; SHIPLEY & FAZIO, 1973; LEWINSOHN & SHAFFER, 1971). Aus den Leitfäden zur Durchführung der kognitiven Therapie (z.B. BECK et al., 1979a) geht hervor, dass zu Beginn dieser Therapie ebenfalls aktivitätsfördernde Hausaufgaben stehen.

Die gewählten Strategien zum Aufbau von Aktivitäten sowie

zur Erhöhung der Verstärkerrate ähneln sich. Die meisten Beschreibungen lassen erkennen, dass die Therapeuten ein pragmatisches, auf die jeweilige funktionale Analyse des Verhaltensdefizits der Patienten zugeschnittenes Vorgehen wählen. Zielsetzung und Durchführung werden jeweils mit dem Patienten besprochen. Es ist ein hohes Ausmass an Strukturiertheit gegeben.

Die Rahmenprinzipien bei der Durchführung entsprechen denen, die bei der eigenen Studie für diese Komponente gewählt wurden. Deshalb werden sie im folgenden aus DE JONG (1980, S. 201 ff) zitiert:

"Ziel einer individuellen Verhaltensanalyse ist es, herauszufinden, welche Aktivitäten dem Patienten noch möglich sind und wie er sie im einzelnen erlebt. Zur Erfassung eignen sich Fragebogen (z.B. die Liste effektiver Verstärker, siehe SCHULTE, 1976), die Exploration von Tages- und Wochenabläufen der Patienten sowie eine Grundlinienerhebung über Tagebuchaufzeichnungen. In solchen Tagebuchaufzeichnungen sind gleichzeitig auch Stimmungs- und Selbstbewertungsangaben zu den Aktivitäten enthalten (siehe Anhang, Abb. 1 als Beispiel für ein Formular, wie es in unserer Therapieuntersuchung Verwendung gefunden hat).
Wenn möglich, werden die Angehörigen zum derzeitigen Vorkommen von Aktivitäten befragt. Um bessere therapeutische Ansatzmöglichkeiten (z.B. zur Verwendung des Premack-Prinzips) zu bekommen, ist es nicht nur wichtig, noch einigermassen angenehm erlebbare Aktivitäten zu suchen, sondern auch im Tagesablauf häufige. Weiterhin dient die Exploration dazu, Aktivitäten zu finden, die für den Patienten früher eine positive Bedeutung hatten oder die er schon immer einmal lernen wollte. Aus diesen Erhebungen und Befragungen entsteht eine Zusammenstellung von Handlungen mit potentiell belohnendem Charakter und eine Zusammenstellung von Aktivitäten, die, wenn sie gelernt würden, die Wahrscheinlichkeit positiver Konsequenzen erhöhen würden.
Schon während dieser Grundlinienperiode, mindestens jedoch vor konkreten therapeutischen Plänen oder Empfehlungen, ist es wichtig, dem Patienten den theoretischen Hintergrund für Aktivitätspläne zu erklären und die Indikation für Aktivitätsprogramme aus seiner eigenen lebensgeschichtlichen Problematik abzuleiten. Folgendes Wissen wird dem Patienten vermittelt:
1. Stimmungen sind keine eigengesetzlichen Prozesse, sondern sind über eigene Handlungen beeinflussbar.

2. Es ist ungünstig, erst dann mit Aktivitäten zu beginnen, wenn eine bestimmte Stimmungslage als Voraussetzung bereits besteht (diese Annahme haben die meisten Patienten).
3. Bei näherer Betrachtung gibt es selbst in schweren Depressionen Stimmungsschwankungen, die häufig mit Aktivitäten in Zusammenhang gebracht werden können. Hier ist es hilfreich und überzeugend, solche differentiellen Zusammenhänge aus den Tagebuchaufzeichnungen der Patienten aufzuzeigen. Nach unseren Erfahrungen gelingt dies immer, da auch depressive Patienten Bewertungsunterschiede machen.
4. Soziale Aktivitäten sind besonders günstige Möglichkeiten, die Stimmung positiv zu beeinflussen, ebenso körperliche Aktivitäten.
5. Eher passive Tätigkeiten wie Lesen, Musikhören enthalten weniger stimmungsförderndes Potential, wenngleich ihre Bedeutung gerade am Beginn der Therapie positiv - weil entlastend - sein kann.

Günstig ist es, aus der Lebensgeschichte des Patienten Beispiele für die Gültigkeit dieser Sätze auch in seinem Fall zu sammeln. Als allgemeine Ziele sollten dann abgeleitet werden:
- schrittweise mehr tun
- schrittweise mehr angenehm Erlebbares tun
- schrittweise mehr Geplantes tun
- schrittweise solche Aktivitäten in Angriff nehmen, deren Lernen gestufte Erfolgserlebnisse vermittelt.

Was das im Falle des einzelnen Patienten bedeutet, ist festzulegen, wobei jedoch der Patient selbst unter verschiedenen Möglichkeiten seine Wahl treffen sollte. Aus diesem Grund wird angestrebt, die in der Grundlinie erhobenen Listen möglichst umfangreich zu machen.

Die nächsten therapeutischen Schritte beziehen sich dann auf die Planung der jeweils nächsten Tage. Die Patienten werden angeregt, Stundenpläne aufzustellen und dabei die folgenden Punkte zu beachten:
1. Feststehende Aktivitäten eintragen (z.B. Mahlzeiten).
2. Für den Rest der Zeit versuchen, möglichst viele Aktivitäten, die aus der Liste stammen, einzubauen.
3. Wenn der Tag viele "Pflichten" oder unangenehme Aktivitäten enthält, möglichst versuchen, jeweils nach den "Pflichten" etwas Angenehmeres zu tun.
4. Zeiten des Nichtstuns, Pausen vorsehen.
5. Den Tag so planen, dass die Durchführung des Plans keine Überforderung darstellt.
6. Möglichst konkret die Ziele definieren, also z.B. hinschreiben: "Telefonat mit Peter" statt "telefonieren".

Den Patienten wird das Prinzip des schrittweisen Vorgehens vermittelt, ausserdem der Gedanke der relevanten Masstäbe. Es wird zum Beispiel erklärt, dass Vergleiche mit guten Tagen ode mit anderen Leuten weniger angemessen und weniger fördernd sind als Vergleiche mit sich selbst zu dem Ausgangszeitpunkt oder zum Tag vorher.

Die Aufgabe des Therapeuten in der Phase der Aktivitätsförderung liegt in einer sorgfältigen Analyse des Verhaltenspotentials, in der Hilfe bei der Zielbestimmung, in der Suche nach günstigen Durchführungsbedingungen, in schwierigen Fällen beim Vormachen und Mitmachen bei Aktivitäten und in der sozialen Anerkennung, die er dem Patienten für selbstinitiierte aktive Veränderungen vermitteln sollte. Eine Haltung gemeinsamer Problembewältigung ist günstig bei sachlicher Diskussion der Schwierigkeiten. Die folgenden Schwierigkeiten treten besonders häufig auf und sind bei den individuellen Therapieplänen zu berücksichtigen:
a) nicht anfangen können
b) Neigung zum Abbrechen von Aktivitäten
c) nachträgliches Abwerten von Aktivitäten
d) negative Reaktion vom Mitmenschen
e) Behinderungen aus äusserem Anlass."

Das hier beschriebene Aktivitätsprogramm basiert auf dem Prinzip der vom Therapeuten lediglich über soziale Verstärkung geförderten Kontrolle über Verhaltensveränderung.

Ein Beispiel für Kontingenzmanagementprogramme, mit denen bei hospitalisierten Patienten das Aktivitätsniveau erhöht wurde, enthält die Einzelfallbeschreibung eines schwer depressiven älteren Patienten von FALLOON (1975). Über ähnliche Ansätze mit erfolgreichen, zum Teil über A-B-A-Design überprüften Ergebnissen, berichten HERSEN et al. (1973) und REISINGER (1972).

Die bei JACKSON (1972) sowie bei FUCHS und REHM (1977) beschriebenen Selbstkontrollansätze gehen über den reinen Aufbau von Verstärkern hinaus. Jackson förderte zusätzlich zur Aufstellung von Aktivitätsplänen explizit die Selbstverstärkungsrate einer ambulanten depressiven Patientin. FUCHS und REHM (1977) trainierten über Zeitungsannoncen geworbene leicht depressive Frauen (MMPI-D-Wert $\geq$ 70) in der Selbstbeobachtung angenehm erlebbarer Aktivitäten, in der Kriteriensetzung bei der Selbstbewertung und in Selbstverstärkung.
Beide erreichten mit ihren Ansätzen eine Steigerung sowohl der Verhaltens- als auch der selbstgesetzten positiven Kon-

tingenzraten. Bei Fuchs und Rehm war dieser Erfolg abgesichert gegen eine Kontrollgruppe von Therapieteilnehmern, die unspezifische Gruppentherapie oder eine Wartebedingung erhalten hatten. Dabei ergaben sich signifikante Effekte im globalen Ausmass der Depression, in den Aktivitätsraten während Gruppentherapieinteraktionen und im Ausmass positiv erlebter Aktivitäten in der Pleasant Event Schedule (PES, MAC PHILLAMY & LEWINSOHN, 1971), nicht jedoch in einem Selbstbewertungstest. Die Effekte waren bei der nach sechs Wochen durchgeführten Nachuntersuchung nicht mehr signifikant. Die nichtspezifisch behandelte Kontrollgruppe hatte in dieser Zeit andere Therapie erhalten und hatte sich so stabilisiert, dass der Unterschied zur nicht mehr weiterbehandelten Experimentalgruppe verschwand.

BURGESS (1968) machte bei seinen 16 neurotisch Depressiven, ähnlich wie CROMBACH (1978) bei einer endogen depressiven Patientin den Versuch, nicht nur die Rate instrumenteller Verhaltensweisen über eine sukzessive Approximation an das prämorbide Verhaltensrepertoire (shaping, "graded-success"-Therapie) zu erhöhen, sondern - unter Einbeziehung von Bezugspersonen - auch die Löschung depressiver Verhaltensweisen zu fördern. Burgess' und auch Crombachs implizites Erfolgskriterium war nicht Stimmungsveränderung, sondern das sich wieder selbständig in einer sozialen Situation Zurechtfindenkönnen. Dieses Kriterium wurde bei den behandelten Patienten auch erreicht.
SHIPLEY und FAZIO (1973) benutzten ausser der Strategie der Förderung depressionsalternativer Reaktionen über Aktivitätspläne die Massnahmen: "Isolierung depressiver Äusserungen" und "Induzierung von Wut". Sie konnten bei Teilnehmern mit hohen Depressions-Fragebogenwerten positive Behandlungseffekte, verglichen mit einer Wartelisten-Kontrollgruppe und einer mit unspezifischen psychotherapeutischen Gesprächen behandelten

Kontrollgruppe aufzeigen. Während der Zeit vor Therapiebeginn traten bei der Wartelistengruppe keine Spontanremissionseffekte auf.

Die beiden einzigen kontrollierten Studien, in denen die therapeutischen Grundannahmen des Aktivitätsansatzes isoliert überprüft wurden, sind die Arbeiten von HAMMEN und GLASS (1975), bei der die Intervention für die Teilnehmer nicht als Therapie deklariert worden war und die Therapiestudie von TURNER et al. (1979).
Studenten, die unter depressiven Verstimmungen litten, wurden einer von vier experimentellen Behandlungsgruppen zugeteilt: einem Programm zur Steigerung der Rate verstärkender Aktivität, einer Erwartungskontrollbedingung, die in einem "Fitness-Training" bestand, einer Selbstbeobachtungsgruppe, die lediglich Aktivitäten und Stimmung registrierte und einer Zuwendungskontrollgruppe mit nichtstrukturierten Gesprächskontakten. Alle Gruppen verbesserten sich über die beobachtete 30-Tage-Periode hinweg signifikant in der Stimmung. Diejenigen, die auf Erhöhung der Rate verstärkender Aktivitäten beeinflusst worden waren, wiesen gegenüber den übrigen Gruppen, die untereinander vergleichbar waren, die deutlicheren Veränderungen auf. In dieser Gruppe korrelierten die Stimmungseinschränkungen mit den Aktivitäten eines Tages $r = -.42$ (der Durchschnitt aller Gruppen lag bei -.38), was ähnliche Daten von LEWINSOHN und GRAF (1973) sowie LEWINSOHN und LIBET (1972) bestätigt.
Wie effektiv der Ansatz der Beeinflussung der Verstärkerrate über eine Förderung von Aktivitäten bei schwer depressiven, chronischen, eventuell hospitalisierten Patienten im Vergleich zu anderen Therapien ist, wurde nicht untersucht.
Von den Ergebnissen der zitierten Einzelfallstudien sowie den Vergleichsstudien an nichtklinischen Populationen her ist die Indikation für eine solche Überprüfung gegeben.

5.3.1.3 Therapien zur Förderung sozialer Kompetenz

Den zweiten Schwerpunkt verhaltenstherapeutischer Interventionen bei Depressiven bilden Programmbestandteile, in denen versucht wird, das Sozialverhalten der Depressiven zu modifizieren. Lewinsohn und Mitarbeiter entwickelten solche Programme mit der Hypothese, dass vor allem die Verfügbarkeit und Erreichbarkeit sozialer Verstärker das konstatierte Verstärkerdefizit der Depressiven beheben hilft.

In der Arbeit von LEWINSOHN, WEINSTEIN und ALPER (1970) wurde das Vorgehen in einer Pilotstudie an depressiven Studenten erprobt. Methodische Grundlage der Therapieevaluation war die Entwicklung eines Beobachtungssystems zur Erfassung von Gruppeninteraktionen, da eine Form der Gruppentherapie die zentrale Massnahme darstellte. Anhand dieses Systems (siehe Tabelle   ) konnten vier Masse abgeleitet werden:
a) die Summe der Verhaltensweisen, die jeder Patient von sich aus unternahm sowie die Summe der an ihn von anderen gerichteten Verhaltensweisen;
b) die Häufigkeit positiver und negativer Reaktionen;
c) die interpersonale Effizienzrate, d.h. das Verhältnis der Anzahl von einer Person ausgehender zu an sie gerichteter Aktionen;
d) die Bandbreite der Interaktionen, d.h. die Anzahl verschiedener Personen, mit denen innerhalb der Gruppe interagiert wurde.

In der Pilotstudie bestand die Therapie aus 18 Gruppensitzungen, die die Teilnehmer, da die Therapie als Selbsterfahrungsgruppe deklariert war, nach einer Einführung in ein verhaltenstheoretisches Erklärungsmodell der Depression selbst gestalten konnten. Die Therapeuten hatten die Aufgabe, die quantitativen und qualitativen Aspekte der Interaktion zu registrieren und rückzumelden. Diese Rückmeldungen wurden in der Gruppensituation und darüber hinaus jedem Klienten ein-

Abbildung 14: Reichweite der Interaktionen von F-3, ausgedrückt als prozentualer Anteil aller anwesenden Gruppenmitglieder der Anfangs-, der mittleren und der Schlusssitzung (aus der deutschen Übersetzung von LEWINSOHN, WEINSTEIN & ALPER, 1970, in DE JONG et al., 1980, S. 91)

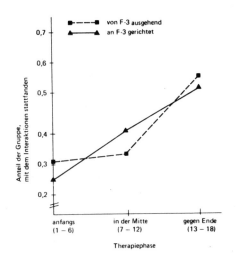

zeln anhand von graphischen Darstellungen (siehe Abbildung 14) der beobachteten Interaktionskategorien gegeben. Ziel dieser Einzelsitzung war die Formulierung eines individuellen Zieles, das es dem betreffenden Teilnehmer in Zukunft erleichtern sollte, mehr positive Verstärkung zu erhalten (z.B. indem er mehr auf andere Personen reagierte, mit mehr Teilnehmern sprach). Das Ergebnis dieser Studie (deutliche Verbesserungen bei den globalen Depressivitätsmassen wie auch bei den einzelnen Zielbereichen) führte zu weiteren Untersuchungen dieses Verfahrens.

SHAW (1977) verglich das oben skizzierte Vorgehen bei mittelschwer Depressiven (BDI > 18) mit kognitiver Therapie, nondirektiver Therapie und einer Wartelistenkontrollgruppe. In

dieser Studie war die kognitive Therapie gemessen an den
BDI-Werten nach der Therapie und deren Prä-/Post-Veränderung
allen anderen Gruppen überlegen. Die nach Lewinsohn durchgeführte Therapie führte zu deutlicheren BDI-Veränderungen
als die Wartebedingung, nicht jedoch als die non-direktive
Therapie. Gemessen über die HRSD (HAMILTON, 1960, 1967) war
der Unterschied zwischen der kognitiven und der verhaltenstherapeutischen Gruppe nicht mehr signifikant. Ein Monat nach
Ende der Therapie unterschieden sich die kognitiv behandelten
Patienten nicht mehr von denen, bei denen Verhaltensweisen
zur Verbesserung sozialer Kompetenz geübt worden waren. Bei
beiden Gruppen waren die durch die Therapie erzielten Veränderungen im BDI und in der HRSD relativ stabil.

In dieser Studie fehlten auf die einzelnen Verfahren bezieh-
bare spezifische Erfolgskriterien (wie z.B. das Ausmass der
Reziprozität in Interaktionen oder das Ausmass negativ ver-
zerrter Gedanken).
Deshalb überprüften ZEISS, LEWINSOHN und MUÑOZ (1979) ein
Aktivitätsaufbauprogramm, ein Programm zur Veränderung inter-
personaler Verhaltensweisen sowie eine Methode mit Schwer-
punkt auf Kognitionsveränderung auf spezifische Effekte. Das
Aktivitätsaufbauprogramm war nach den Angaben von GRAF (1977),
LEWINSOHN (1975) sowie LEWINSOHN, YOUNGREN und GROSSCUP (im
Druck) konzipiert und enthielt neben einem computerisierten
Feedback in Bezug auf Aktivitätsangaben ein Entspannungs-
training sowie eine Bibliotherapie anhand von LATEIN (1974):
"How to get control of your time and your life". Das Programm zur Veränderung interpersonaler Verhaltensweisen ent-
hielt neben "verdecktem" und "direktem modeling" zur Erhö-
hung sozialer Kompetenz als Bibliotherapie das Buch von Al-
berti und Emmons: "You are perfectly right". Die kognitive
Therapie basierte auf dem Konzept von KELLY (1955), bei dem
Gedankenstop-Methoden mit positiven Selbstverbalisationen

und Komponenten der rational-emotiven Therapie kombiniert sind.
Die über Annoncen geworbene und einer mehrstufigen Ausleseprozedur unterworfene Versuchsgruppe (9 männliche, 35 weibliche Personen) kann aufgrund ihrer MMPI-D-Werte sowie des Grinker-Interviews (GRINKER et al., 1961) als mittel bis schwer unipolar nichtpsychotisch depressiv charakterisiert werden. Es wurde aufgrund der MMPI-Werte eine normale und eine "psychiatrische" Kontrollgruppe gebildet. Neben der Erfassung der Depression wurden interventionsspezifische Masse eingesetzt: für das interpersonale Verhalten neben Selbst- und Fremdeinschätzungen in den Gruppensituationen die Interpersonal Events Schedule (IES; YOUNGREN, LEWINSOHN & ZEISS, 1975), für die Erfassung der Aktivitätsrate das PES, für die Erfassung kognitiver Veränderungen verschiedene Fragebogenmasse sowie Einschätzungen des kognitiven Stils durch Gruppenteilnehmer und Fremdbeurteiler.
Die Therapien (Einzelsitzungen bei allen 3 Modalitäten) fanden während eines Monats (!) statt, jeweils 12 Sitzungen. Die Sitzungen hatten vorwiegend didaktischen und Feedback-Charakter. Es gab eine Gruppe, die sofort mit der Therapie begann, und eine Gruppe, die nach einem Monat Wartezeit dann den therapeutischen Sitzungen zugeteilt wurde. Bezüglich globaler Depression bewirkten alle Behandlungen vergleichbar signifikante, klinisch nur wenig beeindruckende Effekte, die sich jedoch von den Veränderungen der wartenden Patienten unterschieden. In Bezug auf die interventionsspezifischen Masse ergaben sich insgesamt entmutigende Resultate. Zwar veränderten sich die meisten der sozialen Kompetenzvariablen signifikant, aber dieser Effekt konnte nicht auf das entsprechende Training noch auf Therapie überhaupt zurückgeführt werden, denn die Personen der wartenden Gruppe hatten sich ebenfalls verändert, und diejenigen Patienten, die das Aktivitätsprogramm oder die kognitive Therapie erhalten hatten, unterschieden sich in diesen Massen nicht

von der Sozialverhaltensgruppe. Analog fanden sich zwar signifikante Effekte in den meisten der kognitiven Masse, jedoch nicht nur, wie angenommen, bei der kognitiven Therapiegruppe, sondern auch bei den übrigen Patienten einschliesslich derer, die noch auf die Therapie warteten. Das gleiche Resultat ergab sich für die aktivitätsbezogenen PES-Variablen.

Die Autoren interpretieren dieses Resultat einerseits als Hinweis darauf, genauer zu untersuchen, ob nicht alle durchgeführten Therapien den Grad an "self-efficacy" (BANDURA, 1977) erhöhen. Andererseits weisen sie darauf hin, dass die Gruppe, die auf die Therapie wartete, aufgrund der umfangreichen Datenerfassung einschliesslich rückfragender Telefonkontakte durch das Personal mehr reaktionskontingente Verstärkung erhalten hat als Wartelistengruppen anderer Studien.

Ein Einwand, der am Beispiel dieser Studie diskutiert werden soll, jedoch die meisten anderen Überprüfungen von Therapien mit Schwerpunkt auf Verhaltensänderung ebenso betrifft, liegt in der inhaltlichen Gestaltung der Therapien und ihrer zeitlichen Anordnung. In dreimal wöchentlichen Sitzungen mussten die Patienten eine solche Fülle von Informationen und Handlungsanleitungen sowie Therapeuteninterventionen verarbeiten, dass es kaum plausibel erscheint, dass spezifische Auswirkungen messbar werden. Blackburn und Bishop (siehe S. 252) beschreiben noch Veränderungen nach mehr als 23 Wochen. Auch den Erfahrungen anderer im klinischen Bereich arbeitender Depressionsforscher dürfte das hier vorgelegte Tempo unplausibel erscheinen. Die wartende Kontrollgruppe veränderte sich vielleicht deshalb positiv, weil durch die Datenerfassung die Aufmerksamkeit auf bestimmte Verhaltensweisen und Zusammenhänge gelenkt wurde und keine Interferenz mit anderen Aufgaben eintrat. Dieses Argument kann nur für Studien gelten, in denen während der Wartezeit Verhaltensweisen und nicht nur

Befindlichkeiten registriert werden.[1] Dies trifft auf die
Studie von Zeiss et al. und auf eine Studie mit ähnlichen
Wartezeiteffekten von BARRERA (1979) zu, nicht jedoch für
die Studien von FUCHS und REHM (1977) oder SHAW (1977), die
keine Reduktion der Depressions- und sonstiger globaler Erfolgsparameter in der Wartezeit gefunden hatten.

FLEMING und THORNTON (1980) stellten sich in einer zeitlich
ähnlich kurzen Studie die Frage, ob die Erklärung, die Zeiss
et al. für die Unspezifität der Effekte geben, nämlich, dass
alle Therapien irgendwie die "self-efficacy" beeinflusst haben und hierüber die Depression abnahm, zutrifft. Sie selegierten aus der Allgemeinbevölkerung Depressive mit einem
BDI-Wert von mindestens 17 und behandelten von insgesamt 32
Patienten 13 kognitiv (nach dem Vorgehen von SHAW, 1977),
13 nach dem Selbstkontrollansatz von FUCHS und REHM (1977)
und 9 Patienten in einer nicht-direktiven Gruppe, bei der
die gesprächspsychotherapeutischen Therapievariablen Wärme,
Echtheit und Einfühlungsvermögen realisiert werden sollten.
Im Unterschied zu dieser Kontrollgruppe bestand sowohl für
die kognitive als auch für die Selbstkontrollgruppe eine
Orientierung auf das Ziel, Bewältigungsmöglichkeiten gegen
Depression zu lernen.
Gemessen wurden in dieser Studie neben der Depression (BDI,
D-30-Skala) kognitive Variable (u.a. über die DAS) sowie
die Rate verstärkender Aktivitäten (PES). Hier fanden sich
nicht nur keine spezifischen Effekte der einzelnen Massnahmen, sondern auch keine Unterschiede zwischen den beiden
konkret Bewältigungshilfen vermittelnden Ansätzen und den
nicht-direktiven Gruppengesprächen. Die bei allen Gruppen

---

[1] Den Effekt blosser Beobachtung des eigenen Verhaltens über
einen Zeitraum weniger Wochen konnten KAROLY und DOYLE
(1975), LEVENTHAL und AVIS (1976) und McFALL (1970) für
Raucher- und ROMANCZYK et al. (1973) für Übergewichtbehandlungen als therapiefördernd aufzeigen.

signifikant positiven Veränderungen (mit Ausnahme der PES-Aktivitätseinschätzungen) blieben bis zum Sechs-Wochen-Follow-up stabil.

Vor dem resignativen Schluss, dass gegen Depression alles irgendwie wirkt, am ökonomischsten die Zeit, sollte jedoch überprüft werden, ob durch eine weniger massierte Didaktik und ein individuelleres Vorgehen nicht doch spezifischere Ergebnisse zu erzielen sind. Die unter 5.3.2 beschriebenen Ergebnisse von RUSH et al. (1977) und BLACKBURN und BISHOP (1980) legen diese Hoffnung ebenso nahe wie die Ergebnisse von drei neueren Studien zu verhaltensverändernden Therapien von REHM et al. (1979), McLEAN et al. (1973) sowie McLEAN und HAKSTIAN (1979).

REHM, FUCHS, ROTH, KORNBLITH und ROMANO (1979) verglichen die Effekte eines eher aktivitätsorientierten Selbstkontrollprogramms (wie FUCHS und REHM, 1977) mit denen eines Selbstbehauptungstrainings, wobei sie Depressions-, Aktivitäts-, Selbstbewertungs- und soziale Fertigkeitsmasse erhoben. Die untersuchten 27 Frauen wurden einer von vier Bedingungen zugeteilt. Neben den beiden Behandlungsgruppen gab es eine Wartelistenkontroll- und eine "Beziehungskontrollgruppe" genannte non-direktive Bedingung. Die Therapien wurden in einem gruppentherapeutischen Rahmen durchgeführt. Die Frauen waren grösstenteils schon chronisch depressiv. Nach Fragebogenkriterien ist von einer mittelschwer depressiven Akutsymptomatik auszugehen. Relativ zu der Wartelisten- sowie der Beziehungskontrollbedingung verbesserten sich die Teilnehmer beider verhaltenstherapeutischen Gruppen deutlicher und bis zum follow-up (6 Wochen nach Abschluss der Therapie) stabil. Das aktivitätsorientierte Selbstkontrollprogramm führte bei folgenden Kriterien zu besseren Effekten als das Selbstbehauptungstraining: Globale Depressivität (BDI), Rate angenehmer Aktivitäten (PES) sowie subjektive Einschätzung des selbstbehauptenden Verhaltens. Die Selbstbehauptungsgruppe wies günstigere Effekte bei über Videoaufnahmen fremd beobachteten Verhaltensweisen auf: diese Patienten redeten länger, lauter und flüssiger, forderten deutlicher, äusserten mehr ihre eigene Meinung und wurden insgesamt als selbstbewusster eingeschätzt. Verschiedene Kriterienmasse zur Selbstbewertung änderten sich für keine der beiden Gruppen vor zu nach der Therapie.

McLEAN, OGSTEN und GRAUER (1973) entwickelten einen Ansatz zur Verbesserung sozialer Interaktionsmuster für depressive Patienten, bei denen ein fester Partner vorhanden war, der auch bereit war, an der Therapie teilzunehmen. Die Therapie bestand nach Erklärung der Prinzipien sozialen Lernens in Sitzungen, in denen die Patienten und ihre Partner trainiert wurden, sich ein unmittelbares Feedback über ihre Äusserungen zu geben. Ausserdem wurde mit ihnen geübt, gegenseitige Verhaltensverträge aufzustellen und durchzuführen. Verglichen mit einer Kontrollgruppe, die in üblicher Weise durch Psychiater, Hausarzt oder Beratungsstelle einzeln oder kombiniert mit Medikamenten, Gruppen- und Einzeltherapie behandelt wurde, erwies sich diese strukturierte übende Beeinflussung sozialer Interaktionsmuster als erfolgreicher für die Besserung der globalen Depression. Ausserdem änderte sich nur der verbale Kommunikationsstil der Experimentalgruppe und nicht der der Kontrollgruppe.

In der von verschiedenen methodischen Kriterien (ausreichende Anzahl klinisch Depressiver, die die Feighner-Kriterien erfüllen) her besten Studie dieses Bereichs von McLEAN und HAKSTIAN (1979) wurde zunächst für jeden der 178 mittelschwer depressiven ambulanten Patienten eine Zielhierarchie auf der Basis von Fremd- und Selbstbeobachtung, der Klagen, der persönlichen Fähigkeiten und der angestrebten Veränderungen aufgestellt. Die Ziele liessen sich folgenden Berei-

chen zuordnen: Kommunikation, Produktivität des Verhaltens, soziale Interaktion, Selbstbehauptung, Problemlösen und Entscheidungen treffen. Die Therapiestrategien bestanden in hierarchisch aufgebauten Aufgabenstellungen und Modellerntechniken. Tägliche Aktivitätsaufzeichnungen gehörten ebenso zum Programm wie die Vorbereitung auf Rückfälle durch Ausarbeitung von Bewältigungsplänen. Therapieerfolgsindikatoren waren neben etablierten Depressionsmassen (BDI; Depression Adjective Check List, LUBIN, 1965) die Subskalen eines selbstentwickelten Fragebogens (kognitives Funktionieren, Bewältigungsstrategien, Aktivität, Sozialverhalten, somatische Faktoren, Stimmung und globale Zufriedenheit sowie Klagen und Ziele).
Das verhaltenstherapeutische Vorgehen erwies sich nach 10 Wochen Therapie als den drei Vergleichsgruppen deutlich überlegen (unspezifische psychodynamische Psychotherapie, Entspannungstraining, medikamentöse Therapie). Die Drop-out-Rate der Verhaltenstherapiegruppe war signifikant niedriger als die der übrigen behandelten Gruppen. Bei einer Nachkontrolle, drei Monate später, waren die Effekte noch bei der Stimmung und dem Sozialverhalten deutlich.

Er erscheint nach diesen Befunden, dass Massnahmen zur Förderung sozialer Kompetenz bei etwas schwerer depressiven Teilnehmern besonders in solchen Studien gut abschnitten, in denen von individuellen Verhaltensanalysen und Zielen ausgegangen wurde, die dann über Rollenspiele oder sonstige strukturierende Aufgaben eingeübt wurden.

LIBERMAN et al. (1975) legten für Gruppentherapien zur Förderung sozialer Kompetenz bei klinischen Patientengruppen ein Manual vor, das das Resultat mehrjähriger Erfahrungen mit gemischten Patientengruppen an einem "Community Mental Health Center" darstellt (zur Evaluation siehe LIBERMAN,

1976). Dieser Ansatz wurde in der ab S. 288 beschriebenen eigenen Studie vor allem wegen der organisatorischen Flexibilität der "offen" zu haltenden Gruppen gewählt (die Teilnehmer können im Unterschied zu den üblichen verhaltenstherapeutischen Programmen zu jeder Zeit in eine schon begonnene Gruppe einbezogen bzw. entlassen werden). Das Programm setzt nicht unbedingt kooperierende Angehörige voraus, die den ambulanten Studien von McLEAN et al. (1973) und McLEAN und HAKSTIAN (1979) wahrscheinlich zu ihrer Effektivität verhalfen, aber unter einer Stichprobe neurotisch Depressiver nicht zuverlässig genug vorkommen. Wie die folgende Beschreibung eines Sitzungsablaufs und der dabei erforderlichen Therapeutenverhaltensweisen verdeutlicht, enthält diese Gruppentherapie jedoch diejenigen Komponenten aus den verhaltenstherapeutischen Ansätzen, von denen noch am ehesten die von REHM et al. (1979) gefundenen globalen und spezifischen Effekten abhängen könnten.

Jede Gruppensitzung besteht aus einer Überblicks- und Planungsphase (etwa 10 Minuten) sowie einer Phase der Verhaltensübungen (etwa 80 Minuten). Die Richtlinien für das Vorgehen des Therapeuten enthält das folgende Zitat (DE JONG, 1980, S. 210 ff):

"I. Überblicks- und Planungsphase

1. Diskutieren Sie die Hausaufgaben anhand von Tagebuchaufzeichnungen. Achten Sie auf Fortschritte und kleine gelungene Details aus den Hausübungen, geben Sie positives Feedback dafür; ignorieren Sie Fehler und Entschuldigungen sowie Krankheitsverhalten. Bitten Sie auch die anderen Patienten und Kotherapeuten um positives Feedback für die Leistungen jedes einzelnen Patienten.

2. Fragen Sie nach möglichen Auswirkungen der Generalisierung auf andere Lebensbereiche.

3. Formulieren Sie allgemeine Ziele und spezifische Szenen bzw. Situationen für die jetzige Stunde. Achten Sie dabei darauf, einen Konsensus mit den Patienten herzustellen.

II. Phase der Verhaltensübungen

1. "Trockenlauf" (d.h. Inszenierung eines Rollenspiels, in

dem der Patient darstellt, wie die Situation gewöhnlich ablief).
a) Identifizieren Sie günstiges Verhalten und Verhaltensdefizite.
b) Geben Sie positives Feedback für günstiges Verhalten und bitten Sie auch die anderen Patienten und den Patienten selbst um die Registrierung positiver Verhaltensweisen. Würdigen Sie jede Anstrengung des Patienten.
c) Beschreiben Sie nichtverbale und inhaltliche Punkte, "die noch verbessert werden sollten" bzw. "an denen noch gearbeitet werden sollte".
d) Leiten Sie den Patienten dazu an, problematische Auslöser in der Situation zu erkennen und subjektive körperliche Anzeichen von Anspannung, Erregung und Unwohlsein wahrzunehmen.
e) Überzeugen Sie den Patienten, dass Fortschritte in der Verhaltensänderung die allgemeine Belastung durch problematische Situationen und das damit verbundene subjektive Unbehagen reduzieren.

2. Modellauf (d.h. der Therapeut oder ein Mitpatient versuchen, die aus dem Trockenlauf abgeleiteten Verbesserungsvorschläge zu realisieren).
   a) Bearbeiten Sie sowohl nichtverbales Verhalten als auch inhaltliche Probleme. Achten Sie im nonverbalen Bereich auf Lautstärke, Sprechflüssigkeit, Modulation, Blickkontakt, Gestik, Haltung. Es sollten zunächst nicht mehr als zwei Zielverhaltensweisen pro Modell und Testlauf zur Verbesserung ausgewählt werden. Konzentrieren Sie sich im inhaltlichen Bereich auf Gefühlsäusserungen sowie auf für die Interaktion in verschiedenen Bereichen wichtige Fähigkeiten.
   b) Wählen Sie das relevanteste Modell aus der Gruppe (nach Aussehen, Sprache u.ä.) und verwenden Sie möglichst verschiedene Modelle für unterschiedliche Szenen.
   c) Kommentieren Sie den Modellauf und lenken Sie die Aufmerksamkeit des Patienten auf konkrete Verhaltensziele nonverbaler oder inhaltlicher Natur sowie auf für die Situation nützliche Selbstinstruktionen.
   d) Leiten Sie das Modell durch Hilfestellungen und Einflüstern zu der erwünschten Rolle an und achten Sie auf eine gute Beobachtungsposition für den Patienten.

3. Testlauf
   a) Bringen Sie den Patienten dazu, nützliche Selbstinstruktionen auszusprechen.
   b) Leiten Sie den Patienten im Testlauf durch Gesten, Berührung, Zurechtrücken und unmittelbares positives Feedback.

c) Sorgen Sie für positives Feedback von den Mitpatienten
      und Kotherapeuten, nachdem der Patient das Rollenspiel
      beendet hat.
   d) Lassen Sie den Patienten folgende Inhalte beschreiben:
      die verwendeten Selbstinstruktionen, die Selbstbewer-
      tung und die Selbstverstärkung.
   e) Wiederholen Sie das Rollenspiel, wenn noch weitere
      Verbesserungsvorschläge realisiert werden sollen, an-
      sonsten kann zum nächsten Punkt übergegangen werden.

4. Anweisung für die Hausaufgabe
   a) Beschreiben Sie die Verhaltensziele, lassen Sie die Zie-
      le in das Tagebuch eintragen.
   b) Beschreiben Sie förderliche Selbstinstruktionen.
   c) Betonen Sie die Wichtigkeit des Selbstbewertungs- und
      Selbstverstärkungsvorgangs.
   d) Erinnern Sie den Patienten an die zuverlässige Führung
      des Tagebuchs und geben Sie einen Überblick über die
      nächste Sitzung.

In dieser Abfolge wird mit mehreren Patienten das für die
jetzige Sitzung geplante Programm durchgeführt. Am Schluss der
Stunde sollte eine allgemeine Rückschau und Bewertung stattfinden.
Zu einzelnen, häufig wiederkehrenden Themenbereichen sollten
in der Gruppe allgemeine Regeln erarbeitet werden (z.B. Äussern
positiver Gefühle, Äussern negativer Gefühle, Reaktionen auf
positive/negative Gefühlsäusserungen anderer Personen, selbstbehauptendes Verhalten, Beginn, Fortsetzung und Beendigung von
Gesprächen, Führen von Konfliktgesprächen)."

5.3.2 Therapien mit Schwerpunkt auf Kognitionsveränderung

Diese Überschrift soll dem weitverbreiteten Missverständnis
entgegenwirken, dass die unter dem Etikett "kognitiv" subsumierten Therapiestrategien sich nur auf rationale gedankliche
Prozesse richten. Gerade die Zusammenhänge zwischen gedanklichen, emotionalen und Verhaltensprozessen werden betont.
Lediglich der Ansatzpunkt von Veränderungen wird eher bei einer Umstrukturierung gedanklicher Prozesse gesehen.

Im folgenden wird unter "kognitiver Therapie" - wenn nicht
ausdrücklich anders gesagt - ein Vorgehen verstanden, wie es

von BECK et al. (1979a) konzipiert wurde. Die wesentlichen Therapiestrategien, die auch in den eigenen Ansatz übernommen wurden, sind im folgenden Zitat (DE JONG, 1980, S. 206 ff) zusammengefasst.

"In der funktionalen Analyse des Problemverhaltens konzentriert sich der Therapeut auf die Abfolge äussere/innere Reize → Verhalten → Gefühle dabei → zugrundeliegende Gedanken, die diese Gefühle verstärken → zugrundeliegende allgemeine Einstellungen und Schemata, die diese Gedanken begünstigen. Der erste Schritt besteht in einer Erarbeitung der zu negativen Gefühlen führenden sogenannten automatischen Gedanken. Dann werden die Gedanken auf mögliche Verzerrungen und Fehler hin untersucht. Folgende Fehler finden sich häufig bei Depressiven:
- selektives Abstrahieren
- willkürliches Schlussfolgern
- Überschätzen des Ausmasses, in dem Ereignisse mit der eigenen Person zu tun haben
- Denken in Schwarz-Weiss-Kategorien
- Überbetonung/"Magnifizierung" negativer Ereignisse
- übermässige Übernahme von Verantwortung
- vorschnelles Urteil in Bezug auf Risiko oder Sicherheit einer Situation
- überhöhte Glücks- und Erfolgsansprüche an das Leben bei gleichzeitiger totaler personbezogener Abwertung von Misserfolgen
- Denken in "Pflicht"- und "Muss"-Kategorien.
Der Therapeut versucht, durch gezielte Fragen ("sokratisches" Vorgehen), den Patienten dazu zu bringen, solche Gedanken selbst zu relativieren. Der Patient wird ermutigt, seine Gedanken als Hypothesen zu sehen und diese dann in der Realität zu testen.
Hausaufgaben für den Patienten bestehen darin, kontinuierlich Aufzeichnungen zu machen, die folgende Informationen enthalten:
a) Kurzbeschreibung einer alltäglichen belastenden Situation
b) Identifizierung der begleitenden Gefühlszustände und der dabei ablaufenden automatischen Gedanken
c) Erarbeitung von gedanklichen Alternativen zu den dysfunktionalen Gedanken.
Um den Patienten den Schritt zu erleichtern, alternative Gedanken zu formulieren, werden sie mit verschiedenen Strategien vertraut gemacht, z.B. der Strategie, die ganze Sache einmal mit den Augen eines unbeteiligten, "objektiven", Dritten zu sehen, den Gedanken als der Überprüfung zugängliche Hypothese zu sehen und nicht mehr, den persönlichen Bezug zu den Ereignissen zu relativieren, sich nicht dauernd in

alleiniger Verantwortung zu sehen, die befürchteten Konsequenzen einmal wirklich bis zur "Katastrophe" durchzudenken ("Was-wäre-wenn"...-Technik).
Der schwierigste Schritt für Therapeut und Patient liegt dann darin, solche Alternativgedanken zu erarbeiten, die in den belastenden alltäglichen Situationen eine Chance zur Realisierung haben. Hier hängt viel vom Modell des Therapeuten ab, denn es wird eigentlich ab diesem Punkt eine Philosophie vermittelt. Um dies wirkungsvoll zu können, muss die bisherige Philosophie des Patienten bekannt sein. Deshalb werden im späteren Verlauf der Therapie nicht wie vorher nur situationsbezogene Gedanken untersucht, sondern die ihnen zugrundeliegenden Lebenseinstellungen. Ähnlichkeiten zu den irrationalen Grundannahmen, die im Zentrum der rational-emotiven Therapie von Ellis (ELLIS & GRIEGER, 1979) stehen, werden ab diesem relativ späten Zeitpunkt der Beck'schen kognitiven Therapie grösser.
Beck und Mitarbeiter entwickelten eine Checkliste zur Beurteilung der Therapeutenkompetenz. Es werden darin folgende Zielkriterien betont:
- Etablierung einer Arbeitsatmosphäre
- Planung der Sitzung nach einer "Agenda"
- Strukturierung der Therapiezeit
- Förderung unmittelbarer Gefühlsäusserungen des Patienten zur Therapie und zu den Therapeuten
- Konzentration auf vorher bestimmte zentrale Probleme
- offener Fragestil
- Zusammenfassung des Erarbeiteten während der Sitzungen
- Entwicklung von Aufgabenstellungen für die Zeit zwischen den Sitzungen
- Identifizierung "automatischer Gedanken"
- Entwicklung von überprüfbaren Hypothesen aus den "automatischen Gedanken"
- Identifizierung und Infragestellung zugrundeliegender Einstellungen
- Benutzung von ergänzenden Verhaltenstherapietechniken (z.B. Rollenspiel)
- Benutzung von Hilfsmaterial (z.B. Tonbandprotokolle der Sitzungen für den Patienten, Fragebogen, Tagebücher)."

Ein erster Hinweis für die Wirksamkeit dieser Therapieform bei mittel bis schwer depressiven männlichen ambulanten Patienten ergab sich aus einer Studie von RUSH et al. (1975). Diese Patienten waren, gemessen an den Feighner-Kriterien (FEIGHNER et al., 1972), primär depressiv und hatten überwiegend eine längere Erkrankungs- und Therapievorgeschichte.

Der Therapieerfolg wurde über Selbstbeurteilungs- und klinische Skalen erfasst. Die Schwere der depressiven Symptomatik reduzierte sich deutlich nach dem Einsatz kognitiver Therapie.

Es liegen einige kontrollierte Studien vor, in denen die kognitive Therapie mit anderen psychologischen Therapien verglichen wurde.
In der Studie von SHAW (1977, siehe S. 235 f) wurden 32 leicht bis mittel depressive Studenten (Alter: 18 bis 26) ambulant entweder mit kognitiver Therapie, einem nach Lewinsohn konzipierten sozialen Kompetenz-Ansatz, einer nicht-direktiven Therapie behandelt oder einer Wartelisten-Gruppe zugewiesen. Die Therapien fanden in Gruppen statt und bestanden in vier zweistündigen Sitzungen in wöchentlichen Abständen. Sowohl nach Selbst- wie Fremdbeurteilungskriterien führte die kognitive Therapie zu den deutlichsten Symptomreduktionen. Nach den Selbsteinschätzungen unterschied sich der Ansatz der sozialen Kompetenzförderung in der Wirksamkeit nicht von der nicht-direktiven Therapie, wohl jedoch von der Wartelisten-Kontrollgruppe. Nach der klinischen Einschätzung (HRS-D) unterschieden sich sämtliche drei Therapiegruppen nicht voneinander. Zum Follow-up-Zeitpunkt waren die die kognitive Therapie begünstigenden Gruppendifferenzen allerdings verschwunden.

TAYLOR und MARSHALL (1977) therapierten 28 leicht bis mittelschwer depressive (BDI > 13, D-30-Skala von Dempsey > 70) Studenten (Alter: 18 bis 26) mit entweder kognitiver Therapie (hier eher eine Kombination aus rational-emotiver Therapie à la Ellis und Selbstverstärkungsansätzen einschliesslich der Benutzung des Premack-Prinzips zur Erhöhung positiver Selbstverbalisationen), Verhaltenstherapie mit Schwerpunkt auf Aktivitätsaufbau und sozialem Kompetenztraining

und einer aus den genannten Komponenten zusammengesetzten
Kombinationstherapie. Allen Therapien gingen funktionale
Verhaltensanalysen voraus. Verglichen mit einer Wartelisten-
Kontrolle hatten sich alle so Therapierten nach sechs Sitzungen signifikant gebessert. Gemessen an den Veränderungen in
den Depressionsmassen (BDI und D-30-Skala von Dempsey) war
die Kombinationstherapie den anderen isoliert eingesetzten
Strategien überlegen. Die kognitive Therapiegruppe unterschied sich weder bei den Depressionsskalenwerten noch bei
den verwandten Selbstwertmassen signifikant von der Verhaltenstherapiegruppe. Die Resultate blieben bis zur Nachkontrolle nach fünf Wochen stabil.
Für alle Therapierten wurden die Therapien als eine Möglichkeit herausgestellt, in positiver Weise die eigene Befindlichkeit zu beeinflussen. Dass die beiden Therapieansätze
dieser Studie sich nicht voneinander unterschieden, ist möglicherweise dieser Einstellungsvermittlung zuzuschreiben,
unterstützt durch den verhaltensanalytischen Einstieg in die
Therapien sowie die sehr individuelle, auf Motivationsförde-
rung gerichtete Gestaltung der verglichenen Methoden. Bemerkenswert für diese nicht-klinische Population ist die
relative Stabilität der Ergebnisse.

In der für die heutige Bedeutung der kognitiven Therapie
entscheidenden Studie von RUSH et al. (1977) erfolgte bei
einem klinisch depressiven Patientengut ein Vergleich zu einer Trizyklika-Behandlung. Die Patienten (15 männliche, 26
weibliche) waren mittel bis schwer depressiv, zwischen 18
und 65 Jahre alt und hatten um ambulante Behandlung nachge-
sucht. Die jetzige Episode dauerte für die Hälfte der Patienten schon länger als 12 Monate. Sie hatten durchschnittlich
drei frühere depressive Episoden, seit der ersten waren im
Mittel 8 bis 9 Jahre vergangen. Suizidgedanken gehörten meist
mit zur Symptomatik der nach Feighner-Kriterien primär Depressiven.

Nach deutschen psychiatrischen Klassifikationsregeln wären
die meisten der Patienten unter der ICD-Klassifikation
300.4 (neurotisch/reaktiv depressiv) eingeordnet worden.
Bei einem Teil der Patienten wäre wahrscheinlich die Diagnose einer endogenen Depression gestellt worden.
Für die 19 Patienten der kognitiven Gruppe bestand die Therapie aus maximal 20 Einzelsitzungen in einem Zeitraum von
12 Wochen. Die 22 Patienten der medikamentösen Therapiegruppe erhielten ausser den Trizyklika (Dosierung individuell optimiert zwischen 150 und 250 mg) wöchentlich ein
20-minütiges Gespräch, in dem es um die Medikation ging und
in dem eine "unterstützende" Atmosphäre herrschte.
Durch beide Therapiemodalitäten gelang eine signifikante Reduktion von Depressions- und Angstwerten. Die Effekte waren
nach der kognitiven Therapie jedoch deutlich ausgeprägter
als nach der medikamentösen Therapie.
Tabelle 6 zeigt die Werte der Kriterienmasse BDI, HRS-D und
HRS-A vor und nach der Behandlung getrennt für alle Patienten
und diejenigen, die das Programm beendeten (ein Drop-out-Patient in der kognitiven Gruppe versus acht in der Pharmakotherapie).
17 der 19 kognitiv Therapierten gehörten bei einem BDI-Trenn-Kriterium von $\geq$ 16 zu den Respondern (89 %), bei den Trizyklika-Patienten betrug die Responderrate 50 %, was grösstenteils auf
die 8 Patienten zurückzuführen war, die diese Therapie bei einem BDI-Wert von $\geq$ 16 vorzeitig abgebrochen hatten. Die Ergebnisse waren bis drei Monate nach Ende der Therapie stabil.
Neun Monate nach Ende der Therapie waren die Unterschiede etwas weniger ausgeprägt. Allerdings hatten sich signifikant
mehr der medikamentös behandelten Patienten wieder in eine andere Therapie begeben.

Die Ergebnisse dieser bislang am besten methodisch abgesicherten Vergleichsstudie regten verschiedene Kliniken und Insti-

Tabelle 6: Selbsteinschätzung (BDI) und Fremdeinschätzung (HRS-D) des Ausprägungsgrades der Depression und der Angst (HRS-A) vor und nach der Behandlung (aus der deutschen Übersetzung von RUSH et al., 1977, in DE JONG et al., 1980, S. 263)

	Vor der Behandlung				Nach der Behandlung			
	Kognitive Ther.		Pharmakother.		Kognitive Ther.		Pharmakother.	
	M	SD	M	SD	M	SD	M	SD
BDI (alle Patienten)	30.21	6.64	30.09	6.16	7.26	7.74	17.45	12.47
BDI (nur Nicht-Abbrech.)	30.28	6.82	30.79	6.03	5.94	5.33	13.00	12.71
HRS-D (alle Patienten)	20.94	3.40	21.95	4.27	6.25	3.98	10.10	5.94
HRS-D (nur Nicht-Abbrech.)	21.20	3.34	22.43	4.24	5.80	3.67	9.29	6.62
HRS-A (alle Patienten)	18.31	5.95	20.56	5.90	8.00	6.48	10.78	6.27
HRS-A (nur Nicht-Abbrech.)	17.73	5.68	20.69	6.10	6.73	4.18	10.23	7.20

tutionen zu Replikationen an (u.a. das NIMH zu einer vergleichenden Studie, in der die weiter unten beschriebene "Interpersonale Psychotherapie", die kognitive Therapie und eine Trizyklika-Medikation überprüft werden). Die Ergebnisse stehen grösstenteils noch aus.

BLACKBURN und BISHOP (1980, 1981) berichteten über eine solche Vergleichsstudie in Grossbritannien. Sie therapierten zwei Gruppen von depressiven, ambulanten Patienten; eine, die aus der Ambulanz einer Klinik und eine, die aus der Ambulanz einer Allgemeinpraxis zugewiesen wurde. Die Patienten erfüllten die Kriterien für "primary major depressive disorder" (SPITZER et al., 1978) und hatten einen BDI-Wert von mindestens 14. 64 Patienten wurden, nach Depressionswerten grob parallelisiert, drei Gruppen zugeteilt: der kognitiven Therapie, einer medikamentösen Therapie in individueller Optimaldosierung (Amitriptylin oder Clomipramin, mindestens 100 bis 150 mg täglich) oder einer Kombination der Pharmakomit der kognitiven Therapie.
Deskriptiv unterschieden sich die in der Studie untersuchten Klinikambulanz-Patienten (HOP, N = 40) von den Allgemeinpraxen-Patienten (GPP, N = 24) durch einen höheren sozioökonomischen Status, ein höheres Ausbildungsniveau, eine Vorgeschichte, die mehr depressive Episoden enthielt, eine längere Dauer der jetzigen Episode sowie durch einen höheren Grad an allgemeiner Symptomatik auf der PSE (WING et al., 1974). Bezüglich BDI und HRS-D waren beide Gruppen vergleichbar. Die HOP erhielten innerhalb der maximal 12 Behandlungsgruppen mehr Sitzungen (die nach 12 Wochen nicht auf die Therapie reagierenden Patienten wurden aus der Studie entfernt, jedoch weiter, zum Teil erfolgreich, therapiert). Ein Drittel der nicht Reagierenden bei der kognitiven Therapie und ein Drittel bei der Kombinationsgruppe waren zwischen der 23. und 29. Woche symptomfrei.

Als Kriterium für einen positiven Therapieeffekt wurde ein BDI-Wert < 8 oder 50-prozentige Veränderung definiert. In der HOP-Stichprobe unterschieden sich die Anteile von "Respondern" und "Non-Respondern" zwischen den Behandlungsgruppen nicht (der Drogen-Responder-Anteil lag z.B. bei 77 %, was üblichen Angaben entspricht), wohl jedoch sehr signifikant in der GPP-Stichprobe. Hier schnitt die medikamentöse Gruppe deutlich schlechter ab.
Kovarianzanalysen mit einer Reihe von Therapieerfolgsindikatoren erbrachten für die HOP-Stichprobe signifikante Ergebnisse in Bezug auf BDI, HRS-D, HRS-A, nach innen gerichteter Reizbarkeit, globaler Reizbarkeit, Sicht der eigenen Person, der Umwelt und der Zukunft. Die Kombinationstherapiegruppe schnitt jeweils am besten ab. Unterschiede zwischen kognitiver Therapie und medikamentöser Therapie, jeweils isoliert eingesetzt, bestanden nicht. In der GPP-Stichprobe war die kognitive Therapie überlegen, die medikamentöse Therapie am ineffektivsten, und die Kombinationsgruppe unterschied sich nicht bedeutsam von der medikamentösen Gruppe.
Eine Aufteilung der Gruppe in endogene (N = 27) versus neurotisch depressive Patienten (N = 37) (nach Vorkommen und Ausprägung typisch endogener Symptome in der HRS-D erbrachte keine therapiespezifischen Unterschiede, d.h. endogen depressive Patienten reagierten ebenso wie neurotische auf kognitive Therapie, medikamentöse Therapie oder die Kombinationsbehandlung.
Eine Analyse der Therapieeffekte für die Responder erbrachte folgende zusätzliche Hinweise: Es gab unterschiedliche Reaktionsraten der drei Behandlungen, die sich am deutlichsten in der Variable Hoffnungslosigkeit zeigten (und tendenziell im BDI und der HRS-D): ab der sechsten bis achten Behandlungswoche hatten die kognitiv und kombiniert therapierten Patienten die günstigeren Werte und behielten sie auch bis zur zwölften Woche, dem Ende der Behandlung, bei.
Als Prädiktoren für Therapieerfolg ergaben sich nach stufen-

weisen Regressionsanalysen für die Kombinationstherapie:
Dauer der Erkrankung (je länger, umso negativer) und Ausbildungsstand (je höher, umso günstiger); für die kognitive
Therapie ebenfalls Dauer der Erkrankung in gleicher Richtung und Sicht der Umwelt (je negativer am Beginn, umso bessere Reaktion auf kognitive Therapie); für die medikamentöse
Therapie das Aufsuchen einer Allgemeinpraxis im Gegensatz zum
Aufsuchen einer Klinikambulanz (Klinikambulanz günstiger) und negative Sicht der eigenen Person (je mehr, umso ungünstiger
für die Reagibilität auf Medikamente).
Als wichtigstes Ergebnis heben die Autoren die nach diesen
Befunden nahegelegte Indikationsstellung für Therapien je nach
Versorgungssystem hervor: Patienten einer Allgemeinpraxis profitieren deutlich mehr von Psychotherapie und wenig von Medikamenten, während innerhalb einer Klinikambulanz ein günstiger additiver Effekt zu erwarten ist, wenn man medikamentöse
und Psychotherapie kombiniert (siehe WEISSMAN et al., 1979) und die
Diskussion, S. 492). Diese Folgerung wird sowohl für endogen
als auch für neurotisch depressive Patienten von den Ergebnissen her nahegelegt. Da die HOP-Gruppe dieser Studie eher
der Stichprobe von RUSH et al. (1977) entsprach als die GPP-
Stichprobe und sich hier keine Überlegenheit der kognitiven
Therapie über die medikamentöse Therapie, sondern Gleichwertigkeit ergeben hat, bleibt das Ergebnis von RUSH et al.
(1977), was den Drogenvergleich angeht, bislang einzigartig.
Möglicherweise kann jedoch der Effekt über die Prädiktorvariable Dauer der Erkrankung aufgeklärt werden. Die englischen Patienten waren im Durchschnitt länger depressiv als
die amerikanischen, und diese Variable war auch für die kognitive Therapie eine ungünstige Therapieerfolgsdeterminante.

In einer einzigen Studie wurde bislang versucht, die Wirkmechanismen kognitiver Interventionen während einzelner Sitzungen genauer zu analysieren.

TEASDALE (1980) wählte dazu folgendes Vorgehen: Innerhalb
von schon begonnenen kognitiven Therapien wurde, nachdem
zu Beginn einer Sitzung ein negativer Gedanke in üblicher
Weise identifiziert war, entweder versucht, den Gedanken
über kognitive Therapiestrategien zu verändern (vollständige Information statt eines verfälschenden Ausschnitts erfassen, Alternativen durchdenken etc.) oder den Gedanken
näher zu explorieren (die situativen Bedingungen herausarbeiten u.ä.). Die Entscheidung der jeweils gewählten Strategie wurde getroffen, je nachdem, ob der Zähler des mitlaufenden Tonbandes mit einer geradzahligen oder ungeradzahligen Zahl endete. Nach Identifizierung des Gedankens,
d.h. vor der Intervention und am Ende der auf 30 Minuten angesetzten Intervention, mussten die Patienten das Ausmass
der Überzeugung, mit dem sie an den Gedanken glaubten, von
0 bis 100 % einschätzen, die "Visual Analogue Scale" (VAS,
AITKEN, 1969) ausfüllen sowie als Verhaltensmass in selbstgewähltem Tempo von 1 - 10 zählen (siehe TEASDALE, FOGARTY &
WILLIAMS, 1980 zur Validität dieses Masses).
Patienten waren fünf chronische mittel bis schwer depressive
Frauen, die die Major Depressive Disorder-Kriterien erfüllten, zum Zeitpunkt der Untersuchung für mindestens ein Jahr
erkrankt waren und zu den Medikamenten-Non-Respondern zählten. Durch die Wahl so schwieriger Patienten sollten unspezifische Effekte minimalisiert werden.
Unabhängige, bezüglich der Bedingungen blinde Beurteiler
stimmten in ihren Einschätzungen der Tonbandprotokolle hoch
darin überein, welche Intervention der Therapeut gerade
durchführte. Über den Vorzeichentest überprüft veränderten
sich der Glaube an die Richtigkeit des depressiven Gedankens
sowie die über die VAS eingeschätzte Stimmung nur bei den
Sitzungen, in denen der Therapeut versucht hatte, an der
Veränderung der Gedanken zu arbeiten. Nach den Sitzungen,
in denen er die Gedanken analysiert hatte, traten diese Ver-

änderungen nicht ein. Angesichts der Schwere und bisherigen
Therapieresistenz der Störung gelang es erstaunlich klar,
die unterschiedliche Effektivität zweier therapeutischer
Massnahmen während einzelner Sitzungen nachzuweisen. Die Effekte
waren bei jedem Patienten beobachtbar. Ebenfalls bei jedem
Patienten ergab sich kein differentieller Einfluss der kognitiven Interventionen auf das individuelle Zähltempo.

Das Ergebnis, dass es für das Ziel einer unmittelbaren Stimmungsveränderung nichts nützt, sich gemeinsam mit dem Patienten mehr Klarheit über gedankliche Prozesse zu verschaf-
fen, hat für die Therapieplanung wichtige Implikationen.
Allerdings müsste ausser der Replikation der Ergebnisse an
einer grösseren Stichprobe noch ein kritischer Punkt berücksichtigt werden. Die Patienten waren, als die Untersuchung
stattfand, schon in der Therapie. Die Arbeit enthält keine
Angaben über den Zeitpunkt. Man kann annehmen, dass ein eher
explorierendes Vorgehen am Anfang einer Therapie häufiger
angewendet worden ist. Trifft dies zu, so ist möglicherweise
die Ineffektivität eines solchen Stils zum Zeitpunkt der Untersuchung mitbedingt dadurch, dass für die Patienten keine
neuen Einsichten erleichtert werden. Man könnte dies prüfen,
indem man in einem ähnlichen Design beide Strategien zu verschiedenen Zeiten des Therapieverlaufs miteinander vergleicht.

5.3.3 Psychodynamisch orientierte Ansätze zur Veränderung der sozialen Integration: Die interpersonale Psychotherapie (IPT)

Depression entsteht nach WEISSMAN (1979) in einem sozialen
und interpersonalen Kontext und wird beeinflusst durch die
interpersonale Dynamik zwischen dem depressiven Patienten und
seinen wichtigen Bezugspersonen. Die Interpersonale Psycho-

therapie (IPT) setzt sich zum Ziel, die Symptomausprägung sowie die soziale Anpassung der Patienten zu verändern, ohne Einfluss auf die Persönlichkeit (eine weitere Determinante depressiver Prozesse) zu nehmen. In der Therapie soll die Fähigkeit des Patienten gestärkt werden, intern und extern ausgelösten Stress zu bewältigen. Sie soll ihn dabei unterstützen, mit den persönlichen und sozialen Konsequenzen der Störung fertig zu werden sowie allgemein seine "Moral" verbessern helfen. Ein Manual für diese Therapie, die im Rahmen der Boston-New Haven Kollaborationsstudie eingesetzt wurde, legten KLERMAN et al. (1978) vor.

In einer ersten kontrollierten Studie (KLERMAN et al., 1974; WEISSMAN, PRUSOFF & KLERMAN, 1975) wurde die Wirksamkeit der IPT als Aufrechterhaltungsmassnahme überprüft. 150 neurotisch-depressive Frauen, deren akute Depressionsbehandlung abgeschlossen war, erhielten eine achtmonatige Aufrechterhaltungstherapie, in der IPT in zwei Gruppen in Kombination mit medikamentöser Therapie (Amitriptylin) oder Placebo eingesetzt wurde. Verglichen wurde mit drei weiteren Gruppen, die unter "low contact"-Bedingungen Amitriptylin allein, Placebo oder gar keine Droge erhielten.
Mittels Endpunktanalyse ausgewertet, zeigte sich, dass Amitriptylin der Placebo- und der "keine Droge"-Bedingung überlegen war. Amitriptylin verhinderte wirksam Rückfälle und das Wiederauftreten depressiver Symptome. Es beeinflusste das soziale Funktionieren nicht. Es ergab sich zunächst kein Unterschied zu den Bedingungen mit zusätzlicher Psychotherapie. Weitere Analysen, in die nur diejenigen Patienten einbezogen wurden, die die achtmonatige Therapie auch beendet hatten (106 Patienten) zeigten, dass Psychotherapie (IPT) einen signifikanten Einfluss auf das Ausmass sozialer Anpassung hatte. Dieser Effekt war erst nach sechs bis acht Monaten, also mit einer beträchtlichen Latenz zu beobachten, zum Zeitpunkt der Vier-Monats-Katamnese war er noch nicht signifikant gewesen.

Von der Psychotherapie hatten jene Patienten am meisten
profitiert, d.h. hatten günstige Daten der sozialen Reinte-
gration, die keine depressive Symptomatik mehr aufwiesen,
d.h. die Psychotherapie wurde erst nach geraumer Zeit und
bei relativer Freiheit von depressiver Symptomatik hilfreich.

In einer neueren Studie (WEISSMAN et al., 1979; DI MASCIO et
al., 1979; HERCEG-BARON et al., 1979) wurde IPT bei akut depressiven ambulanten Patienten eingesetzt. Es gab vier Behandlungsgruppen: IPT allein, Amitriptylin allein, die Kombination von Amitriptylin und IPT sowie eine "non scheduled
treatment"-Kontrollgruppe, bei der die Patienten sich nach
eigenem Ermessen an die Klinik wenden konnten und auch bis
zu einem zeitlich festgelegten Maximum Zuwendung erhielten, jedoch keine aktive, von den Behandelnden gesteuerte Therapie
und auch keine Medikamente.

In die Auswertung der globalen und spezifischen Therapieeffekte gingen die Daten von 81 Patienten ein. Es waren neurotisch
depressive Männer und Frauen zwischen 18 und 65, die ausserdem folgende Kriterien erfüllen mussten: nicht-bipolar, nicht-
psychotische Symptomatik, Vorliegen einer "primary major depressive disorder", minimaler Depressionswert auf der Raskin-Skala
von 7, keine parallel laufenden Psychotherapien und keine erfolgreiche Amitriptylin-Behandlung in den letzten drei Monaten sowie ebenfalls keine erfolgreiche psychotherapeutische
Behandlung in der Vorgeschichte. Patienten, die sich innerhalb der ersten Datenerhebungswoche als "rapid responder" erwiesen hatten (einer von 97 Patienten) wurden ebenfalls ausgeschlossen.

WEISSMAN et al. (1979) berichten über die globalen Ergebnisse. Es stellte sich heraus, dass mit der Kombinationstherapie
die besten Therapieergebnisse erzielt wurden. Sie war der jeweiligen isolierten Behandlung mit Amitriptylin oder IPT und
der Kontrollgruppe in Bezug auf erreichte Symptomfreiheit

(HRS-D) überlegen. Die beiden Behandlungsformen unterschieden sich nach diesem Kriterium nicht voneinander, wohl jedoch von der Kontrolltherapie, die die höchsten Therapieversager aufwies.

DI MASCIO et al. (1979) berichten die differentiellen Effekte von IPT und Amitriptylin in dieser Studie, nachdem sie global die Additivität beider isolierten Massnahmen in der Kombination gezeigt hatte. Ein Haupteffekt der pharmakologischen Therapie auf Schlafstörungen war sehr signifikant, trat schon nach einer Woche der insgesamt 16-wöchigen Therapiezeit auf und blieb über die 16 Untersuchungswochen stabil. Ein ähnlicher Effekt betraf das vegetative Symptom der Appetitstörungen. Ein Effekt auf die Stimmungs-, Angst-, Depressions- und Apathiefaktoren war erst nach 12 Wochen nachweisbar. Umgekehrt bewirkte die Psychotherapie Stimmungsveränderungen schneller (erste oder vierte Woche) und ebenfalls dauerhaft über die verbleibenden Wochen. Die Psychotherapie beeinflusste ausserdem signifikant das Ausmass von Suizidideen, das Arbeitsverhalten und die Interessen. Effekte der IPT auf die körperlichen Depressionssymptome waren kaum nachweisbar. Der Verlauf der Symptomatik bei der "non scheduled treatment"-Kontrollgruppe spricht gegen eine Spontanremission bei Patienten dieser Art. Hier traten keine erwünschten Veränderungen auf.

HERCEG-BARON et al. (1979) berichteten über die "compliance"- und die "drop-out"-Raten der unterschiedlichen Therapiegruppen dieser Studie. 67 % der Patienten beendeten die Kombinationstherapie nach 16 Wochen, dagegen 48 % die IPT-Bedingung, 33 % die Amitriptylin-Therapie und 30 % die Kontrollbedingung. Die Kombinationstherapie war demnach auch bei diesem Erfolgskriterium überlegen.

Einen anderen Ansatz zur Verbesserung der sozialen Integration stellen familientherapeutische Programme dar. WEISSMAN (1979) beschreibt in ihrem Überblick allerdings nur eine kontrollierte Studie dieser Art von FRIEDMAN (1975). FRIEDMAN (1975) verglich eine Ehepaartherapie mit einer "low contact"-Kontrollgruppe, wobei jeweils zusätzlich entweder Amitriptylin oder Placebo gegeben wurde. Die Therapie lief über drei Monate. Es nahmen vorwiegend neurotisch depressive Patienten (N = 196) an der Studie teil. Das Ergebnis ähnelte dem oben für IPT/Amitriptylin beschriebenen. Die Medikamente bewirkten eine Reduktion der depressiven Symptomatik, die relativ schnell eintrat, jedoch keine Effekte auf die Ehesituation hatte. Die Paartherapie hatte umgekehrt wenig Einfluss auf die Depressionssymptomatik, half jedoch signifikant, die Paarbeziehung zu verbessern. Die Kombination Amitriptylin und Ehepaartherapie führte zu additiven Effekten und damit zum besten Gesamtergebnis.

Zusammenfassend kann man folgern, dass für neurotisch depressive ambulante Patienten sowohl in der Phase akuter Depression als auch in einer Aufrechterhaltungsphase nach einer Episode Massnahmen zur Verbesserung der sozialen Integration einen spezifischen und nicht durch Drogen oder unspezifische Therapien zu ersetzenden Effekt auf ihre Zielbereiche hatten. Gleichzeitig weisen die Studien darauf hin, dass auch oder gerade bei neurotisch Depressiven eine zusätzliche Trizyklikatherapie umso eher indiziert ist, je stärker eine vegetative Symptomatik innerhalb des depressiven Syndroms ausgeprägt ist. Die frühe Studie von Klerman et al. legt sogar den Schluss nahe, dass eine Psychotherapie erst dann ihren hilfreichen Einfluss bekommt, wenn die Patienten asymptomatisch sind. Eine rein medikamentöse Therapie ist vor allem vom Kriterium der "compliance" her, aber auch von den eingeschränkten Möglichkeiten der Symptomreduktion bezüglich

Angst, Stimmung, Interessen und Suizidgedanken bei neurotisch Depressiven kaum ausreichend. Sie ist allerdings, wie das Ergebnis einer Studie von COVI et al. (1974) nahelegt, immer noch wirksamer als eine Placebomedikation, eine psychodynamisch orientierte Gruppentherapie ohne eine explizite Zielsetzung (wie die der Förderung sozialer Integration) oder kurze, stützende Kontakte.

5.4 Folgerungen aus der vergleichenden Betrachtung der kontrollierten Therapiestudien

Die Ergebnisse der kontrollierten Einzelfallstudien, in denen über Umkehr-Designs verhaltensübende Verfahren an schwerer depressiven hospitalisierten Patienten überprüft wurden, waren überwiegend erfolgreich, lassen aber angesichts der Zahl der Patienten sowie der fehlenden Beachtung von Diagnosekriterien nur den Schluss zu, dass es möglich ist, über Kontingenzsetzung isolierte depressive Symptome kurzfristig zu beeinflussen.
Die vergleichenden Gruppenstudien, in denen psychologische Verfahren gegeneinander auf relative Effektivität hin überprüft wurden, wurden überwiegend mit leicht bis mittelschwer depressiven ambulanten Patienten durchgeführt. Ob es sich um Personen mit behandlungsbedürftigen depressiven Neurosen oder um Normale mit depressiven Verstimmungszuständen handelt, bleibt offen. Bei diesen Patienten mit leichten bis mittleren Beeinträchtigungen scheinen Verfahren mit verhaltensübendem Schwerpunkt und solche mit dem Schwerpunkt auf Kognitionsveränderung eine vergleichbare Verbesserung der Befindlichkeit bzw. Depressivität zu bewirken und den Kontrollbedingungen (Gesprächspsychotherapien, unterstützende Gespräche, Warteperioden ohne Selbstbeobachtung) auch überlegen zu sein. Der Nachweis, dass bestimmte Schwerpunkte in

der Therapie auch mit zugeordneten Verhaltensveränderungen
gekoppelt sind, gelang nur in einer Studie (REHM et al.,
1979), in zwei anderen jedoch nicht. Diese Frage bedarf weiterer Überprüfung mit einer genaueren Erfassung der Ziel-
variablen. Verfahren, durch die ohne individuelle Zielanaly-
se das Ausmass selbstbehauptenden Verhaltens erhöht werden
sollte, erreichten dieses spezifische Ziel kurzfristig, ohne
dass jedoch die depressive Gesamtsymptomatik zuverlässig gebessert werden konnte. Dies gelang eher in solchen Studien,
in denen individuelle Zielbereiche formuliert und diese dann
in breiter angelegten Programmen, also mit mehr als einer
Massnahme, therapiert wurden (siehe McLEAN & HAKSTIAN, 1979;
TAYLOR & MARSHALL, 1977).
Die methodisch besten Studien (McLEAN & HAKSTIAN, 1979; SHAW,
1977; RUSH et al., 1977), die ausreichende Zahlen klinischer
Patienten einbezogen, belegen gleichermassen die Indikation
verhaltensübender wie kognitiver Verfahren. Es scheint derzeit eher eine Frage, in welchem Labor untersucht wird. In
den jeweils hauseigenen Untersuchungen sind die eigenen Techniken auch die vergleichbar besten.
Diese kompexeren Verfahren wurden noch nicht miteinander verglichen. Ebenso fehlt bislang ein Vergleich zwischen den auf
verhaltenstheoretischer Grundlage konzipierten Strategien
und der auf psychodynamischer Grundlage basierenden IPT, die
nach Medikamentenvergleichsstudien ebenfalls zu den psychologischen Verfahren mit erstem Wirksamkeitsnachweis gerechnet werden kann.

CRAIGHEAD (1981) fasst den Stand innerhalb des psychologischen Behandlungsmodus wie folgt zusammen (S. 92):
"The total number of subjects included in these studies[1] was
small but larger than the number of subjects studied by most
approaches to the treatment of depression. Specific behavior

---

[1] Ohne die psychodynamisch orientierten IPT-Studien basieren
die möglichen Schlussfolgerungen der verhaltenstheoretisch
orientierten Arbeiten auf 300 bis 400 zu mehr als 95 % ambulanten Patienten, unter Einbeziehung der IPT-Studien auf
etwa 500 zu fast 100 % ambulanten Patienten.

therapy approaches to the treatment of depression have been
studied primarily in the laboratories of their originators;
thus, exportability of the therapy procedures needs to be
investigated. There is a paucity of adequately developed
assessment devices. Treatment effects have been clearest and
most pronounced on those measures that are directly related
to the focus of the therapy. In general, the more comprehensive
the treatment program, the greater its effect on global rating
scales of depression."

Es liegen 7 Studien vor, die ein oder mehrere psychologische
Verfahren mit Trizyklikatherapie verglichen.
Die Ergebnisse der Arbeit von RUSH et al. (1977) sprechen am
klarsten zugunsten der Psychotherapie. Blackburn und Bishop sowie Weissman belegen einen additiven Effekt. Zusätzlich gibt
die letzte Arbeit Hinweise darauf, dass über die beiden unterschiedlichen Behandlungsmodi unterschiedliche Zielbereiche
beeinflusst werden. Isoliert gegenüber der Mehrzahl von Studien, die innerhalb eines Behandlungsmodus und in Vergleichen
zwischen ihnen eher globale Effekte fanden, ist dies zunächst
als ein Hinweis zu betrachten, über welche Art von Variablen
(z.B. soziale Integration), näher aufgeschlüsselt, nach massnahmenspezifischen Effekten zu suchen ist.
In Studien, in denen stärker dynamisch orientierte Therapien,
die gleichzeitig auch unstrukturierter abliefen bzw. zumindest so beschrieben wurden, gegen Medikamente getestet wurden,
schnitten die Medikamente in Bezug auf Symptomreduktion besser
ab. Ebenso bei den Studien, bei denen die psychologische Vergleichstherapie in unspezifischen Gesprächen oder nicht-direktivem Vorgehen bestand. Man kann folgern, dass bei dieser
Alternative eine medikamentöse Therapie erfolgversprechender
ist.

Die bestkontrollierten Studien zu beiden Behandlungsmodi sowie die wenigen, bislang vorliegenden Vergleichsstudien machen einige Thesen wahrscheinlich:

- Die Prognose einer Therapieresponse hängt mit der Lokalisation eines Individuums auf der Dimension psychotisch-neurotisch, endogen-neurotisch, der Dauer der bisherigen Erkrankung sowie der Art der therapeutischen Behandlungsinstitution zusammen.
- Die Prognose einer Therapieresponse scheint unabhängig von der Schwere der Symptomatik zum akuten Zeitpunkt der Erkrankung. Auch weitere klinische Determinanten erwiesen sich nicht als die Prognose noch die differentielle Reagibilität auf unterschiedliche Behandlungsmodi beeinflussend.
- Bei Patienten mit sehr viel körperlicher Symptomatik (extrem endogen) oder sogar psychotischen Symptomen ist relativ unabhängig von anderen Faktoren eine Trizyklika- oder Heilkrampfbehandlung indiziert und Psychotherapie dann, wenn nach Symptomremission andere Reintegrationsziele sichtbar werden. Im mittleren Bereich der Endogen-Depressiv/Neurotisch-Depressiv-Dimension scheint Patienten, besonders wenn sie eine Klinikambulanz aufsuchen, jede Intervention in mehr oder weniger unspezifischer Weise zu helfen.
- Je neurotischer die Patienten sind, umso eher ist offen, welche Massnahmen einen spezifischen Effekt haben und ob Therapien mit verhaltensübendem Schwerpunkt mehr oder anderes bewirken, als Therapien mit Schwerpunkt auf Kognitionsveränderung. Die Entscheidung dieser Frage erfordert allerdings, dass man überhaupt diese Komponenten in Therapien trennen kann. Die bisherigen Studien lassen dies nicht zu. "Cognitive behaviour therapists cannot really be distinguished by their methods and techniques. The main difference that appears from the studies ... is the cognitive terminology used in explaining the results" (PHILLIPS, 1981, S. 13). Um diesem Einwand zu begegnen, wären Grundlagenstudien oder Therapieexperimente erforderlich, die zunächst die zugrundeliegenden Wirkmechanismen der beiden Richtungen belegten. Diese Studien fehlen jedoch bzw. Versuche dieser

Art verliefen wenig erfolgreich. Auch für die Therapieeffekte, einschliesslich der medikamentösen, gilt, wie für die Entstehungshypothesen, dass kausale Beziehungen zwischen bestimmten Wirkmechanismen und bestimmten Auswirkungen noch nicht möglich sind. Da gleichzeitig die Methoden ihres Nachweises unterentwickelt sind, lässt sich daraus nicht folgern, dass es sie nicht gibt. Mit diesem Nachweisproblem befasst sich deshalb das folgende Kapitel.

5.5 Probleme und Lösungsansätze der Therapieforschung

5.5.1 Einleitung

Die Suche nach einem Design, das es erlaubt, die zentrale Fragestellung "Welche Therapie wirkt unter welchen Bedingungen wann und warum?" zu beantworten, ist nur sinnvoll, wenn man annehmen kann, dass Therapien mehr bewirken als die vergehende Zeit mit ihren Erfahrungsmöglichkeiten, d.h. mehr, als es die spontane Remissionsrate erwarten lässt. Deshalb werden die Ergebnisse der Meta-Analysen an den Anfang der Diskussion methodischer Probleme gestellt.
Die Bedeutung der empirischen Ergebnisse, speziell ihre Spezifität, Generalisierbarkeit und klinische Relevanz, ist von der internen und externen Validität der Untersuchungen abhängig. Das Ziel der Erhöhung der internen und der externen Validität von Versuchsplänen ist im Bereich der Psychotherapieforschung deshalb so problematisch, weil beide Kriterien scheinbar nicht gleichzeitig verfolgt werden können, sondern die interne Validität nur auf Kosten der externen zu steigern ist und vice versa. Hier ist es notwendig, nach wissenschaftlich akzeptablen Kompromissen bzw. nach Annäherungsstrategien zu suchen. Als Lösungsansatz zu diesem Problem werden Möglichkeiten einer sukzessiven, aufeinander aufbauenden Ver-

suchsplangestaltung beschrieben und in Exkursen der potentielle Beitrag von aktuellen Methoden der Datenauswertung (Zeitreihenanalysen, nonparametrische Verlaufsvergleiche, Konfigurationsfrequenzanalysen) dargestellt.
Bezogen auf Therapieforschung bei depressiven Patienten wird die Wahl von Messinstrumenten und Beobachtungssituationen diskutiert, durch die der Nachweis der Effektivität psychologischer Therapien verbessert werden kann.

5.5.2 Meta-Analysen-Ergebnisse zur Therapieeffektivität

Nimmt man als Masstab die von EYSENCK (1952, 1965) für Neurotiker angegebenen Spontanremissionswahrscheinlichkeiten um 75 % an, so sind sowohl medikamentöse als auch psychologische Therapien gleich wirksam oder wirkungsloser als die Zeit, sie haben höchstens einen die ohnehin erwartbare Verbesserung beschleunigenden Effekt. Die meisten Studien aller Modalitäten und bei den verschiedensten Störungen kommen zu einer Drittelrelation von geheilten, verbesserten und unveränderten bzw. verschlechterten Patienten und zu einer Zweidrittelverbesserungsquote, wenn man die beiden ersten Gruppen zusammenfasst. Da die Repräsentativität der Eysenck'schen Zahlen angezweifelt werden kann (lediglich 6 kontrollierte Studien) und die Spontanremissionsrate von der Art, der Schwere und der Chronizität der Erkrankung abhängt, ist dieser Masstab idealerweise für die jeweils untersuchten Patienten zu erstellen. Da die dazu notwendigen repräsentativen Längsschnittstudien meist nicht vorliegen, gilt als Indikator für die Wirksamkeit von Therapien der Unterschied zu nicht behandelten Kontrollgruppen.

SMITH und GLASS (1977) fanden ähnlich wie LUBORSKY et al. (1975) in therapierichtungsübergreifenden Meta-Analysen über

kontrollierte Effektivitätsstudien, dass der durchschnittliche Patient einer Therapiebedingung gebesserter war als 75 % der nicht-behandelten Kontrollen. Smith und Glass analysierten die Ergebnisse auch getrennt nach Symptombereichen und fanden für Furcht- und Angstsymptomatiken den günstigsten Besserungsindex mit 83 %.[1)
Die Frequenz und Dauer der Therapie war keine die Effektivität der Therapiestudien beeinflussende Moderatorvariable. MINTZ, LUBORSKY und CHRISTOPH (1979) kamen bei einer Meta-Analyse der Ergebnisse der "PENN"-Studie (LUBORSKY et al., 1980) sowie des Chicago-Counceling-Center"-Projekts (CARTWRIGHT et al., 1963; FISKE et al., 1964) zu 68 % relativ zu Kontrollen gebesserten Patienten. Entgegen der vorherrschenden pessimistischen Einstellung, dass Selbst- und Fremdbeobachtungsdaten unabhängig voneinander variieren, fanden sich sehr signifikante Interkorrelationen zwischen den Daten verschiedener Quellen (zwischen .5 und .6). Analysiert man die Prädiktorfragestellung innerhalb dieser Projekte, so wurde allerdings deutlich, dass nur 5 bis 10 % der Varianz des Ergebnisses über die von verschiedenen Quellen erhobenen Daten vorausgesagt werden konnten (LUBORSKY, MINTZ & CHRISTOPH, 1979).

Die Ergebnisse dieser Meta-Analysen - ähnlich wie die der Depressionsstudien - lassen noch nicht entscheiden, ob die Interventionen aufgrund unterschiedlicher Wirkmechanismen Vergleichbares bewirken, aufgrund ähnlicher Prozesse zu vergleichbaren Effekten kommen oder die ähnlichen Verbesserungs-

---

[1)] Es wurden in dieser Arbeit 10 verschiedene therapeutische Ansätze miteinander verglichen, als effektivster erwies sich die systematische Desensibilisierung (Besserungsindex .91), gefolgt von der rational-emotiven Therapie (.77), operanten verhaltenstherapeutischen Verfahren (.76) und psychoanalytischer Therapie nach Adler (.71). Am Ende dieser Effektivitätsrangliste lagen die Gestalttherapie (.26), eklektische Verfahren (.48), transaktionsanalytische Verfahren (.58) sowie psychodynamische Ansätze (.59).

indizes lediglich verschleiern, dass jeder Untersucher mit anderen Populationen andere Therapien mit unterschiedlichen methodischen Mängel erfasste. Schliesslich könnte die Summe der ausserhalb der therapeutischen wirkenden Einflüsse grösser sein als die der eigentlich geprüften Interventionen. Diese Punkte betreffen die Gütekriterien der Studien zur Therapieeffektivität.

5.5.3 Interne Validität und Konstruktvalidität

Unter interner Validität bei Therapiestudien wird verstanden, dass die erzielten Veränderungen der als abhängig definierten Variablen - zum Beispiel die Depressionssymptomatik der Patienten - auf die gewählten Interventionen, oder in theoretisch begründeter Weise auf Manipulationen dieser Interventionen bezogen werden kann und nicht auf andere in diesem Kontext als Störgrössen zu bezeichnende Variablen.
Wenn die Operationalisierungen der abhängigen und unabhängigen Variablen stringent und umfassend aus den Bedingungs- und Effektstrukturen abgeleitet sind, ist Konstruktvalidität gegeben.

Es ist für Psychotherapieeffekte heute noch nicht gesichert, dass das Ausmass der durch das angewendete Verfahren erzielten Veränderungen grösser ist, als das Gesamt der übrigen potentiellen Einflussgrössen.[1] Die Pharmakoforschung geht

---

[1] Dass unspezifische Faktoren Vergleichbares bewirken wie spezielle Techniken, konnten u.a. STRUPP und HADLEY (1979) dadurch zeigen, dass sie erfahrene, ausgebildete Therapeuten bestimmter Therapierichtungen mit Professoren ohne Therapieausbildung, aber dem Ruf eines sozial geschickten Umgangs mit Studenten bezüglich des Therapieeffekts von Gesprächen mit neurotisch depressiven bzw. angstneurotischen Studenten verglichen. Es fand sich kein Unterschied im Therapieerfolg zwischen diesen Gruppen, was den Schluss nahelegt, dass die Art des Umgangs der Therapeuten mit den Patienten eine wesentlichere Einflussvariable war als die therapeutische Richtung mit ihren angenommenen spezifischen Wirkfaktoren. Eine unbehandelte Gruppe schnitt schlechter ab. Die individuelle Variabilität in den Daten war hoch.

davon aus, dass der Effekt der Substanz grösser ist als die Summe der anderen Faktoren, was nach den Daten etwas berechtigter aber ebenfalls nicht nachgewiesen ist.

Die Anzahl der Variablen, die für Veränderungen von Patienten in einem bestimmten Zeitraum verantwortlich sein könnten, ist sehr gross und es gibt Hinweise für einen bedeutsamen Einfluss einzelner dieser Variablen. Zusammengenommen könnte der Beitrag aller dieser sowie noch unbekannter Störgrössen den der Therapien übertreffen.
CAMPBELL und STANLEY (1963) sowie COOK und CAMPBELL (1976; zitiert nach MÖLLER & BENKERT, 1980, S. 76 f und 111 f) nennen wichtige Störfaktoren der internen sowie der Konstruktvalidität, die in der folgenden Tabelle aufgelistet sind.
Es ist, zumal die Konstanz des Einflusses dieser Faktoren über einen üblichen Therapiezeitraum und bei durch die Therapie eintretenden Änderungen nicht gewährleistet ist, unwahrscheinlich, dass eine experimentelle Kontrolle dieser Einflussgrössen möglich ist. Die Schwierigkeit liegt dabei nicht allein in der Anzahl der Variablen, sondern darin, dass sie nicht unabhängig voneinander sind. Es ist an Feedbackschleifen zu denken, d.h. an Bedingungen, in denen z.B. das Verhalten des Patienten oder Therapeuten Folgen auf andere Faktoren hat oder andere Prozesse katalysiert.

Die Aussagekraft univariater Studien ist aus diesen Gründen begrenzt. Multivariate Versuchspläne sind zwar intern valider, erfordern aber eine sehr grosse Anzahl von Therapieteilnehmern, was wiederum mit der angestrebten Homogenisierung der Patientenpopulation kollidiert.

Es gibt aus dieser Situation eine Reihe von Auswegen, von denen jedoch jeder für sich mit spezifischen Nachteilen erkauft werden muss:

Tabelle 7: Störfaktoren der internen Validität und der Konstruktvalidität (aus MÖLLER & BENKERT, 1980, S. 76 f und S. 111 f)

Interne Validität:

Störfaktor	Erscheinungsform
Zwischenzeitliches Geschehen	Ablaufende Prozesse im sozialen Umfeld
Reifung	Biologische und psychische Vorgänge, die sich systematisch und unabhängig von äusseren Ereignissen im Laufe der Zeit ändern
Wirkungen des Testens	Störwirkungen infolge einer Mehrzeitpunktmessung (z.B. Lernprozess)
Veränderungen der Hilfsmittel, Instrumentation	Autonome Veränderungen der Messinstrumente
Statistische Regression	Änderungen von Extremwerten sind in ihrer Richtung vorherbestimmt ("Regression zur Mitte")
Auswahl von Probanden	Nicht zufällige Zuteilung von Versuchspersonen auf Experimental- und Kontrollgruppen
Einbusse von Probanden	Unterschiedliche Ausfallquote bei Kontroll- und Experimentalgruppe u.a.
Wechselwirkung zwischen Auswahl und Reifung u.a.	Unterschiedliche Zuteilung von Versuchspersonen mit jeweils unterschiedlichen psychischen und biologischen Wirkungsabläufen

Konstruktvalidität:

Faktoren	Erläuterung
1. Unangemessene präoperationale Konstruktexplikation	Relativ zum gegenwärtigen Explikationskonsens zu enge bzw. idiosynkratische Auffassung eines Konstrukts
2. Systematische Fehler aufgrund der Verwendung nur einer Konstruktoperationalisierung	Es werden nur eine Treatmentvariable bzw. nur ein Messinstrument zur Operationalisierung eines Bedingungs- oder Wirkungskonstrukts eingesetzt
3. Systematische Fehler aufgrund unimethodaler Operationalisierung eines Konstrukts	Es werden nur eine Darbietungsmethode aller Treatmentvarianten bzw. nur Messinstrumente einer Methodenklasse zur Operationalisierung eines Bedingungs- oder Wirkungskonstrukts eingesetzt

Tabelle 7 (Forts.):

4. Vermutungen der Vpn/Ptn über die experimentellen Hypothesen	Vpn/Ptn bilden Vermutungen über die einer Untersuchung zugrundeliegenden Hypothesen und haben damit die Möglichkeit zu konformen oder nonkonformen Verhaltensweisen im Experiment.
5. Selbstdarstellungsbedürfnisse der Vpn/Ptn	Motivation zu positiver oder negativer Selbstdarstellung der Vpn/Ptn gegenüber Versuchsleiter/Therapeut.
6. Systematische Beobachtungsverfälschungen des Therapeuten/Beurteilers	a) Beeinflussung der Ergebnisse durch die Erwartungen des Versuchsleiters/Therapeuten (Rosenthal-Effekt).
	b) Halo-Effekt (Thorndike): Das Ergebnis einer Untersuchung wird durch Kenntnisse anderer Eigenschaften bzw. durch den Gesamteindruck vom Probanden stark beeinflusst. Ein Beurteiler, der z.B. feststellt, dass sich bei einem Patienten die depressive Symptomatik gebessert hat, tendiert dazu, auch andere Symptome als gebessert anzusehen.
	c) Logischer Fehler (Newcomb): Das Ergebnis einer Untersuchung wird dadurch mitgeprägt, dass ein Untersucher nur solche Detailbeobachtungen heranzieht, die ihm im Rahmen seines vorgegebenen theoretischen und logischen Konzepts sinnvoll erscheinen. Ein Beurteilender konzentriert sich z.B. auf Symptome, die einem Syndrom oder einer nosologischen Diagnose zugeordnet werden können.
7. Vernachlässigung quantitativer Ausprägungen von Konstrukten	Beschränkung auf nur eine quantitative Ausprägung eines Bedingungskonstrukts oder Annahme linearer Beziehungen zwischen Treatment und Effekten ohne hinreichende quantitative Operationalisierung von Bedingungs- und Wirkungskonstrukten.
8. Generalisierung über die Zeit	Fehlende Präzisierung des Wirkungseintritts oder der Wirkungsdauer, z.B. wenn Wirkungspersistenz oder Wirkungsverzögerung eines Treatments nicht berücksichtigt werden.
9. Wechselwirkung zwischen Kontextbedingungen und Behandlung	Zeitliche, räumliche oder organisatorische Randbedingungen der Behandlung beeinflussen das Ergebnis.

a) Der Verzicht auf eine experimentelle Kontrolle der Einflussgrössen führt zu einem quasi-experimentellen Design, bei dem einige Variablen kontrolliert, die meisten jedoch lediglich erfasst werden, um sie post hoc mit den Ergebnissen korrelativ oder über Kovarianzanalysen in Beziehung zu setzen. Der Hauptnachteil liegt darin, dass die Ergebnisse nicht eindeutig zu interpretieren sind. Es sind dann weitere quasi-experimentelle Designs zu entwerfen, in denen die als bedeutsam erkannten Kovariaten bei Konstanthaltung aller übrigen Faktoren variiert werden. Dies setzt eine kontinuierliche Forschungsstrategie voraus.

b) Der Verzicht auf experimentelle Anordnung zugunsten von genauen Einzelfallbeobachtungen. Der Nachteil dieses Vorgehens liegt in der Theorielosigkeit und damit Unendlichkeit dessen, was beobachtet und beschrieben werden kann. Ein Verbleiben auf einer ideographisch-phänomenologischen Ebene entfernte die Verhaltenswissenschaften von den Naturwissenschaften und rückte sie in die Nähe von Geschichte, Archäologie, Geologie oder kriminalistischer Spurenaufklärung. Da die untersuchten Konzepte oft nicht genügend operationalisiert sind, kann vieles für bewiesen gehalten werden, weil es sich der empirischen Falsifizierbarkeit entzieht (siehe MEEHL, 1978). Diesem Nachteil ist, wenn das Vorgehen auf von Hypothesen abgeleiteten Pilotstudien beruht, entgegenzuwirken. Die "Gefahr" der Falsifizierbarkeit muss allerdings besonders bei einer solchen stufenweisen Validierung sichergestellt sein.

c) Die Konzentration auf Multicenter-Studien, um die für eine randomisierte Patientenzuweisung zu den experimentellen Bedingungen ausreichende Zahl von Personen zu bekommen. Ein Nachteil besteht darin, die Setting/Therapeuten-Bedingungen der Zentren als weitere Variable berücksichtigen zu müssen, ein anderer in der üblichen Vorbereitungsdauer solcher Studien, die unter Umständen dem sich ändernden

Wissensstand nicht Schritt hält. Es könnte z.B. sein,
dass die derzeit geplante NIMH-Studie, in der psychologische und medikamentöse Therapien verglichen werden sollen, zum Zeitpunkt ihrer für 1983 angesetzten Hauptphase
neu geplant werden muss, wenn sich bis dahin der Wissensstand über optimale Medikamentenart und -dosierung bei
bestimmten Patiententypen, oder bei der kognitiven Therapie die Gestaltung bestimmter Therapiekomponenten bei bestimmten Patientengruppen geändert hat.
d) Das Ausweichen auf Analog-Experimente, in denen eine Variablenkontrolle gezielter möglich ist. Dem Vorteil einer
Erhöhung der internen Validität steht als Nachteil die
Verringerung der externen Validität gegenüber (s.u.).
Gegen den Analogausweg argumentieren u.a. KLEIN und GURMAN
(1981). Sie bezweifeln auch die Zunahme interner Validität
bei solchen Anordnungen, solange nicht geklärt ist, ob es
wirklich nur graduelle Unterschiede sind, die Studenten
mit hohen Depressionswerten und über Annoncen angeworbene
leicht depressive Patienten von im psychiatrischen Sinne
Kranken trennt.

5.5.4 Externe Validität

Ein externes Validitätsproblem ist das Ausmass der Generalisierbarkeit der Untersuchung auf das, was unter klinischen
Bedingungen abläuft bzw. bei Psychotherapie-Experimenten auch
auf die Zeit nach Beendigung der experimentellen Bedingungen.

Zu den Störquellen nach CAMPBELL und STANLEY (1963, zitiert
nach MÖLLER und BENKERT, 1980, S. 111) gehören:
a) Wechselwirkung zwischen Testen und Behandlung (u.a. beeinflusst die Sensibilisierung durch Vortests die Testergebnisse)
b) Wechselwirkung zwischen Auswahl und Behandlung (Bedingun-

gen, unter denen die Testpopulationem gewonnen wurden und
die die Ergebnisse verfälschen können)
c) Effekte der experimentellen Situation (Reaktivität der
Versuchsbedingungen; Bewusstsein der Versuchsperson, an
einem psychologischen Experiment teilzunehmen)
d) Überlagerung mehrerer Behandlungseffekte auf verschiedenen
Ebenen.

Die Frage nach der Generalisierbarkeit der Therapieforschungsergebnisse betrifft das Ausmass der Notwendigkeit von Analogieschlüssen und deren Berechtigung.
Analogiestudien (z.B. Kurztherapien an "fragebogen-depressiven" Versuchspersonen) werden gewählt, um bestimmte Variablen besser isolieren zu können und mehr Teilnehmer zu generieren.
KLEIN und GURMAN (1981), die ähnlich wie MARKS (1978) oder REHM und KORNBLITH (1979) den Analogietherapiestudien kritisch gegenüberstehen, geben u.a. zu bedenken, dass durch die Isolation von Variablen die kontextuelle Bedeutung einer Situation in schwer abzuschätzender Weise verändert wird. Dies betrifft zunächst den intraorganismischen Systemkontext. Es bestehe z.B. ein bestimmtes Wissen über die sozioökonomische Zusammensetzung von depressiven Patientenstichproben. Aus diesem Wissen heraus seien etwa 50 % der an etwa 20-jährigen Studenten mit überhöhtem Männeranteil durchgeführten Studien ökologisch unvalide. Es betrifft weiterhin den Therapie-Beziehungskontext: Von rekrutierten Versuchspersonen und ihrer Motivationslage auf Patienten und deren Motive zu schliessen sei nicht berechtigt.
KAZDIN (1979) nennt besonders die Glaubwürdigkeit der Massnahme für den Klienten sowie seine Erfolgserwartungen als kritische Faktoren. Placebobehandlungen oder Warten auf Therapie reduziert wahrscheinlich sowohl die Glaubwürdigkeit als auch - selbst bei bester Erklärung - die Erfolgserwartung.
Der Schluss liegt nahe, dass Klienten, die sich freiwillig

auf solche Bedingungen einlassen, sich von "normalen" Patienten unterscheiden.

Auch Studien an klinischen Patienten lösen nicht alle Probleme der externen Validität einer Studie. Zum einen müssen selbst für ein quasi-experimentelles Design viele Bedingungen der Behandlungsgruppe kontrolliert werden, die bei Nicht-Studien-Patienten nicht zu kontrollieren sind. Zum Beispiel müssen die Patienten zum Mitmachen bewegt werden, ein "informed consent" ist herzustellen, es muss immer wieder überprüft werden, ob die angezielte Behandlung auch wirklich implementiert wird, usw. Weiterhin stellt sich auch hier die Frage nach der Vergleichsgruppe. Patienten, die warten oder Placebobedingungen akzeptieren, können sich in bedeutsamer Weise von der Untersuchungsgruppe unterscheiden. Auf wartende Patienten könnten in vergleichbarer Weise Faktoren wirken, wie sie in den Behandlungen vorkommen (z.B. ein unterstützender, zur aktiven Problemlösung anregender Gesprächspartner).
Blinde Bedingungen sind ebenso schwierig zu konstruieren, wie "aktive" Placebobehandlungen. Eine Doppelblind-Studie ist gar nicht vorstellbar.
Die Probleme der externen Validität sind trotzdem prinzipiell weniger schwierig als die Probleme der internen und der Konstruktvalidität. Eine Akkumulierung von Replikationsstudien einschliesslich von katamnestischen Erhebungen an Patienten würde im erfolgreichen Fall genügen, die generalisierbare Wirksamkeit einer Therapie nachzuweisen. Bislang liegen Replikationsstudien im Psychotherapiesektor jedoch nicht vor, weil es offensichtlich für jede Therapierichtung kurzfristig günstiger eingeschätzt wird, durch immer neue Modifikationen das Interesse an ihrem Gegenstand aufrecht zu erhalten. Der relativ überlegene Stand des Wissens im Pharmakobereich beruht weniger auf der besseren internen als auf der replikativ abgesicherten externen Validität ihrer Ergebnisse.

5.5.5 Versuchspläne zum Wirksamkeitsnachweis von Therapien

Von den üblichen Versuchsplänen zum Nachweis der Effektivität einer Therapie (siehe z.B. CAMPBELL & STANLEY, 1963; MAHONEY, 1978; MÖLLER & BENKERT, 1980) wird für Einzelfalluntersuchungen das multiple Grundliniendesign einschliesslich einer Verlaufsdatenerhebung empfohlen, die eine zeitreihenanalytische Auswertung gestattet. Bei Gruppenstudien wird die Einbeziehung sowohl einer Placebo- wie einer den Einfluss von Zuwendungen und Aufmerksamkeit kontrollierenden Bedingung für erforderlich gehalten (z.B. MAHONEY, 1978). KAZDIN (1981) beschreibt eine sequentielle Designstrategie, die die interne Validität der Studien besonders dann fördert, wenn die vorgeschlagene Reihenfolge gewählt wird: Zunächst sollte man eine komplexe Therapie in einem Gruppendesign überprüfen, wobei die Kontrollmassnahme in der sonst üblichen Therapie besteht. Ergibt sich daraus ein globaler Wirksamkeitsnachweis, so empfiehlt er als nächsten Schritt, die "Treatment-Dismantling"-Strategie, d.h. die Überprüfung der Wirksamkeit der Komponenten der Therapie indem sie schrittweise weggelassen werden. Im Bereich der Depressionstherapie sei diese Strategie zwar noch nicht angewendet worden, sei aber besonders relevant, weil die meistbenutzten Therapien gemeinsame Elemente enthalten (z.B. Hausaufgaben, Beobachtung von Aktivitäten in ihrem Einfluss auf die Stimmung).
Das Dismantling ist nur dann realistisch, wenn nicht allzu viele Komponenten identifiziert sind (KLEIN & GURMAN, 1981). Haben sich bereits Einzelkomponenten eines Therapieverfahrens als wirksam erwiesen, empfiehlt Kazdin umgekehrt das systematische Erweitern eines Therapieansatzes um einzelne Komponenten. Durch Variation der Komponenten in einer experimentellen Studie könne dann der Wirkmechanismen-Nachweis versucht werden. Erst wenn ein neuer Therapieansatz sich nicht nur als wirksam erwiesen hat, sondern sich auch bezüglich der

Wirksamkeit von Einzelkomponenten spezifische Effekte ergeben haben, sollten Gruppenvergleichsstudien mit konkurrierenden Ansätzen durchgeführt werden. Die Frage nach der besseren Therapie wird also erst nach Studien empfohlen, aus denen Optimierungshinweise für die Einzelansätze hervorgingen. Weiteren Aufschluss über Optimierungsbedingungen und differentielle Therapieindikationen geben dann Studien, in denen Klienten- und Therapeutenvariablen variiert werden.[1]
Die letzte von Kazdin vorgeschlagene Strategie besteht darin, die interne Struktur der optimierten Therapie in Prozessstudien zu untersuchen.

Ähnlich Kazdin glauben heute die meisten in der Psychotherapieforschung erfahrenen Kliniker, das Ziel intern und extern valider Wirkungsaussagen nur in Serien von Untersuchungen lösen zu können. GOTTMAN und MARKMAN (1978) entlehnen dabei ihr Vorgehen unter Verzicht auf streng experimentelle Designs den industriellen Planungsmethoden (z.B. BOX & DRAPER, 1969), indem sie schrittweise Verbesserungshypothesen entwerfen, prüfen usw., also einen bestimmten Ansatz anhand empirischer Rückmeldungen optimieren. Als Informationsquelle für Verbesserungen werden dabei auch die Analysen von drop-out Patienten sowie von therapieresistenten Patienten benutzt.

Die früher oftmals kontrovers diskutierten Alternativen "Einzelfall-" versus "Gruppendesign" und "Erfolgs-" versus "Prozessforschung" werden als sich ergänzende und zu kombinierende Schritte einer stufenweisen Validierung auf unterschiedlichen Erkenntnisniveaus angesehen.

---

[1] KIESLER (1977) präzisiert ein solches Design, indem er vorschlägt, gleichzeitig zwei oder mehr Patientengruppen zu wählen, um eine organismische Variable variieren zu können sowie zwei oder mehr Therapeutenvariablen, um eine umweltbedingte Variable variieren zu können. Differentielle Resultate und Wechselwirkungseffekte seien dann besser interpretierbar.

Die Bedeutung von Gruppenstudien besteht darin, dass durch die Zufallszuteilung der Patienten und/oder durch Stratifizierung nach bestimmten Einflussfaktoren die Kontrolle einiger Störgrössen zu erreichen ist und über Individuen hinweg Generalisierungsmöglichkeiten gegeben sind. Gesetzmässige Aussagen können nur durch Gruppenstudien falsifiziert, spezifiziert oder gestützt werden. Andererseits ist ein falsifizierender oder stützender Befund aus einer Gruppenstudie kein hinreichender Nachweis einer solchen Aussage, solange die Wirkmechanismen nicht geklärt sind.
Die Begrenztheit von Gruppendesigns sieht REVENSTORF (1979) in folgenden Punkten:
- Bei den üblicherweise bei klinischen Untersuchungen einbezogenen Patientenzahlen ist die herkömmliche Auswertung statistisch wenig effizient.
- Aufgrund der Heterogenität der Gruppen ist die Varianz innerhalb der Gruppen zu gross, um den Unterschied zwischen den Gruppen deutlich werden zu lassen.
- Ethische Gründe verbieten oftmals Randomisierungsversuchspläne.
- Die unspezifischen Effekte der Behandlungsgruppen können in den Kontrollgruppen nicht vergleichbar überzeugend simuliert werden. Die geplanten Interventionen der Experimentalgruppe sind von anderen ungeplanten Effekten überlagert, als sie bei der Kontrollgruppe auftreten.
- Die Probleme der gruppenstatistischen Auswertung von mehrmals während der Therapie erhobenen Verlaufsdaten (über prä-post-Nachkontrollerhebungen hinaus) sind nur ansatzweise bearbeitet.
- Mittelungsprozesse verschleiern, dass zum Beispiel bei einem Teil der Patienten positive Veränderungen und bei einem anderen Teil negative Effekte nach der Behandlung auftreten. Individuelle Verlaufsformen bleiben unbekannt.

Die Bedeutung des Einzelfalldesigns liegt neben dem Erkennen individueller Reaktionen in Aussagen zu funktionalen Zusammenhängen zwischen für das Therapieergebnis relevanten Einflussfaktoren. Von vielen klinischen Befürwortern dieser Methode wird allerdings übersehen, dass die Voraussetzungen für kontrollierte Einzelfallstudien nicht leichter, sondern oft schwerer erfüllbar sind, als für Gruppenstudien (KAZDIN, 1978).

Das Grundproblem von Einzelfallstudien besteht darin, von Grundliniendaten in die Zukunft zu projizieren. Grundliniendaten sind das implizite Kriterium, gegen das Behandlungen evaluiert werden. Deshalb ist eine gewisse Stabilität in der Grundlinie sowie vor allen weiteren Zeitpunkten, zu denen eine Bedingungsänderung (z.B. Einführung einer neuen Therapiekomponente) vorgenommen wird, anzustreben. Da diese Voraussetzung selten besteht, wird häufig versucht, über Mittelungsprozesse die Variabilität der Daten zu reduzieren. KAZDIN (1978) hält es allerdings für günstiger, zunächst über Reduzierung methodischer Fehlerquellen (etwa der mangelnden Reliabilität der Messinstrumente sowie der Auswerteprozedur) die Variabilität zu reduzieren.

Um in Einzelfallexperimenten zu entscheiden, ob die Intervention für die Resultate verantwortlich ist, muss feststehen, wann die Intervention einsetzt, ob ihre Implementierung gesichert ist und was sonst noch zu diesem Zeitpunkt geschieht. Zur Kontrolle sequentieller Effekte rät Kazdin zu multiplen Grundliniendesigns, da Umkehr-Versuchspläne vom Typ ABAB oder seiner Modifikation hierfür unzureichend seien.

Kriterien für die Feststellung, dass eine Intervention etwas bewirkt, sind entweder nicht-überlappende Verteilungen der Grundlinien- und der Interventionsdaten oder auch Trendunterschiede bzw. Trendveränderungen. Neben der visuellen Verlaufsinspektion sind statistische Methoden für diesen Zweck entwickelt worden (Zeitreihenanalysen, REVENSTORF, 1979; Verlaufskurventests, KRAUTH, 1973; Konfigurationsfrequenzanalysen, LIENERT, 1978[2]).

Im Gebiet der Depressionsforschung gibt es keine kontrollierten Einzelfallexperimente, die Zeitreihenanalysen oder nonparametrische Verlaufskurvenanalysen benutzt haben. Deshalb wird an dieser Stelle eine kurze Erläuterung dieser Verfahren gegeben, da sie im eigenen Ansatz Anwendung finden.

5.5.6 Exkurs: Zeitreihenanalyse und nonparamterische Verlaufskurvenanalyse

Eine Zeitreihe wird als Funktion zweier Wirkungen aufgefasst, der externen Einwirkung von unabhängigen Variablen (z.B. therapeutischen Interventionen) und der sequentiellen, internen Abhängigkeit der Daten: z = f (externer Einfluss) + f (sequentielle Abhängigkeit) (REVENSTORF, 1979, S. 73). Um den Effekt der unabhängigen Variablen überprüfen zu können, muss die sequentielle Abhängigkeit der Daten analysiert und eliminiert werden.

Die Zeitreihenanalyse fasst die Merkmalsausprägungen zu verschiedenen Beobachtungszeitpunkten als Ausdruck eines prozessualen Verlaufs auf und strebt die Zerlegung in einzelne Komponenten - Trend, Oszillation um den Trend, Fehlerkomponente - an. Geschätzt wird der Anteil der einzelnen Komponenten im Verlauf des Gesamtprozesses. Es gibt deterministische und stochastische Modelle für diese Schätzung, wobei für Psychotherapieprozesse eigentlich nur die stochastischen in Frage kommen (PETERMANN, 1977).

Es können aus zeitreihenanalysierten Daten folgende Aussagen abgeleitet werden:
- Bestimmung des Abhängigkeitsmodells der seriellen Daten, um die Dynamik des untersuchten Prozesses zu erfassen

- Aufdeckung von Periodizitäten
- Interventionseffekte
- Kovariation mehrerer Zeitreihen (Kreuzkorrelogramme) zur Überprüfung der zeitlichen Verschiebung der Variablen gegeneinander
- Überprüfung der zeitverschobenen Beeinflussung über Transfermodelle
- Faktorenanalytische Zusammenfassung multipler Zeitreihen zu Verlaufstypen (P-Faktorenanalyse).

Die serielle Abhängigkeit der Daten wird über modifizierte Produkt-Moment-Korrelationen (Autokorrelationen) überprüft. Dabei wird die Annahme gemacht, dass die Zeitreihe bzw. der Prozess, der die Zeitreihe erzeugt, bezüglich bestimmter statistischer Parameter (Mittelwert, Varianz und Kovarianz zwischen den Zeitpunkten) homogen oder stationär ist. Die Darstellung der Autokorrelationen gegen die Zeitverschiebung (lag L) wird Autokorrelationsfunktion (ACF) genannt. Eine Periodik in der Zeitreihe kann durch die Berechnung des Periodogramms, einer einfachen Transformation der ACF, aufgedeckt werden.

Im zentralen Schritt der Zeitreihenanalyse wird das den Daten angemessene ARIMA-Modell (AR = autoregressiv; I = integriert; MA = moving average = sich selbst korrigierendes System) identifiziert und überprüft. ARIMA-Modelle sind durch die Parameter p, d, q gekennzeichnet, wobei p, q den Ordnungsgrad des autoregressiven und des "moving average"-Teils des Modells repräsentieren und d den Grad der Differenzbildung. Zunächst geht man von der Hypothese der Unkorreliertheit der sequentiellen Daten aus. Bei Abhängigkeit ist eine Überprüfung der Periodik notwendig. Die Periodik wird in weiteren Schritten dann entweder über Substraktion der Saison-Mittelwerte, über periodische Differenzbildungen oder unter Benutzung eines SARMA-Modells (siehe REVENSTORF, 1979, S. 51) eliminiert. Autoregressive Modelle sind dadurch gekennzeich-

net, dass die partiellen Autokorrelationen für zunehmend
grössere lags nach p Gliedern verschwinden.
In der Praxis sind unabhängige Zeitreihendaten häufig. Sie
können über t-Tests für unabhängige Daten in Bezug auf die
Phasenmittelwerte verglichen werden. Weiterhin häufig sind
stationäre AR-(1)-Modelle sowie nichtstationäre IMA-(1,1)-
Modelle und schliesslich MA-(1)-Modelle.
Noch stärker als die Zeitreihenanalyse beruhen die von
KRAUTH (in LIENERT, 1978) vorgeschlagenen nonparametrischen
Verlaufskurventests auf dem Forschungsziel der Erfassung der
natürlichen Kovariation von Variablen und der Untersuchung
individueller Differenzen.
Zur Prüfung, ob sich zwei Stichproben von kürzeren Zeitreihen
(alle mehrfach im Verlauf erhobenen Daten, bei denen die Frequenz der Messpunkte eine zeitreihenanalytische Auswertung
nicht zulässt und gleichzeitig die Voraussetzungen für parametrische Prüfverfahren nicht gegeben sind) bezüglich ihrer
Verläufe bzw. ihrer Durchschnittsverläufe unterscheiden,
können die von KRAUTH (1973) vorgeschlagenen, von LIENERT
(1978) beschriebenen Verlaufskurventests angewendet werden. Diese
Verfahren sind unabhängig davon möglich, ob die einzelnen
Zeitreihen autokorreliert sind, oder nicht. Sie ermöglichen
den Nachweis zeitlich unterschiedlicher Wirkungsverläufe
bei unterschiedlichen Behandlungen.

Krauths T_1-Test, der für Verläufe mit ≤ 5 Messpunkten angemessen ist, basiert auf der paarweisen Differenzbildung zwischen den einzelnen Messwerten. Es werden jeder Zeitreihe
Vorzeichenmuster nach Ergebnis dieser Differenzbildungen zugeordnet (wenn die Werte z.B. lauten: 9, 7, 6, 5, 6 ergäbe
sich die Vorzeichenfolge -, -, -, +).[1]
Zur Prüfung der Nullhypothese - des Nichtunterschiedes zwi-

---

[1] Niveau-Unterschiede werden durch dieses Verfahren nicht ermittelt.

schen zwei Stichproben von Zeitreihen - werden die Häufigkeiten der Vorzeichenmuster für die beiden Stichproben in eine Tafel eingetragen, die so viele Zeilen enthält, wie es Vorzeichenmuster gibt und so viele Spalten wie verglichene Gruppen. Die Prüfung auf Homogenität erfolgt über die von KRAUTH (1973) ermittelte kritische Prüfgrösse T_1. Da es für die eigenen Fragestellungen möglich ist, für die Behandlungsgruppen ein bestimmtes Vorzeichenmuster anzunehmen, hinsichtlich dessen Stichprobenunterschiede erwartet werden, ergibt sich die Möglichkeit der Prüfung, ob sich die jeweiligen Frequenzen des erwarteten bzw. der erwarteten Muster im Vergleich zum Gesamt aller übrigen Muster unterscheiden. Es kann eine einseitige Prüfung erfolgen, wenn auch die Richtung des Häufigkeitsunterschiedes vorausgesagt wird (z.B. das Ausmass sozialer Defizite nimmt nur bei Patienten mit verhaltenstherapeutischen Übungen graduell ab und ändert sich bei rein kognitiv therapierten Patienten nicht). In anderen Fällen (z.B. Befindlichkeitsverlauf) muss zweiseitig geprüft werden.

Um Ausgangswertunterschiede bzw. Grundlinienverlaufsunterschiede zwischen den Gruppen zu erfassen, können, wenn von jedem Patienten ein Grundlinien- und ein Behandlungsverlauf vorliegt, Differenzen-Zeitreihen gebildet und ebenfalls über T_1 geprüft werden.

Bei Zeitreihen mit > 5 Messpunkten schlägt KRAUTH (1973) die Reduktion auf Polynome und dann die vergleichende Überprüfung der Koeffizienten-Vektoren vor.

Voraussetzung der beschriebenen non-parametrischen Unterschiedsüberprüfungen von Zeitreihen-Stichproben ist, dass innerhalb der Gruppen eine gewisse Homogenität der Verläufe (vergleichbare Trends bzw. Untergruppen vergleichbarer Trends) besteht. Neben der Inspektion der graphisch veranschaulichten

Verläufe beschreibt LIENERT (1978) das Vorgehen einer hierarchischen Verlaufsklassifikation. Die Grundidee dieses Vorschlags ist die der theoretisch begründeten Definition bestimmter Klassen von Verläufen und die anschliessende Zuordnung der empirischen Daten zu diesen Klassen (z.B. monotone Kurven, nicht-monotone Kurven und Aufteilung der nicht-monotonen in U-förmige, stationäre usw.).
Die Reduzierung der Daten auf Verlaufsmuster und -typen führt zu Mehrfelder-Aufteilungen, die dann über Chi^2-Prüfgrössen bei entsprechend adjustiertem alpha-Niveau in Bezug auf Unterschieds-Fragestellungen getestet werden können.
Eine Möglichkeit, alle Kontingenzinformationen auszuschöpfen, ohne die Daten in einer Vierfelder-Kontingenz-Matrix unterbringen zu müssen, stellt die Einfelderaufteilung von Mehrfeldertafeln dar, die von LIENERT (1968) und in einer Reihe von Folgearbeiten unter der Bezeichnung Konfigurationsfrequenz-Analyse zunächst als ein heuristisches Verfahren zum Aufsuchen von Typen publiziert wurde. "Eine Konfiguration ist dabei jede der km möglichen Kombinationen von Ausprägungen (Klassen, Stufen) der beiden Merkmale. Frequenz-Analyse soll heissen, dass die Frequenzen einiger oder aller Felder der Kontingenztafel durch einen Vergleich zwischen Beobachtung oder Erwartung unter H_0 analysiert werden. Ist die beobachtete Frequenz grösser als die erwartete Frequenz, ..., dann sprechen wir von Überfrequentierung dieses Feldes; ist die beobachtete Frequenz kleiner als die erwartete Frequenz, ..., dann wollen wir dies Unterfrequentierung nennen. Signifikant überfrequentierte Konfigurationen werden als Konfigurationstypen, ..., signifikant unterfrequentierte Konfigurationen werden als Antitypen bezeichnet" (LIENERT, 1978, S. 534, 535).
Die interferenzstatistische Überprüfung der Abweichungen der beobachteten Frequenzen von den unter H_0 erwarteten wird bei Erwartungsmesswerten > 5 über den Chi^2_{ij}-Komponenten-

test oder durch den exakten Binomialtest vorgenommen (KRAUTH & LIENERT, 1973, Kap. 2.3).
Bei Vorliegen von gezielten Typenhypothesen sind nur zwei einseitige Chi^2_{ij}-Komponententests durchzuführen und $\alpha^* = .025$ zu setzen.

5.5.7 Folgerungen zum Design und zur Auswahl der Messmittel

Überträgt man das für Psychopharmakastudien angewendete 4-Phasen-Vorgehen des Wirksamkeitsnachweises (beschrieben u.a. bei MÖLLER & BENKERT, 1980; WITTENBORN, 1977) auf Psychotherapiestudien, so sind Wirksamkeitsstudien über Verhaltenstherapien bei neurotisch depressiven Patienten zwischen Phase II und der frühen Phase III anzusiedeln, weil zwar präklinische (Phase I) aber noch keine ausreichenden Erfahrungen mit klinischen Gruppen vorliegen.[1]

Das Ergebnis der präklinischen Überprüfung (keine deutliche Überlegenheit einer bestimmten Massnahme) sowie das Ziel, Massnahmen für stationär behandlungsbedürftige neurotisch Depressive zu überprüfen, sprechen für ein kombiniertes Programm, das alle bisher erfolgreichen verhaltenstherapeutischen Komponenten enthält (siehe KAZDIN, 1981).

Wir entschieden uns zunächst für ein Einzelfalldesign mit

---

[1] "Im allgemeinen beginnt die klinische Prüfung eines potentiellen Pharmakons mit der Phase II. Es hat sich dabei bewährt, dass erste Erfahrungen mit einer neuen Substanz vom Psychiater in offenen Prüfungen gewonnen werden. Soweit noch keine ausreichenden Hypothesen zur Wirksamkeit der Substanz bei psychisch kranken Patienten vorliegen, muss zunächst die offene Prüfung an einem heterogenen Patientengut erfolgen, um den möglichen Indikationsbereich abzugrenzen. Erst in einem zweiten Schritt werden dann gezielte Prüfungen an möglichst homogenen Patientengruppen, die dem gefundenen Indikationsbereich entsprechen, durchgeführt. Die Ergebnisse bilden die Planungsgrundlagen für die Untersuchungen der späten Phase III. Erst in der späten Phase III ("controlled evaluation trails") wird die Wirksamkeit gegen Placebo oder ein Standardpräparat getestet." (MÖLLER & BENKERT, 1980, S. 58 f.)

multipler Grundlinienregistrierung, weil gerade bei der
bislang wenig untersuchten Gruppe der neurotisch Depressiven
der durch Mittelungsprozesse entstehende Informationsverlust bezüglich unterschiedlicher Therapiereaktionen nicht in
Kauf genommen werden sollte.
Durch Konstanthaltung der Messbedingungen und -methoden sollte andererseits bei Akkumulation von Patienten die gruppenstatistische Auswertung ermöglicht werden. Abhängig von den
Ergebnissen dieser ersten Studie sollte dann eine quasi-experimentelle vergleichende Überprüfung verschiedener Therapiekomponenten über den "Dismantling"-Ansatz erfolgen.
Um die Konstruktvalidität der Untersuchungen zu erhöhen,
planten wir eine multimethodale Diagnostik (SEIDENSTÜCKER &
BAUMANN, 1978) sowie eine Mehrebenenerfassung des Therapieverlaufs. Wir definierten neben der globalen Depressivität
vier Symptombereiche: Aktivität/Leistungsfähigkeit, Sozialverhalten, Kognitionen, somatische Beeinträchtigungen. Pro
Symptombereich werden - wenn vorhanden - auf Testgütekriterien hin erprobte Selbst- und Fremdbeobachtungsinstrumente
ausgewählt. Diese sollen einen Vergleich zu den Ergebnissen
bisheriger Studien erlauben und gleichzeitig eine erste Validierung selbst entwickelter Beobachtungs- und Einschätzungsskalen ermöglichen. Insbesondere für die Verlaufsmessung wurden spezielle Einschätzungsskalen eingesetzt, da die bisher
benutzten "trait"-Masse hierfür ungeeignet sind. Es wurde
versucht, die Verhaltens-, die subjektiv-kognitive Ebene sowie - aus organisatorischen Gründen nur bei einem Teil der
Patienten - die physiologische Ebene zu berücksichtigen.
Diese Art der Datenerfassung ermöglicht sowohl Aussagen zu
globalen Effekten von Behandlungen wie Aussagen zu Veränderungen einzelner Symptombereiche. Die interne Validität der
Therapiekomponenten wird beurteilbar, bzw. es ergeben sich
Hinweise zur Falsifikation von den Therapien zugrundegelegten
Konstrukten (z.B. wenn bei verschiedenen Therapien keine differentiellen Ergebnisse resultieren).

Zur Erhöhung der externen Validität der Untersuchung begrenzten wir die Stichprobe auf die Gruppe neurotisch-depressiver Patienten. In der Differentialdiagnose zur endogenen wie zur reaktiven Depression wurde durch strenge Entscheidungskriterien Eindeutigkeit angestrebt. Unter Beibehaltung der üblichen "Setting"-Bedingungen werden routinemässig zur stationären Aufnahme zugewiesene Patienten behandelt, so dass die Interpretation der Untersuchungsergebnisse nur wenige Analogie-Schlüsse notwendig macht.

Die Vergleichs- und Kontrollgruppenauswahl erfolgte in Hinblick auf die Erhöhung der externen Validität soweit wie möglich unter Vermeidung experimenteller Eingriffe. Es wird zum einen mit einer vor Beginn der Untersuchung unter den gleichen Rahmenbedingungen "wie üblich" therapierten und in Bezug auf Patientencharakteristika und Behandlungsdauer und -art (keine Medikamente) parallelisierten "historischen Kontrollgruppe" verglichen, wenn es um Indizes für globale Depressivität geht. Für die spezielle Symptombereichserfassung wird die im gewählten Setting ebenfalls natürlicherweise vorkommende Bedingung einer durch Warten verzögerten Aufnahme ausgenutzt.

Eine randomisierte Zuweisung der Patienten zu Therapiebedingungen ist aus organisatorischen und ethischen Gründen unter den bestehenden Rahmenbedingungen nicht möglich (siehe S. 334). Die sukzessive Durchführung verschiedener Therapiebedingungen bei jeweils konsekutiv aufgenommenen Patienten stellt nur eine Annäherung an Randomisierungsversuchspläne dar. Sie erschien gerechtfertigt, da weder zu erwarten war, dass sich die Patienten über den begrenzten Zeitraum der Untersuchungen veränderten, noch dass die Zunahme an Therapeutenerfahrung bei den schon erfahrenen Therapeuten sich störend auswirken würde.

6. Eigene Untersuchungen

Im folgenden werden die Methoden und Ergebnisse von zwei Therapiestudien und von vier Zusatzuntersuchungen dargestellt, die teilweise an den gleichen Patienten, teilweise an anderen Stichproben durchgeführt wurden.

Es sollen die folgenden Fragen beantwortet werden:
1. Welche Beeinträchtigungen oder auch Nichtbeeinträchtigungen bestehen bei neurotisch depressiven Patienten in folgenden Bereichen: Aktivität/Leistungsfähigkeit, Sozialverhalten, Kognitionen, körperlicher Befindlichkeit?
2. Welche Wechselwirkungen bestehen innerhalb und zwischen Variablen dieser verschiedenen Bereichen und welche Beziehungen bestehen zur global eingeschätzten Depressivität (Dauer und Intensität) zu Persönlichkeitsvariablen und soziodemographischen Patientencharakteristika?
3. Welchen Einfluss hat welche Therapie wann bei welchen Patienten auf die globale Depressivität und auf die Variablen der Symptombereiche?
4. Welche Veränderungen oder Nichtveränderungen sind nach Abschluss der Therapie über einen Nachkontrollzeitraum bis zu einem Jahr zu beobachten?

Die beiden Therapieuntersuchungen bauen aufeinander auf. Die teilweise bereits publizierten Ergebnisse der Pilotstudie (Studie I, DE JONG et al., 1981) bildeten die Grundlage für die in Studie II begonnene "Dismantling-Strategie", die auch einen Gruppenvergleich einschliesst.

Die Stichproben und Selektionskriterien, die Rahmenbedingungen des stationären Settings sowie die meisten Messinstrumente und das Zeitraster ihrer Vorgabe wurden für beide Untersuchungen konstant gehalten. Sie werden im folgenden Methoden-

kapitel beschrieben (6.1).
Die Erfahrungen aus Studie I führten bei einigen Messinstrumenten zu Modifikationen. Ausserdem wurde der Datensatz nach Probeerhebungen um Selbst- und Fremdeinschätzungen zu kognitiven und somatischen Komponenten der Depressionssymptomatologie erweitert, was unter 6.3.3 erläutert wird. Die Zusatzfragestellungen entwickelten sich neben Anregungen aus der Literatur aus Hypothesen, die die Ergebnisse der Studie I sowie die Erfahrungen mit schwerer neurotisch-depressiven Patienten nahegelegt hatten. Die Methoden der Zusatzfragestellungen werden dort aufgeführt, wo die Ergebnisse dieser Untersuchungen den verschiedenen Symptombereichen zugeordnet werden.

Der Ergebnisteil enthält zunächst einen Überblick über den Ablauf der Studie I, eine Zusammenfassung der hier erhaltenen Ergebnisse sowie Folgerungen für die Studie II.
Die Ergebnisse der Studie II sind gegliedert nach den globalen Effekten der Therapie (6.4.2) sowie den Beeinträchtigungen und Veränderungen in den verschiedenen Symptombereichen, die sich für die Patienten der Therapiebedingungen nach gruppenstatistischer Auswertung ergaben (6.4.3 bis 6.4.6).
Die Zusatzuntersuchungen werden dabei als "Exkurse" den Symptombereichen zugeordnet. Unter 6.4.7 werden dann die Einzelfallverlaufsanalysen und ihre Ergebnisse dargestellt, unter 6.4.8 die Ergebnisse zu korrelativen und Prädiktorfragestellungen.

6.1 Methoden

6.1.1 Patientenselektion und Aufnahmemodus bei den Therapiestudien

Mit den wie üblich von niedergelassenen Ärzten zur stationären Aufnahme zugewiesenen Patienten wurde ein diagnostisches Vorgespräch geführt, an dem mindestens zwei erfahrene Kliniker

(zwei Psychiater oder ein Psychiater und ein Psychologe) teilnahmen.
Für eine positive Vorentscheidung zu einer Aufnahme in die Untersuchung war ein Konsensurteil erforderlich.
Für Patienten, die die 'Research Diagnostic Criteria' für 'Major Depressiv Disorder' erfüllten und zwischen 20 und 55 Jahren alt waren, wurde eine vorläufige Differentialdiagnose endogen depressiv versus neurotisch depressiv aufgrund folgender Entscheidungskriterien getroffen:

a) Es wurden Informationen zu folgenden Symptomcharakteristika erhoben:

   I. Charakteristika primärer Relevanz
   - Bipolarität (manische Phasen in der Vorgeschichte), synthymer Wahn, synthyme Halluzinationen

  II. Charakteristika sekundärer Relevanz
   - familiäre Belastung mit affektiven Psychosen
   - unauffällige Primärpersönlichkeit oder Typus melancholicus
   - deutlich abgesetzter, phasenhafter Krankheitsverlauf
   - hypomanische Phasen in der Vorgeschichte
   - keine situative Auslösung und Aufrechterhaltung
   - stuporöse Symptomatik
   - ausgeprägte Tagesschwankungen mit einem Morgentief
   - frühmorgendliches Erwachen bei wenig gestörtem Einschlafen
   - Gefühl der Gefühllosigkeit mit verminderter emotionaler Reagibilität
   - rasche Remission auf Antidepressiva oder Heilkrampftherapie in der Vorgeschichte

 III. Charakteristika tertiärer Relevanz
   - Fremdartigkeit des Zustandes
   - vegetative Störungen wie Obstipation, Appetitlosigkeit, Libidoverminderung/-verlust, Vitalstörungen
   - Schuldgefühle und internale Attribution
   - Denkhemmung und Gedankenarmut

  IV. Charakteristika, die eher für eine neurotische Depression sprechen
   - Entstehung der depressiven Symptomatik aus der Lebensgeschichte ableitbar (z.B. konfliktgeladenes Erziehungsmilieu)
   - in der Vorgeschichte belastungsbedingte depressive Episoden
   - Beginn und Aufrechterhaltung der jetzigen Depression durch erkennbare Auslösesituationen (z.B. Verlust der beruflichen Stellung, Trennungen)

- neurotische Primärpersönlichkeit
- gestörte Sexualität
- evidenter Zusammenhang von Depressionstiefe und situativen Faktoren, d.h. Reagibilität auf äussere Stimulusbedingungen in der aktuten Phase der Depression
- Vorwurfs- und Anspruchshaltung (externale Attribution).

b) Die Diagnose endogene Depression wurde gestellt wenn Charakteristika primärer Relevanz zutrafen oder wenn eine Kombination von Charakteristika sekundärer und tertiärer Relevanz bei Fehlen bzw. geringer Ausprägung von typisch neurotischen Charakteristika zutraf.

c) Die Diagnose einer neurotischen Depression wurde gestellt, wenn neben den typisch neurotischen Charakteristika nur vereinzelt Charakteristika sekundärer Relevanz für endogene Depression vorlagen. Ansonsten wurde eine Mischform (neurotisch/endogen) angenommen. Patienten mit Mischdiagnosen wurden nicht als Studienpatienten aufgenommen, ihre Daten wurden jedoch zur getrennten Auswertung gesammelt.

d) Reaktiv depressive Patienten, hier definiert als "durch ein traumatisches oder traumatisch empfundenes Ereignis ausgelöste Depression, die in einem erwartbaren Zeitraum von selbst nicht wieder abklingt, ohne vorher bestehende Verhaltensdefizite bzw. Wahrnehmungs- und Erlebnisweisen, bei der eine Ableitung der depressiven Symptomatik erst vom Ereignis an und weniger aus der lebensgeschichtlichen Entwicklung möglich ist", wurden nur dann in die Studie aufgenommen, wenn die Symptomatik länger als ein Jahr angehalten hatte und auch schon in der Vorgeschichte ähnlich deutliche Reaktionen auf Belastungsereignisse aufgetreten waren. So wurden zum Beispiel Patienten im Anschluss an einen Suizidversuch nur dann aufgenommen, wenn die depressive Symptomatik schon länger als ein Jahr vor dem Suizidversuch bestanden hatte.

e) Zur Abgrenzung gegen andere Neurosen und Persönlichkeitsstörungen musste ein Konsens darüber bestehen, dass die depressiven Symptome relativ zu Angst-, Hysterie- oder sonstigen neurotischen Zustandsbildern deutlich im Vordergrund stehen. Persönlichkeitsstörungen in der Vorgeschichte wurden im Unterschied zu anderen psychiatrischen Erkrankungen (wie z.B. Alkoholismus, organischen Störungen) jedoch akzeptiert. (Eine häufig bestehende Störung vor bzw. neben der Depression war z.B. die einer labil selbstunsicheren Persönlichkeit. Neurotisch depressive Patienten ohne solche Persönlichkeitsstörungen waren sehr selten.)

f) Es wurde der BDI vorgegeben. In die Studie sollten nur jene Patienten aufgenommen werden, die einen Wert $\geq$ 20 aufwiesen. Dieses Kriterium wurde von allen zugewiesenen Patienten erfüllt.

Wenn während des Vorgesprächs eine Vorentscheidung in Bezug auf Eignung für das Projekt gefallen war, bestand die zweite Zielsetzung dieses Gesprächs in der Information der Patienten über den Ablauf der Behandlung und ihrer Rahmenbedingungen. Die Patienten wurden z.B. vor Studie I auf eine psychologische Therapie ohne zusätzliche Gabe von Medikamenten vorbereitet und sollten bereit sein, ihre bisherigen Medikamente abzusetzen. Sie wurden über die Stationsregeln und die voraussichtliche Behandlungszeit (zwei bis drei Monate) informiert. Patienten der Studie II wurden zusätzlich über die körperlichen Untersuchungen in der Anfangswoche informiert, nicht jedoch darüber, dass es verschiedene psychologische Therapiebedingungen gibt. Die Prinzipien der vorgesehenen Therapie wurden erläutert. Den Kontrollpatienten wurde erklärt, dass ihre

Aufnahme in etwa zwei Monaten möglich sei und bis zu dieser Zeit in 10-tägigen Abständen für Diagnose und Therapieplanung relevante Informationen gesammelt würden.

Der Aufnahmetermin nach diesem Vorgespräch lag zwischen zwei und zehn Tagen später. Der genaue Zeitpunkt hing neben der Belegung der Station davon ab, ob noch Medikamente abgesetzt werden mussten. Bei manchen Patienten ergaben sich darüber hinaus organisatorische Probleme, wie z.B. die Suche nach einer Betreuungsperson für die Kinder. Eine Sozialarbeiterin unterstützte die Patienten, wenn erforderlich, bei der Lösung dieser Probleme.

Die Diagnoseentscheidung des Vorgesprächs wurde während der Grundlinienperiode in der Klinik (die ersten 10 Tage) nochmals durch einen Kreis erfahrener Psychiater/Psychologen bestätigt oder in Frage gestellt. Es wurden nur solche Patienten in der Studie behalten, bei denen auch das erweiterte Diagnostikergremium zu einer Konsensentscheidung kam.

6.1.2 Rahmenbedingungen für die Durchführung der Therapiestudien

Alle Therapien wurden stationär durchgeführt. Jeder Patient bekam einen kontinuierlichen Bezugstherapeuten (klinischer Psychologe, siehe S. 296) ab dem Zeitpunkt der Aufnahme. Ein Psychiater führte die körperlichen Untersuchungen durch und war der Bezugstherapeut, wenn die Patienten behandlungsbedürftige körperliche Erkrankungen während der Zeit der Therapie hatten.

Die Therapien wurden auf einer offenen, gemischten 24-Bettenstation (Zwei- bis Dreibettzimmer) durchgeführt, die im folgenden kurz charakterisiert wird.

Das Pflegepersonal ist mit verhaltenstherapeutischen Methoden vertraut.
Es herrscht eine aktivitätsfördernde Atmosphäre. Die Patienten werden für die Teilnahme an Aktivitäten und für nonsymptomatisches Verhalten sozial verstärkt. Krankheitsbezogene Äusserungen werden als diagnostische Information beachtet und in die Visiten eingebracht, klagendes Verhalten der Patienten wird ihnen gegenüber jedoch eher gelöscht. Gemeinsame Aktivitäten mit anderen Patienten werden gefördert und ebenfalls sozial verstärkt. Der Umgang mit den Patienten ist kooperativ-partnerschaftlich. Auf konkrete Probleme und Pläne wird in längeren Gesprächen eingegangen.
Ausserhalb geplanter therapeutischer Aktivitäten und der Mahlzeiten können die Patienten über ihre Zeit selbst bestimmen. Wenn keine medizinischen oder psychiatrischen Kontraindikationen (z.B. Suizidalität) bestehen, können die Patienten bis 23.00 Uhr Ausgang haben und auch die Wochenenden (von Samstag morgen bis Sonntag abend) zu Hause verbringen. Der Ausgang kann eingeschränkt werden auf Ausgänge mit Mitpatienten und weiter auf Ausgänge nur mit dem Pflegepersonal. Bei akuter Suizidgefahr erfolgt eine Verlegung auf die geschlossene Station.
Gegen Ende der Therapie besteht bei Indikation die Möglichkeit der Verlegung der Patienten in einen Tag- oder Nachtklinikmodus.

Das im folgenden zusammengefasste übliche therapeutische Angebot für Patienten dieser Station ist gleichzeitig eine Beschreibung der Kontrollbedingung "Therapie wie gewöhnlich", wie sie die "historische Kontrollgruppe" erhalten hatte, die zum Vergleich der globalen Effektivität der Studie I herangezogen wird.

Das therapeutische Angebot besteht am Vormittag in Arbeits- und/oder Beschäftigungstherapie.

In der Arbeitstherapie wird neben Sortieraufgaben, Schreib- und Zeichenarbeiten, Druckaufträgen, Holzarbeiten u.ä. die Möglichkeit zu Arbeitsproben gegeben. Solche Arbeitsproben beinhalte die Mitarbeit in verschiedenen Abteilungen der Klinik und des Instituts (z.B. Gärtnerei, Bibliothek, Fotolabor, chemische Laboratorien, Datenverarbeitung). Die Zuweisung zu den einzelnen Plätzen erfolgt nach den Eignungen der Patienten bzw. ihren zukünftigen Berufszielen.
Im Rahmen der Beschäftigungstherapie werden Aktivitäten wie Malen, Emaillieren, Batiken, Lederarbeiten, Töpfern u.ä. teilweise in kleinen Patientengruppen, teilweise nach individuellen Wünschen durchgeführt und betreut.
Das sonstige Angebot besteht aus der Möglichkeit zum Schwimmen, zur Gymnastik, zu Entspannungsübungen sowie der Teilnahme an gemeinschaftlichen Unternehmungen.

Die inhaltliche Gestaltung der üblichen Einzelgespräche (etwa 2 - 3 pro Woche) richtet sich neben der vorliegenden Problematik der Patienten nach der Ausbildung des betreffenden Therapeuten. Auch nicht-verhaltenstherapeutisch arbeitende Psychiater/Psychologen konzentrieren sich allerdings wegen der Kürze des stationären Aufenthaltes auf die Analyse gegenwärtiger Probleme und den Versuch, praktische Lösungsansätze für die berufliche und soziale Integration und Rehabilitation zu entwickeln. Eine Sozialarbeiterin kann zur Unterstützung der organisatorischen Vorbereitung der beruflichen und sozialen Integration (z.B. Hilfe bei geplanten Umschulungsanträgen, Finden einer neuen Wohnung, Versorgung der Kinder während des Klinikaufenthalts, Beantragung von finanziellen Unterstützungen) herangezogen werden.

Das übliche Gruppentherapieangebot besteht in der Möglichkeit, je nach Indikation und organisatorischen Bedingungen einer geschlossenen ATP-Gruppe (ULLRICH & ULLRICH, 1976) oder (seit 1978) einer offenen Gruppe (nach LIBERMAN et al., 1975) zugewiesen zu werden.

Für die Patienten der Studien galten prinzipiell die gleichen Rahmenbedingungen wie für die anderen Patienten der Station. Sie wurden lediglich in Bezug auf die experimentellen Bedingungen der Studie eingeschränkt. So wurde es den Patienten der kognitiven Therapie freigestellt, an den Aktivitätsangeboten teilzunehmen, während dieses Angebot für Nicht-Studien-Patienten nach einer Eingewöhnungszeit meist verbindlich war. Eine Teilnahmemöglichkeit am üblichen Gruppentherapieangebot bestand für Studienpatienten nicht. Sie wurden zu von den Bedingungen her festgelegten Zeitpunkten entweder der ganz spezifisch zugeschnittenen offenen Gruppe zugewiesen oder erhielten keine Gruppentherapie. Das Angebot der Arbeits- und Beschäftigungstherapie wurde in das verhaltenstherapeutische Aktivitätsprogramm einbezogen.
Bei der Entwicklung und Implementierung des eigenen Ansatzes wurde darauf geachtet, möglichst wenige Eingriffe in die Stationsroutine vorzunehmen, damit die Ergebnisse des Programms zumindest eine externe Validität für ähnliche Bedingungen stationärer psychiatrischer Einrichtungen besitzen.

6.1.3 Therapeuten- und Supervisionsbedingungen

Die Referentin war in der Durchführung verhaltenstherapeutisch-kognitiver Verfahren ausgebildet (Ausbildungsveranstaltungen mit Supervisionsmöglichkeiten u.a. bei Beck, Kanfer, Marks, Liberman, Ullrich de Muynck). Seit 1971 führte sie in kollegialer Supervision verhaltenstherapeutische Verfahren durch, darunter während fünf Jahren die Organisation der Behandlung und die Behandlung von jugendlichen Drogenabhängigen (siehe DE JONG & BÜHRINGER, 1978; DE JONG & HENRICH, 1980). Im Rah-

men dieser Programme fanden bis auf die kognitive Therapie im engeren Sinne alle Therapieverfahren Anwendung, die hier auf die Gruppe depressiver Patienten adaptiert wurden.
Die andere Therapeutin[1] war in verhaltenstherapeutischen Verfahren ausgebildet und besass durch eine mehr als vierjährige therapeutische Tätigkeit nach dem Studium Erfahrungen in der Anwendung dieser Verfahren.
Kontinuierliche Supervisionsgelegenheiten waren durch zweimal wöchentlich stattfindende Patientenvisiten sowie die Vorstellung jedes Patienten zur Festlegung der Diagnose und (für Nicht-Studienpatienten) des Therapieplans unter Leitung von Prof. v. Zerssen und Dr. Mombour gegeben. Hierdurch war bei problematischen Entscheidungen (wie Geeignetheit für die Studie, Vorgehen bei Suizidalität, Zeitpunkt und Verantwortbarkeit der Entlassung) eine optimale psychiatrische Absicherung möglich.

6.1.4 Messinstrumente der Studie I

Abbildung 15 enthält einen Überblick über das Zeitraster der Datenerfassung.
Es gibt vier Arten von Erhebungsmodi:
a) einmalige Vorgabe vor oder während der Therapie
b) Prä-post-Follow-up-Erhebungen
c) Erhebungen zu zusätzlichen - von den Therapieinhalten bestimmten - Zeitpunkten während der Therapie
d) kontinuierlich während der Therapie erhobene Daten, wobei das Zeitraster hier entweder wöchentlich (Stationsbeobachtung), zweitägig (Befindlichkeits-Skala) oder täglich war (Tagebuchaufzeichnungen der Patienten).

---

[1] Dipl.-Psych. Renate Treiber

Abbildung 15: Das Zeitraster der Datenerfassung

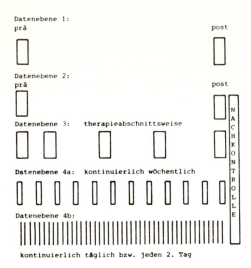

6.1.4.1 Einmalig erhobene Informationen, Tests und Skalen

- Die routinemässig an der Klinik verwendete Basisdokumentation enthält Angaben zu: Alter, Geschlecht, Familienstand, Beruf, Geschwisteranzahl, Aufnahmeanlass, Staatsangehörigkeit, derzeitiger Berufsstand, derzeitiges Berufsverhältnis, Art der Wohnsituation, durchgeführte Massnahmen (z.B. Sozialmassnahmen wie Heimunterbringung etc., Angaben über Medikation), Zustand bei Abgang, familiäre Belastung, Suizidalität und Diagnosen (einschliesslich des Gewissheitsgrades der Diagnosen). Sie werden zur soziodemographischen Beschreibung der Stichprobe verwendet.

- Aus den <u>Krankengeschichten</u> (<u>KG</u>) der Patienten werden für die Auswertung folgende Angaben entnommen: Dauer der jetzigen Episode, Anzahl früherer Episoden, Monate seit Erstmanifestation, Gesamtdauer der Erkrankungszeiten, Behandlungsdauer der jetzigen Episode, Art bisheriger Behandlungen (medikamentös, psychotherapeutisch oder kombiniert), Anzahl von Suizidversuchen in der Vorgeschichte, Dauer der Arbeitsunfähigkeit in den letzten 12 Monaten vor Aufnahme und durchgängig vor Aufnahme, Dauer der Krankschreibung in den letzten 12 Monaten vor Aufnahme und durchgängig vor Aufnahme.
- Der <u>Fragebogen zur Lebensgeschichte</u> (<u>LG</u>, modifiziert nach WOLPE & LAZARUS, 1966), den die Patienten in der ersten Woche der Behandlung ausfüllten, wurde in den Therapiestudien nicht als Auswertungsinstrument, sondern als Hilfe zur Anamnese benutzt. Einige der Antworten wurden im Rahmen einer differentialdiagnostischen Zusatzfragestellung vercodet und für den Vergleich neurotisch versus endogen depressiver Patienten ausgewertet. Sie werden an entsprechender Stelle erläutert.
- Die <u>Newcastle-Skala</u> (CARNEY, ROTH & GARSIDE, 1965; siehe S. 20) wird zur Absicherung der Differentialdiagnose endogen-depressiv versus neurotisch-depressiv eingesetzt. Die Autoren berichten über Korrelationen von .89 mit der Diagnose. Bei Wahl der 18-Item-Version liegt der Cut-off bei 6, d.h. bei Werten $\geq$ 6 ist die Diagnose endogen wahrscheinlich, bei < 6 die Diagnose neurotisch.
- <u>Skalen zur Erfassung der prämorbiden Persönlichkeit</u> (<u>PMP</u>; z.B. VON ZERSSEN, 1977). Diese Skalen wurden auf S. 107 f beschrieben. Es resultieren Summenwerte zu den folgenden Persönlichkeitsfaktoren: Extraversion, Neurotizismus, Zyklothymie, hysterische Struktur, orale Struktur, schizoide Struktur, anankastische Struktur und dem 'Typus melancholicus'. Referenzwerte für verschiedene psychiatrische Patientengruppen und von Normalpersonen liegen vor.

- Intelligenz- und Konzentrationstests. Folgende Verfahren
wurden durchgeführt: WIP (DAHL, 1968, 1972), CRONHOLM I
(CRONHOLM & OTTOSON, 1963), BENTON C (BENTON, 1972[4]), d 2
(BRICKENKAMP, 1975[5]) sowie der KLT A (DÜKER & LIENERT,
1965[2]).
Die in den angegebenen Publikationen berichteten Testgütekriterien dieser Verfahren lassen sie zur globalen Abschät-
zung der Intelligenz- und Konzentrationsleistungsfähigkeit
geeignet erscheinen. Da wir keine Hypothesen über den Zusammenhang von Intelligenz/Konzentrationsfähigkeit und Depression überprüfen, sondern diese Daten lediglich zur Beschreibung der Stichprobe verwenden wollen, fand die Testung während der Therapie bei meist schon gebesserter Befindlichkeit
der Patienten statt.

6.1.4.2 Fragebogen, die vor und nach der Therapie sowie bei
den Nachkontrolluntersuchungen vorgegeben wurden

Die meisten Instrumente dieser Gruppe sind in der Literatur
eingeführt. Es liegen befriedigende Testgütekriterien und
teilweise auch Normdaten vor, auf die durch Angabe der Publikationen verwiesen wird. Sie werden als Selbstbeobachtungs-/
-einschätzungsskalen (SB) oder als Fremdbeobachtungs-/-ein-
schätzungsskalen (FB) gekennzeichnet.

6.1.4.2.1 Globale Psychopathologie und Depressivität

- Zur Messung der allgemeinen Psychopathologie wurde die
  "Inpatient Multidimensional Psychiatric Scale" (IMPS, LORR
  & KLETT, 1962, FB) eingesetzt. Die für Depression relevanten Unterfaktoren "anxious depression", "retardation and
  apathy" sowie "impaired functioning" werden ausserdem zu
  einem Schwereindex (IMPS-D) summiert (siehe VON ZERSSEN &
  CORDING, 1978, zur Validität dieses Masses), der neben anderen Kri-

terien zur Bestimmung von Therapierespondern und Non-Respondern benutzt wird.
- Das Freiburger Persönlichkeitsinventar (FPI, FAHRENBERG, SELG & HAMPEL, 1978^3, SB) misst neun Persönlichkeitszüge sowie drei Kombinationsfaktoren. Die neun Faktoren des Fragebogens sind: Nervosität (1), spontane Aggressivität (2), Depressivität (3), Erregbarkeit (4), Geselligkeit (5), Gelassenheit (6), reaktive Aggressivität/Dominanzstreben (7), Gehemmtheit (8), Offenheit (9). Die drei kombinierten Faktoren sind mit Extraversion (10), emotionale Labilität (11) sowie Maskulinität (12) bezeichnet. Nach Fahrenberg et al. stellt der FPI ein reliables und valides Messinstrument der genannten Konstrukte dar. Es liegen Normdaten und Referenzwerte verschiedener Gruppen vor.
- Das "Beck Depression Inventory" (BDI, BECK et al., 1961, SB) erfasst die subjektiv-kognitiven Aspekte globaler Depressivität. Die Summenwerte der 21 Item-Skala reichen von 0 - 63. Ab 16 kann von leichter bis mittlerer Depressivität ausgegangen werden. Der Fragebogen hat günstige Reliabilitäts- und Validitätsergebnisse in klinischen (BECK et al., 1961; WECKOWITZ et al., 1967; METCALFE & GOLDMAN, 1965) wie auch in nicht-klinischen Populationen (BUMBERRY et al., 1978). Er wird in Therapiestudien ziemlich durchgängig eingesetzt. Deutsche Normen liegen allerdings nicht vor.
- Die Depressionsskala (DS, DS', Teil der Paranoid-Depressivitätsskala, PDS/PDS', VON ZERSSEN, 1973d, 1976b, Teil d; 1979, SB). Die DS bzw. ihre Parallelversion DS' misst das Ausmass ängstlich-depressiver Gestimmtheit. Die Antworten zu 16 Items (je Item 4 Antwortmöglichkeiten zwischen "trifft gar nicht zu" und "trifft ausgesprochen zu") werden zu einem Gesamtrohwert addiert. Es liegen Standardwerte aus der Normalpopulation sowie Referenzwerte für verschiedene klinische Gruppen vor. (Zu den Testgütekriterien siehe CIPS, 1977). Der D-Wert dieses Bogens bildet gemeinsam mit

dem Baseline-Wert der Beschwerdenliste (s.u.) einen Indikator für die Schwere der Depression nach Einschätzungen der Patienten (KSbS D).

- Die **Beschwerdenliste** (**BL**/**BL'**, VON ZERSSEN, 1976b, SB) erfasst das Ausmass subjektiver Beeinträchtigung durch körperliche und Allgemeinbeschwerden. Die Antworten zu 24 Items (je Item 4 Antwortmöglichkeiten von "gar nicht" bis "stark") werden zu einem Gesamtrohwert addiert. Standardwerte aus einer repräsentativen Eich-Stichprobe der Normalpopulation sowie Referenzwerte für verschiedene klinische Gruppen liegen vor (zu den Testgütekriterien siehe CIPS, 1977).

6.1.4.2.2 Beeinträchtigungen in verschiedenen Symptombereichen

- Das **Reinforcement Survey Schedule** (**RSS**, CAUTELA & KASTENBAUM, 1967, deutsche Übersetzung von NIKETA & WINDHEUSER, 1972 in SCHULTE, 1976^2, S. 264 ff; SB) enthält 217 Aktivitäten mit der Fragestellung, inwieweit sie gern bzw. ungern unternommen werden. Es gibt fünf Antwortmöglichkeiten (ungern, weder gern noch ungern, ein wenig gern, gern und sehr gehr). Für die Auswertung wurden vier Summenscores gebildet: 1.) Anzahl sozialer Verstärker, d.h. Anzahl der Items, die auf der verwendeten Fünfer-Skala mit mindestens "ein wenig gern" eingestuft wurden und soziale Aktivitäten betreffen; 2.) ein Score sozialer Verstärker, in den alle 47 sozialen Items mit ihren Gewichtungen eingingen, sowie zwei entsprechende Werte für die Items, die nicht-soziale, potentiell verstärkende Aktivitäten betreffen: 3) Anzahl nicht-sozialer Verstärker, 4.) Score nicht-sozialer Verstärker. Die beiden ersten Werte wurden dem Bereich Sozialverhalten

zugeordnet, die beiden anderen dem Bereich Aktivität.
Es liegen befriedigende Reliabilitäts-, jedoch keine Validitäts- oder Normdaten vor (siehe SCHULTE, 1976).
- Der <u>Unsicherheitsfragebogen</u> (<u>U</u>, ULLRICH & ULLRICH, 1976, SB) erfasst soziale Angst, Störungen des Selbstwertgefühls und der sozialen Kompetenz. Die Antworten zu 65 Items (jeweils 6 Antortmöglichkeiten von "trifft nicht zu" bis "trifft voll und ganz zu") werden zu 6 Faktorensummenwerten zusammengefasst. Die Faktorenbezeichnungen lauten: Fehlschlag- und Kritikangst, Kontaktangst, Fordern können, Nicht nein sagen können, Schuldgefühle und Anständigkeit. Diese Faktoren resultierten aus Faktorenanalysen sowie Testgütekriterienuntersuchungen bei verschiedenen klinischen und nichtklinischen Stichproben. (Gesamtstichprobe N = 1323; Angaben zu den Testgütekriterien siehe ULLRICH & ULLRICH, 1977 sowie ULLRICH et al., 1980.)
- Die <u>Internal-External Control Scale</u> (<u>IE</u>, ROTTER, 1972, SB) erfasst das Ausmass subjektiver Kontrollierbarkeit von Ereignissen (external: geringe Erwartung an eigene Einflussmöglichkeiten). Die Skala enthält 40 Itempaare, von denen jeweils die der eigenen Anschauung mehr entsprechende Aussage angekreuzt werden soll. Der Wert dieses Fragebogens ist die Summation der in Richtung Externalität angekreuzten Items. Die internen Konsistenz- und Wiederholungsreliabilitäten sind in normalen Stichproben nur mässig befriedigend (um .70 für interne Konsistenz, zwischen .50 und .80 bei Wiederholungstestung nach 1 bis 2 Monaten).
- Der <u>Anti-Depressive-Aktivitäten-Fragebogen</u> (<u>ADA</u>, SB) stellt eine Übersetzung des AAQ von RIPPERE (1976, siehe S. 128) dar. Er erfasst die Häufigkeit von gegen depressive Stimmungen eingesetzten Bewältigungsmöglichkeiten (100 Items) und deren subjektive Bewertung in Hinblick auf Erleichterung. RIPPERE (1976) gibt günstige Reliabilitätsdaten an. Wir fanden in einer Zusatzuntersuchung an deutschen Normalen

und Depressiven signifikante Unterschiede bezüglich der subjektiven Erleichterung, die solche antidepressiven Aktivitäten erfassen (siehe Tabelle 17, 19, 22). Als Hinweis zur Validität der Skala werden von Rippere vor allem diejenigen Untersuchungen angeführt, in denen Versuchspersonengruppen die Antworten anderer Gruppen simulieren sollten und hohe Konsenswerte resultierten (RIPPERE, 1977, 1980). Dass HAUTZINGER (1980) in Piloterhebungen an deutschen Stichproben zu einer ähnlichen Sammlung antidepressiver Aktivitäten und Häufigkeiten kam, stützt die inhaltliche Validität des Konstruktes.
Für die Anwendung in den eigenen Untersuchungen gliederten unabhängige Beurteiler die Items nach inhaltlichen Gemeinsamkeiten und ordneten sie verschiedenen Subskalen zu: Aktivitäten (1), Aktivitätseinstellung (2), soziale Aktivitäten (3), kognitive Strategien (4), Medikamenten-/Alkoholgebrauch (5), emotionale Reaktionen (6), Aufsuchen professioneller Hilfe (7). Die Auswertung erfolgte auf Subskalenebene und für den Fragebogen insgesamt.
Pro Faktor werden drei Werte errechnet: ein Häufigkeitswert (H) der angibt, wieviele der Items mehr als "selten/nie" angekreuzt wurden; ein Wert für die gewichtete subjektive Nützlichkeit der Items (H x E positiv), der aus der Multiplikation der mehr als selten angekreuzten Items mit den Bewertungskategorien "ein wenig hilfreich" und "sehr hilfreich" resultierte; ein Wert für die Häufigkeit nicht/kaum hilfreicher Items (H negativ). Nach den Ergebnissen einer Zusatzauswertung (siehe S. 411 ff) wird im folgenden nur der H x E positiv-Wert - weil zwischen Normalen und Depressiven diskriminierend - in die Darstellung einbezogen.

6.1.4.3 Beobachtungsskalen mit mehrfacher Vorgabe im Verlauf der Therapie

- Es wurde ein halbstandardisiertes <u>Video-Interview</u> benutzt,

das für die Verlaufsmessung bei klinisch depressiven Patienten entwickelt wurde (VID, ELLGRING & CLARKE, 1978, SB/FB). Es enthält 30 offene Fragen und eine anschliessende fünfminütige unstrukturierte Gesprächsphase. Die Antworten der Patienten zu den einzelnen Fragen werden anhand der Videoaufzeichnungen von mindestens zwei unabhängigen, trainierten Beurteilern auf Neuner-Skalen eingeschätzt (siehe Abbildung 16 für die Extreme der Dimensionen, die sich teilweise auf die Inhalte der Antworten, teilweise auf die Intensität eines Inhalts unter Einbeziehung nonverbaler Informationen beziehen).
In weiteren neun Skalen beurteilen die Beobachter - ebenfalls in neun Abstufungen - Aspekte der globalen Depressivität und des nonverbalen Verhaltens über die gesamte Interviewsituation hinweg (klinischer Eindruck der Depressivität, Sprechaktivität, Unterbrechung des Interviewers, Blickzuwendung, Variabilität der Mimik, sprachunterstützende Gestik, manipulative Handbewegungen, Fuss- und Beinbewegungen, Positionsveränderungen des Körpers).
Günstige Daten zur Beurteiler-Übereinstimmung, Reliabilität und Validität enthält eine Arbeit von ELLGRING (in Vorbereitung). Das Interview erwies sich in mehreren Verlaufsstudien bei endogen depressiven Patienten als valide. Referenzdaten von normalen Kontrollpersonen liegen vor.
Die Skalen wurden einzeln ausgewertet und darüber hinaus teilweise nach den in Abbildung 16 enthaltenen inhaltlichen Gesichtspunkten zusammengefasst.
- Als Statemass zur Erfassung der subjektiven Befindlichkeit kreuzten die Patienten jeweils vor dem Interview die "Visual Analogue Scale" (VAS, AITKIN, 1969, SB) an, d.h. sie markierten ihre Befindlichkeit auf einer 114 mm langen Linie, deren Extreme mit "äusserstes Wohlbefinden" bzw.

Abbildung 16: Inhaltliche Itemgruppen, Videointerview-Fragen und Dimensionen der Skalierung des halbstandardisierten Videointerviews (ELLGRING & CLARKE, 1978)

Inhaltliche Itemgruppen	Nr. und Fragen des Interviews	Dimension der Skalierung
Allgemeines Befinden	2. Wie war Ihre Stimmung überwiegend?	1 = sehr gut bis 9 = sehr schlecht
	5. Fühlten Sie sich innerlich angespannt oder unruhig?	1 = vollkommen ausgeglichen bis 9 = sehr angespannt/unruhig
	9. Wie fühlten Sie sich beim Aufwachen?	1 = sehr gutes Gefühl beim Aufwachen bis 9 = sehr schlechtes Gefühl beim Aufwachen
	31. Klinischer Globaleindruck	1 = deutlich manisch bis 9 = schwere Depression
Sprechaktivität	1. Wie geht es Ihnen? (Pause!)	spricht auf Frage 1:1 = ständig bis 9 = gar nicht
	19. Was haben Sie in den letzten zwei Tagen so gemacht? (Pause!)	spricht auf Frage 19:1 = ständig bis 9 = gar nicht
	32. Unterbrechungen	Unterbricht Interviewer 1 = ständig bis 9 = gar nicht
Nonverbales kommunikatives Verhalten	34. Blickzuwendung	Blickzuwendung zum Interviewer 1 = ständig bis 9 = gar nicht
	35. Beweglichkeit der Mimik	1 = ständige Variabilität bis 9 = gar keine Variabilität
	36. Sprachbegleitende Bewegungen der Arme und Hände	1 = ständig bis 9 = gar nicht

Forts. Abbildung 16

Inhaltliche Itemgruppen	Nr. und Fragen des Interviews	Dimension der Skalierung
Motorische Unruhe	37. Manipulative Bewegungen	1 = gar nicht bis 9 = ständig
	38. Fuss- und Beinbewegungen	1 = gar nicht bis 9 = ständig
	39. Positionsveränderungen des Körpers	1 = gar nicht bis 9 = ständig
Sozialkontakt	22. Haben Sie von sich aus mit jemandem geredet?	1 = sehr häufig von sich aus geredet bis 9 = gar nicht von sich aus geredet
	23. Was haben Sie getan, wenn Sie angesprochen wurden?	1 = intensiv auf Ansprache anderer eingegangen bis 9 = gar nicht reagiert
	26. Haben Sie mit anderen irgend welche Schwierigkeiten gehabt?	1 = sehr starke Schwierigkeiten im Kontakt mit anderen bis 9 = keine Schwierigkeiten
	27. Würden Sie heute gerne mit Bekannten oder Verwandten zusammenkommen?	1 = sehr stark an Kontakten interessiert bis 9 = ablehnend gegenüber Kontakten, gar nicht interessiert
Aktivität	20. Berichtet auf Frage 19 "Was haben Sie in den letzten zwei Tagen so gemacht?" von	1 = sehr vielen verschiedenen bis 9 = gar keinen Aktivitäten
	21. Berichtet auf Frage 19 von	1 = sehr vielen aktiv initiierten Unternehmungen bis 9 = gar keinen aktiv initiierten Unternehmungen
	28. Was haben Sie sich für heute vorgenommen?	1 = gar nichts bis 9 = sehr viel vorgenommen
	16. Macht Ihnen jede Kleinigkeit Mühe?	1 = keine Mühe bei Aktivitäten bis 9 = sehr grosse Mühe bei Aktivitäten
	18. Verbringen Sie viel Zeit mit Grübeln	1 = gar keine Zeit mit Grübeln verbracht bis 9 = ständig gegrübelt

Forts. Abbildung 16

Inhaltliche Item-gruppen	Nr. und Fragen des Interviews	Dimension der Skalierung
Konzentration und Leistung	17. Können Sie sich konzentrieren?	1 = sehr gut bis 9 = sehr schlecht
	14. Wie empfinden Sie Ihre <u>Leistungs-fähigkeit</u>?	1 = sehr gut bis 9 = sehr schlecht
	15. Ermüden Sie leicht?	1 = ausdauernd bis 9 = sehr leicht er-müdbar
positive Bewertung von Ereignissen	25. Worüber haben Sie sich gestern <u>gefreut</u>?	1 = sehr starke Intensität der Freude-äußerung bis 9 = gar nicht gefreut
	29. Gibt es heute etwas, auf das Sie <u>sich freuen</u>?	1 = sehr starke Intensität der Freude-äußerung bis 9 = gar nicht gefreut
Zukunftserwartung	30. Wie, glauben Sie, wird es auf län-gere Sicht mit Ihnen weitergehen?	1 = voller Pläne bis 9 = hoffnungslos
Schlaf	6. Wie haben Sie geschlafen?	1 = sehr gut bis 9 = sehr schlecht
	7. Konnten Sie ohne Schwierigkeiten einschlafen?	1 = sehr gut bis 9 = sehr schlecht
	8. Haben Sie die ganze Nacht durchge-schlafen?	1 = durchgeschlafen bis 9 = gar nicht geschlafen
Somatik	10. Wie steht es mit dem <u>Appetit</u>?	1 = sehr gut bis 9 = sehr schlecht
	11. Wie steht es mit der <u>Verdauung</u>?	1 = sehr gut bis 9 = sehr schlecht (Ver-stopfung)
	12. Haben Sie (sonst) irgendwelche körperlichen Beschwerden oder Miss-empfindungen?	1 = gar keine bis 9 = sehr starke

"äusserstes Missempfinden" gekennzeichnet sind.
In Studie I wurde das Videointerview zu Beginn einer neuen
Intervention, in Studie II in 10-Tages-Abständen durchgeführt. Interviewer war der Therapeut. Das Interview fand
jeweils am frühen Vormittag (um Tagesschwankungen auszuschliessen) statt und nahm in seinem Standardteil zwischen
10 und 15 Minuten in Anspruch.

6.1.4.4 Kontinuierlich im Verlauf der Therapie erhobene Beobachtungs-/Einschätzungsdaten

- "Wöchentliche Stationsbeobachtung" (WBD, FB): In wöchentlichen
Abständen wurde das Verhalten der Patienten auf der Station
durch das Pflegepersonal eingeschätzt (Konsensurteile der
am Dienst beteiligten Mitarbeiter). Die "Wöchentliche Stationsbeobachtung" enthielt in Studie I fünf der NOSIE (HONIGFELD, GILLIS & KLETT, 1976) entnommene Skalen: beobachtete Trauer/Niedergeschlagenheit; passiv, wenn nicht zur Aktivität angehalten; Interesse am Geschehen der Umwelt; Freundlichkeit im Kontakt mit anderen; selbstabwertende Äusserungen, sowie vier Skalen, die für die eigene Untersuchung als
spezifisch angesehen wurden (Aktivitätseinschätzung; Ausmass des Vorsichhinstarrens und Grübelns; die Zeit ausserhalb von Programmaktivitäten, die mit anderen Leuten verbracht wurde sowie die Anzahl verschiedener Mitpatienten,
zu denen Gesprächskontakte beobachtet wurden.
Die NOSIE wurde in einer Reihe von Untersuchungen eingesetzt
und hat sich als valides Fremdbeobachtungsinstrument unter
stationären Rahmenbedingungen erwiesen (zu den Testgütekriterien siehe CIPS, 1977). Die spezifisch für die eigenen
Untersuchungen formulierten Skalen sind face-valide.
Die Ergebnisse und Erfahrungen während der Studie I führten
zu einer Modifikation des Beobachtungsbogens für die Thera-

piestudie II (siehe S. 340 für die in Studie II benutzte Fassung der WBD).

- "Mittagessensbeobachtung": Um eine zeitreihenanalytische Auswertung auf Fremdbeobachterebene zu ermöglichen, wurden Skalen entwickelt, die sich bei der einzigen täglich zuverlässig wiederkehrenden Situation mit Beobachtungsmöglichkeit, dem Mittagessen, durch das Pflegepersonal einschätzen liessen. Es stellte sich jedoch heraus, dass eine zuverlässige Beobachtung nur an den Wochentagen möglich war. Da für systematische "Missing Data" innerhalb von Zeitreihen noch keine methodisch und inhaltlich befriedigende Lösung existiert, mussten diese Daten über Mittelung auf Wochenebene reduziert werden. Für Studie II wurden einige Skalen in die revidierte WBD übernommen.

- In zweitägigem Intervall wurde die Befindlichkeitsskala (BF-S, VON ZERSSEN, 1976b, Teil b, SB) abwechselnd mit ihrer Parallelversion (BF-S') vorgegeben. Die Skala besteht aus 28 polar beschriebenen Eigenschaftspaaren. Die Patienten sollen sich jeweils entscheiden, was für sie momentan eher zutrifft. Eine Weder-Noch-Kategorie ist zusätzlich vorgesehen. Die Werte reichen von 0 bis 56. Ab einer Befindlichkeit von 22 ist von mässiger, ab 32 von starker Depressivität auszugehen. Die Skala eignet sich besonders für die Darstellung von Therapieverläufen und ist nach der Struktur bisheriger Korrelationen zu anderen globalen Depressionsmassen als ein state-Mass für Depressivität anzusehen (zu den Testgütekriterien siehe CIPS, 1977).

- Das Erfassungsinstrument mit engstem Zeitraster stellt ein halbstrukturiertes Tagebuch (TB, SB) dar. Die Angaben im Tagebuch sollten nicht nur eine zeitreihenanalytische Einzelfallauswertung ermöglichen, sondern dienten kontinuierlich der Therapieplanung und der Rückmeldung funktionaler Zusammenhänge zwischen Stimmung, Selbstbewertung und Aktivität an die Patienten. Neben der Art und Dauer unternommener Aktivitäten wurden die Patienten gebeten, ihre Stimmung und ihre Selbstbewertung bezogen auf die Aktivitäten auf Sechser-Skalen anzugeben (1 = sehr unglücklich bzw. sehr unzufrieden mit mir, 6 = sehr glücklich bzw. sehr zufrieden mit mir). Was als Aktivität betrachtet werden sollte, wurde in der Instruktion und durch Bearbeiten von Beispieltagesverläufen festgelegt. Alle Handlungen, bei denen sich die situativen Bedingungen änderten (Wechsel beteiligter Personen, Raumwechsel), sollten zum Beispiel gesondert registriert werden. Änderten sich bei längerdauernden Aktivitäten die Stimmung oder die Selbstbewertung, so sollten die Aktivitäten ebenfalls unterteilt werden.

Tagebuchdaten wurden in einigen Therapieuntersuchungen erhoben, meist jedoch nicht in eine Auswertung einbezogen, so dass keine Testgütekriterienangaben vorliegen. In Studie I wurden die Tagebuchaufzeichnungen der Patienten zu folgenden Werten zusammengefasst:
- Anzahl von Aktivitäten pro Tag
- Anzahl und Anteil sozialer Aktivitäten
- durchschnittliche Stimmung pro Tag (für alle Aktivitäten und getrennt für die sozialen)
- durchschnittliche Selbstbewertung pro Tag (für alle Aktivitäten und getrennt für die sozialen).

Da sich herausstellte, dass die Patienten während der Therapie die Masstäbe für Aktivitäten und deren Bewertung änderten und um eine bessere interindividuelle Vergleichbarkeit herzustellen, wurde das Tagebuch für die Studie II modifiziert (siehe S. 341).

6.2 Zusammenfassende Beschreibung der Studie I

6.2.1 Zielsetzung und Design der Untersuchung

Es sollte gezeigt werden, dass ein breit angelegtes verhaltenstherapeutisches Programm die multikonditional bedingten Störungen neurotisch Depressiver erfolgreich reduziert. Die zentralen, aus den theoretischen Modellen ableitbaren Symptombereiche depressiver Patienten, nämlich ein erniedrigtes Aktivitäts- und Leistungsniveau, eine Beeinträchtigung solcher sozialer Verhaltensweisen, die reziproke Interaktionen ermöglichen, sowie das Vorherrschen negativer Kognitionen, sollten durch ein auf den einzelnen Patienten zugeschnittenes therapeutisches Vorgehen verbessert werden. Hierbei bestand die Hypothese, dass dies auch die globalen übrigen Symptome wie dysphorische Stimmung oder Angst sowie die vegetativen Störungen der depressiven Patienten in günstige Richtung beeinflusst.

Bei 20 neurotisch depressiven Patienten, die die Diagnose- und Studienkriterien erfüllten, wurde ein kombiniertes Verhaltenstherapieprogramm auf Effektivitäts- und Verlaufscharakteristika hin untersucht. Es wurde nach einem Einzelfall-Versuchsplan vorgegangen, der eine multiple Grundlinienerhebung von drei Symptombereichen vorsah: Aktivität, Sozialverhalten sowie Aspekte negativen Denkens und Bewertens. Drei auf diese Zielbereiche hin konzipierte Therapiebestandteile (Aktivitätsprogramm, Training sozialer Kompetenz, kognitive Therapie) folgten nach Beendigung einer zehntägigen Grundlinienperiode sukzessive aufeinander. Mit der jeweils nächsten Phase wurde nach etwa sechs bis neun Sitzungen (individuell variabel, um eine gewisse Stabilität vor der nächsten Intervention zu gewährleisten) begonnen.

Bei der Wahl der Abfolge therapeutischer Massnahmen (siehe Abb. 17) waren folgende Überlegungen massgeblich: Es sollte zunächst über

Abbildung 17: Abfolge des Behandlungsprogramms bei unterschiedlichen Therapiegruppen (aus DE JONG & FERSTL, 1980, S. 174)

Gruppe AB	Grundlinienerhebung bei Aufnahme	Aktivitätsplanung	Training sozialer Kompetenz	Kognitive Therapie	Datenerhebung bei Entlassung	Nachsorgeprogramm (4 Monate)	Nachkontrolle 1 (½ Jahr nach Entlassung aus Klinik)	Nachkontrolle 2 (1 Jahr nach Entlassung aus Klinik)
Gruppe AC	Grundlinienerhebung bei Aufnahme	Aktivitätsplanung	Kognitive Therapie	Training sozialer Kompetenz	Datenerhebung bei Entlassung	Nachsorgeprogramm (4 Monate)	Nachkontrolle 1 (½ Jahr nach Entlassung aus Klinik)	Nachkontrolle 2 (1 Jahr nach Entlassung aus Klinik)
Kontrollgruppe	Grundlinienerhebung (Fragebögen) bei Aufnahme	unspezifisches Behandlungsprogramm			Datenerhebung bei Entlassung (Fragebögen)		Nachkontrollen (zu unterschiedlichen Zeitpunkten nach der Entlassung aus der Klinik)	

schrittweises Bewältigen von Aufgaben eine Lerngeschichte aktiver Verhaltensweisen mit positiven Konsequenzen aufgebaut werden. Dieses aktive Verhaltensrepertoire sollte in Ansätzen gegeben sein, wenn das soziale Verhalten der Patienten im Zentrum der Therapie steht und/oder wenn kognitive Umstrukturierung angezielt wird, da dann das Akzeptieren sozialer Verstärkung und positive Selbstbewertungen leichter zu fördern sind. Durch die Bildung von zwei Patientengruppen, einer, die im Anschluss an das Aktivitätsprogramm auf kognitive Umstrukturierung hin behandelt wird und danach an den Gruppensitzungen des Sozialtrainings teilnimmt, und einer, die die beiden letztgenannten Behandlungsmethoden in umgekehrter Reihenfolge enthält, sollen die Abfolge dieser Abschnitte sowie die Effekte ihrer Kombination mit dem Aktivitätsprogramm in Phase 2 und 3 überprüft werden.

Erwartet wird ein Einfluss auf spezifische Verlaufswerte:
bei Gruppe AC mit früher einsetzenden und länger geübten
kognitiven Methoden sollten sich vor allem die subjektiven
Einschätzungen und Bewertungen ändern, bei Gruppe AB - mit mehr
und früher einsetzendem Sozialtraining - die Häufigkeit spezifischer Zielverhaltensweisen und Aktivitäten in sozialen
Interaktionen.
Die Kontrollgruppe besteht aus einer Gruppe von Patienten
gleicher Diagnose, die aufgrund folgender Parallelisierungskriterien aus einer Datenbank (BARTHELMES & VON ZERSSEN, 1978)
gezogen wurde: Alter, Geschlecht, sozioökonomischer Status,
Aufenthaltsdauer, keine medikamentöse Therapie. Diese Patienten hatten an dem auf S. 293 ff. beschriebenen üblichen Therapieangebot vor Beginn dieser Studie teilgenommen. Ein Vergleich ist zwar nur mit einigen Fragebogen möglich (IMPS, PDS,
Bf-S, Bl, PMP-Skalen), es sollte jedoch ein erster Hinweis dafür gewonnen werden, inwieweit eine globale Veränderung der
Depressivität von einem speziell auf die Therapie ausgewählter
Symptomkomplexe hin entwickelten Verhaltensansatz abhängig
ist, oder inwieweit aus der Klinikaufnahme, dem unspezifischen therapeutischen Angebot sowie dem aktivitätsorientierten Klima der Station vergleichbare Effekte resultieren.

6.2.2 Die Therapiedurchführung

Die Therapien wurden nach den auf den Seiten 229ff, 243 ff
und 246 f beschriebenen Richtlinien durchgeführt.

Das Aktivitätsprogramm setzte nach 10 Tagen Grundlinienphase
ein. Es wurde in durchschnittlich viermal pro Woche stattfindenden Einzelsitzungen (45 Minuten) geplant. Die Ausführung
der einzelnen hierarchisch nach ansteigender Schwierigkeit geordneten Aktivitäten erfolgte im Rahmen des organisationsthe-

rapeutischen Angebots der Station und in den für die Patienten frei verfügbaren Zeiten. Zunehmend wurde den Patienten für längere Zeiträume die Planung übertragen.
Bei Einsetzen der zweiten Intervention wurde die Aktivitätsplanung als Gegenstand der Einzelgespräche zeitlich reduziert. Die Therapie bezog sich vorwiegend auf die Förderung von Aktivitäten, die individuell als notwendige Voraussetzungen für die Zeit nach der Entlassung angesehen wurden.
Bestand die zweite Intervention in dem Training zur sozialen Kompetenz, wurden die Einzelgespräche auf zweimal wöchentlich reduziert. Bestand die zweite Intervention in kognitionsverändernden Massnahmen, bildeten diese das Thema der weiterhin viermal wöchentlichen Einzelsitzungen.

Das Training zur sozialen Kompetenz wurde in offenen Gruppen in drei wöchentlichen Sitzungen (à 90 Minuten) durchgeführt. Die Gruppen wurden von zwei Therapeuten geleitet. Durchschnittlich nahmen 5 - 8 Patienten daran teil. Da es nicht sinnvoll erschien, eine reine Gruppe neurotisch-depressiver Patienten zu bilden (Einschränkung von Möglichkeiten des Modellernens), nahmen auch andere Patienten (z.B. Anorexie-Patienten oder Patienten mit anderen sozialen Defiziten) teil.
Wie auf S. 243 ff beschrieben, werden in Rollenspielen zunächst nonverbale Verhaltensweisen (Lautstärke, Blickkontakt, Wortfluss, Gesten, Haltung, Gesichtsausdruck, Tonfall) modifiziert. Als therapeutischer Wirkmechanismus neben dem Modellernen wird die positive Verstärkung beim Erreichen von Verhaltenszielen angesehen. Wenn notwendig, wird mit Verhaltensformung und direkten Hilfen in der Situation gearbeitet. Wenn individuelle Fortschritte der nonverbalen Verhaltensweisen beobachtbar sind, geht es um die Modifikation des Inhaltes der Verbaläusserungen über Modellernen und Rollenspielübungen. Ziele in dieser Phase sind "andere Leute um etwas bitten", "Lob und Zuneigung offen äussern", "Lob und Zuneigung annehmen", "Kritik und unangenehme Gefühle äussern", "Kon-

takte aufnehmen bzw. intensivieren". Gestufte Hausaufgaben wurden ausserhalb der Therapiestunden vorgegeben. Eine dritte Komponente des Programms beinhaltete Übungen zur Verbesserung der Reziprozität partnerschaftlicher Kommunikation (Interaktionspartner verstärken, Interaktionen aufrechterhalten, richtige Zeitpunkte für eigene Äusserungen abschätzen können und ähnliche Ziele).

In der kognitiven Therapie wurde mit einem Training darin begonnen, Situations- und Verhaltensbewertungen anstelle globaler Selbstabwertungen zu setzen. Grundlage sind hier die Tagebuchaufzeichnungen der Patienten. Die Patienten werden instruiert, positive Selbstverbalisationen und Situationsbewertungen zunächst laut, dann leise für sich zu formulieren, nachdem der Therapeut als Modell Beispiele diskutiert und ausgesprochen hat.

Ist es durch ein verhaltensanalytisches Vorgehen gelungen, die Patienten sensibel für depressionsauslösende Situationen zu machen, werden die begleitenden Gefühle und Gedanken exploriert sowie die ihnen zugrundeliegenden Fehlannahmen bewusst gemacht (teilweise im Sinne eines konfrontierenden Vorgehens, teilweise durch "sokratischen" Fragestil). Die Patienten erhalten verschiedene Aufgaben, die alle dazu dienen, die bisherigen Übergeneralisationen und Fehlschlüsse zu relativieren, z.B. bestimmte Annahmen durch Beobachtung in der natürlichen Situation zu testen oder aufzuschreiben, wie sie selbst in einer unproblematischen Phase ihres Lebens eine bestimmte Situation gesehen hätten, oder wie ein nicht-depressiver Mensch diese Situation sehen würde. Vom Therapeuten werden alle jene Beiträge des Patienten verstärkt, in denen die Gedanken und Gefühle situationsspezifisch und realistisch umformuliert wurden, wobei die Kriterien für "realistisch" wieder mit dem Patienten erarbeitet werden.

Nach Entlassung aus dem stationären Aufenthalt fand für
die nächsten vier Monate ein Nachsorgeprogramm statt, das
- zunächst als Angebot - 6 Therapiegespräche und 6 dazwischengeschaltete telefonische Kontakte enthielt. Die Intervalle zwischen den Kontakten betrugen zunächst eine Woche, am
Ende dieser Phase einen Monat. Darüber hinaus bestand für die
Patienten die Möglichkeit, Gespräche auch zwischen diesen Terminen zu vereinbaren, wenn für sie wichtige Probleme auftraten. Die Ziele innerhalb dieser therapeutischen Kontakte sind
individuell verschieden. Angestrebt wird allgemein eine Stabilisierung der in der Therapie erreichten Verhaltensveränderungen, eine Übertragung auf "natürliche" Situationen sowie
auf neu auftauchende Probleme.

6.2.3 Ergebnisse

Da die meisten Ergebnisse der Studie I einschliesslich der
Stichprobenbeschreibungen zum Vergleich mit der Studie II
herangezogen und dort zitiert werden, werden sie an dieser
Stelle nur tabellarisch zusammengefasst und kommentiert (siehe
zur ausführlicheren Darstellung DE JONG et al., 1981).
Es konnten, wie aus Tabelle 8 ersichtlich, in allen drei
Zielbereichen deutlich positive Veränderungen erzielt werden,
die bis zu den Nachkontrollen relativ stabil blieben. Die
beiden Gruppen mit unterschiedlicher Therapieabfolge (AB und
AC) unterschieden sich nicht und wurden in dieser Tabelle wie
im weiteren Ergebnisteil zusammengefasst.
Die Veränderungen in den globalen Depressionsmassen waren für
die Gruppen der Patienten der Studie sowohl in der Selbstbeurteilung als auch in der Fremdeinschätzung hoch signifikant
und blieben unter Einbeziehung der Nachkontrollen bestehen.
Der Vergleich mit der Kontrollgruppe, die keine spezifisch
auf depressive Symptomatik zugeschnittene Therapie erhalten

Tabelle 8: Ergebnisse der Studie I für die Variablen der drei Zielbereiche Aktivität, Sozialverhalten und Kognitionen

Aktivitätsvariablen	PRÄ M	PRÄ SD	PRÄ N	POST M	POST SD	POST N	NACHKONTROLLE 1 M	NACHKONTROLLE 1 SD	NACHKONTROLLE 1 N	NACHKONTROLLE 2 M	NACHKONTROLLE 2 SD	NACHKONTROLLE 2 N	T PRÄ-POST	F-Wert Varianzanalysen unter Einbeziehung der Nachkontrollen	T PRÄ-1.NK	T PRÄ-2.NK
NSS - Nichtsoziale verstärkende Akt. (Zahl)	48.39	26.12	20	60.85	23.30	20	50.59	22.11	17	54.50	29.00	14	-2.56$^+$	.59	4.87^{+++}	3.03^{++}
NSS - Nichtsoziale verstärkende Akt. (Score)	150.44	61.70	20	181.00	47.54	20	150.35	51.16	17	165.57	72.62	14	-2.89^{++}	.96	3.61^{+++}	3.78^{++}
Video-Interview: Aktivität	5.45	1.08	20	3.83	1.05	20	3.91	1.19	17	4.43	1.45	15	5.53^{+++}	6.63^{+++}		
Video-Interview: Konzentrat./Leistung	6.15	1.09	20	4.37	1.44	20	4.58	1.55	17	4.80	1.58	15	5.14^{+++}	3.15^{++}		
ADA 1: Aktivitätseinsteilung (N × E pos)	1.07	.81	18	1.21	.86	20	1.57	.91	17	1.76	1.06	14	-.45	3.00$^+$		-3.44^{++}
ADA 2: Aktivität (N × E pos)	.75	.52	18	1.05	.72	20	1.11	.63	17	1.38	.72	14	-1.85	2.91$^+$		-3.68^{+++}
Tagebuch/Anzahl Aktivitäten	11.56	4.06	19	13.39	5.20	19	-	-	-	-	-	-	-1.53	-	-	-
Sozialverhaltensvariablen																
NSS - Soziale Verstärker (Zahl)	16.61	10.12	18	23.70	8.53	20	20.47	9.69	17	19.29	12.12	14	4.28^{+++}	2.58$^{(+)}$	-2.38$^+$	
NSS - Soziale Verstärker (Score)	49.67	24.99	18	60.85	23.31	20	57.29	25.55	17	56.93	31.02	14	3.66$^+$	1.53		
UA 1 - Kritik/Fehlschlagangst	54.48	14.11	17	44.50	18.19	20	45.83	15.84	16	46.62	14.83	13	-2.63$^+$	2.33$^{(+)}$	2.66$^+$	2.22$^+$
UA 2 - Kritikangst	45.01	10.60	17	37.45	16.72	20	38.75	15.75	16	41.39	17.07	13	-2.94$^+$	2.70$^{(+)}$	2.18$^+$	
UA 3 - Forderungen stellen	24.65	8.48	17	34.60	12.15	20	36.55	11.65	16	35.46	12.45	13	3.11^{++}	3.95$^+$	-3.88^{++}	-2.96^{++}
UA 4 - Nicht-Nein-Sagen	49.94	8.11	17	42.00	13.99	20	40.88	14.94	16	41.77	13.17	13	-3.28^{++}	4.21$^+$	3.20$^+$	3.29^{++}
UA 5 - Schuldgefühle	31.59	13.13	17	29.10	13.14	20	26.44	16.48	16	28.15	13.17	13	-.91	.71		
UA 6 - Anständigkeit	43.41	17.21	17	41.10	17.28	20	39.19	16.01	16	42.46	14.79	13	-.72	.19		
Video-Interview: Sprechaktivität	4.97	1.27	20	4.95	.91	20	5.10	.78	17	5.65	.97	15	.08	1.85		
Video-Interview: Nonverbales Verhalten	5.27	1.07	20	4.92	.82	20	4.79	.88	16	5.20	1.30	14	1.33	1.19		
Video-Interview: Motorik	4.07	.99	20	4.46	.95	19	4.30	.98	16	4.09	1.11	14	-1.30	1.30		
Video-Interview: Sozialkontakt	4.50	.93	20	3.71	1.08	20	3.89	1.07	17	4.43	.98	15	3.11^{++}	3.54^{++}		
ADA 3: Soziale Aktivität (N × E pos)	.88	.70	18	1.01	.75	20	1.20	.63	17	1.55	.85	14	.57	2.87$^+$	2.68$^+$	-2.29$^+$
Tagebuch: Anzahl sozialer Aktivitäten	5.25	2.93	19	5.23	3.44	19	-	-	-	-	-	-	-	-	-	-
Kognitive Variablen																
IE (Rotter)	15.95	6.10	19	14.20	4.69	20	14.64	5.50	14	15.50	4.50	10	1.6	1.23		
ADA 4: Kognitive Strategien (N × E pos)	.70	.81	18	.93	.79	20	.88	.79	17	1.10	.91	14	-1.01	2.11		
Video-Interview: Emotional-kognitive Bewert.	5.70	1.89	20	4.38	1.58	20	4.97	1.67	17	5.40	2.10	15	3.10^{++}	2.21$^+$	2.33$^+$	
Video-Interview: Zukunftserwartung	4.35	1.04	20	3.25	1.02	20	3.82	1.55	17	4.27	1.22	15	3.32^{+++}	1.55		
Tagebuch: durchschnittl. Selbstbewertung	2.99	1.06	19	3.48	1.11	19	-	-	-	-	-	-	-1.72	-	-	-

hatte ergab, dass die Patienten des hier erprobten Programms sich ihren eigenen Angaben nach (KSbS-D-Index) signifikant deutlicher verändert hatten und günstigere Entlassungswerte aufwiesen als die Patienten der Kontrollgruppe. In der Fremdbeurteilung (IMPS-Faktoren) zeigte sich diese Überlegenheit nur tendenziell in Bezug auf depressionstypische Beeinträchtigungen (z.B. Interessenverlust, IMPS-Faktor "impaired functioning", siehe Tabelle 9).

Tabelle 9: Mittelwerte und Standardabweichungen der globalen Depressionsmasse der Therapiegruppe (vor und nach der Therapie sowie zu den Nachkontrollzeitpunkten 6 und 12 Monate nach der Therapie) und der unspezifisch behandelten "historischen" Vergleichsgruppe (vor und nach der Therapie)

	Vergleichsgruppe (N = 20)				Therapiegruppe (N = 20)							
	PRÄ		POST		PRÄ		POST		NACHKONT.1		NACHKONT.2	
	M	SD	M	SD	M	SD	M	SD	M	SD	M	SD
BDI	-	-	-	-	29.2	9.65	15.37	9.62	13.35	12.51	18.73	12.10
KSbS-D	66.3	19.6	53.1	24.0	77.0	18.50	36.80	20.40	45.06	27.13	56.92	31.99
IMPS-D	47.5	22.5	19.4	18.1	56.9	16.73	24.35	13.07	24.00	14.70	30.58	17.15
IMPS (Depr.-Ängstl. Synd.)	32.1	13.2	20.3	10.2	36.0	9.70	17.90	5.90	16.83	6.03	18.58	7.89
IMPS (Apeth. Syndrom)	11.1	9.9	2.5	4.5	13.6	10.40	5.80	9.70	4.33	7.80	8.50	9.24
IMPS (depressionstypische Beeinträchtigungen)	3.9	1.8	1.5	2.0	4.8	1.00	1.40	1.50	1.94	1.83	2.17	1.85

Die auf S. 322 folgende Abbildung summiert die Ergebnisse individueller Verlaufsanalysen (Zeitreihen- sowie Kurven-Deskriptionsverfahren; siehe Methodenbeschreibung unter 5.5.6). Diese Abbildung basierte auf folgendem Vorgehen: Bei Aktivitätsvariablen wurde ein gradueller Trend postuliert. War er vorhanden (signifikantes Zeitreihenanalyseergebnis, bestimmte Vorzeichenabfolge, z.B. +++; ++=) wurde für den betreffenden Patienten ein "+" eingesetzt. War die Veränderung während des Aktivitätsprogramms alleine (Phase I) stärker als bei Phase II und III, wurde der Verlauf als massnahmenkontingent mit "++" bezeichnet. Bei den Sozialvariablen wurde entsprechend verfahren, unter Berücksichtigung der Zugehörigkeit des Patienten zu Gruppe AB oder AC. Das heisst, um hier bei der Tagebuchvariablen "Anteil sozialer Aktivitäten" als AB Patient ein ++ zu bekommen, musste eine Trendveränderung aufgetreten sein, wie sie bei dem Patienten der folgenden Abbildung zu erkennen ist.

Abbildung 18: Beispiel einer Zeitreihe, bei der sich bei einem Patienten der Gruppe AB ein signifikanter Trend bei "Anteil sozialer Aktivitäten" nach Einsetzen des Sozial-Kompetenz-Trainings (vertikale Linie in der Zeitreihe) ergeben hat

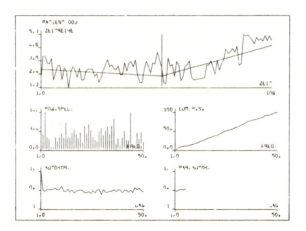

War eine graduelle Verbesserung aus einem signifikanten Trendergebnis über den Gesamtverlauf erkennbar, wurde dies mit "+" markiert.
Das Ergebnis dieser individuellen Verlaufsanalyse kann von daher in folgenden Punkten zusammengefasst werden:
Die meisten Patienten, die sich global besserten (in Abbildung 19 wurde nach unabhängigen Kriterien (siehe unten) schon eine Unterteilung in Therapie-Responder und -Nonresponder vorgenommen), besserten sich auch in den Therapiezielbereichen. Die Veränderungen der Aktivitätsvariablen, der Sozialverhaltensvariablen und der kognitiven Variablen traten im Verlauf der Therapie graduell ein. Nur bei einem kleinen Teil der Patienten waren Veränderungen in zeitlicher Abhängigkeit bestimmter Massnahmen nachweisbar. (Bei 7 änderten sich die Aktivitätsvariable des Tagebuchs hypothesenentsprechend; bei 4 die nonverbalen Verhaltensweisen im Videointerview; bei 3 die Selbstbewertung im Tagebuch und bei 5 die Zukunftserwartung dann, wenn sie es vom Einsetzen der Massnahmen her eigentlich sollten.) Zwischen den verschiedenen Datenquellen und den Variablen innerhalb der Bereiche bestanden häufig Diskrepanzen. Andererseits wiesen die Nonresponder nicht nur kaum massnahmenabhängige, sondern auch kaum graduelle Verbesserungen der Aktivitätsvariablen und deutlich geringere in den beiden anderen Zielbereichen auf. Das heisst, solche Verhaltensverbesserungen scheinen Voraussetzung oder Begleiterscheinung eines Depressionsheilungsprozesses.

Um zu untersuchen, in welchen Variablen sich die Responder und die Nonresponder unterschieden, wurde nicht das globale klinische Urteil herangezogen (danach wären 18 von 20 Patienten als gebessert bis geheilt klassifiziert worden), sondern ein Kriterienmass, das die Prä-Postveränderungen von drei Skalen (BDI, PDS-D-Wert, IMPS-D-Wert) sowie kritische Prä-Post-Differenzen berücksichtigt: BDI: Post-Wert $\leq$ 14 oder

Abbildung 19: Verlaufsbeurteilungen in den drei Zielbereichen des Therapieprogramms (+ = graduelle Besserung; ++ = Verbesserung, die auf das Einsetzen der zugeordneten Therapiekomponenten folgt; - = keine Verbesserung oder schwankende Verläufe; MD = keine Daten vorhanden)

Patienten	Aktivitätsmasse				Soziale Kompetenz-Masse				Kognitive Masse		
	Tage-buch	Videointerview		Stat. Beob.	Tage-buch	Videointerview		Stat. Beob.	Tage-buch	Videointerview	
	1)	2)	3)	4)	5)	6)	7)	8)	9)	10)	11)
Globale Responder nach Cut-off-Kriterien des BDI-, des IMPS- und des PDS-D-Schwere-Indexes											
1	-	+	+	+	-	-	-	+	-	-	+
2	-	+	-	-	-	+	++	-	-	-	++
3	++	-	-	+	++	++	++	-	++	++	-
5	++	-	-	-	+	-	++	+	-	+	-
6	-	-	+	+	+	+	+	++	++	++	-
8	++	+	+	-	+	-	++	-	++	+	-
9	++	-	-	-	++	-	+	-	++	-	++
10	-	-	-	+	+	+	-	+	+	++	-
13	++	-	-	-	+	-	-	++	-	+	++
14	-	-	-	-	+	-	-	-	++	-	-
18	++	+	+	+	+	-	-	++	-	++	++
20	-	-	-	-	+(+)	++	-	+	++	-	-
23	++	+	+	-	-	++	-	+	++	-	++
24	-	-	+	+	-	-	-	-	+	-	-
Globale Non-Responder											
4	-	-	-	-	-	-	-	+	-	-	+
7	MD	-	-	-	MD	++	+	+	+	++	++
11	-	-	-	-	MD	++	-	+	MD	-	-
17	-	-	-	-	-	-	-	-	MD	-	-
19	-	-	-	-	-	-	-	-	-	-	-
21	-	+	+	+	-	-	-	-	-	-	-

1) Anzahl Aktivitäten (Tagebuch)
2) Aktivitätsrating (Videointerview)
3) Konzentrations-/Leistungsfähigkeitsrating (Videointerv.)
4) Ausmass beobachteter Aktivitäten (Stationsbeobachtung)
5) Anteil sozialer Aktivitäten (Tagebuch)
6) Sozialkontakt (Videointerview)
7) Nonverbales Verhalten (Videointerview)
8) Anzahl von Mitpatienten, zu denen Kontakte beobachtet wurden (Stationsbeobachtung)
9) Zufriedenheit mit sich selbst (Tagebuch)
10) Bewertung von Ereignissen (Videointerview)
11) Sicht der Zukunft (Videointerview)

Prä-Post-Veränderungen > 50 % des Ausgangswertes; PDS-D: Prä-Post-Veränderungen > 50 % des Ausgangswertes; IMPS: Prä-Post-Veränderungen > 50 % des Ausgangswertes.
Non-Responder waren Patienten, die mindestens in zwei der drei Skalen die Kriterien nicht erfüllten. Nach diesem Vorgehen ergaben sich 14 Responder (D+) und 6 Non-Responder (D--). Tabelle 10 zeigt, in welchen Variablen sich diese Untergruppen vor und nach der Therapie sowie bei der 1. Nachkontrolle unterschieden (die 2. Nachkontrolle konnte wegen eines zu geringen N der D--Gruppe nicht mehr einbezogen werden).
Aus der Übersicht über signifikante Unterschiedsüberprüfungen bei vor der Therapie erhobenen Variablen wird deutlich, dass man durch Fragebogenerhebungen (sowohl SB- als auch FB-Instrumente) wahrscheinlich keine Hinweise auf ein späteres Reagieren/Nicht-Reagieren im Verlauf der Therapie gewinnt. Die 5 Variablen, bei denen sich bedeutsame Unterschiede fanden, entstammen der Videointerview-Situation und der Grundlinienwoche der "Wöchentlichen Stationsbeobachtung". Man kann dieses Ergebnis zusammenfassen: Die beobachtbar inaktiveren, traurigeren Patienten, die ihren Zustand auf der VAS eher depressiver abbilden, gehören später eher zu den Non-Respondern. Andererseits kann angesichts der insgesamt 59 Variablen, die in diese Auswertung eingingen, aus diesem Ergebnis auch geschlossen werden, dass der Ausgangszustand der Patienten kaum Hinweise zur Prädiktion der Therapieresponse gibt.
Nach der Therapie ist wegen der Kovariation der in das Kriterium eingegangenen globalen Depressionsmasse mit den übrigen Variablen (siehe Anhangtabellen 5 und 6) mit mehr signifikanten Unterschieden zwischen Respondern und Non-Respondern zu rechnen. Interpretierbar erscheint nach den Ergebnissen, dass ein nicht erfolgreicher Patient in seinem Verhalten während der Entlassungswoche vom Pflegepersonal ungünstiger beurteilt wird (6 von 9 Variablen) und dass er die Nützlich-

Tabelle 10: Unterschiede zwischen Therapierespondern (D+) und Nonrespondern (D-)

	D+		D-		T
	M	SD	M	SD	
a) vor der Therapie					
- Allgemeines Befinden (VID)	5.66	1.10	6.63	0.57	-2.35+
- Sozialkontakt (VID)	5.35	0.99	6.39	0.87	-2.42+
- VAS	65.00	20.20	87.50	12.20	-2.82++
- Vorsichhinstarren/Grübeln (WBD)	2.60	1.00	3.71	0.58	-2.79++
- Ausmass beobachteter/geäusserter Trauer (WBD)	0.80	0.61	1.43	0.62	-2.26+
b) nach der Therapie					
- Depressivität (FPI)	6.25	2.14	8.25	1.75	-2.19+
- Geselligkeit (FPI)	4.50	2.47	2.38	1.77	2.10+
- Gelassenheit (FPI)	3.92	1.78	2.38	1.06	2.19+
- Aktivitätseinstellung (ADA, H x E pos)	1.57	0.83	0.66	0.62	2.63+
- Kognitive Strategien (ADA, H x E pos)	1.27	0.84	0.42	0.33	3.18++
- Emotional reagieren (ADA, H x E pos)	1.42	1.38	0.44	0.50	2.25+
- Professionelle Hilfe (ADA, H x E pos)	1.06	0.69	0.34	0.52	2.50+
- Kritik-/Fehlschlagangst (U)	38.0	18.80	54.30	12.70	-2.13+
- "Anständigkeit" (U)	33.50	14.60	52.50	15.00	-2.81++
- Allgemeines Befinden (VID)	4.25	1.24	5.73	0.75	-3.00++
- Aktivität (VID)	3.35	1.05	4.55	0.53	-2.98++
- Zukunftserwartung (VID)	2.83	0.72	3.88	1.13	-2.54+
- Aktivität (WBD)	4.60	0.88	3.83	1.18	3.43++
- Vor sich hinstarren/grübeln (WBD)	2.40	0.74	3.52	1.42	-4.57+++
- Ausmass beobachteter/geäusserter Trauer (WBD)	0.68	0.68	1.26	1.10	-3.63++
- Beobachtete Inaktivität (WBD)	0.43	0.44	0.78	0.44	-2.19+
- Reagibilität auf Umwelt (WBD)	2.45	0.50	1.75	0.63	3.36++
- Aktive Interaktion mit Umwelt (WBD)	2.15	0.70	1.67	0.55	5.00+++

Tabelle   (Forts.)

	D+		D−		T
	M	SD	M	SD	
c) zur 6-Monats-Nachkontrolle					
− BDI	7.73	6.93	23.67	14.40	−2.55+
− Zahl nicht-sozialer Verstärker (RSS)	59.90	14.70	33.50	24.30	2.82++
− Score nicht-sozialer Verstärker (RSS)	169.00	35.00	155.00	60.00	2.32+
− Aktivitätseinstellung (ADA, H x E pos)	1.91	0.91	0.96	0.57	2.31+
− Kognitive Strategien (ADA, H x E pos)	1.16	0.84	0.38	0.36	2.15+
− Prof. Hilfe (ADA, H x E pos)	1.27	0.99	0.33	0.38	2.80+
− Motorik (VID)	3.94	0.82	4.90	0.99	−2.10+
− Aktivität (VID)	3.40	0.65	4.83	1.45	−2.86++
− Konzentration/Leistungsfähigkeit (VID)	3.81	1.04	6.00	1.34	−3.76++
− Emot.-kognit. Bewertung (VID)	4.32	1.47	6.17	1.40	−2.51+
− Zukunftserwartung (VID)	3.18	1.08	5.00	1.67	−2.74+
− Somatik (VID)	3.14	1.03	5.33	1.51	−3.58++
− VAS	41.10	21.10	69.00	32.00	−2.10+

lichkeit verschiedener Möglichkeiten der Depressionsbewältigung geringer sieht als ein erfolgreicher Patient (4 von 7 ADA-Unterskalen).
6 Monate nach Entlassung aus der Klinik unterschieden sich die D+ in 13 der 43 einbezogenen Variablen von den D−, überwiegend durch ihre Reaktionen im Videointerview (aktiver/leistungsfähiger, positivere Bewertungen, weniger motorische Unruhe und körperliche Beschwerden/positivere Zukunftssicht) und durch positiver beurteilte ADA-Bewältigungsmöglichkeiten für depressive Stimmungen.
Das zu geringe N verbietet weitergehende Folgerungen. Wie bei den übrigen Ergebnissen der Studie I wird eine Bewertung der Hinweise möglich, wenn sie sich in Studie II replizieren lassen.

Der Frage, ob sich im Therapieverlauf Unterschiede erkennen lassen, wurde für Studie I durch visuelle Kurveninspektion der Videointerviewfaktoren nachgegangen.[1] Die folgende Abbildung enthält zu jedem Therapiezielbereich sowie zu der

Abbildung 20: Verlaufskurven erfolgreicher und nicht-erfolgreicher Patienten in einigen Videointerview-Variablen

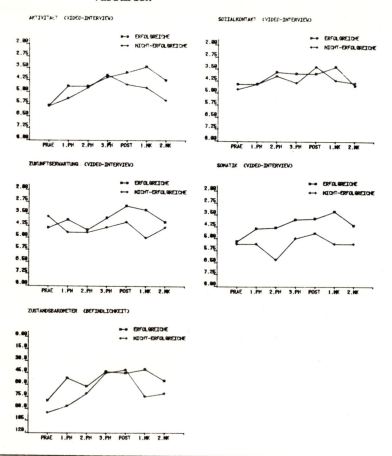

---

[1] Korrelative Fragestellungen wurden zurückgestellt bis durch Einbeziehung der Patienten der Studie II ein höheres N möglich war.

globalen Befindlichkeitseinschätzung und der Somatikfrage des Videointerviews ein - typisches - Beispiel. Zum Zeitpunkt dieser Auswertung konnten die Einjahreskatamnesen der Patienten miteinbezogen werden.
In zwei Bereichen waren die Patienten vor der Therapie deutlich beeinträchtigt (siehe auch 6.4.2 bis 6.4.3): Aktivität und globale Befindlichkeit. Für die Verläufe in diesen Bereichen gilt nach diesen Abbildungen: sowohl die Responder als auch die Nonresponder verbessern sich. Unterschiede zwischen ihnen werden erst nach Abschluss der Therapie, bei der 6-Monats-Nachkontrolle und - etwas abgeschwächter - auch bei der 12-Monats-Nachkontrolle sichtbar. In zwei Zielbereichen unseres Programms, Sozialkontakt und Zukunftssicht, lagen dagegen vor der Therapie kaum Beeinträchtigungen vor. Die Verläufe von Respondern und Nonrespondern sind relativ parallel, mit dem ausgeprägtesten Unterschied wieder bei der ersten Nachkontrolle.
In Bezug auf körperliche Beschwerden ("Somatik"), einem Teil der Symptomatik, für dessen Veränderung keine spezielle therapeutische Massnahme eingesetzt worden war, blieben die Nonresponder ziemlich konstant beeinträchtigt, die Responder verbesserten sich dagegen bis zur ersten Nachkontrolle stetig. Bis auf den Ausgangswert bestanden zu jedem Verlaufszeitpunkt Unterschiede zwischen diesen beiden Patientengruppen. Dass sich 6 Monate nach Beendigung der Therapie in allen Bereichen die deutlichsten Unterschiede zwischen Respondern und Nonrespondern zeigten, ist in seiner Bedeutung in Zukunft noch weiter aufzuklären.

6.2.4 Folgerung für die inhaltliche und methodische Gestaltung der Studie II

Das für die Fortführung der Überprüfung von verhaltenstherapeutischen Programmen für Depressive entscheidende Ergebnis war, dass sich die Massnahmen auch bei schwer depressiven und grösstenteils schon chronifizierten, stationär behandlungsbedürftigen Patienten als wirksam erwiesen haben und nach der Selbstbeurteilung der Patienten auch der unspezifischen "üblichen" Therapie überlegen waren. Somit sind nun weitere Effektivitätsstudien mit diesen Therapien und ihren Bestandteilen indiziert.

Das weitere Ergebnis, das zwar das Aktivitätsniveau, die soziale Kompetenz sowie kognitive Aspekte der Symptomatik sich bei den meisten Patienten und über die Gruppe hinweg signifikant veränderten, ohne dass das jedoch den einzelnen Massnahmen differentiell zugeschrieben werden konnte, kann vielfältig interpretiert werden. Wir sehen vier prinzipielle Gründe:

a) Die verhaltenstherapeutischen Komponenten haben Gemeinsamkeiten (Selbstregistrierung, Hausaufgaben, schrittweise Annäherung an vorher operationalisierte Probleme). Diese bewirken die globalen Effekte, die einen vermittelnden Einfluss auf die spezielleren Veränderungen haben.

b) Die Wirkung der Massnahmen beruht auf unterschiedlichen Mechanismen. Da sie im Gesamtprogramm kombiniert wurden, war für jeden Patienten ein "aktiver" Bestandteil dabei, was das Gesamtprogramm dann wirkungsvoller machte als die übliche Therapie.

c) Der graduelle Verbesserungstrend am Anfang wurde über die Steigerung von verstärkenden Aktivitäten in Gang gesetzt. Dies hatte Auswirkungen auf das Gesamtbefinden, auf die sozialen Verhaltensweisen und auf die Kognitionen.

d) Das Ergebnis ist Folge methodischer Probleme. Die verwandten Messmethoden sind nicht geeignet, spezifische Effekte abzubilden und dies trifft besonders für diejenigen zu, die Sozialverhaltens- und kognitive Aspekte erfassen sollten.
Da der Wirkmechanismennachweis von Therapiekomponenten (Gründe a) und b)) Serien weiterer Untersuchungen einschliesslich von Grundlagenexperimenten an klinisch Depressiven erfordert, entschlossen wir uns, mit einem weiterentwickelten und erweiterten Messinstrumentarium zunächst einer Frage nachzugehen, die sich aus Begründung c) ergibt, nämlich, ob die graduellen Verbesserungstrends in den verschiedenen Zielbereichen von aktivitätsfördernden Therapiekomponenten abhängen.

In der Studie II wird deshalb das kombinierte Programm der Studie I - ohne Phaseneinschnitte zwischen den kognitiven und den soziale Kompetenz fördernden Komponenten - nochmals durchgeführt. Eine Gruppe von Patienten soll dagegen nur kognitive Therapie erhalten, d.h. das kombinierte Programm wird entkleidet ("dismantled") um die auf Aktivitätsförderung und Verbesserung sozialer Kompetenz gerichteten verhaltensübenden Komponenten. Durch eine Kontrollgruppe sollen neben dem Vergleich mit Prä-Post-Veränderungen dieser beiden Bedingungen auch Vergleiche mit den Video-Verlaufsdaten ermöglicht werden. Derzeit wird im Rahmen einer anderen Studie (EMRICH et al., unveröffentl. Studienprotokoll) ein Doppelblind-Vergleich zwischen den Serotonin- und den Noradrenalin-Reuptake hemmenden Thymoleptika bei endogen und neurotisch depressiven Patienten durchgeführt. Da weitgehend das gleiche Messinstrumentarium eingesetzt wird, können diese medikamentös behandelten, neurotisch depressiven Patienten bei Abschluss dieser Studie als weitere Kontrollgruppe herangezogen werden.

Die Erweiterungen des Messinstrumentariums werden in Hin-

blick auf drei Aspekte durchgeführt, die nach den Erfahrungen aus Studie I verbesserungsbedürftig erscheinen:
a) In der Erfassung der globalen Depressivität wie bei den spezielleren Verlaufserhebungen waren vegetativ-somatische Syndromanteile zu wenig berücksichtigt worden.
b) Die Beurteilung der kognitiven Veränderungen beruhte zum Teil auf ungeeigneten Skalen (IE) und zum Teil auf unzureichende Fremdeinschätzungen von Einzelaspekten kognitiver Verbesserungen (Videointerview-Antworten und Stationsbeobachtung selbstabwertender Äusserungen).
c) Die den Zeitreihenanalysen zugrundeliegenden Tagebuchangaben erlaubten aufgrund der dem Einzelnen überlassenen offenen Eintragungsmöglichkeiten keine interindividuellen Vergleiche.

6.3 Fragestellungen, Versuchsplan und Methoden der Studie II

6.3.1 Die Untersuchungsziele der Studie II

Unter dem Oberziel einer sukzessiven Annäherung an valide Effektivitäts- und Verlaufsaussagen über verhaltenstherapeutische Massnahmen bei stationär behandlungsbedürftigen neurotisch Depressiven soll zunächst untersucht werden, ob sich die mit dem kombinierten Programm der Studie I erzielten Effekte replizieren lassen.
Der geplante Therapievergleich wird unter zwei Fragestellungen durchgeführt: a) Unterscheiden sich die Effekte des kombinierten Programms mit Schwerpunkt auf verhaltensübenden Massnahmen von denen einer Therapie, die - unter sonst vergleichbaren Rahmenbedingungen - nur kognitionsverändernde Massnahmen enthält? b) Unterscheiden sich die Effekte der beiden - nach verhaltenstherapeutischen Prinzipien durchgeführten - Therapien von denen einer Kontrollbedingung, bei der

von Patienten, die auf die stationäre Aufnahme warten, vergleichbare Daten erhoben werden? Nach den Ergebnissen der Studie I haben wir die Hypothese, dass sich die Therapien bezüglich der globalen Depressionseffekte sowie der Veränderungen in den Sozialverhaltensvariablen und in den somatischen Variablen nicht unterscheiden, dass jedoch das kombinierte Programm schnellere und deutlichere Aktivitäts-/Leistungsveränderungen begünstigt als die kognitive Therapie und dass die kognitive Therapie deutlichere Veränderungen in den neu im Datensatz enthaltenen "kognitiven" Fragebogen bewirkt als das kombinierte Programm. Von beiden Therapien wird angenommen, dass sie der Kontrollbedingung überlegen sind.

Die Ergebnisse der Mehrebenen-Erfassung des Therapieerfolgs und -verlaufs sollen Hinweise auf die interne Validität der zugrundeliegenden Konstrukte erlauben. Hierzu wird zum einen untersucht, welche Gemeinsamkeiten bzw. Diskrepanzen sich aus der Analyse von Daten verschiedener Quellen (Fremdbeurteilungen/Selbstbeurteilungen; Fragebogen/Ratingskalen) ergeben. Nach den Erfahrungen aus Studie I nehmen wir eine gute Übereinstimmung zwischen Fremdurteilen und Patientenurteilen an, wenn es um relativ globale situationsübergreifende Einschätzungen geht. Beziehen sich die Urteile/Einschätzungen auf Verhaltensweisen, nehmen wir nicht nur eine geringere Übereinstimmung zwischen den Beurteilern an, sondern auch eine geringere Übereinstimmung mit den globaler erfassten Variablen innerhalb jeder Beurteilergruppe.

Eine weitere Möglichkeit, die interne Konsistenz der Ergebnisse zu überprüfen, ist durch Vergleich der Aussagen aus den gruppenstatistischen und den einzelfallstatistischen analysierten Verlaufsdaten möglich. Deshalb wird auch in Studie II eine Kombination von Einzelfalldesign und Gruppendesign beibehalten.

Wie in den Kapiteln über biologische und psychologische Depressionshypothesen ausgeführt wurde, gibt es kaum Untersuchungen an eindeutig als neurotisch depressiv klassifizierten und gleichzeitig klinisch behandlungsbedürftigen Patienten. Deshalb sollen, wo dies die Messinstrumente aufgrund von Referenzwerten gestatten, aus den Ausgangswerten der Patienten beider Studien Hinweise auf die Gültigkeit einzelner Defizithypothesen für diese Gruppe gewonnen werden.

Korrelative Fragestellungen konnten bisher wegen der begrenzten Patientenanzahl ebenfalls nicht sinnvoll untersucht werden. Unter Einbeziehung der Patienten beider Studien werden - wenn sich keine Ausgangswertunterschiede ergeben - zwei Fragen untersucht: a) Gibt es Zusammenhänge zwischen der Krankheitsdauer/Episodenhäufigkeit - allgemein der Chronifizierung - der Depression und der Schwere und Art der Symptomatik am Beginn der Therapie sowie - nur für die Therapiegruppen - der Therapieresponse? b) Gibt es Zusammenhänge zwischen der Ausprägung prämorbider Persönlichkeitszüge und der Schwere und Art der Symptomatik am Beginn der Therapie sowie - nur für die Therapiegruppen - der Therapieresponse? Nach den im Literaturüberblick diskutierten Befunde nehmen wir an, dass die Chronifizierung der Erkrankung weder mit der global erfassten Depressivität noch mit Aktivitäts- und Sozialverhaltensbeeinträchtigungen korreliert ist, wohl aber mit dem Ausmass kognitiver und somatischer Symptome. Chronifizierung dürfte ausserdem mit dem Ansprechen auf jegliche Therapie negativ korreliert sein. Die Korrelationen zwischen einzelnen Persönlichkeitszügen und den gemessenen Ausgangsvariablen werden als unbedeutend angenommen. Wir glauben jedoch, dass neurotischere Patienten auf die Therapien eher schlecht ansprechen und 'Typus-melancholicus'-Patienten eher besser.

6.3.2 Der Versuchsplan der Studie II

Abbildung 21 zeigt den Versuchsplan der Studie II.

<u>Abbildung 21</u>: Abfolge des Behandlungsprogramms bei unterschiedlichen Therapiegruppen der Studie II

Gruppe VT	Grundlinienerhebung, die ersten 10 Tage nach Aufnahme	Aktivitätsplanung	Training sozialer Kompetenz, kognitive Therapie	Datenerhebung bei Entlassung	Nachsorgeprogramm (4 Monate)	Nachkontrolle (1/2 Jahr - 1 Jahr nach Entlassung aus Klinik)
Gruppe KO	Grundlinienerhebung, die ersten 10 Tage nach Aufnahme	Kognitive Therapie		Datenerhebung bei Entlassung	Nachsorgeprogramm (4 Monate)	Nachkontrolle (1/2 Jahr - 1 Jahr nach Entlassung aus Klinik)
Kontrollgruppe (KG)	Grundlinienerhebung (Fragebogen u. Videointerview)	unspezifische Gespräche anschliessend an Videointerviews, zu denen ambulante, auf die stationäre Aufnahme wartende Patienten alle 10 Tage einbestellt werden		Datenerhebung bei Entlassung (Fragebogen u. Videointerview)	(evtl. Therapie)	Nachkontrolle (1/2 Jahr - 1 Jahr nach Beendigung der Warteperiode)

Es handelt sich um eine offene quasi-experimentelle vergleichende Untersuchung, bei der eine multiple Grundlinienerhebung erfolgt. Die Therapieeffekte werden gruppenstatistisch analysiert, die Therapieverläufe einzelfallstatistisch.

In jede Bedingung werden so viele Patienten aufgenommen, dass je 10 das Programm bis zur Entlassung durchlaufen. Die Zuweisung der Patienten zu den Gruppen erfolgt zeitlich versetzt, d.h. zunächst werden die Patienten des kombinierten Programms (VT), dann diejenigen mit nur kognitiver Therapie (KO) und dann die Kontrollpatienten (KG) behandelt.
Eine randomisierte Zuweisung der Patienten zu den Therapiebedingungen war bei den Kontrollpatienten aus ethischen Gründen und bei den Therapiepatienten aus organisatorischen Gründen nicht möglich. Die 24-Betten-Station erlaubte es nicht, gleichzeitig Patienten mit ähnlicher Symptomatik zu behandeln, bei denen die einen mit Schwerpunkt auf Förderung sozialer und sonstiger Aktivitäten und die anderen kognitionsverändern therapiert wurden. Patienten der VT-Gruppe wurden zum Beispiel angewiesen, die Arbeits- und Beschäftigungstherapie zu besuchen, Patienten der KO-Gruppe wurde das freigestellt; die VT-Patienten erhielten Gruppentherapie, die Patienten der KO-Gruppe erhielten keine Gruppentherapie und dafür mehr Einzelsitzungen.

6.3.3 Methoden

Es werden nur diejenigen Messinstrumente und Bedingungen der Therapiedurchführung beschrieben, die von denen der Studie I (6.1.4) abweichen.

6.3.3.1 Modifikation und Erweiterung des Datensatzes für die Studie II

6.3.3.1.1 Einmalig erhobene und Prä-Post-Instrumente

Die Dokumentationsbogen, Tests und Skalen mit einmaliger Vorgabe wurden beibehalten.

Eine Erweiterung dieser Art von einmalig erhobenen Daten erfolgte durch die Erfassung biologischer Variblen. Die meisten Patienten nahmen an einer gleichzeitig durchgeführten Studie teil, in der es um die Differentialdiagnose zwischen endogen und neurotisch Depressiven aufgrund "biologischer Marker" ging (BERGER et al., 1982a, b).
Die Untersuchung biologischer Marker (siehe Exkurs 6.4.6.3 S. 422 ff) wurde über fünf Tage, gewöhnlich am dritten bis sechsten Tag nach der Aufnahme beginnend, durchgeführt. Voraussetzung war neben den beschriebenen Patientenselektionskriterien, dass die Patienten mehr als acht Tage vorher medikamentenfrei waren.
Der Untersuchungsplan (zur detaillierten Beschreibung siehe BERGER et al., 1982a) beinhaltete:
1. die Sammlung des 24-Stunden-Urins zur Bestimmung der MHPG- und Cortisolausschüttung (1. Tag, 3. Tag, 5. Tag)
2. einen Dexamethason-Test mit Physostigmin-Gabe (2. Tag)
3. einen Insulin-Hypoglykämie-Test mit Bestimmung der HGH-Response (4. Tag)
4. die Ableitung des Schlaf-EEG über 5 Nächte, in der 4. Nacht mit Gabe von Physostigmin.

Von den Instrumenten mit Erhebungsmodus vor und nach der Therapie wurde die IE-Skala nicht mehr verwendet, da sie bei den Studie-I-Patienten nicht mit Depressivität korreliert hatte und sich auch keine Unterschiede von vor zu nach der Therapie aufweisen liessen.
Der FPI wurde nur noch zur Charakterisierung der Stichprobe eingesetzt.

Die Hamilton-Depressionsskala (HRSD, HAMILTON, 1960, 1967, FB) wurde in das Design aufgenommen, um die somatisch vegetative Symptomatik der Depressiven innerhalb der globalen Depressionsindizes nicht zu vernachlässigen.

Abbildung 22 (nach MOMBOUR, 1976, S. 23) verdeutlicht, dass
BDI und HRS-D die Symptomatik Depressiver mit unterschiedlicher Schwerpunktsetzung erfassen.

Abbildung 22: Faktoren von Skalen (HRS-D und BDI) zur Erfassung depressiver Symptomatik

	I	II			III
		a	b	c	
Hamilton	Retarded Depr.	Anxiety Depr.		Agitaded Depr.	
Beck	Retarded Depr.		Somatic Disturbance		Guilty Depr.

Im BDI betreffen zwei Drittel der Items subjektive Gefühle.
Verhaltens- und somatische Aspekte des depressiven Syndroms
sind unterrepräsentiert. Bei der HRS-D liegt der Schwerpunkt
bei der Erfassung somatischer Aspekte. 21 Depressionssymptome
werden aufgrund eines Interviews von Therapeuten hinsichtlich
ihres Schweregrades beurteilt (depressive Stimmung, Schuldgefühle, Suizidalität, Schlafstörungen, depressive Hemmung/Erregung, psychische und somatische Angst, gastrointestinale,
genitale sowie allgemein körperliche Symptome, Gewichtsverlust, Tagesschwankungen, Zwangssymptome, Hypochondrie, Krankheitseinsicht sowie paranoide und Depersonalisationssymptome).
Angaben zur Reliabilität und Validität dieser Skalen liegen ausser
von HAMILTON (1960, 1967) aus verschiedenen Untersuchungen
vor (siehe CIPS, 1977; BAUMANN, 1976). Die Möglichkeit des
Vergleichs mit internationalen Studien spricht ähnlich wie
bei dem BDI für die Verwendung dieser Skala, obwohl Normen
für den deutschsprachigen Raum noch fehlen.

Die Messung der bei Depressiven postulierten kognitiven Defi-

zite scheiterte bislang an der Schwierigkeit einer validen Erfassung interner Prozesse (siehe NISBETT & WILSON, 1977; SMITH & MILLER, 1978).
Es lagen aus amerikanischen Untersuchungen seit 1978 einige Fragebogen vor, von denen die beiden validesten ins Deutsche übersetzt und während der Studie I in Vorerhebungen auf interne Konsistenz überprüft wurden:

- Die Dysfunctional Attitude Scale (DAS, WEISSMAN & BECK, 1978; WEISSMAN, 1980, SB) erfasst negative generalisierte Einstellungen aufgrund der Zustimmung bzw. Ablehnung von 40 Feststellungen, wie z.B. "Man sollte die Ereignisse, die einen betreffen, unter Kontrolle haben". Hohe Werte bedeuten ein hohes Ausmass an dysfunktionalen Einstellungen. In ersten Untersuchungen mit dieser Skala erzielten die Autoren in den USA zufriedenstellende Ergebnisse bezüglich der internen Konsistenz und der Test-Retest-Reliabilität ($> .80$ bei 1 Woche Abstand, $> .70$ bei 8 Wochen). Die DAS korrelierte .65 mit dem BDI und ähnlich hoch mit anderen kognitiven Massen. Die DAS-Werte waren über die Zeit stabiler als die des BDI. Erhebungen an klinisch depressiven Populationen fehlten bislang.
Die von uns übersetzte Version wies eine "odd-even"-Reliabilität von .90 (Spearman-Brown aufgew.) und ebenfalls .90 bei Benutzung von Guttmanns Alpha (low bound) aus Testhälften auf (Stichprobencharakterisierung siehe S. 415). Die DAS-Mittelwerte der Normalen (M = 113, SD = 23) unterschieden sich deutlich von denen der Depressiven (M = 155, SD = 33), $p < .001$.

- Der Cognitive Response Test (CRT, WATKINS & RUSH, 1978, SB) ist ein Satzergänzungstest zur Erfassung situationsbezogener automatischer Gedanken. Er enthält 36 Situationsbeschreibungen, zu denen Gedanken ergänzt werden sollen, z.B. "Wenn ich mir ein bevorstehendes Familienfest vorstelle, denke ich ...". Die Antworten werden aufgrund inhalt-

licher und formaler Kriterien vier Kategorien zugeordnet: rational (R), irrational-depressiv (ID), irrational-nicht-depressiv (IO) und nicht einstufbar (NE). Die Kriterien für die Einstufung als irrational/rational entstammen dem Beck'schen Konzept kognitiver Verzerrungen. Die Unterscheidung depressiv/nicht-depressiv wird getroffen aufgrund des Vorhandenseins bzw. Nichtvorhandenseins von Selbstabwertungen. Die Beurteilerübereinstimmung betrug bei Watkins und Rush nach Training 77 - 88 %. Der R-Wert sowie der ID-Wert diskriminierten ($p < .05$ bzw. $p < .001$) zwischen normalen und klinisch-depressiven Patienten. Bei der eigenen Voruntersuchung (Stichprobencharakteristika siehe S. 415) lag die Beurteilerübereinstimmung bei .85. Die internen Konsistenzen der Scores R und ID waren befriedigend (R: odd-even Reliabilität, Spearman-Brown aufgew. .82 und Guttmans Alpha (lowbound) aus Testhälften .81; ID: odd-even Reliabilität, Spearman-Brown aufgew. .84 und Guttmans Alpha (lowbound) aus Testhälften .79. Der IO-Wert wies interne Konsistenzen < .6 auf und wird deshalb nicht weiter berücksichtigt. Die Korrelationen zwischen BDI und CRT-R betrugen -.69, $p < .001$ für die Depressiven und -.49, $p < .001$ für die Normalen, zwischen dem CRT-ID und dem BDI lagen sie bei den Depressiven bei .64, $p < .001$ und bei den Normalen bei .45, $p < .01$. Die Unterschiede zwischen beiden Gruppen waren hoch signifikant.
- Ein weiterer kognitiver Fragebogen wurde entwickelt, um die von Beck postulierten logischen Fehler in der Wahrnehmung und Verarbeitung externer Informationen situationsspezifischer zu erfassen als im CRT. Der Fragebogen "Kognitionen in Situationen" (KIS, DE JONG & TREIBER, in Vorbereitung, SB) enthält 12 Situationen, zu denen jeweils sechs Möglichkeiten der Interpretation des geschilderten Ereignisablaufes (z.B. "Ein Bekannter verspricht anzurufen und ruft dann nicht an") vorgegeben sind (z.B.: "Bei

mir anzurufen ist ihm wohl unangenehm", "Er hat das Versprechen vergessen"). Die Patienten geben jeweils den Grad der Zustimmung bzw. Ablehnung auf einer Sechserskala an. Je höher der Wert, umso rationaler wird die Situation beurteilt.[1] Daten zur internen Konsistenz, Test-Retest-Reliabilität und Validität liegen bis auf eine eigene Voruntersuchung nicht vor. In dieser Untersuchung (Stichprobenbeschreibung siehe S. 415) war die interne Konsistenz (odd-even, Spearman-Brown aufgew. sowie Guttmans Alpha aus Testhälftem) mit < .9 sehr befriedigend. Der KIS diskriminierte wie der DAS und die beiden CRT-Scores zwischen Depressiven und Normalen ($t = 4.2$, $p < .001$) und korrelierte sowohl bei Depressiven (-.42, $p < .05$) als auch bei Normalen (-.44, $p < .01$) mit dem BDI.

6.3.3.1.2 Instrumente mit kontinuierlicher Vorgabe im Verlauf

Das Video-Interview wurde unverändert eingesetzt, allerdings nicht mehr phasenweise sondern nach regelmässigen Zeitabständen von zehn Tagen.

---

[1] Wir hatten angestrebt, auch die einzelnen der von dem Beck'schen Modell postulierten Fehlerarten (also z.B. "Übergeneralisation", "Magnifizierung/Minimierung", "willkürliches Folgern", "übersteigerter Bezug zur eigenen Person") über entsprechende Formulierung der Antwortalternativen zu erfassen. Nachdem sich jedoch in den Vorerhebungen herausstellte, dass unabhängige Beurteiler in den Zuordnungen zu den Antwortalternativen sehr differierten, wurde dieser Anspruch zurückgestellt (siehe auch S. 189f). Zu jeder Situation wurden drei nicht-depressive und drei Alternativen vorgegeben, die übereinstimmend als irrational-depressiv eingestuft worden waren.

Das Pflegepersonal beobachtete wie in Studie I wöchentlich Verhaltensweisen, die durch die Therapien verändert werden sollten.
Die modifizierte WBD stellt eine Kombination der in Studie I verwandten, mit Items der aus dem Datensatz eliminierten Mittagsessensbeobachtung dar. Die Modifikationen ergaben sich aus der Auswertung der Studie I (deskriptive Kurvenanalyse, eingeschätzte Beobachtbarkeit und Beobachterübereinstimmung des Pflegepersonals).
Es werden 7 Inhalte - mit Ausnahme von 2. - jeweils auf Skalen von 1 bis 6 erfasst:

1. Aktivität
   - Aktivitätseinschätzung (inaktiv - sehr aktiv)
   - Verlassen der Klinik zum Ausgang (nie - so oft als möglich)
   - Zeit, die tagsüber im Bett verbracht wird (häufig - gar nicht)
   - Vorsichhinstarren, grübeln (immer, wenn keine Programmaktivitäten vorliegen - gar nicht)
2. Soziale Kontakte
   - Geschätzte Anzahl von Mitpatienten, zu denen Kontakte beobachtet wurden (Anzahl)
3. Soziale Kompetenz
   - Reaktion auf Kritik (unangemessen/empfindlich - sachlich/problemorientiert)
   - Reaktion auf Lob/Anerkennung (gar keine/abwehrend - akzeptierend, freut sich)
4. Nonverbales Sozialverhalten
   - Sprechhäufigkeit (spricht kaum - gesprächig/redselig)
   - Sprechflüssigkeit (langsam/stockend - flüssig)
   - Lautstärke (kaum zu hören - laut)
   - Blickkontakt (gar nicht - häufig, lebhaft)
   - Gesichtsausdruck (starr - lebhaft, variabel)
   - Bewegungen, Gesten (langsam, schwerfällig - lebhaft)

5. Anzeichen negativen Denkens
   - Depressive Gesprächsinhalte (überwiegend - gar nicht)
   - Nichtdepressive Gesprächsinhalte (gar nicht - überwiegend)
   - Verallgemeinerungen/Schwarz-weiss-Denken (häufig - gar nicht)
6. Klagen über körperliche Beschwerden (häufig - gar nicht)
7. Schlafbeurteilung (sehr schlecht - sehr gut).

Das <u>Tagebuch</u> der Patienten wurde stärker standardisiert, um Interpretationsschwierigkeiten zu reduzieren (siehe Abbildung 23). Statt offener Spalten enthält es vorgegebene Klassen von Aktivitäten. Die Patienten sollen jeweils angeben, ob sie diese Aktivitäten an diesem Tag durchgeführt haben, und wenn ja, mit welcher Stimmung und Selbstbewertung. Durch die Klinikroutine vorgegebene und "freiwillige", selbstinitiierte Aktivitäten wurden getrennt aufgeführt. Bei letzteren sollten die Patienten zusätzlich noch angeben, ob sie diese allein oder mit anderen Personen durchgeführt hatten. Zeitreihenanalysen wurden mit folgenden Auswertungsscores gerechnet: Anzahl Aktivitäten pro Tag, Anzahl und Anteil sozialer Aktivitäten pro Tag, die über die Aktivitäten eines Tages gemittelte Stimmung sowie die über die Aktivitäten gemittelte Selbstbewertung pro Tag. Erweitert wurde das Tagebuch um sechs Fragen zur Somatik (Einschlafgüte, Durchschlafgüte, Ausmass körperlicher Beschwerden, Ausmass körperlicher Müdigkeit/Mattigkeit, Ausmass sexueller Bedürfnisse), jeweils eingeschätzt auf Sechserskalen sowie bei Frauen noch der Angabe, ob gerade ein Menstruationstag vorliegt oder nicht. Weiterhin sollten die Patienten ihre innere Unruhe und das Ausmass von Konzentrationsbeeinträchtigungen sowie in Bezug auf den kognitiven Bereich angeben, in welchem Ausmass sie sich an diesem Tag mit negativen Aspekten der eigenen Person, der Umwelt und der Zukunft befasst hatten.
Um für die zeitreihenanalytische Auswertung ausser dem Ein-

Abbildung 23: Tagebuch

1. Feststehende Aktivitäten	Aktivität 0 = kam heute nicht vor 1 = kam heute vor	Stimmung 1 = völlig niedergedrückt 6 = sehr glücklich	Selbstbewertung 1 = völlig unzufrieden 6 = sehr zufrieden
Beim Aufwachen	☐	☐	☐
Frühstück	☐	☐	☐
Mittagessen	☐	☐	☐
Beim Einschlafen	☐	☐	☐
Körperpflege	☐	☐	☐
AT (auch: Arbeitsprobe)	☐	☐	☐
BT	☐	☐	☐
Einzeltherapie	☐	☐	☐
Gruppentherapie	☐	☐	☐
Anderes (z.B. Medizin. Untersuchungen, Patientenkonferenz)	☐	☐	☐

2. Freizeitaktivitäten	Aktivität 0 = kam heute nicht vor 1 = kam vor - allein 2 = kam vor - mit anderen	Stimmung	Selbstbewertung
Lesen	☐	☐	☐
Spazieren	☐	☐	☐
Gespräche, Diskussionen	☐	☐	☐
Schreiben (z.B. Briefe, Tagebuch)	☐	☐	☐
Nachdenken	☐	☐	☐
Spiele	☐	☐	☐
Handarbeiten, Basteln, Kochen	☐	☐	☐
Künstl. Aktivitäten (Malen, Fotogr.)	☐	☐	☐
Fernsehen, Musik hören	☐	☐	☐
Sportliche Aktivitäten	☐	☐	☐
Besuch kultureller (Kino, Theater ...) oder sportlicher Veranstalt.	☐	☐	☐
Lokalbesuche (Esslokale, Kneipen, Jazzlokale ...)	☐	☐	☐
Einkaufen, Besorgungen, Behördengänge	☐	☐	☐
Besuche machen, jemanden einladen	☐	☐	☐
Ausflüge	☐	☐	☐
Lieben	☐	☐	☐
Entspannen	☐	☐	☐
Eine in der Therapie geplante Aufgabe durchführen	☐	☐	☐
Anderes:	☐	☐	☐

Abbildung 23 (Forts.)

Konnten Sie letzte Nacht gut einschlafen (1 bis 6; 1 = gar nicht, 6 = sehr gut) ☐

Konnten Sie durchschlafen (1 = ganz schlecht, gar nicht geschlafen, 6 = sehr gut geschlafen) ☐

Hatten Sie heute körperliche Beschwerden (1 = gar nicht, 6 = ganz stark)
wenn ja, welche? _____ ☐

Spürten Sie heute körperliche Müdigkeit/Mattigkeit (1 = gar nicht, 6 = ganz stark) ☐

Spürten Sie heute eine innere Unruhe (1 = gar nicht; 6 = ganz stark) ☐

Konnten Sie sich konzentrieren (1 = gar nicht, 6 = sehr gut) ☐

Hatten Sie heute oder in der vorigen Nacht sexuelle Bedürfnisse, Wünsche, Träume oder Phantasien (1 = gar nicht, 6 = sehr stark) ☐

Wie häufig dachten Sie heute an negative Dinge in Bezug auf
a) die eigene Person (1 = gar nicht, 6 = sehr häufig) ☐
b) die Umwelt   (1 = gar nicht, 6 = sehr häufig) ☐
c) die Zukunft   (1 = gar nicht, 6 = sehr häufig) ☐

Menstruation (0 = nein, 1 = ja)
wenn ja: der wievielte Tag der Blutung? _____

Was war das wichtigste Ereignis heute?
_____

satz von Therapien weitere Interventionspunkte zu finden, wurden die Patienten gebeten, sie berührende Ereignisse des Tages zu benennen.

Die Tabelle 11 enthält zusammenfassend die Zuordnung der im erweiterten Datensatz erfassten Variablen zu den Symptombereichen.

Tabelle 11: Überblick über die zur Erfassung der Symptombereiche eingesetzten Messinstrumente

Symptom-bereiche	Selbstbeurteilungen (prä-post-Erhebungen)	Fremdbeurteilungen (prä-post-Erhebungen)	Selbstbeurteilungen (Verlauf)	Fremdbeurteilungen (Verlauf)[1]	Psychophysiologische/neuroendokrinologische Messungen (nur Teilstichproben)
Depression global	BOI D-Wert der PDS	HRS-D IMPS - ängstlich-depressives Syndrom IMPS - motorische Hemmung IMPS - depressionstypische Beeinträchtigungen	BF-S VAS Tagebuch: Stimmung	Video: klinischer Globaleindruck	CNV-Parameter
Aktivität/Leistungsfähigkeit	RSS - Zahl als verstärkend angegebener (nicht-sozialer) Aktivitäten ADA - Nützlichkeit einer Aktivitätseinstellung ADA - Nützlichkeit von Aktivitäten	IMPS - motorische Hemmung	Tagebuch: Anzahl Aktivitäten Tagebuch: Konzentration	WBD - Aktivitätseinschätzung Video - Aktivität[2] Video - Konzentration/Leistungsfähigkeit[2]	
Sozialverhalten	U - Fehlschlag- und Kritikangst U - Kontaktangst U - Fordern können U - Nicht-nein-sagen-können U - Schuldgefühle U - Anständigkeit RSS - Zahl als verstärkend angegebener sozialer Aktivitäten		Tagebuch: Anzahl sozialer Aktivitäten	Video: Sprechaktivität Video: nonverb.kommun. Verhalten Video: nicht-instrumentelle Motorik[2] Video: Sozialkontakt WBD: Anzahl kontaktierter Mitpatienten WBD: soziale Kompetenz WBD: nonverbales Verhalten	
Kognitive Aspekte	DAS CRT-R CRT-D ADA - Nützlichkeit kognitiver Strategien		Tagebuch: Selbstbewertung Tagebuch: Häufigkeit negativer Gedanken	Video: Bewertung von Ereingnissen[2] Video: Zukunftssicht[2] WBD: Anzeichen negativen Denkens	
Somatische Aspekte	BI (und Parallelversion)		Tagebuch: Schlafbeurteilung Tagebuch: körperliche Beschwerden	Video: Schlaf[2] Video: Somatik[2] WBD: Schlaf	Schlaf-EEG-Parameter Cortisolsekretion Dexamethason-Test

1) Die Videovariablen und die Variablen der wöchentlichen Stationsbeobachtung in den Bereichen Aktivität/Leistungsfähigkeit, Sozialverhalten, kognitive Aspekte und somatische Aspekte werden auch zur Charakterisierung der prä-post-Veränderungen herangezogen (Aufnahmeinterview/Entlassungsinterview; Beobachtungen des Pflegepersonals in der Grundlinienwoche/Entlassungswoche.

2) Es werden Fremdurteile abgegeben, sie basieren aber auf Antworten der Patienten zu Videofragen. Es sind damit keine echten Fremdurteile, im Unterschied etwa zur Beobachtung des nonverbalen Verhaltens während der Videointerview-Situation oder den Einschätzungen des Pflegepersonals.

6.3.3.2 Auswertung

Die Fragebogen, zu denen Testgütekriterien vorliegen, werden parametrisch analysiert, wenn keine signifikanten Abweichungen von der Normalverteilung in der untersuchten Stichprobe vorliegen.
Bei mehr als einer Darbietung werden zunächst multifaktorielle Varianzanalysen gerechnet (Programmsystem STAMEB des Rechenzentrums des MPI, BARTHELMES & PFISTER, 1981), bei signifikanten Haupteffekten (Therapiebedingungen oder Darbietungen) werden geplante Einzelvergleiche über unifaktorielle Varianzanalysen und Kontraste (SPSS, NIE et al., 1975) vorgenommen. Resultieren aus den unifaktoriellen Varianzanalysen zum Zeitpunkt "prä" keine Unterschiede zwischen den Gruppen, werden zur Interpretation differentieller Therapieeffekte die unifaktoriellen Varianzanalysen "post" und deren Einzelkontraste interpretiert. Ergeben sich Ausgangswertunterschiede, werden die Ergebnisse von Kovarianzanalysen herangezogen (mit den prä-Werten als Kovarianten).
Darbietungsunterschiede innerhalb der einzelnen Therapiebedingungen werden über t-Tests für abhängige Stichproben überprüft, wobei entsprechend der Varianzunterschiede entweder die t-Werte der gemeinsamen oder der getrennten Varianzschätzungen interpretiert werden.
In Bezug auf Fragebogen mit nicht bekannten Gütekriterien bzw. Skalen, deren Verteilungen von der Normalverteilung abweichen, werden nonparametrische Friedman-Varianzanalysen gerechnet und die Einzelvergleiche über den Mann-Whitney-U-Test bzw. den Wilcoxon-Test vorgenommen. Bei dichotomen Daten erfolgt die Prüfung über Chi-Quadrat-Test.
Die Tagebuchdaten werden über Zeitreihenanalysen (siehe S. 280 ff) analysiert. Verlaufskurven sonstiger kontinuierlich erhobener Daten werden nach dem von KRAUTH (1973) in LIENERT (1978) vorgeschlagenen Verfahren klassifiziert und bei Gruppen von

Kurventypen über Konfigurationsfrequenzanalysen verglichen.
Auf die Anwendung multivariater Mittelwertsvergleiche bei
der Datenanalyse wurde vor allem aus Gründen der besseren
Interpretierbarkeit der Ergebnisse univariater Analysen verzichtet. Wir streben keine Bewertung der Therapieeffektivität anhand der Anzahl signifikanter Einzelvergleiche an,
sondern möchten die Effekte der Massnahmen in den verschiedenen Symptombereichen bewerten. Entsprechend werden die verwendeten Masse nicht in Hinblick auf gegenseitige Unabhängigkeit selegiert, sondern in Hinblick auf inhaltliche Relevanz.
Die Frage des Zusammenhangs der Masse wird ansatzweise in
den korrelativen Analysen nachgegangen.
In die korrelativen Analysen werden nur Skalen bzw. Scores
eingehen, die die Voraussetzungen für Produkt-Moment-Korrelationen erfüllen. Die vom Zufall her erwartbaren Signifikanzen,
die durch die Anzahl der in diese Analysen eingehenden Variablen resultieren, werden über eine konservative Interpretation solcher Matrizes berücksichtigt.
Mit der unter 5.5.7 beschriebenen seriellen Evaluationsstrategie ist auch impliziert, dass einzelne Untersuchungen möglichst schnell aufeinander aufbauend erfolgen können. Dies
führt bei Einschränkung der Untersuchungspopulation auf klar
definierte Fälle zu jeweils kleinen Patientenzahlen. In der
vorliegenden Untersuchung ist die Wahrscheinlichkeit, einen
Fehler zweiter Ordnung (β-Fehler) zu begehen, das heisst,
eine vorhandene Differenz zwischen zwei Bedingungen nicht
zu finden, relativ gross. Nach COHEN (1977) beträgt die Wahrscheinlichkeit, bei Patientenzahlen < 15 einen Unterschied
zu finden weniger als 40 %. Dies ist bei Aussagen über Nicht-
Unterschiede zwischen den Bedingungen einschränkend zu berücksichtigen.

6.3.3.3 Therapiebedingungen: Durchführungsmodalitäten

Die Baselinephasen von VT und KO unterschieden sich von der Studie I durch die auf S. 335 beschriebenen Untersuchungen auf der biologischen Ebene. Die Patienten erhielten in dieser Phase mehr zeitliche Zuwendung als in Studie I.

Die Therapiekomponenten der VT-Gruppe wurden entsprechend der Studie I durchgeführt. Nach 10 Tagen Grundlinienerhebung und 10 Tagen Aktivitätsprogramm begann für sie dann die Teilnahme an der offenen Gruppe. In den Einzelsitzungen wurde das Aktivitätsprogramm weitergeführt. Es wurden dabei auch Komponenten der kognitiven Therapie (Hypothesentestung generalisierter negativer Gedanken, Relativierung von Überzeugungen usw., siehe S. 246 f) benutzt, wenn es zur Förderung von Aktivitäten als indiziert angesehen wurde.

In der KO-Gruppe wurden die Prinzipien der kognitiven Therapie realisiert, ohne dass Aktivitätsplanungen oder Verhaltensübungen durchgeführt wurden. Sie entspricht damit besonders am Beginn nicht mehr dem von Beck et al. formulierten Vorgehen, da diese Autoren Aktivitätslisten führen lassen und Aktivitätspläne mit den Patienten erarbeiten. Die Realitätstestungsaufgaben im Verlauf der kognitiven Therapie wurden mit den KO-Patienten in den Sitzungen erarbeitet. Sie erhielten aber keine Durchführungsinstruktionen dazu. Die Teilnahme an allen Aktivitäten einschliesslich des Angebots der Arbeits- und Beschäftigungstherapie wurden von der freiwilligen Entscheidung der Patienten abhängig gemacht. Durch den "sokratischen" Fragestil wurden die Patienten lediglich angeleitet, an Aktivitätsstrategien als Möglichkeit der Depressionserleichterung zu denken. ("Was könnten Sie tun...?" "Welche Erfahrungen machten Sie gestern anhand der Tagebuchaufzeichnungen in den Zeiten, in denen Sie dies oder jenes taten, verglichen mit den Zeiten, in denen Sie alleine im Zimmer waren...?") Alle Änderungsstrategien bezogen sich auf die Erarbeitung alternativer Gedanken zu Situationen und Situationsabläufen.

Zusammenfassend wurde versucht, die kognitive Therapie in "reiner" Form durchzuführen. Die Therapeuten verstärkten sozial für genaue Problemanalyse, für das Erarbeiten realistischer Bewertungen sowie dann, wenn die Patienten die neue Situationsbewertung in Problemhandeln umgesetzt hatten.

Die Kontrollgruppenpatienten waren wie die Therapiepatienten von ihren betreuenden Nervenärzten zur stationären Aufnahme zugewiesen. Das Vorgespräch verlief wie bei den anderen Patienten. Gegen Ende des Gesprächs, nachdem besonders die Suizidalität als nicht akut eine stationäre Aufnahme erfordernd eingeschätzt wurde, bekamen sie die Information, dass in zwei Monaten eine intensive auf Depression zugeschnittene Therapie durchgeführt werden könne, dass jedoch momentan diese Möglichkeit nicht bestünde.[1]

Wenn sie diese Wartezeit akzeptierten, könnten in dieser Zeit diagnostische Informationen gesammelt werden. Hierzu sei es erforderlich, alle 10 Tage zu einem ambulanten Termin zu kommen. 10 von 14 Patienten waren mit diesem Modus einverstanden. Die 4 ablehnenden Patienten wurden in eine andere ambulante Behandlung überwiesen bzw. setzten ihre laufenden ambulanten Behandlungen fort. Die Patienten erhielten nach Einwilligung in die Bedingungen die Grundlinienfragebogen und es wurde das erste Videointerview durchgeführt. Bei den nächsten fünf Terminen wurde nach dem Videointerview ein etwa 30-minütiges unterstützendes Gespräch geführt. Die Patienten hatten Gelegenheit, sich auszusprechen, das Therapeutenverhalten sollte durch Wärme, Echtheit und aktives Zuhören gekennzeichnet sein und keiner verhaltensthera-

---

[1] Diese Information entsprach weitgehend den Tatsachen. Die Hauptaufnahmephase der Wartelistenpatienten wurde in die Zeit vor Umbauarbeiten gelegt, in denen die Stationen bis auf Kriseninterventionsfälle geschlossen wurden.

peutischen oder kognitiven Agenda folgen. Beim fünften und vorletzten Termin wurde die Frage des Aufnahmetermins diskutiert. Von den 10 Patienten, die unter diesen Bedingungen begonnen hatten, wurden auf ihren Wunsch lediglich 3 aufgenommen (s.u. zu den Ausfallraten der verschiedenen Bedingungen).

6.4 Ergebnisse

Es werden, wenn von der Erfassung her vergleichbar, in den Tabellen zum Vergleich die Daten der Studie-I-Patienten mit aufgeführt. Entsprechungen vor der Therapie bedeuten eine Unterstützung der Charakterisierung neurotisch-depressiver Patienten. Entsprechungen nach der Therapie stellen, wenn sie sich zwischen den Patienten der Studie I und der VT-Gruppe der Studie II ergeben, mit Einschränkungen eine Replikation der Effekte eines kombinierten verhaltenstherapeutischen Programms dar.

6.4.1 Charakterisierung der Stichprobe

6.4.1.1 Ausfälle vor Therapiebeginn und während der Bedingungen

Angaben zu den Ausfällen und den Gründen für das vorzeitige Ausscheiden vor und während der Behandlung enthält Tabelle 12. Um 48 eindeutig diagnostizierte, planmässig ihre Bedingungen beendende Patienten zu bekommen, waren demnach 165 Vorgespräche erforderlich. Wie der Vergleich mit Studie I nahelegt, nahm der Prozentsatz der Patienten mit nicht zutreffender Diagnose zu. Dies kann einmal auf vermehrte Informationen der Nervenärzte über das Projekt zurückgehen, die zur

Tabelle 12: Angaben zu den Ausfällen vor Therapiebeginn und während der Therapiebedingungen

Studie I		Studie II		
			Ther.-Bed.	KG-Bed.
Vorgespräche insgesamt:	59	Vorgespräche insgesamt:	106	
Davon im Vorgespräch ausgeschieden:	30	Davon im Vorgespräch ausgeschieden:	64	
– aus Diagnosegründen:	18	– aus Diagnosegründen:	49	
– Ablehnung des Patienten:	12	– Ablehnung des Patienten	15 (davon 4 KG)	
Aufnahmen insgesamt:	29	Aufnahmen insgesamt:	42	32	10
Davon vorzeitig ausgeschieden:	9	Davon vorzeitig ausgeschieden:	14	12	2
– aus Diagnosegründen:	4	– aus Diagnosegründen:	10	9	1
– Ablehnung des Programms durch die Patienten:	2	– Ablehnung des Programms durch die Patienten:	1	0	1
– Entlassungswunsch des Patienten aus organisatorischen Gründen oder weil subjektiv nicht mehr behandlungsbedürftig:	3	– Entlassungswunsch des Patienten aus organisatorischen Gründen oder weil subjektiv nicht mehr behandlungsbedürftig:	3	3	0
Planmässige Studienpatienten:	20	Planmässige Studienpatienten:	28	20	8

Überweisung unklarer und therapieresistenter Fälle führte, und zum anderen darauf, dass die beteiligten Diagnostiker mit zunehmender Konzentration auf depressive Patienten für die Eindeutigkeit der Diagnose strengere Kriterien anlegten. Die Drop out-Rate bei einmal begonnener Therapie erscheint niedrig. Es gibt allerdings keinen Masstab, nach dem man sie beurteilen kann. Drop out-Daten von HERCEG-BARON et al. (1979) beziehen sich auf ambulante Patienten und in der normalen Klinik werden keine Aufenthaltsrichtzeiten und Therapiebeendigungskriterien angewendet.

Um die acht Kontrollpatienten der Studie II mit vollständigem Datensatz (die zwei Ausfälle gegen Ende der Wartezeit wurden nicht aufgefüllt) zu bekommen, waren 14 Vorgespräche und 10 "Aufnahmen" erforderlich. Zwei der acht planmässigen Kontrollpatienten und einer der Ausfälle wurden stationär aufgenommen, sieben der zehn Patienten (ein Ausfäller und sechs planmässige) hielten dies nicht mehr für erforderlich.[1]

Die geänderten Diagnosen lauten auf schwere andersartige Persönlichkeitsstörungen (z.B. 301.6) sowie endogene Depression.

Die Ablehnungen der Therapiemöglichkeit durch die Patienten in den Vorgesprächen waren überwiegend bedingt durch die in Aussicht gestellte Dauer des stationären Aufenthaltes bzw. dadurch, dass die Patienten eigentlich eine ambulante Therapie gewollt hatten, und in dem Glauben gekommen waren, dass dies am Max-Planck-Institut auch möglich sei.

4 Patienten (Studie I: 5) verliessen auf eigenen Wunsch die Klinik (nach durchschnittlich drei Wochen), entweder weil sie das Programm ablehnten (Nicht-Medikation), weil sie es aus organisatorischen Gründen für erforderlich hiel-

---

[1] Es war nicht möglich, ambulante Arztkontakte der Kontrollpatienten zu verhindern. Dies mag zu der niedrigen Drop out-Rate und den relativ günstigen Ergebnissen (siehe S. 360 ff) beigetragen haben.

ten (berufliche Gründe u.ä.) oder weil sie den Eindruck gewonnen hatten, dass eine ambulante Weiterversorgung (darunter war der zweite Kontrollgruppen-Drop out-Patient) oder gar keine Therapie ihnen besser helfen würde.

Die aufgrund ihrer eigenen Entscheidung beim Vorgespräch nicht in die Studie aufgenommenen Patienten sowie die vorzeitig aus dem Programm ausgeschiedenen unterschieden sich durch keine offenkundigen Charakteristika (etwa Alter, Geschlechterverhältnis, sozioökonomischer Status, Depressivität, Dauer der Erkrankung) von den planmässigen Patienten. Unser Eindruck war, dass diese Patienten entweder aus der von PAYKEL (1972a) so benannten Untergruppe der "jüngeren Depressiven mit Persönlichkeitsstörungen" stammten oder schon zahlreiche Therapie- und Institutionsvorerfahrungen hinter sich hatten.

6.4.1.2 Charakterisierung der Stichproben nach sozio-demografischen Variablen

Der Altersmittelwert der Studie-II-Patienten lag bei 36,6 (SD = 7.55) und unterschied sich damit nicht von dem der Studie I (M = 33,6; SD = 8.23). Die drei Gruppen der Studie II waren im Alter vergleichbar. Die Stichprobe setzte sich aus 9 männlichen und 21 weiblichen Patienten zusammen (Studie I: 10 : 10).

Nach den Intelligenz- und Konzentrationstestergebnissen, die allerdings erst in gebessertem Zustand gewonnen wurden, sind die Patienten als durchschnittlich intelligent und leistungsfähig zu charakterisieren (WIP-IQ Studie II: M = 107.7, SD = 9.0, Studie I: M = 112.0, SD = 13.0; Cronholm Studie II: M = 2.0, SD = 0.6, Studie I: M = 2.2, SD = 0.7; d2 Studie II: M = 108.0, SD = 14.0, Studie I: M = 102.0, SD = 11.0).

Sozio-ökonomisch gehören die Patienten, gemessen an der Ausbildung und der beruflichen Stellung zu zwei Dritteln zur Mittelschicht und zu einem Viertel zur Unterschicht. 40 % sind verheiratet, 10 % geschieden/verwitwet/getrennt und 50 % ledig (20 %, 15 % bzw. 65 % bei Studie I).

Zur Prüfung der Hypothese, ob sich aus der sozialen Situation Prädiktoren für den Therapieerfolg in bestimmten Bereichen ergeben wurde eine etwas andere Unterteilung gewählt, nämlich "mit festem Partner lebend" versus "sozial integriert, aber ohne festen Partner lebend" versus "allein und sozial isoliert lebend". 47 % der Patienten der Studie II (35 % der Studie I) lebten mit einem festen Partner, 13 % (30 % der Studie I) sozial integriert und 40 % (35 % der Studie I) waren sozial isoliert.
15 % der Patienten stammten aus Familien, in denen affektive Erkrankungen bei Angehörigen 1. Grades bekannt waren (10 % der Studie I). Bei 57 % lebten noch beide Elternteile (% bei Studie I), 7 % hatten ein Elternteil vor dem 14. Lebensjahr verloren (5 % der Studie I), 36 % (Studie I 35 %) später. Damit entfiel eine eigentlich vorgesehene Auswertung über den Zusammenhang dieses von BROWN und HARRIS (1978) postulierten Vulnerabilitätsfaktors mit Depressionsschwere-Indices und dem Therapieverlauf. Auch ein weiterer Vulnerabilitätsfaktor, die Zahl der Kinder unter 14 erwies sich als zu selten für weitere Verrechnungen. 47 % der Patienten hatten keine Kinder, 17 % eines, 23 % zwei und 13 % mehr als zwei. In Studie I hatten 75 % keine Kinder, 5 % (= 1 Patient) mehr als zwei. Auffällig in Studie I war der Befund gewesen, dass alle Patienten mindestens ein Geschwister hatten, es also keine Einzelkinder gab. Die Geschwister waren häufig älter. In Studie II hatten 90 % Geschwister, 10 % ältere, 30 % ältere und jüngere und 50 % nur jüngere Geschwister. Ein nicht systematisch dokumentierter Eindruck, der aus den

Berichten der Patienten sowie aus dem Kennenlernen eines
Teils dieser Geschwister resultierte, war, dass es sich
bei den älteren Geschwistern gehäuft um beruflich erfolg-
reichere, eher durchsetzungsfähigere Personen handelte.

6.4.1.3 Charakterisierung der Stichprobe nach der Erkran-
kungs- und Behandlungsvorgeschichte

Tabelle 13 enthält Angaben zur Dauer, Episodenhäufigkeit und
Chronifizierung der neurotisch Depressiven, zur Behandlungsvorgeschichte, zum Ausmass der depressionsbedingten Arbeitsunfähigkeit und zur Suizidalität.
Bis auf die Art der Vorbehandlung (s.u.) unterschieden sich
die Daten der drei Studie-II-Gruppen nicht. Sie wurden deshalb zusammengefasst. Bis auf die oben genannte Ausnahme
gab es auch gegenüber Studie I keine signifikanten Unterschiede. Die neurotisch depressiven Patienten, die zur stationären Aufnahme zugewiesen wurden und dann in die Studie
aufgenommen wurden, können als chronifiziert depressiv charakterisiert werden, da eine mittlere Erkrankungsdauer von
88,5 Monaten oder mehr als sieben Jahren vorliegt (manche
gaben Zeiten der frühen Kindheit an, siehe die Streuungen)
und die depressiven Zeiten zwischen der Erstmanifestation
und der jetzigen Aufnahme fast 2/3 ausmachen (bei allerdings grossen Streuungen der Werte). Es wurde im Durchschnitt
eine Episode vor der jetzigen angegeben. Der Beginn der
jetzigen Episode liegt für die Patienten im Durchschnitt 21 Monate
zurück (Studie II: 16, Studie I: 24),[1] der Behandlungsbeginn
der jetzigen Episode 14 Monate. In der Studie II gab es keine Patienten ohne Vorbehandlung, in der Studie I 35 % ohne
Vorbehandlung. Während bei Studie II jeweils etwa die Hälfte

---

[1] Einige "Ausreisser" hatten Werte > 100 Monate, die, weil eine dreistellige Zahl nicht erwartet worden war, mit 99 vercodet wurden.

Tabelle 13: Charakterisierung der Stichproben nach der Erkrankungs- und Behandlungsvorgeschichte

	Pat. Studie II (N=30)			Pat. Studie I (N=20)			Gesamt (N=50)	
	M	SD	Bereich	M	SD	Bereich	M	SD
Dauer der jetzigen Episode in Monaten	24.37	24.85	3- 99	16.47	13.09	3- 48	21.31	21.27
Anzahl früherer Episoden	1.00	1.34	0- 5	1.05	1.10	0- 4	1.02	1.24
Monate seit Erstmanifestation einer depressiven Erkrankung	86.53	84.84	3-300	91.40	74.77	4-240	88.48	80.21
Gesamt-Erkrankungszeit (d.h. Monate depressiv seit Erstmanifestation)	56.93	67.49	3-258	62.00	56.83	4-180	58.83	63.12
Monate arbeitsunfähig (Angabe d. Pat.), vor Aufnahme (während d. letzten Jahres)	4.30	5.20	0- 12	4.60	4.59	0- 12	4.42	4.95
Monate krankgeschrieben vor Aufnahme (während des letzten Jahres)[1]	2.17	3.45	0- 12	2.15	4.00	0- 12	2.16	3.64
Dauer der bisherigen Behandlung der jetzigen Episode (Wochen)	15.70	22.16	0- 84	11.30	15.19	0- 48	13.94	19.62
Art dieser Behandlung: a) keine Vorbehandlung	0 %			35 %			16.7 %	
b) prozentualer Anteil von Pat. mit medikamentöser Therapie	41 %			10 %			26.1 %	
c) prozentualer Anteil von Pat. mit Psychotherapie	59 %			35 %			47.7 %	
d) prozentualer Anteil von Pat. mit b) und c) kombiniert	0 %			20 %			9.5 %	
Anzahl von Suizidversuchen[2]	0.57	1.40	0- 7	0.70	1.03	0- 4	0.62	1.26
Prozentualer Anteil von Pat. mit einem oder mehreren Suizidversuchen[2]	21 %			45 %			31 %	

1) Diese Angaben sind kaum interpretierbar, da sich in Studie II 40 % Studenten und Hausfrauen (Studie I: 30 %) befanden, die sich nicht krankschreiben liessen.

2) Suizidversuche ohne eine Vorgeschichte depressiver Symptomatik von mehr als 12 Monaten waren ein Ausschlusskriterium für die Aufnahme in die Studie.

der Patienten medikamentös oder psychotherapeutisch (einschliesslich stützender Gespräche) behandelt worden waren, fällt bei Studie I der geringe Anteil (2 Patienten) mit medikamentöser Therapie auf. Die Chi^2-Überprüfung ergab einen bedeutsamen Unterschied zwischen den Studien.
Die meisten der medikamentös Behandelten (6 von 7 aus beiden Studien) wie auch die meisten der kombiniert Behandelten (5 von 6) gaben an, dass ihnen die Therapien bislang wenig geholfen hätten. Die psychotherapeutischen Vorbehandlungen wurden etwas günstiger bewertet (9 von 19 urteilten mit mittel bis gut).
Der Zeitraum einer akuten Verschlimmerung der Symptomatik ist mit Einschränkung ablesbar an den Angaben zur Arbeitsfähigkeit. Subjektiv liegt dieser Zeitpunkt im Mittel bei 4,5 Monaten vor Aufnahme. Die Krankschreibungen vor Beginn der Aufnahme betrugen im Mittel 2 Monate. Allerdings ist hierbei (siehe Tabellenanmerkung) zu berücksichtigen, dass sich die Hausfrauen und Studenten der Stichproben (Studie II: 40 %, Studie I: 30 %) meist nicht krankschreiben liessen.

Ein weiterer Hinweis zur Schwere der Erkrankung sind Suizidversuche in der Vorgeschichte. 21 % der Patienten (Studie I: 45 %) gaben Suizidversuche an, 13 % mehrere Suizidversuche (Studie I: 15 %). Die Selbstmordversuchdaten dürften nicht repräsentativ sein für die Gruppe der neurotisch Depressiven, da wir Patienten mit Selbstmordversuchen und einer Depressionsvorgeschichte $\leq$ 12 Monaten ausschlossen und gerade diese Gruppe wahrscheinlich den grössten Anteil der ambulante professionelle Hilfe aufsuchenden Patienten dieser Diagnosegruppe stellt.

Die Ergebnisse der Newcastle-Skala bestätigen bei einem Mittelwert von -1.24, SD 2.64 und einem Range von -5 bis +4 ausnahmslos die Diagnose einer neurotischen Depression.

6.4.1.4 Charakterisierung der Stichprobe nach der Ausprägung prämorbider Persönlichkeitszüge sowie den Ausprägungen von Persönlichkeitszügen, gemessen über den FPI

Für die Charakterisierung der prämorbiden Persönlichkeit werden Vergleichsdaten für endogen Depressive und Normale herangezogen.[1]
In Abbildung 24 werden die Ergebnisse der Gesamtgruppe (Studie I und II) nach dem Ausmass des Unterschiedes zu Normalen (n = 50 bis 110) dargestellt. Zwischen Studie I und II bestanden keine Unterschiede in der Ausprägung der einzelnen Persönlichkeitsfaktoren.

Abbildung 24: Abweichungen in der Ausprägung prämorbider Persönlichkeitszüge der neurotisch Depressiven und einer endogen depressiven Vergleichsgruppe von einer Normalen-Stichprobe, dargestellt nach den Unterschieden in Signifikanztestüberprüfungen (siehe Anhangtabelle 1 für den Mittelwert, Standardabweichungen und die t-Tests)

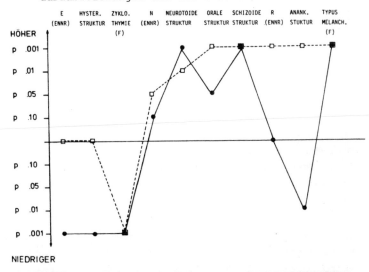

---
[1] Wir danken Herrn Professor von Zerssen für die Überlassung dieser Vergleichsdaten.

Die Studienpatienten können relativ zu normalen Kontrollen von ihren prämorbiden Werten her folgendermassen charakterisiert werden: ausgeprägt neurotoider, oraler, introvertierter und schizoider und weniger hysterisch, zyklothym und zwanghaft. Der Typus melancholicus sensu Tellenbach war hochsignifikant stärker ausgeprägt als bei den Normalen. Die endogen Depressiven (n = 37 - 63) wiechen bei den meisten Faktoren in die gleiche Richtung von den Normalen ab (weniger zyklothym, neurotischer (N des ENNR), neurotoider, oraler, schizoider, höhere Werte in dem Typus melancholicus-Faktor). In zwei Faktoren, Extra-/Introversion und 'Hysterische Struktur' hatten sie normale Werte, während die neurotisch Depressiven hochsignifikante Abweichungen zeigten. Im Faktor 'Rigidität' hatten sie deutlich erhöhte Werte, was für die neurotische Gruppe nicht zugetroffen hatte. Der Faktor 'Anankastische Struktur' war der einzige, bei dem die endogen Depressiven deutlich höhere Werte aufwiesen als die Normalen und die neurotisch Depressiven deutlich geringere.

Die Unterschiede zwischen den neurotisch Depressiven und den endogen Depressiven, die aus dieser Abbildung nur indirekt abgeschätzt werden können, waren für folgende 5 Faktoren jeweils $p < .001$ signifikant: 'Extraversion (ED <), 'Hysterische Struktur' (ED <), 'Neurotische Struktur' (ED <), 'Rigidität' (ED >) und 'Anankastische Struktur' (ED >). Die Anhangtabelle 1 enthält die Mittelwerte und Standardabweichungen der verglichenen Gruppen und die t-Test-Ergebnisse der Vergleiche.

In den für Depression als spezifisch bedeutsam angesehenen Faktoren 'Typus melancholicus' und 'Zyklothymie' besteht demnach kein Unterschied zwischen diesen beiden Depressionsgruppen. Das Ergebnis stützt das Konzept von TELLENBACH (1976) und von VON ZERSSEN (1980) und lässt auf der Kretschmer-Tradition basierende Annahmen anzuzweifeln. Nach den Unterschieden zwischen den beiden Depressionsgruppen sind die endogen depressiven als die prämorbid rigideren Personen mit zwanghaften Zügen und die neurotisch Depressiven als die prämorbid introvertierteren Personen mit deutlich erniedrigten hysterischen und zwanghaften Zügen zu charakterisieren.

Im FPI ergaben sich, gemessen an den Referenzwerten von FAHRENBERG et al. (1973) signifikante Abweichungen der Gesamtstichprobe in den Faktoren 'Depressivität', 'Gelassenheit' (in Richtung irritierbar-zögernd), 'emotionale Labilität' und 'Maskulinität' (in Richtung typisch weiblicher Selbstschilderung). Abbildung 25 zeigt das Mittelwertsprofil der neurotisch Depressiven. Unifaktorielle Prüfungen auf Unterschiede zwischen den hier behandelten Gruppen führten jeweils zu insignifikanten Ergebnissen.

Abbildung 25: Das FPI-"Profil" der neurotisch depressiven Patienten

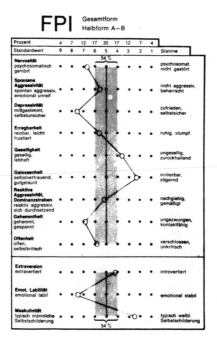

6.4.2 Depressivität

Tabelle 14 enthält die Mittelwerte und Standardabweichungen von vier Selbst- und Fremdbeurteilungsskalen, die hier als Kriterienmasse zur Beurteilung der globalen Depressivität in den einzelnen Bedingungen gewählt wurden.

Ein Wert von mehr als 20 im BDI spricht für behandlungsbedürftige Depression, als cut-off-Wert zur Definition nichtklinischer Fälle empfiehlt Beck den Wert 14. Die einzelnen Gruppen unterscheiden sich vor der Therapie nicht voneinander.
Für den D-Wert der PD-S-Skala (VON ZERSSEN, 1976b, Teil d) ist in einer Eichstichprobe ein Mittelwert von 20.6 ermittelt worden. Der hier gefundene Mittelwert von 29.32 (SD = 8.71 über alle Gruppen) entspricht dem einer Stichprobe von Depressiven.
Mittelwerte, die mehr als 1,5 Standardabweichungen über denen von Normalen liegen, sprechen für sehr deutlich erhöhte Depressivität, vergleichbar derjenigen von endogen Depressiven bei Aufnahme. Die einzelnen Gruppen unterschieden sich nicht.
Zur Fremdbeurteilung wurde aus den drei Skalenwerten der IMPS, die sich auf nicht-psychotische depressive Symptomatik beziehen, ein Summenscore gebildet (siehe die Faktorenanalyse-Ergebnisse von VON ZERSSEN und CORDING, 1978 für die inhaltliche Validität dieser Scorebildung). Die drei Faktoren sind "Anxious intropunitiveness" (ängstlich-depressives Syndrom), "retardation and apathy" (gehemmtes Syndrom) und "impaired functioning" (depressionstypische Beeinträchtigungen, z.B. Libidoverlust). Die Ausgangswerte unserer Stichprobe entsprechen denen endogen Depressiver.
In dem schon erwähnten Differentialdiagnoseprojekt von BERGER et al. (1982a, b) wird als cut-off-Grenze für Depressivität

Tabelle 14: Ausgangs- und Entlassungswerte der globalen Depressionsmasse in den verschiedenen Bedingungen

		STUDIE II							STUDIE I			
		VT (N = 10)				KO (N = 10)				KG (N = 10)							
		prä		post		prä		post		prä		post		prä		post	
		M	SD	M	SD	M	SD	M	SD	M	SD	M	SD	M	SD	M	SD
Selbstein-schätzung	BDI	29.10	7.30	12.10	8.00	27.90	8.90	22.40	12.90	31.10	8.70	23.00	12.10	29.20	9.65	15.37	9.62
	PDS-D$\left(\frac{D+D'}{2}\right)$	29.88	3.29	14.81	12.70	30.17	10.18	20.00	13.39	34.13	5.50	28.38	7.33	27.82	9.95	14.98	10.90
Fremdein-schätzung	HRS-D	26.60	7.10	10.80	8.30	23.50	6.20	10.20	6.60	25.50	6.80	17.50	9.80	-	-	-	-
	IMPS-D	39.10	13.22	19.60	9.69	36.44	16.64	19.75	4.17	41.33	11.47	35.14	11.64	36.00	9.70	17.90	5.90

ein Wert > 15 % des Maximalwertes (26) angesehen. Diese
Grenze wurde gewählt, da bei anderen Diagnosegruppen dieser
Wert nur selten überschritten wird. Auch hier liegen die
Stichproben vor der Therapie deutlich im beeinträchtigten
Bereich und unterscheiden sich nicht voneinander.
Die HRS-D-Werte sprechen für alle in der Tabelle enthaltenen Gruppen
nach der Einstufung von HAMILTON (1967) für schwere Depression. Sie sind vergleichbar denen von endogen Depressiven.

Die beiden Selbstbeurteilungsmasse korrelierten .66 (p <
.001, n = 48) für die Patienten beider Studien. Die beiden
Fremdbeurteilungsmasse korrelierten (nur für Studie II, n =
28, da die HRS-D in Studie I nicht vorgegeben wurde) .32, p
< .05. Die Korrelationen zwischen Selbst- und Fremdbeurteilen
sind entweder unbedeutend (HRS-D mit BDI und D-Skala) oder
niedrig und gerade signifikant (.30, p < .05) zwischen BDI
und IMPS-D sowie D-Skala und IMPS-D.

Die Abbildung 26 verdeutlicht die Veränderungen der drei
Gruppen der Studie II- und der Studie I-Patienten von vor zu
nach der Therapie. Die multifaktorielle Varianzanalyse führte für den BDI zu einem hochsignifikanten Verlaufseffekt
($F(1) = 28.19$, $p < .001$) und einer signifikanten Therapiebedingungs- x Verlaufs-Wechselwirkung ($F(2) = 3.37$, $p < .05$.
Das gleiche trifft für die HRS-D zu ($F(1) = 127.33$, $p < .001$;
$F(2) = 3.91$, $p < .05$).
Für die beiden anderen Depressionsmasse ergaben sich keine bedeutsamen Wechselwirkungen, aber jeweils hochsignifikante
Verlaufseffekte (D-Skala: $F(1) = 20.47$, $p < .001$; IMPS-D:
$F(1) = 30.63$, $p < .001$). Getrennte Analysen für die drei
IMPS-Skalen führten ebenfalls zu hochsignifikanten Verlaufseffekten (ängstlich-depressives Syndrom: $F(1) = 30.60$, $p <
.001$; gehemmtes Syndrom: $F(1) = 8.08$, $p < .01$; depressionstypische Beeinträchtigungen: $F(1) = 45.41$, $p < .001$). Bei

Abbildung 26: Die Veränderungen der Patienten in den Depressionsmassen BDI, PDS-D, HRS-D und IMPS-D, getrennt für die drei Bedingungen der Studie II und für das kombinierte Programm der Studie I

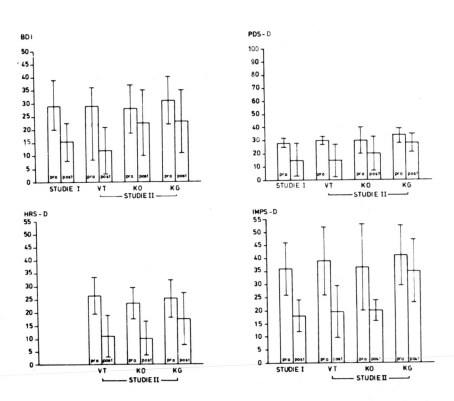

den "depressionstypischen Beeinträchtigungen" war die Wechselwirkung mit der Therapiebedingung signifikant (F(2) = 4.87, p < .05).

Da keine Ausgangswertunterschiede bestanden, werden zur Beurteilung der differentiellen Veränderungen die unifaktoriellen Varianzanalysen post herangezogen. Für den BDI ergab sich ein tendenziell signifikanter F-Wert (2.80), die Kontraste zwischen VT und KO sowie zwischen VT und KG wurden signifikant, beide t = -2.03, p = .05. Die KO und die KG unterschieden sich nicht.
Bei der D-Skala ergaben sich ein tendenzieller Unterschied zwischen der VT- und der KG-Gruppe (t = -1.81, p = .08) und keine Unterschiede zwischen VT und KO, noch zwischen KO und KG.
Die IMPS-D-Werte post differierten hochsignifikant (F(2) = 7.47, p < .01). Die Einzelkontraste VT versus KG und KO versus KG sind - beide mit t = -3.51, p < .01 - signifikant. Die VT- und die KO-Gruppe unterschieden sich nicht.
Für das 'ängstlich-depressive Syndrom' und 'depressionstypische Beeinträchtigungen' fanden sich entsprechende Ergebnisse. Beide Behandlungsgruppen waren signifikant weniger ängstlich-depressiv ($t_{VT\ vs.\ KG}$ = -2.63, p < .05; $t_{KO\ vs.\ KG}$ = -3.03, p < .05) und weniger beeinträchtigt ($t_{VT\ vs.\ KG}$ = -4.73, p < .001; $t_{KO\ vs.\ KG}$ = -3.69, p < .001). Die drei Gruppen unterschieden sich nicht in der Ausprägung des gehemmten Syndroms.
Für das zweite Fremdbeurteilungsmass, die HRS-D, ergaben sich tendenzielle Unterschiede der gleichen Gruppen (VT versus KG: t = -1.72, p < .10; KO versus KG: t = -1.87, p < .10; kein Unterschied zwischen den beiden Behandlungsgruppen VT und KO). Der Prä-Post-Vergleich innerhalb der drei Gruppen führte bei beiden Selbstbeurteilungsmassen nur bei der VT-Gruppe zu signifikanten Ergebnissen (BDI: t = 5.65, p < .001; D: t = 9.1,

p < .001). Nach den HRS-D-Ergebnissen veränderten sich alle drei Gruppen sehr bedeutsam (VT: t = 7.59, p < .001; KO: t = 7.38, p < .001; KG: t = 4.21, p < .01).
Im IMPS-D-Wert und dem "ängstlich-depressiven Syndrom" waren die Veränderungen von vor zu nach der Therapie nur für die VT-Gruppe signifikant (beide p < .01), in Bezug auf "depressionstypische Beeinträchtigungen" für beide Behandlungsgruppen (VT: t = 5.40, p < .001; KO: t = 3,92, p < .001) und nicht für die KG.

Die Ergebnisse für die VT-Gruppe der Studie II entsprechen damit denen der Studie I-Gruppe (siehe S. 319 und Tabelle 9).

Nach klinischer Globalbeurteilung waren von den beiden behandelten Gruppen (diese Angabe liegt für die KG nicht vor) 5 % geheilt, 65 % gut gebessert und 30 % wenig verbessert bzw. unverändert.
Den auf S. 321f beschriebenen Kriterien folgend, nahmen wir eine Aufteilung nach Therapie-Respondern und -Nonrespondern, jedoch nach strengeren Fragebogenkriterien, vor. Das in Tabelle 15 für die einzelnen Gruppen dargestellte Ergebnis wurde bei Prüfung über Chi^2-Test sowohl mit als auch ohne Berücksichtigung der Studie I-Patienten mit p < .05 signifikant.

Tabelle 15: Responder und Nonresponder in den verschiedenen Bedingungen

	Studie I	Studie II		
		VT	KO	KG
Responder	14	6	3	1
Non-Responder	6	4	7	9

Die VT-Gruppe enthielt deutlich mehr Patienten, die als nicht mehr klinisch depressiv zu klassifizieren sind.

Eine Überprüfung der Ausgangswertunterschiede der späteren Responder und Non-Responder führte zu den in der Tabelle 16 aufgelisteten signifikanten Unterschieden bei Studie II-Patienten sowie für die Gesamtgruppe der neurotisch Depressiven.

Tabelle 16: Ausgangswertunterschiede der späteren Responder und Non-Responder für Studie II und die Gesamtstichprobe (Studie I und II)

	Studie II			Studie I + II		
	M_{D+}	M_{D-}	Signif. des Unterschieds	M_{D+}	M_{D-}	Signif. des Unterschieds
Global-Depressionsbewertungen						
BDI	25.90	31.75		26.14	32.25	+
D'	26.89	32.67		27.05	32.09	+
Bf	41.90	43.88		38.73	44.46	+
Allgem. Befinden (Video)	5.20	6.40	+	5.69	6.45	+
VAS	61.78	85.80	+	68.43	85.61	+
Andere Symptombereiche						
Aktivität (Video)	4.74	5.78	+	5.20	5.66	
Konzentration/Leistung (Video)	5.09	6.79	++	5.78	6.56	+
Sprechaktivität (Video)	4.14	5.14	+	4.64	5.10	
Nonverb. komm. Verhalten (Video)	4.91	5.61		4.89	5.68	+
Zukunftserwartung (Video)	3.42	5.18	++	4.05	4.88	+
Somatik (Video)	3.86	5.29	+	4.50	5.18	
Körperl. Beschwerden (BI^o)	10.4	16.88	++	11.79	16.63	++

Das Ergebnis dieser Überprüfungen besagt, dass die späteren Responder der Gesamtgruppe geringere Depressionswerte in den Selbstbeurteilungsmassen hatten, deren Veränderungs- und Entlassungswerte für die D+/D--Dichotomisierung herangezogen wurden. Zwei weitere während der Videosituation erfasste Depressionsglobaleinschätzungen ('Allgemeines Befinden' und die VAS) differenzierten in die gleiche Richtung. Mit Ausnahme des BI^o-Unterschieds wurden in den anderen Symptombereichen nur in einigen der über das Videointerview erfassten Variablen Ausgangswertunterschiede gefunden und nicht in den sonstigen Fragebogenwerten. Die späteren Responder beantworteten besonders die Fragen nach der Konzentration/Leistungsfähigkeit, nach der Zukunftserwartung und nach körperlichen Beschwerden (BI^o) in Richtung geringerer Gestörtheit (siehe 6.4.8 für weitere Hinweise auf Therapieresponseprädiktoren aufgrund korrelativer Analysen).

Unter Berücksichtigung der unterschiedlichen Schwerpunkte der globalen Depressivität, die in den verwendeten Massen erfasst werden, lassen sich die Ergebnisse zur Depressivität in folgender Weise zusammenfassen:
Im BDI, der schwerpunktmässig die Faktoren 'Depressive Hemmung', 'Somatische Beeinträchtigungen' und 'Selbstabwertungstendenzen' erfasst, veränderten sich die mit einem kombinierten Programm bei Betonung verhaltensübender Komponenten behandelten Patienten signifikant deutlicher als nur kognitiv behandelte Patienten und als die Kontrollen. Bei der D-Skala, in die etwas stärker ängstliche Aspekte depressiver Gestimmtheit eingehen, waren die Unterschiede zwischen allen Gruppen geringer. Lediglich die kombiniert behandelten VT-Patienten unterschieden sich tendenziell von den Kontrollen. Die Kontrollgruppe veränderte sich in beiden Massen also ähnlich wie die unter stationären Rahmenbedingungen nur kognitiv behandelten Patienten.

Nach den IMPS-Fremdurteilen, die Hemmung/Verlangsamung, ängstlich-depressive Symptomatik sowie depressionstypische Beeinträchtigungen betrafen, war dagegen die Kontrollgruppe nach der Wartezeit deutlich gestörter als die beiden Behandlungsgruppen nach ihren Therapien. In dem Fremdbeurteilungsmass, das schwerpunktmässig die Faktoren 'Depressive Hemmung', 'Angst-Depression' und 'Agitierte Depression' erfasst (HRS-D), war dieser Effekt weit schwächer und nicht signifikant. Dass die HRS-D etwas anderes misst als die beiden anderen Selbstbeurteilungsmasse geht aus den berichteten Null-Korrelationen hervor, sie erfasst jedoch auch etwas anderes als die Fremdbeurteilungen zentraler Syndrome über die IMPS.

Die Verhaltenstherapiegruppe enthielt deutlich mehr Patienten, die nach strengen Kriterien als kaum noch depressiv zu klassifizieren sind. Sowohl die "rein" angewandte kognitive Therapie als auch die Zeiteinflüsse, kombiniert mit diagnostischen Interviews und stützenden Gesprächen, konnten kaum Heilungen in diesem Sinne bewirken, sie unterschieden sich hierin nicht.

Die Ergebnisse der Studie I in Bezug auf die Wirksamkeit eines kombinierten verhaltenstherapeutischen Programms konnten bestätigt werden. Zumindest unter stationären Rahmenbedingungen ist dieser Ansatz einer rein kognitiven Therapie und - wenn man die historische Kontrollgruppe der Studie I einbezieht - auch unspezifischen Massnahmen unter gleichen Rahmenbedingungen überlegen, was die vom Patienten empfundenen Depressionssymptome betrifft. Nach den Fremdbeurteilungen sind beide Behandlungsgruppen bei der Entlassung weniger depressiv als die Patienten der Kontrollbedingung.

6.4.3 Aktivität/Leistungsfähigkeit

6.4.3.1 Beeinträchtigungen der Aktivität/Leistungsfähigkeit vor der Therapie

Wie oben beschrieben, fühlten sich die Patienten im Mittel seit 4 Monaten nicht mehr arbeitsfähig. Aus Tabelle 17 sind die Ausgangswerte der Stichprobe in den diesem Bereich zugeordneten Variablen ersichtlich. Gegenüber Normalen war der potentielle Verstärkerwert, den die Patienten den Aktivitäten in der RSS-Skala zuschrieben, erniedrigt ($t = 1.9$, $p < .05$; Studie I: $t = 3.98$, $p < .001$) und sie versprachen sich auch einen geringeren Nutzen von Aktivitäten und einer aktivitätsorientierten Einstellung als Bewältigungsmöglichkeiten bei depressiven Stimmungen ($t_{"Aktivitätseinstellung"} = 2.39$, $p < .01$; $t_{"Aktivitäten"} = 1.39$, $p < .10$; Studie I: $t = 2.97$ bzw. 2.95, beide $p < .01$). Die Selbstbeurteilungsangaben der Patienten im Tagebuch werden wegen der fehlenden Vergleiche zu nichtdepressiven Personen erst für die Verlaufsbeurteilung (6.4.7) herangezogen. Im Mittel unternahmen die Patienten während der Grundlinienperiode 12 Aktivitäten pro Tag und fühlten sich dabei (Stimmungsrating 2,8 auf einer sechsstufigen Skala) eher schlecht. Die fremdbeurteilte motorische Hemmung lag für die Patienten der Studie II nicht im beeinträchtigten Bereich, wenn man als Kriterium ein Überschreiten von 15 % des Maximalwertes dieser Skala (72; 15 % des Maximalwertes = 10.8) ansieht. Der Ausgangsmittelwert der Studie I lag über diesem Kriterium und deutlich höher ($t = -2.82$, $p < .01$) als der der Studie II-Patienten.
Die Videodaten können mit denen einer endogen depressiven Gruppe und mit Einschätzungen von Normalen verglichen werden.[1] Gegenüber Normalen sind beide Videoeinschätzungen der neuro-

---

[1] Wir danken Herrn Ellgring für die Überlassung dieser Vergleichsdaten.

Tabelle 17: Ausgangs- und Entlassungswerte der Aktivitätsvariablen in den verschiedenen Therapiebedingungen

		Studie II								Studie I				Vergleichsdaten zu den Ausgangswerten[1]			
		VT				KO				KG				Endogen Depressive		Normale	
		prä		post		prä		post		prä		post		prä		post	
		M	SD	M	SD	M	SD	M	SD	M	SD	M	SD	M	SD	M	SD	M	SD
Selbstbeurteilungen	RSS - Zahl Aktivitäten	70.33	30.43	76.30	19.43	56.10	27.65	44.50	28.00	56.44	31.54	85.43	24.32	48.39	26.12	60.85	23.30	-	-	74.00	15.70
	RSS - Gewichteter Score Aktivitäten	201.89	66.48	216.10	50.72	163.60	71.97	141.50	74.45	174.33	76.47	227.14	53.26	150.44	61.70	181.00	47.54	-	-	211.00	39.50
	ADA - Nützlichkeitsbewertung "Aktivitätseinteilung"	1.39	1.32	1.84	1.30	1.04	.68	1.36	.97	1.13	.84	1.33	.60	1.07	.81	1.21	.86	-	-	1.88	1.00
	ADA - Nützlichkeitsbewertung "Aktivität"	1.40	.66	1.59	1.18	.89	.72	.67	.43	.81	.63	.68	.32	.75	.52	1.05	.72	-	-	1.30	0.67
Fremdbeurtei-lungen	IMPS - Gehemmtes Syndrom	6.90	6.08	2.10	2.92	5.60	8.54	2.00	3.42	7.78	7.31	3.71	3.64	14.05	10.52	5.50	9.85	-	-	-	-
	Video - Aktivität	5.23	1.32	4.23	1.69	5.28	.97	4.70	1.06	6.00	1.05	6.03	1.21	5.45	1.08	3.83	1.05	5.77	1.56	3.03	.69
	Video - Konzentration/ Leistungsfähigkeit	5.94	1.87	4.69	2.05	5.85	1.02	4.61	1.64	7.29	.73	6.33	1.26	6.15	1.09	4.37	1.44	6.90	1.51	3.66	1.02
	WBD - Aktivität[2]	2.31	.63	2.90	.48	2.59	.65	2.84	.34	-	-	-	-	3.84	1.03	4.56	.76	-	-	-	-

1) Die Vergleichsdaten zum Videointerview entstammen einer Untersuchung von ELLGRING (in Vorbereit.). Die endogen Depressiven (N=20) und die Normalen (N = 8) wurden im Rahmen eines chronobiologischen Projekts untersucht (LUND et al., 1981). Die Normalen wurden für 10 Tage stationär aufgenommen, so dass für sie die gleichen Rahmenbedingungen zutrafen, wie für die Patienten in der Grundlinienperiode. Die Vergleichsdaten zum RSS und ADA entstammen einer Fragebogen-Validierungsuntersuchung (unveröffentlichte Diplomarbeiten von JOKAY, 1982 und SCHNELLBACH, 1982).

2) Der Aktivitätswert der wöchentlichen Stationsbeobachtung ist wegen Modifikationen in der Scorebildung zwischen Studie I und II nicht mehr direkt vergleichbar.

tisch Depressiven hoch signifikant beeinträchtigt ($t_{Aktivität}$ = 6.10, p < .001, df = 49; $t_{Konzentration/Leistungsfähigkeit}$ = 5.31, p < .001, df = 49). Gegenüber endogen Depressiven besteht bei "Aktivität" kein Unterschied und eine geringere Beeinträchtigung der neurotisch Depressiven bei Konzentration/Leistungsfähigkeit (t = -2.01, p < .05, df = 59).
Das Pflegepersonal beurteilte das Aktivitätsniveau der Patienten im Mittel als eher niedrig (2.3 bzw. 2.6 auf einer sechsstufigen Skala).

Die KO- und die KG-Patienten der Studie II unterschieden sich bei "Konzentration/Leistungsfähigkeit" signifikant voneinander ($t_{VT\ versus\ KG}$ = 2.31, p < .05; KG ungünstigere Werte). Bis auf diese Variable gab es keine Ausgangswertunterschiede in den 3 Bedingungen. Gegenüber Studie I lagen die RSS-Werte etwas höher (t = 1.50, p = .07 bzw. t = 1.47, p = .07) und der Wert für motorische Hemmung niedriger (siehe oben).

Zusammenfassend ergibt sich für die Gruppe der neurotisch Depressiven eine deutliche Beeinträchtigung in den Aktivitäts- und Leistungsfähigkeitsvariablen relativ zu Normalen. Sie scheint bei "Konzentration/Leistungsfähigkeit" geringer als bei endogen depressiven Patienten, in Bezug auf die Aktivitätseinschätzungen und auf das gehemmte Syndrom jedoch vergleichbar.

6.4.3.2 Veränderungen der Aktivitätsvariablen von vor zu nach der Therapie

Verlaufseffekte in den multifaktoriellen Verianzanalysen ergaben sich für ADA-Aktivitätseinstellung (F(1) = 4.44, p < .05), motorische Hemmung (F(1) = 8.08, p < .01), Video-Aktivität (F(1) = 4.28, p = .05, Video-Konzentration/Leistungsfähigkeit (F(1) = 4.07, p < .05) sowie WBD-Aktivität (F(1) = 4.56, p < .05.

Eine Therapiebedingungs- x Verlaufs-Wechselwirkung fand sich für RSS-Zahl verstärkender Aktivitäten (F(2) = 4.77, p < .05). Er ging auf ein signifikantes Absinken (!) dieser Werte bei der KO und insignifikante Anstiege bei VT und KG zurück.

Bis auf den schon erwähnten Unterschied zwischen KO und KG in der Konzentration/Leistungsfähigkeits-Beurteilung unterschieden sich die Ausgangsdaten der Gruppen nicht, so dass bei den übrigen Variablen für die Interpretation die einfaktoriellen Varianzanalysen post herangezogen werden.

In der Anzahl der als verstärkend angegebenen Aktivitäten ergab sich ein hochsignifikanter Gruppeneffekt (F(2) = 7,12, p < .01), der auf einen bedeutsamen Kontrast zwischen der VT- und der KO-Gruppe (t = 2.94, p < .01) und auf einen gleich bedeutsamen Kontrast zwischen der KG-Gruppe und der KO-Gruppe zurückging (t = 3.44, p < .01). Die KG-Gruppe und die VT-Gruppe unterschieden sich nicht voneinander, d.h., beide Gruppen nannten mehr potentiell verstärkende Aktivitäten als die KO-Patienten.

Bei der Nützlichkeitsbeurteilung von Aktivitäten als Bewältigungsstrategien wurde der Gruppeneffekt post signifikant (F(2) = 3.99, p < .05), die Kontraste waren jedoch nur tendenziell bedeutsam: VT versus KO: t = 2.12, p < .07; VT versus KG: t = 2.08, p < .07. Die Verhaltenstherapiegruppe hielt am Ende der Therapie Aktivitäten für subjektiv hilfreicher in der Depressionsbewältigung.

Bezüglich motorischer Hemmung unterschieden sich die drei Gruppen nach der Therapie nicht.

Der signifikante Gruppeneffekt bei den Einschätzungen der Video-Antworten zu den Aktivitätsfragen (F = 3.87, p < .05) ging auf einen signifikanten Unterschied zwischen VT- und KG-Gruppe (t = -2.74, p < .05) zurück. Die KO und die KG unterschieden sich nur tendenziell, beide wurden von den Beurteilern aufgrund ihrer Aussagen inaktiver eingeschätzt als die VT-Patienten. Die wegen des Ausgangswertunterschieds gerechnete Kovarianzanalyse bei "Konzentration/Leistungsfähigkeit" führte zu einem signifikanten F-Wert (4.81, $p < .01$). Nur die prä- zu post-Veränderung innerhalb der VT-Gruppe wurde signifikant ($t = 2.56$, $p < .05$), die KO und die KG veränderten sich tendenziell ($t = 2.11$ bzw. $t = 2.09$, beide $p < .10$). In der vom Pflegepersonal beobachteten Aktivität gab es keinen interpretierbaren Unterschied zwischen den Behandlungsgruppen. Die Veränderung von vor zu nach der Therapie wurde allerdings nur innerhalb der VT-Gruppe ($t = -3.26$, $p < .05$) signifikant.

Zusammenfassend veränderten sich die Aktivitätsvariablen von der prä- zur post-Messung. Die VT-Gruppe hatte bei der Zahl verstärkender Aktivitäten, der Nützlichkeitsbewertung von Aktivitäten sowie bei den Beurteilungen der Video-Antworten und der Stationsbeobachtung in diesem Bereich deutlichere Veränderungen als die KO-Gruppe. Die KO- und die KG-Gruppe unterschieden sich mit Ausnahme der Zahl verstärkender Aktivität (KO weniger) nicht signifikant voneinander. Wir werten dieses Ergebnis als einen Hinweis, dass für die VT-Gruppe die Vermittlung einer aktivitätsorientierten Einstellung und die Förderung verstärkender Aktivitäten die angenommenen Konsequenzen hatte. Dass entsprechende Effekte für die KO- und die KG-Gruppe unbedeutend sind, entspricht den Erwartungen. Die Ausnahme ist der für die KG günstige Wert für Anzahl verstärkender Aktivitäten, der dem Setting-Unterschied ambulant (grössere Verfügbarkeit der aufgelisteten Aktivitäten) versus stationär (eingeschränktere Verfügbarkeit) zugeschrieben wird.

Die Handlungsbereitschaft der neurotisch Depressiven sollte

nach entsprechenden Hinweisen aus der Literatur (siehe
S. 94 ff) auf der physiologischen Ebene über die Analyse von
CNV-Parametern untersucht werden. Aus organisatorischen
Gründen war diese Untersuchung nur bei einem Teil der Therapiepatienten möglich, so dass sie an dieser Stelle in einem Exkurs dargestellt wird.

6.4.3.3 Exkurs: Ereigniskorrelierte langsame Potentiale (CNV)

In diesem Exkurs werden die bei FERSTL, DE JONG und ELTON
(1981) publizierten Ergebnisse zusammengefasst und ergänzt.

6.4.3.3.1 Zielsetzung

Wir waren daran interessiert, bei den Patienten der Therapiestudie zu ermitteln, wie die CNV-Parameter bei einer motorischen Reaktionsaufgabe sich von denen normaler Kontrollen und
von einer endogen-depressiven Vergleichsgruppe unterscheiden,
und ob eine unterschiedliche Reaktivität bei variierten Verstärkungsbedingungen boebachtbar ist. Ausserdem sollte durch
Vergleich der Messungen vor und nach der Therapie der Frage
nachgegangen werden, ob die CNV-Parameter mit dem Schweregrad bzw. der Verbesserung der Depression korreliert sind.

Unter der CNV wird eine langsame kortikale Negativierung verstanden, die zwischen einem Vorwarnreiz (S1) und einem imperativen Stimulus für eine motorische Reaktion (S2) im EEG
auftritt.
Bei Interstimulus-Intervallen (ISI) > 4 Sekunden wurden zwei
oder mehr voneinander trennbare Komponenten gefunden, denen
man unterschiedliche Funktionen zugeschrieben hat. (Überblicke über die bisherigen Ergebnisse enthalten die Arbeiten

von TECCE, 1971, 1972; DONCHIN, 1978 sowie McCALLUM, 1979.)
Die erste Komponente soll die Orientierungsreaktion repräsentieren, der zweiten Komponente werden Funktionen im Rahmen des Aufbaus eines motorischen/kognitiven Erwartungspotentials zugeschrieben. Diese zweite Komponente soll zwischen klinischen Gruppen und Normalen differenzieren. Repräsentiert sie Handlungsbereitschaft und treffen die Befunde zu, dass diese Bereitschaft mit dem, was von der Handlung abhängt, variiert (siehe die Diskussion von GIEDKE et al., 1980), so müssten Depressive eine relativ zu Normalen geringere Amplitude der zweiten Komponente zeigen, und diese dürfte, wenn bei dieser Gruppe eine geringere Verstärkerreagibilität vorliegt, auch weniger in Abhängigkeit von Verstärkungsbedingungen variieren.

6.4.3.3.2 Methode

15 gesunde Personen wurden, nach Alter und Geschlecht den Patienten vergleichbar, als Kontrollgruppe zweimal im Abstand von acht Wochen untersucht. 16 neurotisch Depressive nahmen zu Beginn und unmittelbar vor ihrer Entlassung an der Untersuchung teil, 7 endogene Patienten wurden bei Beginn der Therapie untersucht. Bei den endogen Depressiven wurden keine post-Messungen vorgenommen, da die Patienten zum Entlassungszeitpunkt meistens medikamentös behandelt wurden und dieser Parameter in nicht bekannter Weise mit den hier gemessenen psychophysiologischen Parametern zusammenhängt.
"Die Untersuchung fand in einem schallgedämpften, schwach beleuchteten Raum statt. Die Vpn sassen auf einem Entspannungsstuhl in halbzurückgelehnter Position und beobachteten während der Aufgaben zwei im Zentrum einer Projektionswand fixierte Lämpchen, die gleichzeitig als Fixationspunkt und Rückmeldungssignal dienten. Die beiden Töne für die Reaktionsaufgabe (800 Hz/500 Hz, 80 db, 500 msec) wurden über Lautsprecher in die Versuchskabine gespielt. Versuchsablauf, Rückmeldung für die Reaktionszeitaufgabe sowie die Datenaufzeich-

nung erfolgten on-line mit Hilfe eines PDP 8E Laborrechners.
Die EEG-Ableitung erfolgte standardmässig zwischen vertex
und links mastoid. Vertikale und laterale Augenbewegungen
wurden ebenfalls aufgezeichnet. Der Elektrodenübergangswiderstand lag jeweils unter 5 kΩ, die Zeitkonstante betrug 30
Sekunden und das EEG wurde 30 Hz tiefpassgefiltert. Von der
Analyse wurden alle Einzeldurchgänge, die Augenbewegungen
grösser als 20 µV oder Blincks enthielten, ausgeschlossen.
Für die 6 Sekunden baseline, 6 Sekunden Reaktionszeitaufgabe
und 6 Sekunden nach dem zweiten Ton wurden EEG und EOG in jeweils 900 Datenpunkten gespeichert. Vor der Mittelungsprozedur wurden je 5 benachbarte Datenpunkte gemittelt und das
auf diese Weise gefilterte EEG aufsummiert. Die Referenzspannung für die Amplitudenwerte im kritischen 6 sec-Intervall war der Mittelwert der 50 Datenpunkte vor Beginn von
S_1. Folgende CNV-Parameter wurden analysiert: die maximale
Amplitude und ihre Latenz im Bereich 0.8 - 2.8 sec nach S_1
und 2 sec vor S_2 sowie die korrespondierenden Flächen in diesen beiden Zeitabschnitten.
Die Aufgabe der Versuchspersonen bestand darin, bei Beginn
des imperativen Stimulus eine Taste zu drücken. Es gab zwei
Versuchsdurchgänge mit je 40 Aufgaben. Bei den zweiten 40
Durchgängen - der Verstärkungsbedingung - konnten für jede
"schnelle" Reaktion 0,25 DM gewonnen werden. Das Feedback
bezüglich schneller oder langsamer Reaktionen wurde über
Signallämpchen (grün = schnell; rot = langsam) gesteuert.
Das Reaktionszeitkriterium wurde vom Versuchsleiter während
des Versuchs so manipuliert, dass ein "Gewinn" bei ca. 2/3
der Versuchsdurchgänge möglich war. Zwischen den beiden
Sitzungshälften lag eine kurze Pause von 5 - 10 Minuten" (zitiert aus FERSTL et al., 1981, S. 543, 544).

6.4.3.3.3 Ergebnisse

Abbildung 27 enthält eine graphische Darstellung der Ergebnisse in den Gruppen.

Eine nonparametrische Analyse der Differenzen der einzelnen
CNV-Parameter (Flächen- und Amplitudenmasse) über Mann-
Whitney-U-Tests ergab folgende Resultate:

Zwischen Normalpersonen und Neurotisch-Depressiven differenzierte in der prä-Messung die Amplitude der _ersten_ Komponente in der Bedingung mit Gewinnchance (U = 54.0, t < .05)
und tendenziell (p = .06) auch in der Bedingung ohne Gewinn-

Abbildung 27: Die CNV von 16 neurotisch Depressiven (vor und nach der Behandlung), 15 Normalpersonen (1. und 2. Sitzung bei einem 8-Wochen-Intervall) und 7 endogen depressiven Patienten (vor der Behandlung)

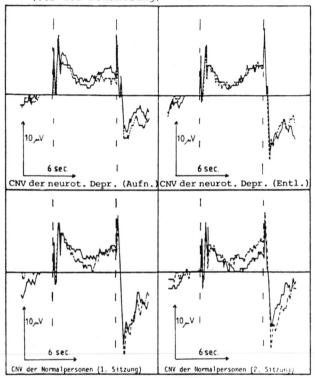
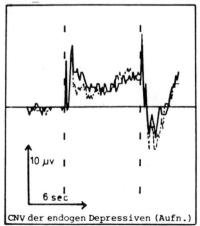

chance. In der zweiten Sitzung (für die neurotisch Depressiven nach der Therapie) gab es weder in der ersten noch der zweiten Komponente Unterschiede.
Die endogen Depressiven unterschieden sich von den Normalen (nur Vergleich der "prä"-Messungen) in der Situation ohne Gewinnchance sowohl in der Amplitude der zweiten Komponente ($U = 8.0$, $p < .05$), wie der Latenz der zweiten Komponente ($U = 8.0$, $p = .05$). In der Bedingung mit Gewinnchance zeigten sich Unterschiede in der Latenz der ersten Komponente ($U = 9.0$, $p \leq .05$) und der Latenz der zweiten Komponente ($U = 9.5$, $p < .05$).
Die obige Hypothese bestätigte sich damit leidglich für die endogen Depressiven in der Nichtverstärkungsbedingung. Zwischen neurotisch und endogen Depressiven zeigte sich eine statistisch absicherbare Differenz in der Bedingung mit Gewinnchance bei der Amplitude der ersten Komponente ($U = 8.0$, $p < .05$) und der Gesamtfläche des Potentials ($U = 7.0$, $p < .05$).
Die Ergebnisse sind insofern zu relativieren, als sich lediglich für die Amplitude 1 mittelhohe Korrelationen zwischen 1. und 2. Messung bei den Normalen fanden: $r = .48$, $p < .05$. Bei den Patienten waren die Interkorrelationen der Amplituden 1 bei der Verstärkungsbedingung ebenfalls signifikant ($r = .36$, $p < .05$), nicht allerdings bei der Bedingung ohne Verstärkung. Dies zeigt grössere Schwankungen in dieser Situation an, die unter Umständen inhaltlich von Bedeutung sind. Die geringe Retest-Reliabilität bei den Normalen weist darauf hin, dass in Sitzung 2 mit Ausnahme von Amplitude 1 etwas anderes gemessen wird als in der ersten Sitzung. Es sind deshalb nur diejenigen oben beschriebenen Gruppendifferenzen interpretierbar, die sich auf die Amplitude 1 beziehen.

Zusammenfassend unterstützt die Biphasität, die sich bei visueller Inspektion der Daten zeigt (siehe Abbildung 27), die

Annahme von zwei, in ihrer Funktion unterschiedlichen Komponenten der CNV. Die Unterschiede zwischen Normalen und neurotisch Depressiven bestehen nur vor der Behandlung der Depressiven und betreffen die Orientierungskomponente, den reliableren der Parameter. Die Unterschiede zwischen Normalen und endogen Depressiven betreffen vorwiegend die zweite Komponente. Die in der Literatur diskutierten Hypothesen über die besondere Bedeutung der zweiten Komponente der CNV für Depressive konnten nicht bestätigt werden, weil die mangelnde Reliabilität dieses Parameters in der Wiederholungstestung der Normalen eine Interpretation der Ergebnisse zur zweiten Komponente ausschliesst.

Voraussetzung für die Durchführung zukünftiger Untersuchungen ist es, die Reliabilität der CNV-Parameter entweder über methodische Verbesserungen zu erhöhen oder herauszufinden, welche Variablen möglicherweise systematisch den ersten vom zweiten Zeitpunkt der Messungen unterscheiden (etwa die grössere Strukturiertheit der Situation für die Teilnehmer). Die Untersuchungen sollten dann repliziert werden, wobei Messungen endogen depressiver Patienten zu verschiedenen Zeitpunkten und medikamentenfrei notwendig wären.

6.4.4 Sozialverhalten

6.4.4.1 Beeinträchtigungen des Sozialverhaltens vor der Therapie

Es werden zunächst diejenigen Befunde dargestellt, die auf Fremdbeurteilung des nonverbalen Sozialverhaltens beruhen. Nonverbales Verhalten wurde im Videointerview durch drei Einschätzungen zum kommunikativen Verhalten (Blickzuwendung, Beweglichkeit der Mimik, sprachbegleitende Bewegungen der Arme und Hände), durch Einschätzung der Sprechaktivität (ins-

gesamt sowie auf offene Fragen) sowie durch drei Einschätzungen zu nichtkommunikativen im Sinne der obigen Einteilung (siehe S. 140, 154) nichtinstrumentellen motorischen Verhaltensweisen (manipulative Bewegungen, Fuss- und Beinbewegungen, Positionsveränderungen des Körpers) erfasst. Eine weitere Fremdbeobachtung erfolgte durch wöchentliche Beobachtung des Pflegepersonals (Sprechhäufigkeit, Sprechflüssigkeit, Lautstärke, Blickkontakt, Gesichtsausdruck, Gestik).
Tabelle 18 enthält die Ausgangswerte der Studie I- sowie der Studie II-Patienten, und beim Videointerview zum Vergleich die entsprechenden Werte einer endogen depressiven Vergleichsgruppe sowie von normalen Kontrollpersonen.[1]
Die Ergebnisse bezüglich Sprechaktivität und nichtinstrumenteller Motorik weisen auf keine, diejenigen bezüglich des nonverbalen kommunikativen Verhaltens auf eine geringfügige Beeinträchtigung der Depressiven hin (t = 1.64, p < .06, df = 49 bei einem Vergleich zu den Normalen). Bis auf eine höhere Sprechaktivität der VT-Patienten gegenüber den KO-Patienten waren alle Vergleiche zwischen den Gruppen insignifikant. Ein Ratingwert von 5, um den die Video-Mittelwerte streuen, bedeutet eine Sprechaktivität, mimische Variabilität usw. im mittleren Bereich. Ebenso liegt die Skalenmitte in den Fremdbeobachtungen des Pflegepersonals zwischen 3 und 4, und die Depressiven liegen im Schnitt im positiven Bereich dieser Skala. Da die Einzelrating-Ergebnisse sehr ähnlich sind, wurden hier nur noch die zusammengefassten Werte verwendet. Es ergaben sich keine Unterschiede zwischen den neurotisch und den endogen Depressiven bei den Videovariablen zum nonverbalen Verhalten.

Den zweiten Bereich der erfassten Sozialverhaltensweisen kann man mit "Ausmass und subjektive Auswirkungen von sozialen Aktivitäten" umschreiben.

---

[1] Wir danken Herrn Ellgring für die Überlassung dieser Vergleichsdaten.

Tabelle 18: Ausgangs- und Entlassungswerte zum nonverbalen sozialen Verhalten in den verschiedenen Therapiebedingungen sowie Vergleichsdaten endogen Depressiver und Normaler zu den Ausgangswerten des Videointerviews

	Studie II												Studie I				Vergleichsdaten zu den Ausgangswerten[1]			
	VT (N = 10)				KO (N = 10)				KG (N = 7)				(N = 19)				Endogen Depr. (N = 20)		Normale (N = 8)	
	prä		post		prä		post		prä		post		prä		post		prä		post	
	M	SD	M	SD	M	SD	M	SD	M	SD	M	SD	M	SD	M	SD	M	SD	M	SD
Videointerview																				
Sprechaktivität	4.14	1.43	5.35	1.08	5.17	.63	5.66	.85	5.10	.73	5.09	.85	4.97	1.27	4.96	.93	4.94	1.51	4.70	.66
Nonverbales kommunikatives Verhalten (global)	5.20	.48	5.08	.76	5.24	.70	5.25	.79	5.88	1.22	5.60	1.08	5.27	1.07	4.95	.83	5.68	1.39	4.66	.79
- Blickzuwendung	4.20	1.60	4.50	.50	4.50	1.20	5.00	1.20	5.30	1.50	5.20	1.30	5.40	1.23	4.56	.71	5.00	1.91	4.50	1.31
- Variabilität der Mimik	5.50	1.20	4.80	.40	5.10	.90	5.00	.80	6.00	1.10	5.50	1.20	5.00	1.08	4.61	1.04	6.21	1.51	4.75	1.17
- Sprachbegleitende Gestik	5.00	2.00	5.30	1.20	6.10	1.30	5.70	1.10	6.20	1.50	5.80	1.30	5.40	1.67	5.67	1.41	5.89	1.94	4.75	.71
Nichtinstrumentelle Motorik (global)	3.47	.74	3.54	.87	4.49	1.05	3.58	.95	3.21	1.09	3.47	.22	4.07	.99	4.44	.97	3.82	1.76	3.43	1.31
Wöchentliche Stationsbeobachtung																				
Nonverbales Verhalten (global)	4.00	1.00	4.50	1.00	4.20	.80	4.20	.70	-	-	-	-	-	-	-	-	-	-	-	-

[1] Diese Vergleichsdaten entstammen einer Untersuchung von ELLGRING (in Vorbereitung). Die endogen Depressiven wurden im Rahmen des Chronobiologie-Projekts (LUND et al., 1982) untersucht. Die Normalpersonen wurden - in Bezug auf soziöökonomische Angaben parallelisiert - ebenfalls in die Klinik aufgenommen. Sie waren die Kontrollpersonen für die endogen Depressiven für eine 10-tägige Baselineperiode.

Tabelle 19 gibt einen Überblick über die Ausgangsdaten der Patienten in diesen Variablen. Vergleichsdaten von Nichtstudienpatienten liegen für die Video-Einschätzungen des Sozialkontakts, zu den Scores, die sich auf soziale Aktivitäten beziehen, und zur Einschätzung der Nützlichkeit von Sozialaktivitäten (ADA-HxE-Score) als Bewältigungsstrategien vor. Die Pflegepersonalbeobachtung der 'Sozialen Kompetenz' ist aufgrund von Modifikationen nicht mehr mit Studie I vergleichbar.

Die RSS enthält 47 soziale Items, der maximale Wert des Scores gewichteter sozialer Verstärker ist 188. Die erhaltenen Werte deuten im Vergleich zu denen von Normalen nur auf eine leichte Reduktion dieser Verstärkereinschätzungen hin. Normale erhalten der gerade abgeschlossenen Auswertung einer Zusatzuntersuchung zufolge Werte von 27.4 (Zahl) bzw. 74.6 (Score).

Im Vergleich zu Studie I sind die Werte bei den Patienten der Studie II angestiegen ($t = 2,40$, $p < .05$). Zwischen den Studie II-Bedingungen unterschieden sie sich nicht.

Eine ähnliche Veränderung ergab sich für den Nützlichkeitswert der sozialen Bewältigungsstrategien im ADA. Hier betraf die subjektiv günstigere Beurteilung vor der Therapie allerdings differentiell die VT-Gruppe, die sich im Ausgangsniveau von der KO-Gruppe signifikant unterschied (t-Wert des Kontrastes = 2.27, $p < .05$). Normale haben einen Wert von 1.8 (SD = 1.0), der nicht deutlich über dem der Studie-II-Patienten liegt, jedoch über dem der Studie-I-Gruppe.

Die Video-Sozialkontakt-Einschätzungen der Depressiven unterscheiden sich von denen Normaler ($t = 3.30$, $p < .001$, $df = 49$), liegen jedoch im mittleren Skalenbereich, so dass nur mit Einschränkungen von einer Beeinträchtigung sozial initiativer Äusserungen, der Reaktionen auf Ansprache und des Interesses an Sozialkontakten ausgegangen werden kann. Von den endogen Depressiven unterschieden sich die neurotisch Depressiven nicht. Dass die stationär aufgenommenen Patienten nach

Tabelle 19: Ausgangs- und Entlassungswerte zum Ausmass und den subjektiven Bewertungen sozialer Aktivitäten sowie Vergleichsdaten endogen Depressiver (nur Videointerview) und Normaler zu den Ausgangswerten

	Studie II												Studie I				Vergleichsdaten zu den Ausgangswerten[1]			
	VT				KO				KG								Endogen Depr.		Normale	
	prä		post		prä		post		prä		post		prä		post					
	M	SD	M	SD	M	SD	M	SD	M	SD	M	SD	M	SD	M	SD	M	SD	M	SD
RSS - Anzahl sozialer Aktivitäten	24.40	10.40	28.60	9.00	22.40	11.80	20.30	11.40	25.11	8.90	30.10	5.70	16.60	10.40	23.70	8.50	-	-	27.40	5.30
RSS - Gewichteter Score sozialer Aktivitäten	67.70	27.30	78.00	25.40	64.40	29.80	59.10	31.70	69.80	25.30	79.60	19.60	49.70	25.00	64.10	19.50	-	-	74.60	14.40
ADA - Nützlichkeitsbewertung	1.99	1.12	1.85	1.11	.89	.93	.67	.56	1.28	1.05	1.08	.67	.88	.70	1.01	.75	-	-	1.84	1.09
Video-Sozialkontakt	4.41	.66	3.50	.95	4.60	.80	4.05	1.27	5.49	.80	4.66	1.79	4.50	.93	3.64	1.06	4.98	1.27	3.50	.77
Wöchentliche Stationsbeobachtung																				
Geschätzte Anzahl Mitpatienten	7.25	2.88	11.00	4.07	7.20	2.90	9.90	4.40	-	-	-	-	9.23	4.12	12.2	4.14	-	-	-	-
Soziale Kompetenz	1.60	1.60	3.00	1.60	2.20	1.30	3.20	1.10	-	-	-	-	-	-	-	-	-	-	-	-

1) Die Vergleichsdaten für die Video-Variable entstammen der Untersuchung von ELLGRING (in Vorbereit.), siehe Anmerkung zu Tabelle 18. Die Vergleichsdaten zu den RSS- und ADA-Werten wurden in den Diplomarbeiten von JOKAY (1982) und SCHNELLBACH (1982) erhoben. Es handelt sich um Normale, die aufgrund ihrer sozioökonomischen Angaben vergleichbar den neurotisch Depressiven sind.

den Beobachtungen des Pflegepersonals im Mittel zu 7 (bzw.
9 der Studie I) Mitpatienten (bei einer 24-Betten-Station
etwa 1/3 der Anwesenden) Kontakt hatten, ist ein Hinweis
darauf, dass kein ausgeprägter sozialer Rückzug beobachtet
wurde. Die Qualität der Kontakte kann vom Pflegepersonal
nur ausschnitthaft eingeschätzt werden. Die erhaltenen Werte bei der Reaktionsbewertung auf Anerkennung und auf Kritik
liegen im negativen Bereich der Skala.

Die dritte Variablengruppe im Bereich sozialen Verhaltens
stellen die Faktoren sozialer Kompetenz dar, die im U-Fragebogen von ULLRICH und ULLRICH (1976) erfasst werden.
Die Tabelle 20 enthält ausser den Patienten-Daten dieser Studien zum Vergleich die Daten einer Ängstlichen-Stichprobe
(Patienten, die der gleichen Station aufgrund ausgeprägter
Sozialängste zugewiesen wurden) sowie einer Gruppe von normalen Nichtpatienten (Vergleichsdaten entnommen aus ULLRICH
und ULLRICH, 1977).
Da alle Kontraste (prä) zwischen den Patientengruppen der
Studie II nicht signifikant wurden und auch keine Unterschiedsüberprüfungen zwischen Studie I und II, wurden die
neurotisch Depressiven insgesamt mit den Normalen verglichen.
Die Prüfung in allen 6 Faktoren wurden hoch signifikant. Der
Vergleich mit den Angst-Patienten ergab, dass die neurotisch
Depressiven in dem Faktor "Nicht-nein-sagen-können" signifikant höhere Werte als diese Vergleichsgruppe aufwiesen (t =
2.11, p < .05) und in dem Faktor "Schuldgefühle" geringere
Werte (t = -1.92, p < .05; df jeweils 131). Bei den beiden
Angstfaktoren,"Fordern können" und "Anständigkeit" waren diese beiden Patientengruppen vergleichbar.

Es ergaben sich demnach folgende Hinweise zur Charakterisierung der sozialen Beeinträchtigung neurotisch Depressiver:
Ausser einem reduzierten nonverbal-kommunikativen Verhalten
waren keine auffälligen Abweichungen im Verhalten der Patien-

Tabelle 20: Ausgangs- und Entlassungswerte in den Faktoren des U-Fragebogens (ULLRICH und ULLRICH, 1977) sowie Vergleichsdaten sozialphobischer stationärer Patienten und einer Normalenstichprobe

	Studie II								Studie I (N = 17)				Vergleichsgruppen[1]			
	VT (N = 9)				KO (N = 9)								sozial ängstliche stat. Pat. (N = 89)		normale Nicht-Patienten (N = 584)	
	prä		post		prä		post		prä		post					
	M	SD	M	SD	M	SD	M	SD	M	SD	M	SD	M	SD	M	SD
Fehlschlag- und Kritikangst	47.29	17.80	39.69	22.67	56.44	8.92	57.33	10.25	56.33	10.67	40.33	15.92	54.48	13.68	44.50	18.19	50.42	16.57	27.94	13.06
Kontaktangst	40.30	17.39	33.59	22.80	44.78	10.62	46.00	14.57	42.11	12.64	30.33	18.35	45.01	10.28	37.50	16.72	40.73	15.67	24.88	12.05
Fordern können	32.46	18.52	39.92	19.60	26.07	12.03	26.56	13.46	30.44	13.88	39.49	13.38	24.64	8.22	34.60	12.15	25.45	11.48	38.97	9.25
Nicht-nein-sagen-können	40.80	15.01	33.35	18.00	50.00	16.45	49.67	13.38	46.28	8.70	36.50	6.34	49.94	7.86	42.00	13.99	41.43	15.40	27.85	12.24
Schuldgefühle	18.30	21.00	17.67	19.41	30.00	18.19	21.33	16.05	24.33	10.00	15.50	11.76	31.58	12.73	29.10	13.14	32.91	16.98	19.32	13.08
Anständigkeit	36.00	22.18	29.67	18.88	48.67	12.35	44.33	20.28	46.67	14.00	41.00	15.61	43.41	16.91	41.10	17.28	44.67	16.95	30.36	5.24

[1] Die Vergleichsdaten wurden entnommen aus ULLRICH und ULLRICH (1977)

ten zu erkennen. Das Ausmass sozialer Aktivitäten ist gegenüber Normalen zwar reduziert, aber nach den Skalenwerten wenig beeinträchtigt.
In den folgenden Variablen waren deutlichere Defizite zu erkennen: Die Depressiven reagierten in den Augen des Pflegepersonals auf wertende Stellungnahmen der Umwelt eher unangemessen. Die Attraktivität sozialer Verstärker erschien ebenso herabgesetzt wie die Beurteilung sozialer Verhaltensweisen als Bewältigungsstrategien gegen depressive Verstimmungen. Die ausgeprägtesten Beeinträchtigungen (relativ zu Gesunden) ergaben sich bei subjektiv empfundener Fehlschlag-, Kritik- und Kontaktangst, Fordern können, Nicht-nein-sagen-können, Schuldgefühlen und dem Faktor "Anständigkeit", dessen Items überangepasste Einstellungen messen. Die Depressiven erreichten mit Ausnahme von "Schuldgefühlen" vergleichbar hohe oder höhere Werte als eine stationär behandlungsbedürftige Angstneurotiker-Stichprobe. Das heisst, insgesamt scheint weniger das beobachtbare Verhalten gestört, als bewertende bzw. mit Angst besetzte Einstellungen der Patienten zu diesem Bereich oder alternativ, diejenigen Aspekte beobachtbaren Verhaltens, die für diese Depressiven kritisch sind, zum Beispiel die als beeinträchtigt beobachteten Reaktionen auf Anerkennung bzw. Kritik wurden nicht genügend erfasst.

6.4.4.2 Unterschiede zwischen allein, sozial integriert und mit einem festen Partner lebenden Depressiven

Wir hatten aus der Uneinheitlichkeit der Befunde zu sozialen Beeinträchtigungen sowie auch aus unseren Hausbesuchen und Kontakten mit Angehörigen die Hypothese, dass die Assoziation zwischen Depressivität und sozialer Beeinträchtigung weniger eng ist als zwischen bestimmten sozialen Lebensumständen - kombiniert mit Depressivität - und Mustern sozialer Beeinträchtigung.

Wir trennten deshalb die Gesamtstichprobe der neurotisch
Depressiven in 3 Gruppen auf: in 'allein und sozial isoliert
lebende', 'allein und sozial integriert', d.h. mit aktivem
Freundes- und Bekanntenkreis lebende und mit 'festem Partner
zusammenlebende' Personen.
Über nonparametrische Varianzanalysen und Einzelvergleiche
wurde überprüft, in welchen Variablen der globalen Depressivität, des Sozialkontakts und der Stichprobencharakteristika
sich die 3 Gruppen unterschieden.

Bei den Depressionsvariablen ergab sich ein signifikanter
Gruppeneffekt bei der Beurteilung des ängstlich-depressiven
Syndroms (IMPS, "Anxious intropunitiveness") mit $F(2) = 3.87$,
$p < .05$. Die allein, sozial isoliert Lebenden waren ängstlich-depressiver als die in fester Partnerschaft Lebenden ($t = 2.66$,
$p < .05$, $df = 46$) und diese ängstlich-depressiver als die sozial integriert Lebenden ($t = 2.57$, $p < .05$, $df = 46$). Der
IMPS-D-Effekt wurde nicht signifikant, tendenziell unterschieden sich die allein von den sozial integriert Lebenden
($t = -1.77$, $p < .10$, $df = 45$) in Richtung ausgeprägter Depressivität.
Im Bereich Sozialkontakt gingen in die Unterschiedsüberprüfungen alle Masse ein, die in den Tabellen 18 bis 20 aufgeführt
sind. Keiner der Gruppeneffekte wurde signifikant. In drei
Massen wiesen die allein Lebenden nach den Einzelvergleichen
tendenziell oder signifikant ungünstigere Werte auf: in der
Beurteilung des nonverbalen kommunikativen Verhaltens im
Videointerview ($t_{allein\ vs.\ integriert} = 1.87$, $p < 10$, $df = 41$),
in der Anzahl der Mitpatienten, zu denen Kontakte beobachtet
wurden ($t_{allein\ vs.\ Partner} = -2.27$, $p < .05$, $df = 15$) sowie bei
der Anzahl sozialer Aktivitäten in der Baselinewoche der Tagebuchaufzeichnungen ($t_{allein\ vs.\ Partner} = -2.30$, $p < .05$, $df = 15$).
Von den KG-Variablen (siehe Tabelle 13) ergaben sich für die

"Dauer der jetzigen Episode", die "Monate seit Erstmanifestation" und die "Gesamterkrankungszeit" tendenzielle Gruppeneffekte, die nach den Einzelvergleichen auf eine erhöhte Chronizität der Beeinträchtigung bei den allein Lebenden hindeuten (Dauer der jetzigen Episode: $t_{allein\ vs.\ integriert}$ = 2.05, p < .05; Gesamterkrankungszeit: $t_{allein\ vs.\ Partner}$ = 2.11, p < .05).
In drei der prämorbiden Persönlichkeitsfaktoren wurden die Gruppeneffekte signifikant: bei neurotoider Struktur (F(2) = 5.22, p < .01), dem Typus melancholicus-Faktor (F(2) = 9.63, p < .001) sowie der Lügenskala (F(2) = 3.87, p < .05). Bezüglich "Schizoidie" ergab sich ein tendenzieller Effekt (F(2) = 3.06, p < .10). Die allein Lebenden lassen sich durch eine erhöhte neurotoide Struktur (t = 3.23, p < .01, df = 32), eine geringere Ausprägung von Typus melancholicus-Zügen (t = -4.17, p < .001, df = 32) sowie eine erhöhte schizoide Struktur (t = 2.37, p < .05, df = 31) von den in fester Partnerschaft Lebenden unterscheiden. Die ohne festen Partner, aber sozial integriert Lebenden haben ebenfalls geringere Typus melancholicus-Werte als die mit Partnern Lebenden (t = -3.05, p < .01, df = 32) und niedrigere Werte in der Lügenskala (t = -2.77, p < .01, df = 32).
Aus diesen Ergebnissen lässt sich folgern, dass die allein Lebenden sich zwar kaum in Selbst- und Fremdbeurteilungsmassen des Sozialbereichs von den übrigen Gruppen - besonders den in Partnerschaft Lebenden - unterscheiden, aber durch mehrere Faktoren gekennzeichnet sind, die nach der Literatur eine negative Therapieprognose bzw. eine Persistenz der Symptome begünstigen: ängstlich-depressives Syndrom, Dauer der Erkrankung und Art der prämorbiden Persönlichkeitsstruktur. Die sozial integriert Lebenden unterscheiden sich in den hier untersuchten Variablen so selten von einer der anderen Gruppen, dass die gefundenen Unterschiede auch durch Zufall entstanden sein können und deshalb nicht interpretiert werden.

Soziale Isolation ging meist mit dem Fehlen heterosexueller Kontakte auch in der weiteren Vorgeschichte einher. Die sozial integriert lebenden Patienten hatten vor Beginn der akuten Verschlechterung der Erkrankung mehrheitlich noch sexuelle Kontakte gehabt, ebenso die mit einem festen Partner zusammenlebenden Patienten. Unter denen mit sexuellen Kontakten überwogen in Studie I diejenigen mit funktionalen Sexualstörungen sekundär partnerbezogener Form. In Studie I gab es nur sechs Patienten ohne die eine oder andere Form von Sexualstörungen, wobei hier keine Sexualität in der weiteren Vorgeschichte (10 Patienten) auch als eine Störung gewertet wurde. In Studie II gab es 11 Patienten, die depressionsbedingten Libidoverlust angaben, 4 Patienten, die über keine Beeinträchtigung ihrer sexuellen Kontakte berichteten, 12 Patienten mit sexuellen Problemen unabhängig von der Depression und 3 Patienten ohne sexuelle Erfahrungen.
Dieser Befund weist darauf hin, in Zukunft detailliertere verhaltensanalytische Informationen in diesem Bereich zu sammeln, was hier versäumt wurde, da das Ausmass dieser Beeinträchtigung vor Beginn der Studie nicht so hoch eingeschätzt worden war.

6.4.4.3 Die Veränderungen sozialer Variablen von vor zu nach der Therapie

Wie aus den Ergebnissen zum Ausgangsniveau zu erwarten, fanden sich in den Variablen, die als nicht beeinträchtigt charakterisiert wurden, in den multifaktoriellen sowie den einfaktoriellen Varianzanalysen keine signifikanten Verlaufs-, Therapiegruppen-, noch Wechselwirkungseffekte und auch keine Kontraste der Post-Werte zwischen den einzelnen Gruppen. Lediglich die wegen des Ausgangswertunterschieds bei Sprechaktivität gerechnete Kovarianzanalyse wurde $F = 3.59$, $p < .05$

signifikant. Es ergab sich ein signifikanter prä-post-Unterschied der VT-Gruppe ($t = -4.94$, $p < .01$), eine tendenzielle Differenz der KO-Gruppe und keine Veränderung der KG-Gruppe. Die Sprechaktivität der Behandlungsgruppen sank(!). Die Nichtveränderung betraf alle nonverbalen Verhaltensweisen (sowohl aus der Video- als auch aus der Stationsbeobachtungs-Erhebung) und die Einschätzungen des Ausmasses von sozialen Aktivitäten aus dem Video-Interview.[1]

Für die Stationsbeobachtungsvariablen 'Anzahl von Mitpatienten, zu denen Kontakte beobachtet wurden' und 'Reaktionen auf

---

[1] Ein Teil der Patienten der Studie I wurde vor und nach dem Training zur sozialen Kompetenz in sechs Rollenspielsituationen aus dem Selbstsicherheitstraining von ULLRICH und ULLRICH (1976) getestet. Diese Rollenspiele wurden von jedem Patienten zu Beginn der Gruppentherapie und kurz vor der Entlassung aus der Klinik gespielt und auf Videoband aufgenommen. Die Aufgabenstellungen waren: soziale Kontakte herstellen, gute Eigenschaften und Fähigkeiten an sich selbst wahrnehmen, loben und gelobt werden, ungerechtfertigte Vorwürfe zurückweisen, Forderungen eines Partners ablehnen. In jeder Rollenspielsituation gab es für die Auswertung inhaltliche und nonverbale Zielkriterien, die von zwei unabhängigen Beobachtern nach den Videoaufzeichnungen beurteilt wurden. Die Depressiven erwiesen sich in ihrem nonverbalen Verhalten sowie der Beachtung von Verhaltensweisen, die eine gute Kommunikation gewährleisten (z.B. aktives Zuhören, Ich-Gebrauch, situationsbezogene Formulierungen, direkte Gefühlsäusserungen, Löschen nicht berechtigter Vorwürfe usw.) als kaum beeinträchtigt. Die Skalenwerte lagen schon vor der Gruppentherapie im positiven Bereich der Skala. Allerdings ist zu beachten, dass die Zielverhaltenskriterien (s.o., z.B. Ich-Gebrauch) vorher transparent gemacht wurden, d.h. in einer klar definierten Aufgabensituation dieser Art ergaben sich keine Defizite. Beobachtungen der Interaktionen der Patienten mit ihren engen Bezugspersonen liessen erkennen, dass sehr wohl kommunikative Probleme bestanden, allerdings beidseitige, also auch solche des nichtdepressiven Angehörigen. Die Rollenspieltestung wurde wegen mangelnder externer Validität bei gleichzeitig hohem Zeit- und Auswertungsaufwand deshalb in Studie II nicht fortgesetzt.

Kritik/Forderungen bzw. Lob/Anerkennung' (soziale Kompetenz) konnte ein signifikanter Verlaufseffekt nachgewiesen werden (Anzahl Mitpatienten: $F(1) = 12.08$, $p < .01$; soziale Kompetenz: $F(1) = 8.35$, $p < .05$. Es gab keine interpretierbaren Entlassungswert-Unterschiede zwischen VT und KO, d.h. die Gruppen veränderten sich beide in positive Richtung. Die Veränderungen erreichten jedoch keine signifikante Grössenordnung innerhalb der Gruppen.

Für den RSS-Wert 'Anzahl sozialer Verstärker' ergab sich ein tendenzieller Gruppeneffekt ($F(2) = 2.92$, $p = .07$), die VT-Patienten nannten tendenziell mehr verstärkende Aktivitäten als die KO-Patienten ($t = 1.98$, $p < .06$) und diese signifikant weniger als die Kontrollpatienten ($t = -2.13$, $p < .05$). VT- und KG-Patienten unterschieden sich nicht. Die KG-Patienten stuften mehr soziale Aktivitäten als verstärkende ein als die Patienten der Behandlungsbedingungen. In der Nützlichkeitsbewertung von sozialen Aktivitäten als Depressionsbewältigungsmöglichkeiten hatte sich die VT-Gruppe vor der Therapie durch positivere Bewertungen von der KO-Gruppe unterschieden ($t = 2.27$, $p < .05$). Entgegen den Erwartungen und den Ergebnissen aus Studie I bewerteten die Patienten der Studie II in allen Gruppen die sozialen Aktivitäten nach der Therapie weniger günstig als vor der Therapie. Die Kovarianzanalyse wurde auf dem 5%-Niveau signifikant ($F(2) = 4.8$). Innerhalb der Gruppen war die Veränderung der KG-Gruppe bedeutsam ($t = -3.67$, $p < .05$).

Die U-Faktoren Kritik- und Fehlschlagangst, Kontaktangst sowie Forderungen stellen wiesen in der multivariaten Varianzanalyse signifikante Verlaufseffekte auf ($F(1) = 10.75$, $p < .01$; $F(1) = 4.50$, $p < .05$; $F(1) = 6.82$, $p < .05$.
Auch die Therapiegruppen- x Verlaufs-Wechselwirkungen wurden in diesen 3 Faktoren signifikant ($F(2/1) = 6.11$, $p < .01$; $F(2/1) = 3.63$, $p < .05$; $F(2/1) = 3.56$, $p < .05$).

Innerhalb der Bedingungen wurden die prä/post-Differenzen
der beiden Angstfaktoren für die VT-Gruppe signifikant (t =
2.24 bzw. 2.92, beide p < .05) und die Differenz von "Kritik- und Fehlschlagangst" für die Kontrollgruppe (t = 2.84,
p < .05).
Abbildung 28 verdeutlicht diese Ergebnisse durch graphische
Darstellung. Zum Vergleich wurde die Stichprobe der Studie I
einbezogen, deren Ergebnisse (siehe S. 385) denen der VT-
Gruppe der Studie II sowie der KG-Gruppe entsprechen.

Abbildung 28: Veränderungen der drei Gruppen der Studie II
sowie der Studie-I-Patienten (ST I) in den beiden Angstfaktoren des U-Fragebogens. Zum Vergleich enthält die Abbildung als durchgezogene
bzw. gestrichelte horizontale Linie die Werte,
die 1 oder 2 Standardabweichungen über den Mittelwerten von Normalpersonen liegen.

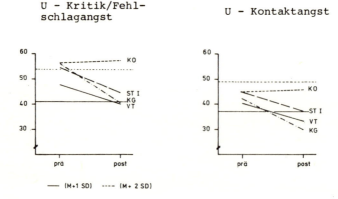

Die Veränderungen der VT-Gruppe sowie der Studie I-Patienten
entsprechen denen der Kontrollgruppe, die bei unterstützen-

den Gesprächen und Verlaufsdiagnostik auf "eigentliche" Therapie wartete und sich, worauf wir dieses Ergebnis hauptsächlich zurückführen, nicht in einer Klinik, sondern in ihrer normalen Umgebung aufhielt. Die um aktivitätsfördernde Komponenten entkleidete, rein kognitive Therapie bewirkt keine Reduktion subjektiv empfundener sozialer Ängste und damit deutlich weniger Effekte als bei den unspezifisch therapievorbereitend kontaktierten Kontrollpatienten auftraten. Vergleicht man die Entlassungswerte der Patienten mit Normalen-Daten (siehe die eingezeichneten Linien der oberen Grenzen des Bereichs innerhalb dem ein Wert 1 oder 2 Standardabweichungen über dem der Normalen liegt), so wird deutlich, dass selbst die Veränderungen von VT-, KG- und Studie I-Patienten gerade bis zur oberen Grenze des Normalenbereichs führen, also noch eine relativ starke Angst selbst in den gebesserten Gruppen besteht.

Analog der globalen Responder-Nonresponder-Dichotomie bildeten wir anhand der U-Veränderungen und der U-Post-Werte eine Sozialangst-Responder-Gruppe (Soz+) und eine Sozialangst-Nonresponder-Gruppe (Soz-). Die Soz+ waren definiert als: Entlassungswert innerhalb des "Normalen"-Bereichs bei Fehlschlag- und Kritikangst (< 41) und Kontaktangst (< 37) oder Veränderungen von mindestens 2 Standardabweichungen.
Die beiden Gruppen verteilten sich auf die globalen Responder/Nonresponder-Gruppen entsprechend den Zuordnungen in Tabelle 21.
Von den 30 Patienten der Studie II hatten sich 11 in den sozialen Angstfaktoren so gebessert, dass sie von ihren Entlassungswerten her nicht mehr im klinischen Bereich lagen, 5 davon aus der VT-Gruppe und 5 aus der KG. 4 der 5 VT-Patienten waren auch nicht mehr depressiv, 4 der 5 KG-Patienten waren weiterhin depressiv, 4 Patienten, alle behandelt und nicht in der Kontrollbedingung, waren nicht mehr depressiv

Tabelle 21: Sozialangst-Responder und -Nonresponder, aufgeteilt nach ihrer globalen Therapieresponse

	D+			D-		
Soz+	Studie I 9	VT 4	Gesamt 15	Studie I 1	VT 1	Gesamt 6
	KO 1	KG 1		KO 0	KG 4	
Soz-	Studie I 5	VT 2	Gesamt 9	Studie I 5	VT 3	Gesamt 20
	KO 2	KG 0		KO 7	KG 5	

aber noch sozial ängstlich. Die Hälfte der Studie II-Patienten war sowohl noch als depressiv wie als sozial-ängstlich zu charakterisieren. 7 dieser 15 Patienten gehörten zur KO-Bedingung, 5 zur KG- und 3 zur VT-Bedingung. Die jeweiligen Anteile für die VT-Gruppe entsprechen weitgehend denen der Studie I.
Die Zahlen für die Gesamtstichprobe der neurotisch Depressiven weisen auf gleichsinnige Veränderungen für die meisten Patienten hin (35 von 50). Es gibt nur 2 behandelte Patienten, die sozial weniger ängstlich werden und depressiv bleiben. Dies scheint ein Spezifikum der noch nicht in die Klinik Aufgenommenen. Dagegen gibt es 9 behandelte Patienten (fast ein Viertel, gegenüber 0 % bei den Kontrollen), die nicht mehr klinisch depressiv waren, aber noch erhöhte Sozialangstwerte hatten.

6.4.5 Bewertungen und Einstellungen (kognitive Aspekte)

6.4.5.1 Beeinträchtigungen in den Bewertungen und Einstellungen Depressiver vor der Therapie

Aus Tabelle 22 sind die Ausgangswerte der gemessenen kognitiven Variablen zu entnehmen. Referenzwerte enthält der rechte Teil der Tabelle. Studie I ist hier nicht zum Vergleich angeführt, da bis auf die beiden Videovariablen und den ADA-Wert die kognitiven Variablen noch nicht im Datensatz enthalten waren (zum Vergleich der 3 vorhandenen Werte siehe Tabelle 8 auf S. 318).

In den Ausgangswerten der Fragebogen, die kognitive Verzerrungen und dysfunktionale Einstellungen messen sollen, unterschieden sich die 3 Gruppen der Studie II nicht untereinander, aber jeweils hochsignifikant von einer normalen Kontrollgruppe.[1]

Das Ausmass dysfunktionaler Einstellungen (DAS) war deutlich höher als bei amerikanischen nicht-klinischen Depressiven (M = 113; keine Standardwertangabe, WEISSMANN & BECK, 1980) sowie bei unipolar Depressiven (M = 126.32; SD = 31.65) und nicht-psychotischen Patienten (M = 143.60; SD = 41.10) (beide Angaben aus einer Studie von SILVERMANN, 1980, zitiert bei WEISSMAN und BECK, 1980).

Bezüglich der Bewertung kognitiver Bewältigungsstrategien ergab sich ebenfalls ein signifikanter Unterschied der Depressiven zu einer normalen Vergleichsgruppe,[2] d.h. die De-

---

[1] Es handelt sich um eine bei DE JONG, HENRICH und NOPPENEY (1981) beschriebene Normalengruppe von N = 47 Personen, die in Bezug auf Alter, Geschlechtsverhältnis und sonstige Daten zur Person vergleichbar den Therapiegruppen war, jedoch einen höheren Ausbildungsstand hatte (siehe S. 415).

[2] Diese Normalgruppendaten wurden im Rahmen der Diplomarbeiten von YOKAY (1982) und SCHNELLBACHER (1982) erhoben. Es handelt sich um 25 Personen, die in Alter, Geschlecht, sozioökonomischem Status einschliesslich des Ausbildungsstandes der Patientengruppe vergleichbar waren.

Tabelle 22: Ausgangs- und Entlassungswerte der kognitiven Variablen in den einzelnen Therapiebedingungen der Studie II und Vergleichsdaten zu den Ausgangswerten von nicht-depressiven und (nur bei Video-Variablen) endogen depressiven Patienten

	VT (N = 9)				KO (N = 9)				KG (N = 8)				Vergleichsdaten zu den prä-Werten		
	prä		post		prä		post		prä		post				Vergleichsgruppe
	M	SD	M	SD	M	SD	M	SD	M	SD	M	SD	M	SD	
Kognitive Verzerrungen															
CRT - Rational	18.1	5.3	24.6	4.2	20.9	6.5	24.0	7.5	21.1	5.8	21.4	11.8	29.8	5.5	Normale (N=47)[1]
CRT - Irrational-depressiv	10.8	5.7	6.0	5.6	10.3	6.7	8.4	5.8	9.1	5.1	6.6	6.1	1.9	3.2	"
KIS	314.1	70.8	367.4	95.5	323.3	34.2	306.1	42.9	293.4	35.4	377.3	94.5	369.6	31.5	"
Dysfunktionale Einstellungen															
DAS	162.4	29.0	141.1	36.1	157.2	30.8	147.7	25.3	174.7	42.0	148.5	22.2	85.7	19.1	"
Nützlichkeitsbewertung kognitiver Bewältigungsstrategien (ADA - H x E pos.)	1.1	.8	1.4	1.1	.5	.6	.7	.6	.6	.6	1.6	.3	1.6	1.0	Normale (N=25)[2]
Positive Ereignisbewertung (VIDEO)	6.2	2.2	5.8	2.7	6.0	2.1	6.3	2.0	7.6	1.5	7.3	2.0	4.75	.89	Normale (N= 8)[3]
													7.17	1.53	Endogen Depr. (N=18)
Sicht der Zukunft (VIDEO)	3.7	.8	3.9	2.3	4.3	1.6	4.5	1.0	6.3	1.2	6.7	1.2	3.13	1.36	Normale (N= 8)
													5.84	2.14	Endogen Depr. (N=19)
Anzeichen negativen Denkens (WBD)	3.2	1.0	2.3	1.1	2.6	.6	2.9	.9							

1) Diese Daten stammen aus der Arbeit von DE JONG, HENRICH und NOPPENEY (1981). Stichprobencharakteristika siehe S. 415.

2) Diese Daten stammen aus einer Reliabilitäts- und Validitätsuntersuchung kognitiver Fragebogen (JOKAY, Diplomarbeit, in Vorbereit.; SCHNELLBACH, Diplomarbeit, in Vorbereit.)

3) Die Video-Vergleichsdaten stammen aus der schon zitierten Untersuchung von ELLGRING (in Vorbereitung).

pressiven beurteilten die (von ihnen mit gleicher Häufigkeit
wie die Normalen angegebenen) kognitiven Bewältigungsmöglichkeiten vom Typ "Ich versuche, meine Situation aus einer
anderen Perspektive zu sehen" als weniger hilfreich für die
Bewältigung depressiver Stimmungen.

Die Ereignisbewertung der neurotisch depressiven Patienten
(VIDEO) unterscheidet sich von der Normaler ($t = 1.85, p < .05$)
in negative Richtung und von der endogen Depressiver in positive Richtung ($t = -2.01, p < .05$). Beide Depressivengruppen
zeigen also das postulierte Symptom, die endogen Depressiven
ausgeprägter. Bei der KG ist dieser Wert am ausgeprägtesten,
unterschied sich jedoch nach den Kontrastergebnissen der unifaktoriellen Varianzanalyse nicht von den Werten der übrigen Gruppen.
Die Sicht der Zukunft erfasst über die Einschätzung der Antwort auf die Frage "Wie glauben Sie wird es in Zukunft mit
Ihnen weitergehen?" lag nur für die KG im Bereich einer deutlich pessimistischen Sicht. Beide Kontraste sowohl zur VT-
als auch zur KO-Gruppe wurden mit $p < .01$ hochsignifikant
(VT vs. KG $T = -3.55$; KO vs. KG $T = -2.92$).
Die in der Stationsbeobachtung erfassten Gesprächsinhalte
sind ein erster Versuch gewesen, Anzeichen negativen Denkens
auf der Ebene beobachtbaren Verhaltens nachzuweisen. Die in
Tabelle 22 dargestellten Mittelwerte sind wegen fehlender
Vergleiche schwer interpretierbar. Bei Werten um den Mittelwert der sechsstufigen Skala ist nicht davon auszugehen,
dass sich in den Gesprächsinhalten negatives Denken deutlich
manifestiert. Nach den Berichten der beteiligten Schwestern
und Pfleger äussern sich die Patienten im Stationsalltag selten abwertend und die Gesprächsinhalte sind überwiegend neutral.

6.4.5.2 Die Veränderungen von Bewertungen und Einstellungen von vor zu nach der Therapie

Für die beiden CRT-Scores resultierten Verlaufseffekte (CRT-R: $F(1) = 6.90$, $p < .05$; CRT-ID: $F(1) = 13.56$, $p < .01$) und für den CRT-ID-Wert auch eine tendenzielle Therapiebedingungs- x Verlaufs-Wechselwirkung ($F(2) = 2.80$, $p < .09$). In den multifaktoriellen Varianzanalysen ergaben sich weder interpretierbare Effekte noch Einzelkontraste. In der VT-Gruppe wurden die prä-post-Differenzen für beide Werte signifikant ($t = -2.62$ bzw. $t = 2.98$, beide $p < .05$), in der KO nur die Erhöhung des "Rational"-Scores ($t = -3.0$, $p < .05$). Die Werte der KG änderten sich nicht.
Die Ergebnisse der beiden unifaktoriellen Varianzanalysen prä und post wie auch der prä-post-Vergleich innerhalb der Therapiebedingungen für den KIS-Bogen waren nicht interpretierbar, obwohl die multifaktorielle Varianzanalyse auf eine signifikante Therapiebedingungs- x Verlaufs-Wechselwirkung hingewiesen hatte. Die Kovarianzanalyse mit den Ausgangswerten als Kovariaten führte zu einem signifikanten Ergebnis ($F = 4.21$, $p < .04$), was über die von der KO abweichenden deutlicheren Veränderungen der VT und der KG erklärt werden kann. Beide Gruppen haben nach der Therapie Werte in der Grössenordnung der normalen Vergleichsgruppe.
Für die DAS ergab sich ein Verlaufseffekt ($F(1) = 8.77$, $p < .01$), jedoch kein signifikanter post-Unterschied zwischen den drei Gruppen, lediglich die prä-post-Veränderung innerhalb der VT-Gruppe ist als Tendenz interpretierbar ($t = 2.1$, $p < .10$).
Die Nützlichkeitsbewertung kognitiver Depressionsbewältigungsstrategien veränderte sich (Verlaufseffekt $F(1) = 7.51$, $p < .05$). Signifikant war nur die Veränderung innerhalb der VT-Gruppe ($t = -2.45$, $p < .05$) von vor zu nach der Therapie.
Zusammenfassend veränderten sich zwar die Fragebogenwerte

der Patienten in Richtung auf eine rationalere, weniger depressiv-irrationale Situationsbewertung, weniger dysfunktionale Einstellungen und eine günstigere Beurteilung kognitiver Bewältigungsstrategien. Die post-Werte aller drei Gruppen unterschieden sich jedoch nicht signifikant und waren (mit Ausnahme von KIS bei VT und KG) auch nach der Therapie bzw. Wartezeit gegenüber denen von Normalen in irrationalere, dysfunktionalere Richtung verändert. Signifikante prä-post-Veränderungen hatten sich vor allem innerhalb der VT-Gruppe ergeben, bei der KO-Gruppe nur bezüglich der Scores rationaler Antworten im CRT. Dass die kognitive Therapie einen besonders günstigen Effekt auf negativ verzerrte Kognitionen und Einstellungen hat, ist demnach anzuzweifeln. Den relativ günstigsten Einfluss hat die VT.
Nach den Hinweisen der Längsschnittuntersuchung von LEWINSOHN et al. (1981) sowie der DAS-Reliabilitätsergebnisse von WEISSMAN und BECK (1978) gehören die hier gemessenen Beeinträchtigungen zu den bei Depressiven persistenteren. Es könnte sich um Variablen handeln, die einen Indikator für Therapieresistenz darstellen (siehe 6.4.8 für Hinweise zu Chronifizierungshypothesen).

Von den beiden Videovariablen ergab sich für die "Zukunftserwartung" in der unifaktoriellen Varianzanalyse post zwar eine fast signifikante Gruppenwirkung, die wegen des signifikanten Ausgangswertunterschiedes berechnete Kovarianzanalyse führte jedoch zu einem insignifikanten Ergebnis. VT- wie KO-Patienten waren und blieben relativ optimistisch, die KG-Gruppe war und blieb relativ pessimistisch. Bezüglich "Ereignisbewertung" fanden sich keinerlei Effekte, ebenso keine Unterschiede zwischen der VT und der KG in den 'Anzeichen negativen Denkens' in der wöchentlichen Stationsbeobachtung.
Der Versuch, über die Einschätzung beobachtbarer Reaktionen Therapieeffekte auf kognitive Variable abzubilden, kann nach diesen Ergebnissen als gescheitert angesehen werden.

Da die Ergebnisse der Vorerhebungen der kognitiven Fragebogen sowie die Video-Resultate der Studie I in ähnliche Richtung gewiesen hatten, planten wir zwei Zusatzuntersuchungen: eine mit der Zielsetzung, Hinweise für die Konstruktion eines Verhaltenstests zu finden, durch den kognitive Variable erfasst werden können, und eine zweite mit der Zielsetzung, die Häufigkeit und Nützlichkeit kognitiver Bewältigungsstrategien durch einen speziellen Fragebogen zu erfassen. Diese beiden Untersuchungen sollen in den folgenden Abschnitten dargestellt werden.

6.4.5.3 Exkurs: Erfolgserwartungen, Kontingenzauswirkungen und Kausalattributionen klinisch depressiver Patienten in einer sozialen Problemlösungssituation

6.4.5.3.1 Zielsetzung

Die von AMMANN (1981) und ROCKSTROH (1981) im Rahmen von Diplomarbeiten durchgeführte experimentelle Untersuchung (ausführlicher dargestellt in DE JONG, AMMANN & ROCKSTROH, in Vorbereitung) ist ein erster Schritt zu dem Ziel, für zukünftige Therapiestudien eine Verhaltenstestsituation zu entwickeln, in der kognitive Reaktionen innerhalb sozialer Stimulussituationen erfasst werden können.
Es sollte sich um eine Situation handeln, in der üblicherweise benutzte Attribuierungsmöglichkeiten (Fähigkeit, Anstrengung, Aufgabenschwierigkeit, Zufall) und eventuell noch weitere situationstypische Alternativen unter verschiedenen Erfolgs-/Misserfolgsbedingungen erfasst werden können. Ausgehend von den Ergebnissen von GOTLIEB und ASARNOW (1979), die in Attribuierungsuntersuchungen fanden, dass sich Depressive in sozialen Situationen anders als in nichtsozialen verhielten, und dem der Arbeit von SACCO und HOKANSON (1978) ent-

nommenen Hinweis, dass der Öffentlichkeitscharakter einer
Situation die Variable sein könnte, die Bewertungsprozesse
von Depressiven in typischer Weise verändert, wurde eine
Situation unter Öffentlichkeitsbedingungen gewählt, in der
die Erfolgs-/Misserfolgsrückmeldung nicht direkt gegeben,
sondern aus den Rückmeldungen im Vergleich zu anderen (in-
struierten) Teilnehmern am Experiment indirekt erschlossen
werden konnte. Die Wahl der sozialen Situation und auch die
Wahl eines sozialen, eher ambiguösen Feedbacks erhöht unserer
Meinung nach die externe Validität einer Untersuchung im Kontext von Attribuierungsmodellen. Wie unter 4.4.2 ausgeführt,
beziehen sich die im LH-Kontext durchgeführten Experimente
fast ausnahmslos auf nicht-soziale Aufgabensituationen. Die
bislang für Depressive wenig eindeutigen Ergebnisse könnten
damit zusammenhängen, dass diese Art von Situationen für
Depressive nicht kritisch sind, sondern - und dafür liegen
schon diskutierte Untersuchungen vor - eine soziale Situation besonders mit negativem Ausgang stärkere Auswirkungen
hat.

6.4.5.3.2 Versuchsablauf, Methoden und Hypothesen

Die gewählte <u>Aufgabe</u> fand unter einer Skillinstruktion statt.
Sie bestand darin, bei einer Serie von Dias, auf denen die
Gesichter von Personen zu sehen waren, jeweils anzugeben,
welcher Gefühlsausdruck die abgebildete Person charakterisiert. Diese Aufgabe wurde in einer Gruppensituation durchgeführt, bei der ausser dem Patienten bzw. im Falle der Kontrollgruppe einer Vp noch drei eingeweihte Beurteiler (stooges)
teilnahmen, die ihre Urteile nach einer festgelegten Reihenfolge und je nach Bedingung in Übereinstimmung oder Abweichung
von der Vp oder dem Patienten abgaben.
Die Instruktion für die Patienten lautete:

"Diese Untersuchung hat den Zweck, eine allgemeine Fähigkeit, die bekannt ist als soziale Intelligenz, zu überprüfen. Wissenschaftliche Ergebnisse zeigten, dass Personen, die eine hohe soziale Intelligenz aufweisen, besonders gut beurteilen können, was andere denken und fühlen.
Wir messen soziale Intelligenz, indem wir Ihnen Gesichter von Personen darbieten, die unterschiedliche Gefühle ausdrücken. Ihre Aufgabe ist es, zu beurteilen, was für Gefühle diese Personen zeigen.
Wir führen diese Untersuchung in einer Kleingruppe durch. Daher können Sie durch den Vergleich mit Ihren Gruppenmitgliedern ein Gefühl dafür entwickeln, wie Sie mit der Aufgabe zurechtkommen. In Voruntersuchungen hat sich gezeigt, dass die meisten Versuchspersonen ungefähr bei der Hälfte der Urteile von anderen bestätigt werden.
1. Sie werden eine Reihe von Photographien von Personen sehen, die verschiedene Gefühle zeigen. Ihre Aufgabe ist es, zu beurteilen, welches Gefühl die Person empfindet.
2. Um Ihnen Ihr Urteil zu erleichtern, haben wir 16 verschiedene Gefühlszustände für Sie ausgewählt. Sie erwiesen sich als massgebend für die Unterscheidung verschiedener Gefühle.
3. Versuchen Sie, den für Sie zutreffenden Gesichtsausdruck herauszufinden.
4. Sie werden jedes Photo 10 Sekunden sehen. Während dieser Zeit betrachten Sie das Photo möglichst intensiv und bilden sich ein Urteil. Teilen Sie Ihr Urteil dann laut Ihren anderen Gruppenmitgliedern mit.
5. Versuchen Sie, jedes Photo als eine neue Aufgabe zu sehen, und versuchen Sie bitte nicht, sich von früheren Urteilen beeinflussen zu lassen."

Der <u>Versuchsablauf</u> gliederte sich in die folgenden Abschnitte:

a) Erhebung der situativen Stimmung (Bf-S) sowie der Depressionstiefe (BDI).

b) Schaffung einer Wartesituation gemeinsam mit den 'stooges', damit ein Aufwärmeffekt und die Etablierung einer Gruppenatmosphäre stattfinden konnte.

c) Durchführung des Experiments

  <u>Präexperimentelle Messungen</u>

  - Vorgabe eines prospektiven Attributionsfragebogens
    Dieser von AMMANN und ROCKSTROH (unveröffentlichte Diplomarbeiten, 1981) zusammengestellte Fragebogen erfasst mit je einer Frage die Erfolgserwartung (Übereinstimmungen mit den anderen Versuchsteilnehmern) sowie das subjektive

Kriterium für Zufriedenheit, gemessen an der Zahl der Übereinstimmungen (Anspruchsniveau). Anschliessend sollen die klassischen Attributionsfaktoren Fähigkeit, Anstrengung, Aufgabenschwierigkeit und Zufall/Glück hinsichtlich ihres erwarteten Beitrags bei der Erfüllung der vorher kurz geschilderten Testsituation eingeschätzt werden. Zusätzlich zu den klassischen Faktoren wurden 23 weitere vorgegeben, die für die gewählte soziale Situation und das Zusammensein mit anderen Gruppenteilnehmern als eventuell relevante Einflussgrössen angesehen wurden. Die Einzelskalen waren in folgender Weise formuliert (hier am Beispiel Fähigkeit):

meine Fähigkeit

−5	0	+5
hat sehr negativen Einfluss auf das Ergebnis	hat keinerlei Einfluss auf das Ergebnis	hat sehr positiven Einfluss auf das Ergebnis

Die zusätzlichen Skalen trugen die Überschriften: Gruppenmitglieder, Klarheit der Aufgabenstellung, mein persönlicher Einsatz, mein Interesse an der Untersuchung, die zur Verfügung stehende Lösungszeit, meine Menschenkenntnis, meine momentane Stimmung, meine Entschlusskraft, die Ablehnung/Anerkennung meiner Person durch die Gruppenmitglieder, mein körperliches Befinden, mein Einfühlungsvermögen in andere, meine Ähnlichkeit zu anderen Gruppenmitgliedern, Glück/Pech, die Unterlegenheit/Überlegenheit der anderen, mein seelisches Befinden, meine Sympathie für die anderen, meine Auffassungsgabe, meine Sicherheit im Umgang mit Gruppen, meine Konzentrationsfähigkeit, die Gruppengrösse, meine Bereitschaft zur Mitarbeit, die Dominanz einzelner Gruppenmitglieder, meine Wettbewerbsbereitschaft.

- Vorgabe einer Skala, mit der die unmittelbare Erfolgserwartung eingeschätzt werden soll. Diese Skala besteht

aus einer 10 cm langen Linie, bei der durch Ankreuzen
das Ausmass an Sicherheit auf die Frage: "Wie sicher
sind Sie, dass Ihr Urteil beim folgenden Foto von den
Gruppenmitgliedern bestätigt bzw. nicht bestätigt wird?",
markiert werden soll. Ein Strich in der Mitte sowie die
Referenzpunkte "sicher bestätigt" und "sicher nicht bestätigt" sind vorgegeben. Auf dem Formblatt, das diese
Skala enthält, sind in verschlüsselter Form für die
'stooges' die für die Bedingung zu erfüllenden Antwortrichtlinien vorgegeben.

Experimentelle Phase

- Darbietung des ersten Dias (für 10 Sekunden) sowie einer Liste von 17 Gefühlsausdrücken, aus denen dann der
Begriff ausgewählt werden soll, der auf die abgebildete
Person am besten zutrifft. Die Liste stellt eine Kombination von Emotionskategoriensystemen von TOMKINS und
McCARTER (1964) sowie von OSGOOD (1966) dar.
- Abgabe des Urteils, wobei die Vp jeweils als erste urteilt und die Reihenfolge und Art der Urteile der anderen Teilnehmer durch den vorherigen Code festgelegt sind.
- Vorgabe der das nächste Dia betreffenden Sicherheitsskala und Durchführung der Einschätzung bei insgesamt 12
Fotos.

Postexperimentelle Phase

- Vorgabe des retrospektiven Attributionsfragebogens. Er
enthält die gleichen Skalen wie der prospektive. Vorangestellt sind die Fragen: "In wievielen der 12 Urteile
fanden Sie eine Übereinstimmung mit mindestens einem
weiteren Gruppenmitglied?" und "Wenn Sie Ihr Ergebnis
mit Ihrer anfänglichen Erwartung vergleichen, wie zufrieden sind Sie dann?" (vierstufige Skalen von "sehr zufrieden" bis "sehr unzufrieden"). Nachgestellt sind
zwei Fragen, die die anderen Gruppenteilnehmer betreffen: "Wie waren die anderen Gruppenmitglieder mit ihren

Leistungen wohl zufrieden?" (vierstufige Skala von "sehr zufrieden" bis "sehr unzufrieden") und: "Auf welche Ursachen, glauben Sie, führen die anderen Gruppenmitglieder ihre Leistungen zurück?" (Fähigkeit, Anstrengung, Aufgabenschwierigkeit, Zufall, Gruppenmitglieder).
- Vorgabe eines Fragebogens zur sozioökonomischen Situation (Geschlecht, Alter, Schulabschluss, Beruf, momentane Tätigkeit, Familienstand).
- Aufklärung der Patienten und Kontrollpersonen.

Die Verstärkerbedingung hatte drei Stufen. Unter 50 % Verstärkung erhielten alle Beteiligten (Vp und 'stooges') bei je sechs Urteilen positive Verstärkung. Die Misserfolgsbedingung war dadurch definiert, dass die Versuchspersonen nur bei drei Urteilen positive Verstärkung erhielten (25 %), zwei der 'stooges' zu 50 % und einer zu 75 %. In der Erfolgsbedingung bekam die Versuchsperson bei neun Urteilen positives Feedback (75 %), zwei der 'stooges' bei 25 % und einer bei 50 % der Urteile.

Die beiden untersuchten Stichproben waren:
a) depressive in stationärer Behandlung befindliche Patienten, die folgende Kriterien erfüllen mussten: RDC für major depressive disorder, BDI-Wert > 20, Alter 20 - 50
b) nicht-psychische Kranke, nicht-depressive Kontrollpersonen, die sich zum Zeitpunkt der Untersuchung wegen körperlicher Erkrankungen in stationärer Behandlung befanden, sich hinsichtlich des Ausmasses der Depressivität (Kriterium beim BDI $\leq$ 10) nicht jedoch bezüglich anderer sozioökonomischer Variablen voneinander unterscheiden sollten.

Es ergibt sich ein 2x3faktorielles Gruppen-Verstärkungsbedingungs-Design. In jeder der sechs Zellen dieses Plans wurden 8 bis 10 Personen untersucht, insgesamt 24 Depressive und 26 Nicht-Depressive.

Die <u>Hypothesen</u> bezogen auf dieses Design lauten:
- Depressive neigen nach der Instruktion und vor dem Versuch zu Misserfolgserwartung, d.h. sie glauben die vorgegebenen Durchschnittswerte nicht zu erreichen, während Nicht-Depressive eher erfolgsorientiert sind.
- Depressive schreiben internalen Faktoren (Fähigkeit, Anstrengung) prospektiv eine Wirksamkeit in negativer Einflussrichtung zu, während Nicht-Depressive internalen Faktoren einen positiven Einfluss zuschreiben.
- Die Änderung der Erfolgserwartung ist bei Depressiven weniger häufig kontingent und insgesamt niedriger als bei Nicht-Depressiven.
- Depressive reagieren eher auf Misserfolge verstärkerkontingent, während Nicht-Depressive eher auf Erfolg verstärkerkontingent reagieren.
- Depressive nehmen unter der Erfolgsbedingung eher externale Attribuierungen vor, nach Misserfolg eher internale, während Nicht-Depressive eher umgekehrt reagieren.
- Depressive nehmen die 50 % Erfolgsbedingungen eher als Misserfolg wahr als Nicht-Depressive.
  Nach dem Versuch unterschätzen Depressive im Vergleich zu Nicht-Depressiven die Anzahl der relativ zu den anderen erhaltenen positiven Rückmeldungen.
- Depressive sind mit ihrem Ergebnis unzufriedener als Nicht-Depressive.
- Depressive schreiben anderen Personen in grösserem Ausmass internale Attribuierungen zu als sich selbst und als Nichtdepressive.

6.4.5.3.3 Ergebnisse

<u>Zu den während der präexperimentellen Phase erfassten Variablen</u>

Die Depressiven unterschieden sich entgegen der oben formulierten Annahme in ihrer Anspruchsniveausetzung nicht von der Vergleichsgruppe. Sie waren als Gruppe auch nicht als misserfolgsorientierter zu charakterisieren, sondern zu etwa gleichen Teilen als erfolgsorientiert und misserfolgsorientiert. Die Nichtdepressiven zeigten dagegen überwiegend (zu 77 %) eine Erfolgsorientierung. In ihren Erfolgsprognosen vor dem ersten und zweiten Durchgang lag die depressive Gruppe deutlich unter der normalen Gruppe (t = 2.98 bzw. 3.3; df = 48; p < .01 für beide Durchgänge). Die Erfolgserwartungen korrelierten hochsignifikant -.40 (1. Durchgang) und -.48 (2. Durchgang, wobei der erste unter jeder Bedingung verstärkt worden war) mit der über den BDI gemessenen Depressivität.

In ihren prospektiven Ergebniszuschreibungen unterschieden sich die beiden Gruppen bei "Fähigkeit" und "Anstrengung" signifikant (t = 2.7; df = 48; p < .01 bzw. t = 2.4; df = 48; p < .05). Depressive schrieben beiden Faktoren relativ zu Nicht-Depressiven einen geringeren Einfluss zu, der jedoch auch bei ihnen im positiven Skalenbereich lag.

Die Depressiven schrieben sämtlichen Faktoren einen geringeren Einfluss zu, während die Nicht-Depressiven die Wirksamkeit der Einzelfaktoren im positiven Bereich differenzierten.

<u>Zu den während der Versuchsdurchgänge erfassten Variablen</u>

Die beiden Gruppen unterschieden sich in den einzelnen Verstärkungsbedingungen nicht in ihren Erwartungsveränderungen. Für Depressive wie Nicht-Depressive waren kontingente Erwartungsveränderungen insgesamt wahrscheinlicher als nicht-kontingente.

Abbildung 29 verdeutlicht die Verläufe der beiden Gruppen unter den drei Verstärkungsbedingungen.

Abbildung 29: Verlauf der Erfolgserwartung während der 12 Experimentaldurchgänge

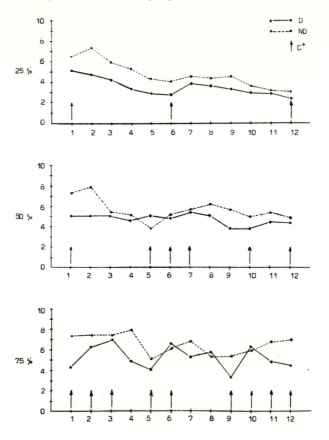

Man kann sehen, dass sich die Nicht-Depressiven eindeutiger interpretierbar verhalten. Sie reagieren auf C+ mit einer Steigerung der Erwartung und auf Nicht-C+ mit Senkung bzw. einer stabil bleibenden Einschätzung. Die Depressiven reagieren auf einzelne C+ in den Serien ähnlich, teilweise sogar deutlicher als die Vergleichspersonen. Folgen jedoch mehrere

C+ hintereinander, dann senken sie im Unterschied zu den Normalen ihre Erfolgserwartung eher (besonders gut beobachtbar unter der 75-prozentigen Verstärkungsbedingung). Dadurch kommt wahrscheinlich auch die in den Varianzanalysen und geplanten Vergleichen gefundene grössere Schwankung der Depressiven in den Erfolgserwartungen zustande, die der aus dem LH-Modell abgeleiteten Hypothesen widerspricht.

Zu den in der postexperimentellen Phase erhobenen Variablen
Beide Versuchsgruppen haben die drei Bedingungen unterschiedlich erinnert und unterschieden sich hierin nicht. Dies spricht für die Wirksamkeit der Manipulation. Je mehr C+ sie erhalten hatten, umso zufriedener waren sowohl die Depressiven als auch die Nicht-Depressiven.
Es ergaben sich keine Interaktionseffekte Gruppe x Verstärkungsbedingung für die Kausalattribuierungsfaktoren. Tendenziell waren nach den Zuschreibungen für die Depressiven die 50%- und die 75%-Bedingung sehr ähnlich, die 25%-Bedingung verschieden (negative Attribuierung auf "Fähigkeit"). Für die Nicht-Depressiven waren dagegen die 25%- und die 50%-Bedingung ähnlich und die 75%-Bedingung verschieden. Von den über die Weiner-Dimensionen hinaus einbezogenen Zuschreibungsalternativen erwies sich für die Depressiven die "Gruppe" unter der erfolgsneutralen 50%-Bedingung als positivere Kategorie. Unter der 75%-Erfolgsbedingung attribuierten die Depressiven negativ und stärker als die Normalen auf körperliches und seelisches Befinden sowie Stimmung ($t = -4.3$, $p < .001$; $t = -3.7$, $p < .002$ bzw. $t = -3.0$, $p < .01$). Die Kontrollen attribuierten stärker als die Depressiven positiv auf die eigene "Menschenkenntnis" ($t = -2.55$, $p < .02$) und "Einfühlungsvermögen ($t = -3.2$; $p < .006$).

Die Depressiven nahmen an, dass die anderen Teilnehmer ihre Ergebnisse mehr auf internale Faktoren (Fähigkeit und An-

strengung) zurückführen, womit sie nach den Ergebnissen der
Vergleichsgruppe eine zutreffende Schätzung abgaben.

Von den vorne genannten Hypothesen konnten in einer Situation, in der besonders prägnante Unterschiede zwischen Normalen und Depressiven erwartet worden waren, nur die folgenden bestätigt werden: eine niedrigere Erfolgserwartung (nur am Anfang der Serien), eine relativ zu Normalen geringere Zuschreibung prospektiver Leistungen auf die eigene Fähigkeit oder Anstrengung und eine vom eigenen Stil verschiedene Beurteilung der Zuschreibungstendenzen anderer Personen. Bezüglich der Anspruchsniveausetzung und der globalen Auswirkungen der Verstärkungsbedingungen auf die Erfolgserwartungen ergaben sich keine Unterschiede. Die Schwankungen der Erfolgserwartungen waren bei den Depressiven sogar höher als bei den Normalen und nicht weniger kontingent. Die retrospektiven Attribuierungen waren nicht in der postulierten Weise verstärkungsbedingungsabhängig und die Depressiven hatten auch keine verfälschende Erinnerung bezüglich der erhaltenen Verstärkungen.

Die zusätzlichen Attribuierungsmöglichkeiten erwiesen sich als unterschiedlich relevant für die beiden Gruppen. Sie sollten deshalb in weiteren Untersuchungen einbezogen werden.

Der bei der Betrachtung der Verlaufskurven aufgefallene Unterschied in den Reaktionen Depressiver und Normaler auf massierte versus einzelne positive Verstärkungen war nicht postuliert worden.

Die vor dem Exkurs angesprochene Verhaltenstestidee besteht nach diesen Ergebnissen darin, zunächst in einer sozialen Feedbackanordnung zu untersuchen, ob sich replizieren lässt, dass Depressive besonders bei massierter Verstärkung ihre Erwartungseinstellung im Unterschied zum Normalen in negative Richtung verändern. Trifft dies zu, so könnten Aufgabenserien mit variierten Verstärkerplänen vor und nach den Therapien zur Untersuchung von Effekten auf Erwartungsveränderungen eingesetzt werden.

6.4.5.4 Exkurs: Erste Ergebnisse zur Häufigkeit und zum subjektiven Nutzen antidepressiver Gedanken

Wir hatten aus den vorliegenden Ergebnissen der Studie I den Eindruck, dass kognitive Bewältigungsstrategien durch den ADA weniger gut repräsentiert waren als "Aktivitätseinstellung", "Aktivitäten" und "soziale Aktivitäten". Nur 11 der insgesamt 100 Items bezogen sich nicht auf handelnde Bewältigungsstrategien. Deshalb begannen wir mit der Entwicklung einer "Skala antidepressiver Gedanken" (SAG), die speziell die kognitiven Strategien aufgeschlüsselter enthalten sollte. Die Entwicklung der SAG und erste Hinweise zur internen Konsistenz und Validität wurden an anderer Stelle beschrieben (DE JONG et al., 1981b).
Die inhaltlichen Ergebnisse dieser Fragebogenentwicklungsarbeit, die unter dem Validitätsaspekt einen Vergleich von depressiven Patienten und nicht-depressiven Kontrollen enthielt, sollen an dieser Stelle zusammengefasst werden.

Neben der Unterrepräsentation kognitiver Items im ADA gab es zwei weitere Begründungen dafür, ein Instrument zu entwickeln, mit dem man gedankliche Bewältigungsstrategien bei depressiven Stimmungen untersuchen kann.
a) LAZARUS und LAUNIER (1978) zählen neben ihren sonstigen Bewältigungsstrategien auch gedankliche auf. Ein empirischer Beleg für diese Resourcenform fehlt bislang, obwohl gedankliche Bewältigungsstrategien möglicherweise zu den Variablen gehören, die dazu beitragen, zu erklären, warum belastende Ereignisse auf manche Menschen depressionsauslösend wirken und auf andere nicht.

b) Kognitive Therapien sind nur dann intern valide und haben einen Bezug zu den kognitiven Modellannahmen, wenn sich zeigen lässt, dass sie den Patienten wirklich über die kognitiven Komponenten des Gesamtansatzes, also z.B. durch das Infragestellen übergeneralisierter Überzeugungen oder den Abbau von verzerrten Schlussweisen bei der Situationsbewertung helfen können. Nicht-Depressive müssten über angepasstere kognitive Mechanismen zur Bewältigung unangenehmer Erfahrungen und Situationen verfügen. Die bisherigen Erfahrungen mit Patienten und Nicht-Depressiven waren eher, dass kognitive Strategien gegenüber aktivitätsorientierten Selbstheilungsversuchen auch bei introspektionsfähigen Menschen nicht im Vordergrund stehen. Ein Weg, diese Annahme zu untersuchen, besteht darin, zunächst zu zeigen, dass gedankliche Bewältigungsstrategien wirksam sind oder zumindest als wirksam angesehen werden. Wir folgen der These von NISBETT und WILSON (1977), dass Menschen nur unter bestimmten Bedingungen angeben können, welche objektiven Kontingenzen zwischen Stimmung und eigener Reaktion bestehen. Durch Fragen nach gedanklichen Bewältigungsmechanismen und ihrer Wirksamkeit glauben wir deshalb eher die a priori Theorien zu erfassen, die Menschen über den Zusammenhang von Stimmung und gedanklicher Bewältigung haben. Gerade diese Theorien könnten jedoch auch beeinflussen, welche therapeutischen Strategien bei den Patienten eher "ankommen".

Unsere Fragen aufgrund dieser Vorüberlegungen lauteten also: Treten bei depressiven Stimmungen antidepressive Gedanken auf? Welche Gedanken werden, gemessen am Ziel der Depressionserleichterung, als nützlich angesehen? Gibt es bestimmte Arten des gedanklichen Coping, die sich in ihrer Auftretenshäufigkeit und im Hinblick auf die subjektive Nützlichkeitsbewertung voneinander unterscheiden? Gibt es Unterschiede zwischen depressiven Patienten und nicht-depressiven Personen?

Es wurde ein Fragebogen entwickelt "Skala antidepressiver Gedanken" (SAG), um diesen Fragen zukünftig auch in Therapiestudien nachgehen zu können. Die Skala enthält, nach Kürzung aufgrund der Ergebnisse der zitierten Arbeit, 70 Items, die inhaltlich sechs weitgehend interkorrelierten Subskalen zugeordnet wurden (inhaltlich und nach ersten faktorenanalytischen Ergebnissen). Tabelle 23 enthält die Bezeichnungen der Subskalen und jeweils ein Beispielitem.

Es gibt für den Gesamtfragebogen sowie für jede der Subskalen drei Scores, die sich aus den Antwortmöglichkeiten zu zwei Fragen ergeben: 1.) Wie häufig dachten Sie einen solchen Gedanken in einer depressiven Stimmung? und 2.) Wie hilfreich war er bei dem Ziel, wieder aus der Stimmung herauszukommen?: a) den H- oder Häufigkeitswert, b) einen Kombinationswert aus Häufigkeit und positiv eingeschätzter Erleichterung (H x E pos.) und c) einen Häufigkeitsscore derjenigen Items, die als nicht bzw. kaum hilfreich eingestuft wurden (H neg.).

Es stellte sich in der ersten Untersuchung an 25 Depressiven und 47 Normalen (Stichprobencharakteristika siehe Tabelle 24 S. 415) zunächst über die deskriptive Analyse der Scores heraus, dass die Mehrzahl der aufgeführten Gedanken bei beiden Gruppen häufig vorkamen. Manche wurden von 100 % der Normalen gedacht, wie z.B.: "Ich will versuchen, mit der Situation fertigzuwerden". Ein sehr häufig von Depressiven angegebenes Item (bei 80 % dieser Gruppe) war: "Ich überlege mir, wie es so weit gekommen ist". Seltener bei beiden Gruppen war z.B.: "Ich muss auch die positiven Seiten der depressiven Störung sehen".
Während sich die Gesamthäufigkeit gedachter Items bei Depressiven nicht von der bei Normalen unterschied, waren die Beurteilungen in Hinblick auf den subjektiven Erleichterungsef-

Tabelle 23 : Die sechs Subskalen der SAG, die Anzahl der
Items, die jeweils zugeordnet wurden und Beispiel-
Items

Nr.	Name der Subksala	Beispielitems	Itemanzahl
1	Passive Hoffnung auf Vorübergehen ("Passive Hoffnung")	- Die Angst/Trauer wird vorübergehen	10
2	Reduzierung von Ansprüchen, Relativierung ("Relativierung")	- Ich muss akzeptieren, dass es mir auch einmal schlecht geht - Ich bin eben nicht perfekt	10
3	Analysierende, auf aktive Problemlösung gerichtete Einstellung ("Problemanalyse")	- Was habe ich zum Entstehen dieser Situation beigetragen - Ich muss versuchen, mich wieder aktiv mit dem Problem auseinanderzusetzen	15
4	Hoffnung auf positive Veränderungsmöglichkeiten in der Zukunft ("Positive Zukunft")	- Ich denke an zukünftige Freuden meines Lebens - Es gibt noch viele Menschen und Sachen, die ich kennenlernen möchte	10
5	Vertrauen auf sich selbst und die positiven Aspekte der Umwelt ("Selbstvertrauen")	- Ich bin stark - Meine wirklichen Freunde werden mich trotzdem akzeptieren	15
6	Vergleich mit anderen, Abwertung anderer ("Vergleich mit anderen")	- Anderen geht es auch nicht besser - Ich bin nicht schuld, sondern die anderen	10

Tabelle 24: Beschreibung der Stichproben

	Patientengruppe	Kontrollgruppe
N	25	47
Altersrange $\bar{X}$	20 - 48 35	24 - 44 32
Geschlecht: männl. weibl.	10 15	24 23
Familienstand: verh. led.	55 % 40 %	57 % 30 %
Soziöökonom. Status	niedrig - mittel	mittel - hoch
Diagnose	20 neurot. depressiv (ICD = 300.4) 5 endogen depressiv (ICD = 296.1)	

fekt signifikant unterschiedlich (bezüglich H x E pos. wie H neg. auf dem .01%-Niveau). Die Depressiven beurteilten relativ zu den Nicht-Depressiven ihre gedachten Items als sehr signifikant weniger effektiv und gaben eine deutlich erhöhte Anzahl von Items an, die sie - obwohl gedacht - als nicht hilfreich bewerteten. Bei den einzelnen Subskalen gab es differierende Ergebnisse bei den beiden Gruppen (siehe Abbildung 30).
Bei den Subskalen 1, 2 und 6 ("Passive Hoffnung auf Vorübergehen", "Reduzierung von Ansprüchen", "Relativierung", "Vergleich mit anderen/Abwertung anderer") unterschieden sich die H-Werte der beiden Gruppen nicht. Bei den Subskalen 4 und 5 ergaben sich Häufigkeitsunterschiede, die auf dem 5%- bzw. dem 1%-Niveau signifikant sind. Die Depressiven hatten Gedanken in Richtung "Hoffnung auf positive Veränderungsmög-

Abbildung 30: Mittelwertunterschiede der Subskalen - getrennt nach den Versuchsgruppen und für H-, H x E-pos. und H-neg.-Werte. Die Ziffern in den Säulen weisen auf positive Signifikanzen hin (t-Test, $p \leq .05$): z.B. > 2, 5, 6 in der ersten Säule, dass bei der Kontrollgruppe der H-Mittelwert der Subskala 1 signifikant grösser ist als die Mittelwerte der Subskalen 2, 5 und 6.

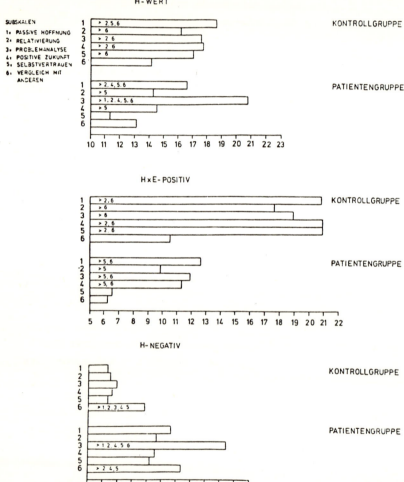

lichkeit in der Zukunft" signifikant und "Vertrauen auf
sich selbst und die positiven Aspekte der Umwelt" sehr signifikant weniger.
In umgekehrte Richtung ging der Häufigkeitsunterschied bei
der Subskala 3. Analysierende, auf aktive Problemlösung gerichtete Gedanken gaben die Depressiven signifikant mehr an.
Gleichzeitig empfanden sie gerade solche Gedanken als weniger hilfreich als die Normalen.
In Bezug auf den H x E-pos.-Wert unterschieden sich die Gruppen bei den Subskalen 1 bis 5. Am deutlichesten war der Unterschied in der subjektiven Beurteilung bei Subskala 5 ("Vertrauen auf sich selbst und die positiven Aspekte der Umwelt"),
dann bei den Subskalen 2 und 4 ("Reduzierung von Ansprüchen",
"Relativierung", "Hoffnung auf positive Zukunftsveränderungen"); schliesslich bei den Subskalen 1 und 3 ("Passive Hoffnung auf Vorübergehen", "Analysierende, auf aktive Problemlösung gerichtete Einstellung"). Dabei beurteilten die Depressiven den subjektiven Nutzen schlechter. In der Subskala
6 unterschieden sich die Gruppen nicht.
In Bezug auf den Wert H-neg. ergaben sich bei allen Subskalen gleichgerichtete signifikante Unterschiede. Die "kaum
hilfreich"-Antwortmöglichkeiten wurden von den Depressiven
also durchgängig weit stärker benutzt, am wenigsten ausgeprägt (d.h. lediglich auf dem 5%-Niveau) bei der "Vergleich
mit anderen"-Subskala.
Der H x E-pos.-Wert korrelierte bei den Depressiven signifikant mit dem Ausmass der Depressivität gemessen über den
BDI ($-.49$, $p < .05$) und bei den Normalen mit der momentanen
Befindlichkeit gemessen über die Bf-S ($-.31$, $p < .05$). Je
depressiver die Depressiven, umso negativer bewerteten sie
den Nutzen der antidepressiven Gedanken. Die Nicht-Depressiven reagierten ähnlich, nur interessanterweise bezogen auf
das Statemass Bf-S.
Entgegen der Voraussagen korrelierten die kognitiven Fragebogenmasse (CRT-R, CRT-ID, DAS, KIS) nicht mit dem H x E-

pos.-Gesamtwert. Das Ausmass kognitiver Verzerrungen in den Einstellungen und Situationsbewertungen scheint danach unabhängig von der Bewertung gedanklicher Strategien zur Depressionserleichterung zu sein.

Das zentrale Ergebnis des Vergleichs der Versuchsgruppen ist, dass in Bezug auf das Gesamtrepertoire antidepressiver Gedanken keine Häufigkeitsunterschiede zwischen Depressiven und Normalen bestanden, wohl jedoch bei bestimmten Arten von Gedanken und bei der subjektiv empfundenen Erleichterung. Man kann dieses Ergebnis auf verschiedene Weise interpretieren. Zum einen kann man die These aufstellen, dass die pessimistische Einschätzung der Wirksamkeit der Gedanken bei den Depressiven eine Folge fruchtloser Bemühungen und somit realistisch ist. Zum anderen könnte das Ergebnis lediglich relativ unspezifisch die allgemeine Abwertungstendenz der Depressiven widerspiegeln. Wir glauben aufgrund der differentiellen Subskalenergebnisse in dieser Gruppe, dass eher die erste Alternative zutrifft: Depressive hatten bestimmte Arten von Gedanken besonders häufig und sind nach erlebter Wirkungslosigkeit zu dem Ergebnis gekommen, sie nun für nicht hilfreich zu halten. Dies traf besonders für analysierende, auf aktive Problemlösung gerichtete Gedanken sowie auf Gedanken des Vertrauens auf sich selbst und die positiven Aspekte der Umwelt zu. Lässt sich dieses Ergebnis in weiteren Untersuchungen an depressiven Patienten replizieren, dann hätte es Konsequenzen für die Gestaltung von Therapien. Man müsste dann nämlich davon ausgehen, dass die Erfahrungen der Patienten mit der Wirksamkeit von Bewältigungsmechanismen den Zielen von kognitiven und einsichtsorientierten Therapeuten widersprechen. Wenn ein Patient auf der Sinnlosigkeit seiner Bemühungen besteht, hat der Therapeut wahrscheinlich nur geringe Chancen, eine gemeinsame Arbeitsbasis als Grundlage der Therapie zu fördern. Daraus lässt sich

folgern, dass kognitive oder einsichtsorientierte Therapien
zu Beginn einer Behandlung bei Depressiven mit Abwertungstendenz kognitiver Bewältigungsstrategien eher ungünstig
sind. Das auf S. 255f beschriebene Ergebnis von TEASDALE
(1980) legt ebenfalls nahe, dass die gedankenanalysierenden
Aspekte kognitiver Massnahmen eher unwirksam sind. Sowohl
diese als auch die eigene Untersuchung sind zur Absicherung
derartiger Folgerungen allerdings zunächst zu replizieren.

6.4.6 Somatische Symptome

6.4.6.1 Beeinträchtigungen somatischer Symptome vor der Therapie

Tabelle 25 enthält die Ausgangswerte sowie die Referenzdaten
zu den Ausgangswerten für die beiden BL-Versionen, die beiden Videoeinschätzungen zum Schlaf und zu körperlichen Beschwerden und die Fremdbeobachtung der Schlafgüte durch das
Pflegepersonal.

Mit der Beschwerdenliste (BL, BL') werden keine depressionstypischen, sondern körperliche Beschwerden jeglicher Art erfasst. Die hier untersuchten Patientengruppen unterscheiden
sich weder untereinander noch von einer Gruppe von 50 endogen
Depressiven, deren Werte bei VON ZERSSEN (1976) veröffentlicht
sind (siehe Tabelle 25). Die Werte der neurotisch Depressiven
liegen eher höher. Gegenüber der Eichstichprobe von 1.761
Normalpersonen sind hochsignifikante Abweichungen gegeben
($p < .001$), die in der Grössenordnung von mehr als zwei Standardabweichungen liegen (ebenfalls für Studie I). Das Ausmass
körperlicher Beschwerden jeglicher Art ist damit für unsere
Stichprobe deutlich erhöht.
Der Videoscore für körperliche Beschwerden unterscheidet sich

Tabelle 25: Ausgangs- und Entlassungswerte zu somatischen Symptomen in den verschiedenen Therapiebedingungen sowie Vergleichsdaten zu den Ausgangswerten von endogen Depressiven und Normalen

	VT				KO				KG				Studie I				Endogen Depressive		Normale	
	M	SD	M	SD	M	SD	M	SD	M	SD	M	SD	M	SD	M	SD	M	SD	M	SD
BL	35.30	9.01	25.00	19.93	32.00	14.48	27.56	16.17	42.88	14.41	28.75	11.20	37.88	13.67	30.40	17.49	33.90	16.20	14.30	10.80 [1]
BL'	39.80	11.12	27.22	18.73	35.80	12.43	30.22	17.03	44.71	6.08	33.75	10.18	38.00	12.25	31.87	16.86	36.20	15.00	14.30	10.70 [1]
Video-Somatik	5.00	1.78	3.81	2.05	4.60	1.56	4.35	1.94	5.14	1.65	4.93	1.60	4.90	1.29	3.76	1.43	4.83	3.19	2.56	.94 [2]
Video-Schlaf	5.94	2.06	3.18	1.94	5.34	1.71	4.69	1.97	5.56	1.38	5.24	1.84	4.67	2.00	3.38	1.43	5.48	1.88	4.34	.82 [2]
WBD-Schlafbeurteilung	3.40	.70	5.00	1.20	4.40	.90	4.80	1.00	-	-	-	-	-	-	-	-	-	-	-	-

1) Diese Werte wurden dem BI-Manual (VON ZERSSEN, 1976) entnommen. Es handelt sich um 50 endogen Depressive und eine Eichstichprobe von Normalen, in der 1761 Personen untersucht wurden.

2) Diese Daten stammen aus der in den Anmerkungen zu Tabelle 17, 18 und 19 erwähnten Untersuchung von ELLGRING (in Vorbereit.). Es handelt sich um 20 endogen Depressive und 8 Normale.

von dem der Normalen (t = 4.17, p < .001, df = 49) und
nicht von dem der endogen Depressiven. Für die Schlafgüte,
ein Symptom, das sehr viel spezifischer mit depressiven Erkrankungen in Verbindung gebracht wurde als allgemeine körperliche Beschwerden, fanden sich dagegen nach den Videobeurteilungen keinerlei Unterschiede, weder zwischen den einzelnen Stichproben neurotisch Depressiver, zwischen den neurotischen und den endogen Depressiven noch zwischen den beiden depressiven Gruppen und den Normalen. Ein Wert um "5"
bedeutet eine mittlere Schlafgüte. Die Angaben des Pflegepersonals liegen ebenfalls noch im mittleren Bereich der
hier benutzten 6er-Skala.

6.4.6.2 Veränderungen von vor zu nach der Therapie

Für beide BL-Versionen ergab sich ein sehr signifikanter
Verlaufseffekt ($F(1) = 12.91$, $p < .01$ bzw. $F(1) = 11.85$, $p < .01$). Für die Schlafgüte (Videointerview) führte die multifaktorielle Varianzanalyse sowohl zu einem Verlaufseffekt
($F(1) = 4.76$, $p < .05$) als auch zu einer tendenziellen Therapiebedingungs- x Verlaufs-Wechselwirkung ($F(2) = 2.95$, $p < .10$). Das gleiche gilt für die Schlafbeurteilung durch das
Pflegepersonal (Verlauf: $F(1) = 12.64$, $p < .01$; Therapiebedingungs- x Verlaufs-Wechselwirkung $F(1) = 5.93$, $p < .05$).
Für die Beurteilung der Aussagen zu körperlichen Beschwerden
im Videointerview ergaben sich keine interpretierbaren Effekte. Die post-Werte unterschieden sich nicht signifikant voneinander. Von vor zu nach der Therapie hatte sich nur die
VT-Gruppe signifikant verändert ($t = 3.73$, $p < .05$), die
beiden anderen Gruppen nicht.
Die VT-Gruppe unterschied sich nach der Therapie durch besseren Schlaf (Videobeurteilung) von der KG-Gruppe ($t = -2.08$,
$p < .05$), tendenziell auch von der KO-Gruppe. Wie bei den

körperlichen Beschwerden wurde der prä/post-Unterschied nur
für die VT-Patienten signifikant (t = 2.96, p < .05). Dies
trifft auch für die vom Pflegepersonal eingeschätzte Schlafgüte zu ($t_{prä/post}$ = -5.02, p < .01). Ein Entlassungswert-
unterschied zwischen VT- und KO-Patienten bestand nicht.

Keine der Therapiebedingungen enthielt Massnahmen zur Beeinflussung der somatischen Symptome. Sie besserten sich jedoch
sowohl für die stationär aufgenommenen Patienten als auch für
die wartenden Kontrollpatienten. Bis auf die Schlafbeurteilung im Videointerview, nach der die VT-Gruppe besser schlief
als die KO-Gruppe, konnten keine Entlassungswertunterschiede
nachgewiesen werden. Das Ausmass der Veränderungen war für
die VT-Gruppe deutlicher, gemessen daran, dass in den anderen
Gruppen die prä/post-Differenzen nicht signifikant wurden.
Hieraus kann, da die VT-Gruppe auch die meisten Responder enthielt, jedoch kein Schluss auf spezifische Effekte dieser
Therapie auf somatische Symptome gezogen werden.

6.4.6.3 Exkurs: Charakterisierung einer Teilstichprobe der
Studienpatienten nach neuroendokrinologischen und Schlaf-EEG-
Parametern sowie Zusammenhängen dieser Parameter mit der The-
rapieresponse

Aus organisatorischen Gründen deckt sich die Stichprobe der
Therapiestudienpatienten nicht mit der neurotisch depressiven
Stichprobe des Differentialdiagnoseprojekts von BERGER et al.
(1982a, b, in Vorbereitung). Von 15 Patienten (7 VT- und 8
KO-Patienten) konnten die folgenden Parameter bestimmt wer-
den:
- Dexamethason-Test-Reaktion ("early escape", DST, vor der
  Therapie)
- Cortisol-Sekretion im Urin (UFC, vor und nach der Therapie)

- Einschlaflatenz (Mittelung über die erste, dritte und
  fünfte Nacht; vor der Therapie)
- REM-Latenz (vierte Nacht; vor der Therapie)
- prozentuale Schlafzeit (Mittelung über erste, dritte und
  fünfte Nacht; vor der Therapie)
- Tiefschlafanteil (erste, dritte und fünfte Nacht; vor der
  Therapie).

Tabelle 26 zeigt die Ergebnisse der Auswertung über die 15 Patienten. Für die UFC, die Einschlafzeit und die REM-Latenz werden Mittelwerte und Standardabweichungen angegeben, für die Schlafzeit und den Tiefschlafanteil gemittelte Prozentsätze. Für Einschlafzeit, REM-Latenz, Schlafzeit und Tiefschlafanteil werden zusätzlich die Anteile von Patienten angegeben, bei denen von ihren Werten her eine - nach der Literatur depressionstypische - Abweichung vom normalen Schlaf vorliegt.

Nur bei 2 Patienten war ein "early escape" von der dexamethasonbedingten Suppression der Cortisol-Exkretion beobachtbar. Dieser Parameter wird deshalb im folgenden nicht mehr berücksichtigt.
Eine durchschnittliche Cortisol-Ausschüttung von 47 µg, wie sie für die neurotisch Depressiven vor der Therapie gefunden wurde, liegt innerhalb des bei Normalen erwartbaren Bereichs (obere Normgrenze nach KÖBBELING und MÜHLEN, 1972 bei 83 µg). Der Unterschied von zu und nach der Therapie war mit $t = 1.22$ nicht signifikant. Bei 3 Patienten der VT-Gruppe erhöhte sich die UFC-Exkretion von prä nach post. Für 5 senkte sie sich im Durchschnitt um 31,2 % des Ausgangswertes, für 3 KO-Patienten erhöhte sich die UFC-Exkretion, für 4 senkte sie sich im Durchschnitt um 8,15 % des Ausgangswertes.
In allen in der Tabelle 26 aufgeführten Schlafparametern unterschieden sich die Depressiven von normalen Kontrollper-

Tabelle 26: Dexamethason-Test-Reaktion, Cortisol-Exkretion sowie Schlafcharakteristika von 15 neurotisch-depressiven Patienten vor der Therapie und Cortisol-Exkretion nach der Therapie

	M	SD	% in nach Kriterien getrennten Gruppen	
DST: Prozent Patienten mit "early escape"			mit: 13	ohne: 87
UFC prä	47.00	22.08		
UFC post	40.85	18.07		
Einschlafzeit in Minuten und Prozentsätze von Patienten grösser bzw. kleiner als 25 Minuten	33.29	19.53	>25 : 64	<25 : 36
REM-Latenz-Prozentsätze von Patienten, deren Latenz über bzw. unter 45 Minuten liegt			<45 : 29	≥45 : 71
Prozent Schlafzeit und Anteile der Patienten, bei denen die Schlafzeit mehr bzw. weniger als 90 % beträgt	87 %		<90 : 50	≥90 : 50
Prozent Tiefschlaf und Anteile der Patienten, bei denen der Prozentsatz unter bzw. über 15 % liegt	13 %		<15 : 36	≥15 : 64

sonen, bei denen Ableitungen unter den gleichen Rahmenbedingungen (stationäre Aufnahme) durchgeführt worden waren (siehe BERGER et al., 1982a, b, in Vorbereitung). Die hier untersuchten Patienten brauchten im Mittel länger zum Einschlafen, hatten eine verkürzte REM-Latenz und einen geringeren Tiefschlafanteil und schliefen, gemessen an der im Bett verbrachten Zeit, ineffizienter. In der Einschlaflatenz und der Schlafeffizienz fanden sich die relativ grössten Anteile als gestört klassifizierbarer Patienten. Die REM-Latenz und der Tiefschlafanteil lagen für die meisten Patienten nicht in dem durch die Kriterien < 45 Minuten bzw. < 15 % definierten gestörten Bereich.

Tabelle 27 enthält die Korrelationen zwischen der UFC sowie den Schlafparametern und dem BDI, dem IMPS-D-Score und der HRS-D zum Zeitpunkt vor und nach der Therapie. Mit der UFC wurden Produktmomentkorrelationen, mit den Schlafparametern punkt-biseriale Korrelationen (Dichotomisierung anhand der Cut-off-Kriterien) gerechnet.

Am Ausgangspunkt der Therapie korrelierten weder die UFC noch die Schlafcharakteristika mit der subjektiv angegebenen Depressivität. Auf der HRS-D als depressiver eingeschätzte Patienten hatten eine deutlich höhere Cortisolexkretion. Zwischen fremdbeurteilter Depressivität (IMPS-D) und der Einschlaflatenz ergab sich eine Beziehung in der Richtung "Depressivere haben eher kürzere Einschlafzeiten".
Zwischen den Ausgangswerten der UFC sowie der Schlafcharakteristika und dem BDI nach der Therapie bestand eine signifikante Beziehung: je geringer die Schlafeffizienz vor der Therapie, umso höher war die subjektive Depressivität nach der Therapie, tendenziell war auch eine höhere Cortisolexkretion prä mit der Depressivität post des BDI korreliert.
Je depressiver die Patienten nach der Therapie auf der IMPS

Tabelle 27: Korrelationen zwischen der UFC und den Schlafparametern mit Depressionsmassen vor und nach der Therapie

	BDI prä	HRS-D prä	IMPS-D prä	BDI post	HRS-D post	IMPS-D post
UFC prä	.25	.63++	.11	.42	.37	.03
UFC post	-.04	.47	-.32	.11	-.08	-.04
Einschlafzeit (>25 = höherer Wert)	-.13	-.45	-.56+	-.20	.40	.10
REM-Latenz (<45 = höherer Wert)	-.38	-.27	-.37	-.30	-.35	-.46
Schlafeffizienz (<90% = höherer Wert)	.41	-.01	-.45	.51+	-.11	-.17
Tiefschlaf (<15% = höherer Wert)	.04	.18	-.28	-.05	-.25	-.64++

+ p = <.05
++ p = <.01

eingeschätzt wurden, umso weniger war ihr Tiefschlafanteil vor der Therapie reduziert ($p < .01$) und tendenziell umso eher war die REM-Latenz verkürzt gewesen. Die Cortisolexkretion nach der Therapie korrelierte nicht mit den Depressionsmassen nach der Therapie.
Mit einer prä-post-Korrelation von .84 ($p < .001$) ist die Cortisolexkretion ein stabilerer Parameter als die Depressionsmasse (BDI, prä-post-r = .41; IMPS, prä-post-r = .47; HRS-D, prä-post-r = .62). Die UFC vor der Therapie korrelierte mit der BDI-Veränderung unter Auspartialisierung des BDI-Ausgangswertes .53, $p < .05$, nicht jedoch mit der fremdbeurteilten Veränderung.

BERGER et al. (1982a, b, in Vorbereitung) fanden in keiner der hier aufgeführten Parameter signifikante Unterschiede zwischen endogen Depressiven (n = 20) und neurotisch Depressiven (n = 19). Da die Werte unserer Teilstichprobe sich nicht von denen der dortigen Stichprobe neurotisch Depressiver unterschieden, dürfte auch für die hier einbezogenen Therapiepatienten der Studie II zutreffen, dass sie sich nicht von endogen Depressiven unterscheiden.
Ein Unterschied bestand in der fremdbeurteilten Depressionstiefe (IMPS-D, prä), wobei die endogen Depressiven höhere Werte erhielten als die neurotisch Depressiven, in der UFC-Veränderung sowie in der fremdbeurteilten Depressionsveränderung von vor zu nach der Therapie, wonach sich die mit Antidepressiva behandelten endogen Depressiven deutlicher gebessert hatten als die nicht-medikamentös behandelten neurotisch Depressiven und auch stärkere UFC-Veränderungen aufwiesen. Zieht man für den prä-post-Vergleich der IMPS- und der UFC-Werte nur die VT-Patienten mit höherer Responderrate heran, wurden die Unterschiede nicht mehr signifikant.

Zusammenfassend erscheint nach diesem Befund eine Spezifizierung und Relativierung der für Patienten mit "major depressive disorder" publizierten Defizitannahmen angezeigt. Die neurotisch Depressiven zeigten mehrheitlich keine Auffälligkeiten in der Cortisolexkretion, im Dexamethason-Test, in der REM-Latenz und im Tiefschlafanteil. Für die Hälfte (bzgl. Schlafeffizienz) und für 2/3 (bzgl. Einschlafzeit) besteht eine Schlafstörung, die eher mit Depressionsfremdurteilen aber nicht mit subjektiv eingeschätzter Depressivität korreliert ist.

Die Cortisolexkretion ist ein relativ stabiles Mass. Es scheint, dass jede Person ihren individuellen Schwankungsbereich besitzt, der nicht den für Normalpersonen angegebenen Grenzwert überschreitet. Zur Dokumentation therapeutischer Veränderungen dürfte dieses Mass deshalb wenig geeignet sein. An grösseren Stichproben müsste repliziert werden, ob der UFC-Wert vor der Therapie eine Prädiktor-Variable für die subjektiv empfundene Depressivität nach der Therapie bzw. die Veränderung der subjektiven Depressivität von vor zu nach der Therapie darstellt.

Dass sich die endogen Depressiven in den endokrinologischen und den Schlafcharakteristika nicht von den neurotisch Depressiven unterscheiden, also auch mehrheitlich keine starken Normabweichungen in den hier gemessenen biologischen Variablen aufweisen, widerspricht den unter 3.3.2.1 und 3.4.1 referierten Arbeiten amerikanischer Gruppen. Eine mögliche Erklärung ist, dass die von Berger et al. untersuchte Stichprobe im Unterschied zu den amerikanischen keine Patienten mit psychotischer Somatik enthalten hat. Eine andere Erklärung wäre, dass Schwankungen in der UFC-Reaktion sowie den Schlafcharakteristika vom Ausmass der situativ empfundenen Anspannung/dem Stress abhängen und weniger von der Zugehörigkeit zu einer bestimmten Untergruppe von Depressiven.

Der Stresscharakter der Situation müsste für die hier untersuchten Patienten verglichen mit denen der amerikanischen

Untersuchungen dann als niedriger angenommen werden. Die
Verlaufskurven während der Baselinezeit (siehe die Abbildungen des folgenden Kapitels) unterstützen die Annahme,
dass es relativ vielen Patienten zum Zeitpunkt der biologischen Untersuchungen relativ gut ging. Sie hatten sich
an die Klinik schon gewöhnt, viele erlebten die Aufnahme
als Erleichterung und das Ausmass an Betreuung war objektiv
und nach subjektiven Berichten hoch. Der Stresshypothese ist
in weiteren Untersuchungen an selegierten depressiven Gruppen unter Variation des Stressausmasses weiter nachzugehen.

6.4.7 Verlaufsanalysen

6.4.7.1 Die Ergebnisse der zeitreihenanalytischen Auswertung der Tagebuchdaten

Es war nicht möglich, die Patienten der Kontrollbedingung
zu einem regelmässigen Ausfüllen der Tagebuchformulare zu motivieren. Die folgenden Analysen basieren auf den Angaben von
9 Patienten der VT- und 10 Patienten der KO-Gruppe.

6.4.7.1.1 Überprüfung der Zeitreihen auf Verbesserungstrends

Als am besten den Daten angemessen erwies sich das AR(1)-
Modell. Abbildung 31 enthält die Ergebnisse der Überprüfung von
Trendveränderungen. Analog der Abbildung 19 in der Ergebniszusammenfassung von Studie I ist zu berücksichtigen, dass für
die beiden Therapiebedingungen für manche Variablen unterschiedliche Hypothesen bestehen. Bezogen auf die Tagebuchvariablen wurde erwartet, dass das VT-Programm deutliche und
zunehmende Verbesserungen in "Anzahl von Aktivitäten", "Prozent
sozialer Aktivitäten" und Stimmung bewirkte. Kognitive Variable

Abbildung 31: Ergebnisse der zeitreihenanalytischen Trend-
überprüfungen der Tagebuchvariablen

		Anzahl Aktivitäten	Prozent soziale Aktivitäten	Häufigkeit negativer Gedanken	Selbstbewertung	Stimmung	Konzentration	Schlaf	Körperliche Beschwerden	Sexuelle Bedürfnisse/Gedanken
Patienten										
VT	1			MD			MD	MD	MD	MD
	2	++	++							
	3				++	++	++	+		++
(D+)	4		++		(+)			(+)		
	5	(+)		+	++	++	++	++		
	6	MD	MD	MD	MD	MD	MD	MD	MD	MD
	7			MD			MD	MD	MD	MD
(D-)	8	+		(+)					++	
	9				++	(+)		++	++	
	10					+		+		++
KO	1	+	++		++					
(D+)	2						++		++	+
	3			++				+	++	
	4						++		+	
	5									
	6									
(D-)	7									
	8									
	9	++			(+)		++			
	10									
Analyse bei einem endogen Depressiven				++	++	++	++		++	++

++ = Trend, p < .01
+ = Trend, p < .05
(+) = Trend, p < .10
MD = "Missing Data"

D+ = nach Fragebogenkriterien (siehe S. 321) Responder
D- = nach Fragebogenkriterien (siehe S. 321) Nonresponder

(Selbstbewertung, Häufigkeit negativer Gedanken) sollten sich demgegenüber weniger deutlich verändern, die Konzentrationsfähigkeit, der Schlaf, die körperlichen Beschwerden sowie die sexuellen Bedürfnisse, für deren Veränderung keine Massnahmen eingesetzt wurden, relativ am geringsten. Für die KO-Patienten wurden die deutlichsten Trendveränderungen in der Selbstbewertung, der Häufigkeit negativer Gedanken und der Stimmung erwartet, weniger deutliche in "Anzahl von Aktivitäten", "Prozent sozialer Aktivitäten" und relativ die geringsten Veränderungen - wie bei der VT-Gruppe - bei den somatischen Variablen.

Zum Vergleich wurden die Analysen bei einem endogen depressiven Patienten durchgeführt, der zusätzlich zu einer Antidepressiva-Therapie wie die VT-Patienten therapiert worden war. Ein so kombiniertes Programm sollte bei allen hier berücksichtigten Variablen, insbesondere bei den somatischen Symptomen, Trendveränderungen bewirken.

Aus Abbildung 31 geht hervor, dass signifikante oder hochsignifikante Trendveränderungen nicht sehr häufig sind. Pro Variable finden sie sich bei zwischen 2 und 4 der therapierten Patienten. Für die restlichen Patienten waren die Zeitreihen durch grosse Schwankungen gekennzeichnet. Häufiger kamen U-förmige Verläufe vor: Relativ günstige Werte in den ersten zwei Wochen des Aufenthaltes, dann ein Absinken und dann erst ein allmählicher Anstieg, wodurch die Trendüberprüfung insgesamt insignifikant ausfiel.

Jeder der VT-Patienten mit vollständigem Datensatz wies andererseits bei mindestens einer der Variablen erwünschte Verläufe aus. 5 der KO-Patienten hatten in keiner der Variablen eine Trendveränderung.

Die beiden folgenden Abbildungen sollen die Verläufe von 2 Patienten in den Tagebuchvariablen illustrieren. Es wurde ein Responder der VT-Gruppe (VT-Patient 3 der Abbildung 31) und einer der KO-Gruppe (KO-Patient 3 der Abbildung 31) ausgewählt.

Abbildung 32: Die Verläufe des VT-Patienten 3 in den Tagebuchvariablen. Ansteigende Verläufe bedeuten eine Verbesserung.

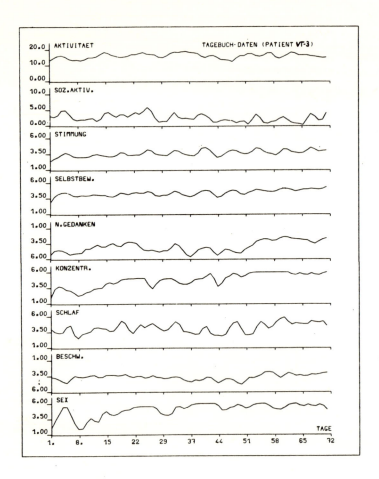

Abbildung 33: Die Verläufe des KO-Patienten 3 in den Tagebuchvariablen. Ansteigende Linien bedeuten eine Verbesserung.

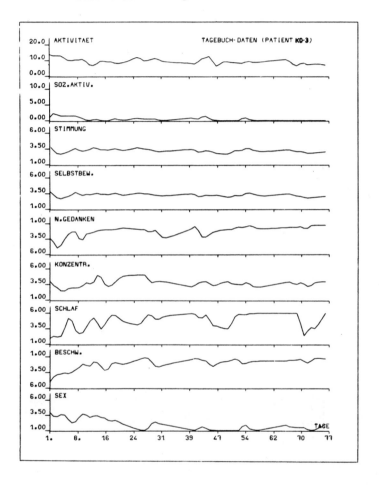

Die Hypothese, dass durch ein Programm mit Schwerpunkt auf
verhaltensübenden Komponenten auch eher die Verhaltensweisen und die Stimmung sich im Sinne einer kontinuierlichen
Verbesserung verändern, muss zurückgewiesen werden, ebenso
für die kognitive Therapie die Hypothese, dass sich die
Selbstbewertung, die Häufigkeit negativer Gedanken und die
Stimmung am deutlichsten verändern. Vielmehr änderten sich
die Stimmung, die Selbstbewertung, die Variablen Schlaf,
körperliche Beeinträchtigungen und Konzentration einem positiven Trend folgend noch relativ für die meisten Patienten.
Von 90 möglichen positiven Trends und 13 tatsächlich gefundenen, betrafen bei der KO 8 den Schlaf, die körperlichen
Beschwerden, die Konzentration sowie sexuelle Bedürfnisse.
Von 71 möglichen Trends (der Patient 6 hatte das Tagebuch
nur sporadisch ausgefüllt, die Patienten 1 und 7 hatten nur
die Vorderseite ausgefüllt) waren für die VT 21 auf dem 5%-
oder 1%-Niveau signifikant. Hier betrafen 10 davon Variablen,
für deren gezielte Veränderungen das Programm gar keine Massnahmen enthalten hatte. Weitere 8 betrafen Variablen, deren
Veränderung entweder indirekt (Stimmung, Selbstbewertung)
oder nicht primär (Häufigkeit negativer Gedanken) angezielt
worden war.
Die Folgerung aus diesen Ergebnissen ist, dass beide Programme nur in fünf Einzelfällen das bewirkten, was sie eigentlich bewirken sollten, andererseits jedoch signifikante
Verbesserungstrends in anderen für Depressive typischen
Symptombereichen auftraten, für die eine plausible Wirkmechanismenhypothese fehlt.

Die Veränderungen des erfolgreich medikamentös-verhaltenstherapeutisch behandelten endogen depressiven Patienten entsprachen demgegenüber den Annahmen. Eine Schlafstörung hatte
bei diesem Patienten nicht bestanden.

Die Anzahl der Patienten erlaubt es nicht, post hoc Beziehungen zu den zahlreichen möglichen Variablen zu untersuchen, die einen Einfluss darauf haben könnten, welche Patienten in welchen Symptomen graduelle Verbesserungen aufweisen und welche nicht. Es wurde lediglich eine Gegenüberstellung Trendveränderungen im Tagebuch/Neurotizismus durchgeführt, nachdem sich Neurotizismus als potentiell sehr bedeutsame Determinante für Therapiemisserfolg erwiesen hatte (siehe 6.4.8). Diejenigen Patienten mit mindestens zwei signifikanten Trendveränderungen hatten einen Mittelwert von 17 auf der N-Skala des ENNR, die übrigen (ausgenommen die Patienten mit fehlenden Tagebuchdaten) hatten einen Mittelwert von 28. Personen mit geringerem prämorbiden Neurotizismus haben demnach eher signifikante Trendveränderungen. Besonders deutlich wurde das in der KO-Gruppe. Die drei Responder, die nach Abbildung 31 auch positive Trendveränderungen zeigten, sind in dieser Gruppe diejenigen mit den niedrigsten Neurotizismuswerten.

6.4.7.1.2 Korrelative und kreuzkorrelative Beziehungen zwischen den Tagebuchzeitreihen

Es wurde versucht, einige Grundannahmen von der Art "positive Stimmung korreliert mit mehr Aktivitäten" über Korrelationen der betreffenden individuellen Zeitreihen zu überprüfen. Hierbei interessierte sowohl der durchschnittliche Zusammenhang gleichzeitig (d.h. bezogen auf den gleichen Tag) erhobener Variablen als auch der zeitlich um einen Tag versetzte Zusammenhang, etwa "wie hängt die Aktivitätsrate eines Tages mit der Stimmung vom Vortag zusammen?". Im folgenden werden 10 Beziehungen untersucht, zu denen aus der Literatur Hypothesen abgeleitet werden: Aktivität und Stimmung, soziale Aktivität und Stimmung, Aktivität und negative Gedanken, Aktivität und Schlaf, Aktivität und körperliche Beschwerden, negative Gedanken und Stimmung, negative Gedanken und Selbstbewertung, negative Gedanken und Schlaf, Stimmung und Schlaf sowie Stimmung und körperliche Beschwerden.

Aktivität und Stimmung

Die aktivitätsfördernden Therapiekonzepten zugrundeliegende Hypothese besagt, dass Aktivität und Stimmung positiv korrelieren und eine bessere Stimmung eher die Folge von mehr Aktivitäten ist, als umgekehrt mehr Aktivitäten die Folge von besserer Stimmung.
In Abbildung 34 a sind die Prozentsätze der Patienten aufgetragen, für die diese Hypothesen zutreffen bzw. nicht zutreffen. Der gestrichelte Anteil der Säulen repräsentiert jeweils den Anteil der Patienten, für die die Korrelationen mindestens auf dem 5%-Niveau signifikant wurden.
Für 90 % der Patienten (n = 18), für 35 % signifikant, konnte bestätigt werden, dass eine positivere Stimmung mit einer höheren Anzahl von Aktivitäten einhergeht. Für 2 Patienten, davon für einen signifikant, fand sich eine negative Korrelation. Für 70 % der Patienten, für 25 %, d.h. für 5 Patienten signifikant, gilt: eine höhere Stimmung am Vortag und mehr Aktivitäten am folgenden Tag sind korreliert. Die negativen Korrelationen waren bei keinem Patienten signifikant. Fast die gleichen Anteile von Patienten ergaben sich für die umgekehrten zeitlich versetzten Korrelationen, d.h. für 2/3 der Patienten waren mehr Aktivitäten am Vortag mit einer positiveren Stimmung am nächsten Tag korreliert. Für wiederum 1/4 der Patienten war diese Richtung signifikant. Es konnte demnach kein Hinweis dafür gefunden werden, dass die Richtung der Beeinflussung von den Aktivitäten zur Stimmung geht, die umgekehrte Richtung ist gleich wahrscheinlich. Da für die Mehrzahl der Patienten die Korrelationen insignifikant wa-

Abbildung 34: Prozentsätze von Patienten, bei denen sich positive bzw. negative Korrelationen zwischen verschiedenen Tagebuchvariablen ergaben. Die gestrichelten Bereiche der Säulen stehen für die Anteile von Patienten, bei denen diese Korrelationsrichtung signifikant wurde.

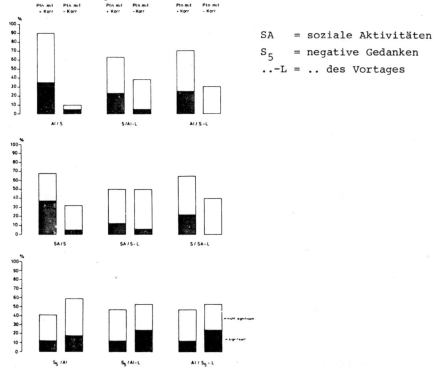

SA = soziale Aktivitäten
S_5 = negative Gedanken
..-L = .. des Vortages

ren, kann man für den hier gewählten Zeitabstand für diese Patienten nicht von einer starken Determination von Stimmung auf Aktivitäten und umgekehrt von Aktivitäten auf Stimmung ausgehen.

Soziale Aktivität und Stimmung

In Bezug auf soziale Aktivitäten gab es sowohl bei Betrachtung der Korrelationen des gleichen Tages wie auch der versetzten Korrelation mehr Patienten, bei denen die Beziehungen negativ waren (siehe Abbildung 34 b). Der Anteil der Patienten mit positiven Korrelationen, die signifikant wurden, lag dagegen etwas höher. Nach diesen signifikanten Korrelationen trifft die Hypothese der positiven Interaktion der beiden Variablen für 7 Patienten zu. Für 4 Patienten trifft die Hypothese zu, dass nach Tagen mit höherer Anzahl von sozialen Aktivitäten die Stimmung eher positiver ist; auf 2 Patienten trifft zu, dass nach Tagen mit höherem Anteil von sozialen Aktivitäten die Stimmung eher negativer ist. Für die meisten Patienten sind die Beziehungen zwischen den Tagen unbedeutend.

Aktivität und negative Gedanken

Von allen lerntheoretischen Modellen kann man die Hypothese ableiten, dass mehr Aktivitäten mit weniger negativen Gedanken korrelieren. Kognitive Modelle würden für die Richtung dieses Zusammenhangs vermuten, dass nach reduziertem negativen Denken mehr Aktivitäten zu beobachten sind. Verhaltensorientierteren Modellen liegt die umgekehrte Annahme zugrunde, dass mehr Aktivitäten zu weniger negativen Gedanken führen.
Nach Abbildung 34 c ist die Evidenz für keine dieser Annahmen sehr hoch. Für die meisten Patienten ist von der Unabhängigkeit von Aktivitäten und Gedanken auszugehen.

Aktivität und Schlaf sowie Aktivität und körperliche Beschwerden

Lerntheoretische Modelle gehen implizite davon aus, dass die körperliche Symptomatik von Depressiven sich verändert, wenn man die Verhaltens- oder kognitiven Defizite reduzieren kann. Es wird, bezogen auf einen Zeitpunkt, eine positive Korrelation zwischen der Anzahl von Aktivitäten und der Schlafgüte sowie eine negative Korrelation zwischen der Anzahl von Aktivitäten und dem Ausmass somatischer Beeinträchtigungen angenommen, wobei für die Richtung dieses Zusammenhangs die Alternative Aktivität → Schlaf bzw. Aktivität → körperliche Beschwerden für wahrscheinlich gehalten wird.[1]

Abbildung 35: Prozentsätze von Patienten, bei denen sich positive bzw. negative Korrelationen zwischen verschiedenen Tagebuchvariablen ergaben. Die gestrichelten Bereiche der Säulen stehen für die Anteile von Patienten, bei denen diese Korrelationsrichtung signifikant wurde.

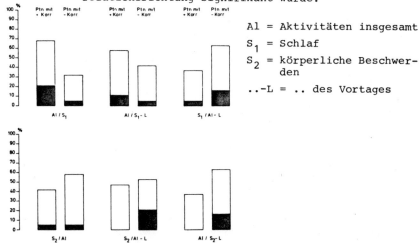

Al = Aktivitäten insgesamt
S_1 = Schlaf
S_2 = körperliche Beschwerden
..-L = .. des Vortages

Für 2/3 der Patienten (siehe Abbildung 35 a) trifft zu, dass einer besseren Nacht ein aktiverer Tag folgt. Bei 4 Patienten war diese Richtung des Zusammenhangs signifikant. Für 1/3 der Patienten (nur für 1 Person signifikant) trifft zu, dass einem aktiveren Tag eine bessere Nacht folgt. Für die Mehrzahl der Patienten sind die Korrelationen im Durchschnitt negativ, d.h. inaktiverer Tag → bessere Nacht.

---

[1] Nach der Art der Frage "Wie haben Sie vorige Nacht geschlafen?" können zwischen den Schlafzeitreihen und Reihen der anderen Variablen immer nur versetzte Korrelationen interpretiert werden.

Die Korrelationen zwischen Aktivität und dem Ausmass körperlicher Beschwerden des gleichen Tages (siehe Abbildung 35 b) sind zu 90 % nicht signifikant. Der postulierte negative Zusammenhang Aktivität → körperliche Beschwerden ist für 4 Patienten signifikant, d.h. für sie gilt: je mehr Aktivitäten, umso geringer sind die körperlichen Beschwerden am nächsten Tag. Bei 3 Patienten trifft umgekehrt zu, dass geringere körperliche Beeinträchtigungen mit vermehrter Aktivität am folgenden Tag assoziiert sind. Für den Verlauf von Tag zu Tag gibt es damit keine Hinweise für die allgemeine Gültigkeit der These, dass Verhaltensänderungen den Veränderungen somatischer Symptome vorausgehen.

Negative Gedanken und Stimmung

Nach dem Modell von Beck sind negative Gedanken und depressive Stimmung korreliert. Eine Erhöhung der Stimmung wird erwartet, wenn die negativen Gedanken abnehmen.
Der postulierte Zusammenhang - bezogen auf den gleichen Tag - konnte für mehr als 80 % der Patienten und für die meisten auch signifikant (siehe Abbildung 36 a) bestätigt werden. Für fast die Hälfte der Patienten war die Beziehung in der Richtung "weniger negative Gedanken - bessere Stimmung am nächsten Tag" signifikant. Für etwas mehr als 1/3 galt, dass positivere Stimmung und weniger negative Gedanken am Folgetag korrelierten. Für mehr als 1/3, wenn auch nur für einen Patienten signifikant, galt, dass negativere Stimmung mit weniger negativen Gedanken am Folgetag korrelierte, d.h. auch für diesen Bereich können Kausalitätsannahmen über alle Patienten nicht bestätigt werden. Der Prozentsatz der Patienten mit der Hypothese entsprechenden Korrelationen ist jedoch höher als bei den bisher diskutierten Zusammenhängen.

Abbildung 36: Prozentsätze von Patienten, bei denen sich positive bzw. negative Korrelationen zwischen verschiedenen Tagebuchvariablen ergaben. Die gestrichelten Bereiche der Säulen stehen für die Anteile von Patienten, bei denen diese Korrelationsrichtung signifikant wurde.

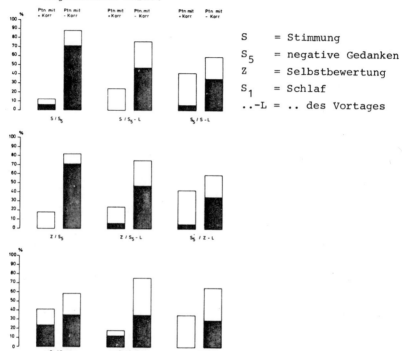

Negative Gedanken und Selbstbewertung

Ebenfalls aufgrund der Annahmen des kognitiven Modells wird ein negativer Zusammenhang zwischen negativen Gedanken und positiver Selbstbewertung erwartet. Zwischen diesen beiden kognitiven Variablen werden Wechselwirkungsprozesse als wahrscheinlich angenommen, so dass die versetzten Korrelationen negativ und in gleicher Ausprägung sein sollten. Der postulierte Zusammenhang fand sich für die überwiegende

Mehrzahl der Patienten in signifikanter Ausprägung (siehe Abbildung 36 b). Für beide versetzten Korrelationen überwogen die Patienten mit negativen Korrelationen deutlich.

Negative Gedanken und Schlaf

Der durch die kognitive Theorie nahegelegten Annahme, dass der Schlaf sich bessert, wenn die negativen Gedanken geringer sind, entsprachen 1/3 der Patienten, in der Richtung mehr als die Hälfte (siehe Abbildung 36 c). Für 20 % (4 Patienten) war jedoch der Zusammenhang positiv signifikant, d.h. je besser der Schlaf, umso mehr negative Gedanken am folgenden Tag. Deutlicher fiel die andere versetzte Korrelation aus: für 3/4 der Patienten, für 6 signifikant, war eine negative Stimmung und ein schlechter Schlaf in der Nacht darauf korreliert. In umgekehrte Richtung (negative Stimmung → guter Schlaf) gab es 2 signifikante Ausnahmen.

Stimmung und Schlaf sowie Stimmung und körperliches Befinden

Lerntheoretische sowie psychiatrische Modelle legen zwar eine Korrelation aber keine Richtungsannahme nahe.
Für 80 % der Patienten, für 30 % (bei 6 Personen) signifikant, ergab sich eine positive Korrelation der Schlafgüte mit der Stimmung am Folgetag. Für einen Patienten war guter Schlaf mit schlechter Stimmung korreliert. In umgekehrte Richtung ergab sich ein vergleichbares Bild der Zusammenhänge. Für die Mehrzahl der Patienten galt: je schlechter die Stimmung, umso schlechter der Schlaf der nächsten Nacht (für 6 Patienten signifikant). Wieder gab es einen Patienten, bei dem auf gedrücktere Tage eher gute Nächte folgten (siehe Abbildung 37 a).
Für 85 % ging schlechte Stimmung mit körperlichen Beeinträchtigungen einher (siehe Abbildung 37 b). Die zeitversetzten Kor-

Abbildung 37: Prozentsätze von Patienten, bei denen sich positive bzw. negative Korrelationen zwischen verschiedenen Tagebuchvariablen ergaben. Die gestrichelten Bereiche der Säulen stehen für die Anteile von Patienten, bei denen diese Korrelationsrichtung signifikant wurde.

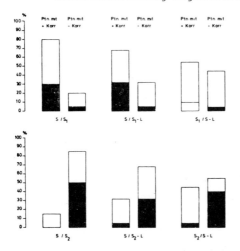

S = Stimmung
S_1 = Schlaf
S_2 = körperliche Beschwerden

relationen waren in jeder Richtung überwiegend negativ. Bei 6 Patienten galt: je mehr körperliche Beeinträchtigungen, umso schlechter die Stimmung am nächsten Tag. Für 8 Patienten galt: je schlechter die Stimmung, umso mehr körperliche Beschwerden am nächsten Tag.

Zusammenfassend treffen, bezogen auf den gleichen Tag, folgende Hypothesen der Richtung nach für mehr als 50 % der Patienten zu (hier in eine Rangreihe nach bestätigten signifikanten Korrelationen gebracht):
1. Häufigere negative Gedanken - schlechtere Stimmung (88/71 %)
2. Häufigere negative Gedanken - negativere Selbstbewertung (82/71 %)
3. Schlechtere Stimmung - mehr körperliche Beeinträchtigungen (85/50 %)

4. Mehr soziale Aktivitäten - bessere Stimmung (68/37 %)
5. Mehr Aktivitäten - bessere Stimmung (90/35 %)
6. Mehr Aktivitäten - weniger negative Gedanken (59/18 %)
7. Mehr Aktivitäten - weniger körperliche Beschwerden (58/5 %).

Alle Hypothesen, die sich auf Aktivitäten beziehen, wurden nur für einen kleinen Teil der Patienten signifikant, die meisten gingen in die erwartete Richtung. Bei allen Hypothesen galt, dass es Patienten gab, die sich gegenläufig verhielten und darunter einzelne, für die diese gegenläufige Beziehung bedeutsam wurde. Am besten bestätigten sich Beziehungen zwischen Stimmung und Gedanken sowie körperlichen Beschwerden und zwischen Gedanken und der Selbstbewertung.

Die gefundenen Korrelationen zwischen benachbarten Tagen lassen an allen Richtungsannahmen für diesen Zeitabstand zweifeln.

Wir gingen der Frage nach, ob die Patienten, für die Zusammenhänge gemäss den verhaltenstheoretischen Annahmen gefunden worden waren, eher zu der Responder- oder eher zu der Nonresponder-Gruppe zu zählen sind. Aus entsprechenden 4-Felder-Aufteilungen konnte keine Hinweise für eine deutlich unterschiedliche Reaktion der Responder oder Nonresponder gewonnen werden.

In der folgenden Abbildung wurden die bei uns zwischen Aktivitäten und Stimmung gefundenen Korrelationen denen von TURNER et al. (1979) und von LEWINSOHN und LIBET (1972) gegenübergestellt. Jeder Punkt in dieser Abbildung entspricht der durchschnittlichen Korrelation einer Person. Bei Turner et al. wurde eine Mittelung über 30 Tage vorgenommen, bei Lewinsohn und Libet wurden die Korrelationen über 10 Tage bestimmt. Die Ergebnisse stimmen darin überein, dass die Beziehungen überwiegend positiv sind, bei allerdings beträchtlicher interindividueller Variabilität des Zusammenhangs. Es geht aus dieser Abbildung auch hervor, dass die absolute Höhe der Korrelationen für die meisten Patienten eine Vorhersage von Aktivität auf Stimmung oder von Stimmung auf Aktivität nicht erlaubt.

Abbildung 38: Korrelationen zwischen Stimmung und Aktivität der Patienten von Studie I sowie der Patienten der VT- und der KG-Bedingung aus Studie II. Die Grupppe A-1, EC und S entstammen der Untersuchung von TURNER et al. (1979), "1972" steht für die Untersuchung von LEWINSOHN und LIBET (1972). Die Korrelationen dieser Studien beziehen sich auf gleichzeitig gehobene Stimmung und Aktivität. Jeder Punkt dieser Abbildung repräsentiert eine Person.

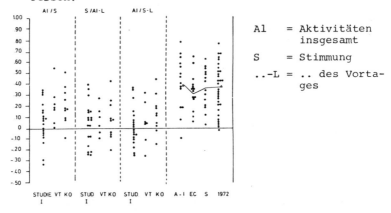

6.4.7.2 Verlaufsanalysen wöchentlich beobachteter Verhaltensweisen

Abbildung 39 zeigt für die 7 Variablen, die das Pflegepersonal wöchentlich einschätzte, die idealtypischen Verläufe unter den beiden Therapiebedingungen.
Die empirisch gefundenen Verläufe sollten sortiert werden nach

Abbildung 39: Hypothesen zu den Verläufen von 4 Variablen der "Wöchentlichen Stationsbeobachtung" für die beiden Behandlungsgruppen

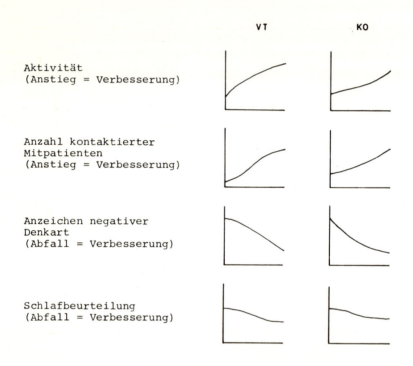

diesen Hypothesen entsprechenden und anderen Verläufen. Es war geplant, die Hypothesenkurven in Vorzeichenmuster umzusetzen und dann über die Prüfgrösse T_1 von Krauth (siehe S. 282) zu prüfen, ob bestimmte Kurven sich in ihrer Häufigkeit zwischen den beiden Therapiebedingungen unterschieden. Es stellte sich jedoch ähnlich wie bei den Tagebuchanalysen heraus, dass sehr viele Schwankungen, hier ausgedrückt als Wechsel in den Vorzeichen, vorkamen. Eine Verarbeitung nach dem Krauth'schen Verfahren setzte voraus, dass es Kriterien

dafür gibt, wieviele Vorzeichenwechsel akzeptiert werden
können, ohne dass die Ähnlichkeit zu der Hypothesenkurve
verlorengeht. Da wir solche Kriterien nicht von vornherein
definiert hatten, unterblieb eine statistische Überprüfung.

Die beiden folgenden Abbildungen enthalten Verläufe von Patienten in den Skalen "Aktivität", "Anzahl von Mitpatienten,
zu denen Kontakte beobachtet wurden", "Anzeichen negativer
Denkart" und "Schlafbeurteilung". Die Verläufe bei "soziale
Kompetenz" und "non-verbales Sozialverhalten" wurden nicht
einbezogen, weil die Patienten sich überwiegend gar nicht
veränderten. Die Beobachtungen zu "Klagen über körperliche
Beschwerden" waren für 5 Patienten konstant bei 1 oder 2.
Abbildung 40 enthält im oberen Teil Beispiele von zwei VT-
Patienten, die zu den Respondern zählen, und im unteren Teil
zwei VT-Patienten, die zu den Nonrespondern zählen. Bei "Aktivität", der "Anzahl kontaktierter Mitpatienten" sowie der
"Schlafbeurteilung" bedeutet ein Steigen der Kurve eine Verbesserung. Bei "Anzeichen negativer Denkart" bedeutet ein
Fallen der Kurve eine Abnahme, also eine Verbesserung.
Patient 2 erreichte nach zwei Wochen ein mittleres Aktivitätsniveau und Kontaktverhalten, das er dann beibehielt. Die Anzeichen negativer Denkart stiegen in der Mitte der Therapie
noch einmal auf das Ausgangsniveau und nahmen dann gegen Ende des Aufenthaltes ab. Dieser Patient hatte schon zu Beginn
der Therapie nicht schlecht geschlafen und verbesserte sich
noch. Patient 5 zeigte mit zwischenzeitlichen Plateaus und
Rückschritten auch gegen Ende des Aufenthalts noch Verbesserungen im Aktivitätsniveau und Kontaktverhalten. In der
letzten Aufenthaltswoche nahmen die Anzeichen negativer Denkart wieder zu. Der Schlaf ist bei Entlassung auf einem mittleren Niveau, das auch bei Aufnahme beobachtbar gewesen war,
schwankte jedoch in der ersten Hälfte der Therapie sehr
stark.

Abbildung 40: Die Verläufe von zwei VT-Respondern (Patient 2 und 5 in der oberen Hälfte der Abbildung) und zwei VT-Nonrespondern (Patient 6 und 8 in der unteren Hälfte) bei den Variablen 1 (Aktivität), 2 (Anzahl kontaktierter Mitpatienten), 5 (Anzeichen negativer Denkart) und 7 (Schlafbeurteilung) der "Wöchentlichen Stationsbeobachtung". Bei 1, 2 und 7 bedeuten ansteigende Verläufe eine Verbesserung, bei 5 bedeutet eine absinkende Linie eine Verbesserung.

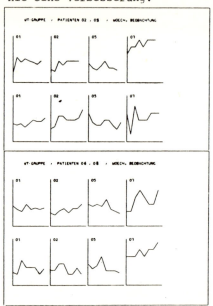

Patient 6 bleibt im Aktivitätsniveau ziemlich konstant, verbessert sich mit einem leichten Rückfall etwa in der Mitte des Aufenthalts bezüglich der Kontakte und der beobachtbaren Anzeichen negativer Denkart und zeigt - ebenfalls mit einem Rückfall in der zweiten Therapiehälfte - deutliche Verbesserungen des zunächst als beeinträchtigt beobachteten Schlafes. Patient 8 zeigte mit Ausnahme des sich verbessernden Schlafes kaum Veränderungen und starke Schwankungen in den anderen drei Verhaltensweisen.

Abbildung 41: Die Verläufe von zwei KO-Respondern (Patient 1 und 2 in der oberen Hälfte der Abbildung) und zwei KO-Nonrespondern (Patient 10 und 6 in der unteren Hälfte) bei den Variablen 1 (Aktivität), 2 (Anzahl kontaktierter Mitpatienten), 5 (Anzeichen negativer Denkart) und 7 (Schlafbeurteilung) der "Wöchentlichen Stationsbeobachtung". Bei 1, 2 und 7 bedeuten ansteigende Verläufe eine Verbesserung, bei 5 bedeutet eine absinkende Linie eine Verbesserung.

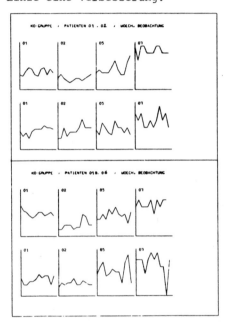

In Abbildung 41 wurden die Verläufe der gleichen Variablen bei vier Patienten der KO-Gruppe aufgezeichnet.
Obwohl Patient 1 ein Responder ist, sieht man bei ihm kaum eine Verbesserung; die Anzeichen negativer Denkart steigen sogar an. Patient 2 wird aktiver, auch im Kontaktverhalten, und zeigt starke Schwankungen ohne einen Verbesserungstrend bei den Anzeichen negativer Denkart und dem Schlaf.
Die beiden Nonresponder verbessern sich bei stark schwankenden Verläufen kaum.

Diese Beispiele sollen die eingangs getroffene Feststellung
verdeutlichen, dass eine Zuordnung zu theoriegeleiteten
Hypothesenkurven kaum möglich ist. Insgesamt zeigten bei
Aktivität 5 Patienten der VT-Gruppe und 5 Patienten der KO-
Gruppe eine einigermassen stetige positive Veränderung. Im
Kontaktverhalten waren es 4 der VT- und 4 KO-Patienten, bei
den Anzeichen negativer Denkart 6 der VT- und keiner (!)
der KO-Patienten und bei der Schlafgütebeurteilung 5 aus der
VT-Gruppe und wiederum keiner der KO-Patienten. Diese Zahlen-
angaben entsprechen in etwa denen, die bei zeitreihenanaly-
tischer Auswertung der Tagebuchtrends resultierten. Die Ergebnisse der Fremdbeurteilung dieser Zielverhaltensweisen
und die der Selbstbeurteilung führten auch bezogen auf den
einzelnen Patienten weitgehend zu vergleichbaren Resultaten.

6.4.7.3 Verlaufsdarstellungen der im Videointerview erfassten Variablen

Abbildung 42 zeigt die Hypothesen, die wir für die Verläufe
einzelner im Videointerview erfasster Variablen hatten.
(Dargestellt werden im folgenden nur die Verläufe der Skalen, bei denen sich über die Gruppe der Patienten Veränderungen nachweisen liessen.) Wie bei den wöchentlich beobachteten Zielverhaltensweisen zeigte sich auch hier bei Betrachtung der Einzelkurven, dass mit wenigen Ausnahmen graduelle
Veränderungen ohne Rückschritte und Schwankungen kaum vorkamen. Die Zuordnung zu der Gruppe der hypothesenentsprechen-
den Verläufe bzw. der Gruppe mit anderen Verläufen erfolgte
deshalb nicht nach Vorzeichenmustern, sondern nach visueller
Kurveninspektion, wobei einzelne Schwankungen dann akzeptiert
wurden, wenn die Regressionslinie erkennbar einen erwünschten Verlauf über die Therapie hinweg hatte.

Abbildung 42: Hypothesen zu den Verläufen der Videointerview-Variablen Befindlichkeit und VAS (= Global), Aktivität und Konzentration/Leistungsfähigkeit (= Aktiv), Sozialkontakt/-initiative (= Soz), Ereignisbewertung und Zukunftssicht (= Kog) und Schlaf sowie Somatik (= Som). Abfallende Verläufe bedeuten die Hypothese einer Verbesserung.

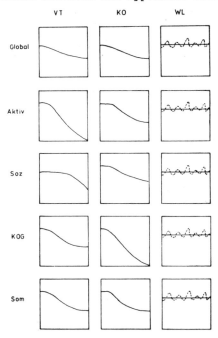

Die folgenden drei Abbildungen geben wieder Beispiele einzelner Patienten aus den drei Bedingungen VT, KO und KG. Jeweils in der oberen Hälfte der Abbildungen sind die Verläufe von zwei Respondern (für die KG wurde, da es nur einen Responder gab, die Person mit den noch relativ deutlichsten Veränderungen ausgewählt) und in der unteren Hälfte die Verläufe von zwei Nonrespondern dargestellt. Folgende Variablen wurden in die Darstellung einbezogen: Sozialkontakt/-initiative (6), Aktivität (7), Konzentration/Leistungsfähigkeit (8),

Ereignisbewertung (9), Zukunftssicht (10), Schlaf (11), somatische Beschwerden (12) sowie das Befindlichkeitsrating auf der VAS (14).

Abbildung 43 : Die Verläufe von 2 VT-Respondern (Patient 1 und 4 in der oberen Hälfte der Abbildung) und 2 VT-Nonrespondern (Patient 7 und 10 in der unteren Hälfte) in den Videovariablen 6 (Sozialkontakt/ -initiative), 7 (Aktivität), 8 (Konzentration/ Leistungsfähigkeit), 9 (Ereignisbewertung), 10 (Zukunftssicht), 11 (Schlaf), 12 (Somatik) und 14 (Zustandsbarometer, VAS). Abfallende Verläufe bedeuten eine Verbesserung.

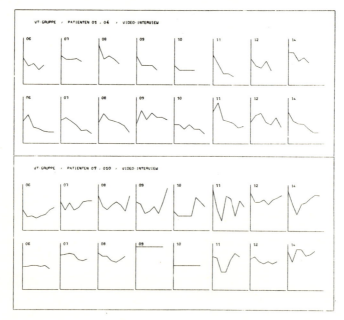

Für die beiden hier ausgewählten Responder der VT-Gruppe (siehe Abbildung 43) kann man in fast allen Kurven erwünschte Veränderungen über den Verlauf erkennen, die dort eher ausgeprägt sind, wo das Ausgangsniveau beeinträchtigter war

(8 und 11 bei Person 1, 11 und 14 bei Person 4).
Die Verläufe der Non-Responder zeigen stärkere Schwankungen
(besonders Patient 7) oder eine relative Konstanz (besonders
Patient 10). Patient 7 zeigt bei 5 Variablen Verschlechterungen relativ zum Ausgangsniveau.

Abbildung 44 : Die Verläufe von 2 KO-Respondern (Patient 2
und 3 in der oberen Hälfte der Abbildung) und
2 KO-Nonrespondern (Patient 7 und 8 in der unteren Hälfte) in den Videovariablen 6 (Sozialkontakt/-initiative), 7 (Aktivität), 8 (Konzentration/Leistungsfähigkeit), 9 (Ereignisbewertung), 10 (Zukunftssicht), 11 (Schlaf), 12 (Somatik) und 14 (Zustandsbarometer, VAS). Abfallende Verläufe bedeuten eine Verbesserung.

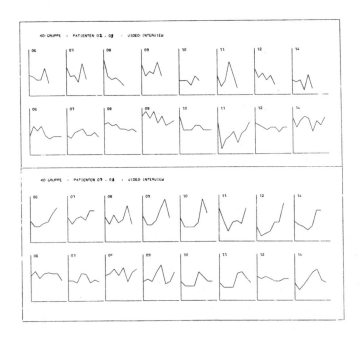

In der KO-Gruppe bestehen auch für die Responder stärkere
Schwankungen (siehe Abbildung 44, obere Hälfte). Patient 2

hat einen Rückfall eine Woche vor der Entlassung, der sich
deutlich bei den Variablen 6, 7, 9 und 14 zeigt. Beim Schlaf
liegt der Rückfall eine Woche früher. In der Zukunftssicht
treten im Unterschied zu den anderen Variablen kaum Veränderungen ein; sie war schon zu Beginn der Therapie im "optimistischen" Bereich dieser Skala. Patient 3 bessert sich
in den hier erfassten Variablen nur geringfügig. Schwankungen
betreffen besonders den Schlaf (11) und die allgemeine Befindlichkeit (VAS, 14).
Die beiden Non-Responder, vor allem Patient 7, verschlechterten sich in den hier erfassten Variablen.

In der Kontrollgruppe (siehe Abbildung 45) war nur der Patient 1 ein Responder. Dieser Patient zeigt nur bei Konzentration/Leistungsfähigkeit (8) und den körperlichen Beschwerden
(12) einen günstigen Verlauf. Etwas deutlicher veränderte
sich in den Video-Variablen - mit einem Rückfall nach der
dritten Woche - der Patient 2. Seine Fragebogenwerte bei der
Entlassung entsprachen jedoch nicht denen eines Responders.
Die Non-Responder der Kontrollbedingung (3 und 4) zeigen wiederum wie die Non-Responder der KO einen stabil unveränderten Verlauf bzw. - bei Patient 4 - Verschlechterungen über
die Wartebedingung, besonders gegen Ende.

In Abbildung 46 sind die Verlaufswerte aller Patienten der
Therapiebedingungen für die hier als Zustandsbarometer bezeichnete VAS aufgetragen. Dem auf S. 283 beschriebenen Vorschlag von Krauth entsprechend wurden Polynome gebildet.
Quadratische Polynome, wie sie in der Abbildung dargestellt
sind, waren den Verläufen angemessener als lineare oder kubische. Im Unterschied zu den Abbildungen 43 bis 45 wurden
die Skalen umgepolt, so dass Anstiege eine Verbesserung bedeuten. Für die VT-Gruppe gab es nach dieser Darstellung 5
Patienten mit J-förmigen Verläufen (1, 2, 4, 7, 9), 3 Patien-

Abbildung 45: Die Verläufe des einen KG-Responders (Patient 1) und von 3 Nonrespondern (Patient 2, 3, 4) in den Videovariablen 6 (Sozialkontakt/-initiative), 7 (Aktivität), 8 (Konzentration/Leistungsfähigkeit), 9 (Ereignisbewertung), 10 (Zukunftssicht), 11 (Schlaf), 12 (Somatik) und 14 (Zustandsbarometer, VAS), Abfallende Verläufe bedeuten eine Verbesserung.

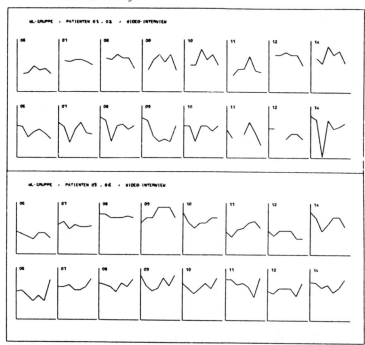

ten ohne ein "Tief" im ersten Drittel der Behandlung (3, 6, 8) sowie zwei Patienten mit entweder einem umgekehrt U-förmigen Verlauf (5) oder einer absinkenden Linie (10).
Bei den KO-Patienten gab es ebenfalls U-förmige Verläufe; im Unterschied zu der VT-Gruppe waren die Enddaten jedoch nicht deutlich höher als die Ausgangsdaten (2, 3, 6, 8). Das "Tal" lag bei diesen Verläufen ausserdem zeitlich später.
Nur ein Patient (4) entsprach in etwa dem für die VT-Gruppe gefundenen Typ eines "Anstiegs ohne Tal". Verläufe, die Ver-

Abbildung 46: Die Verläufe der Patienten der VT- und der KO-Gruppe im vor der Videointerviewsituation vorgegebenen Zustandsbarometer (VAS). Die gestrichelte Linie gibt die quadratischen Polynome an. Ansteigende Linien bedeuten eine Verbesserung.

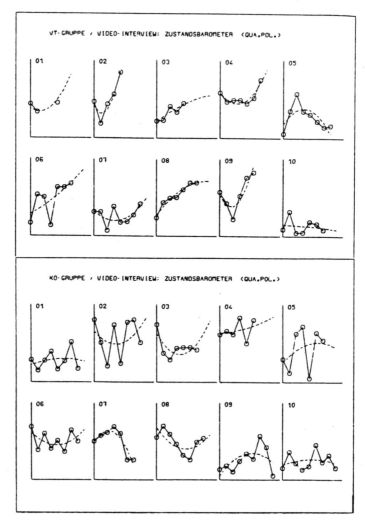

besserungen repräsentieren und dann wieder eine Verschlechterung, sind bei 5 KO-Patienten zu finden (1, 5, 7, 9, 10).

Aufgrund dieser Abbildung kann der potentielle Nutzen solcher Verlaufserhebungen für die Therapieplanung erläutert werden: Wenn der durch die quadratischen Polynome angedeutete Trend zutrifft, dann ist es sinnvoll, zu überprüfen, ob nicht eine längere Therapie Patienten vom Typ 2, 3, 6 und 8 geholfen hätte. Diese Patienten waren bei der Entlassung noch nicht aus ihrem "Befindlichkeitstal" herausgekommen. Die VT-Patienten (1, 2, 4, 7, 9) hatten demgegenüber ihr Tief früher, und möglicherweise wegen des zur Entlassung hin beobachteten Trends war der Zeitpunkt der Therapiebeendigung für sie günstig. Für diejenigen Patienten, die sich zunächst verbesserten und dann wieder absinkende Verläufe hatten (Patient 5 der VT-Gruppe, Patienten 1, 5, 7, 9 und 10 der KO-Gruppe) wäre zu überprüfen, ob nicht bei rechtzeitigem Erkennen und Rückmelden der ungünstigen Trendwende eine Massnahmenänderung indiziert gewesen wäre. Auch für diese Patienten dürfte der Entlassungszeitpunkt an einem Tiefpunkt der subjektiven Befindlichkeitseinschätzung ungünstig gewesen sein (siehe S. 323 ff zur Bedeutung der Zugehörigkeit zu den Respondern bzw. Non-Respondern und der weiteren Prognose nach der Entlassung).

Zusammenfassend widersprechen die Ergebnisse zum Verlauf der Veränderung in den Bedingungen nicht den Aussagen aus der gruppenstatistischen Auswertung. Sie begrenzen jedoch aus drei Gründen kausale Schlüsse aus den Gruppendaten:
- das Ausmass gefundener Schwankungen in den Verläufen war beträchtlich, unabhängig davon, aus welcher Quelle (Tagebuch, wöchentliche Stationsbeobachtung, Videointerview) sie stammten;
- Verläufe, die den Hypothesen zu den differierenden Effekten

therapeutischer Massnahmen entsprachen, fanden sich eher
selten; dagegen fanden sich erwünschte Verläufe in Variablen, für die keine direkten Interventionen eingesetzt
worden waren;
- die cross-korrelativen Analysen der Tagebuchzeitreihen
weisen entgegen den Vorannahmen auf eine grössere Unabhängigkeit zwischen einzelnen Parametern, auf interindividuell grosse Unterschiede in der Struktur der Zusammenhänge
und jedenfalls bei dem hier gewählten Zeitabstand nicht auf
generalisierbare Einflüsse der therapeutisch veränderten
Variablen auf andere hin.

6.4.8 Korrelative und Prädiktor-Fragestellungen

Das Hauptproblem der korrelativen Datenanalyse ist die geringe Anzahl der in die Studien einbezogenen Patienten. Die Zahl
der insgesamt erfassten Variablen (bei Studie II: 55) übersteigt die Anzahl der Personen (maximal 50). Manche Messinstrumente wurden erst bei Studie 2 eingeführt (maximales n =
30) und für Aussagen zur Therapieagibilität ist es nicht
sinnvoll, die post-Werte der Kontrollpatienten mit einzubeziehen, was das maximale n auf 40 bei in beiden Studien verwendeten Instrumenten und auf 20 bei den neu hinzugekommenen
reduziert. Unter diesen Bedingungen ist eine faktorenanalytische Auswertung nicht möglich.

Eine Selektion der Variablen für die Korrelationsauswertung
erfolgte in Hinblick auf die im folgenden genannten 4 Fragestellungen.
Die Fragestellungen lauten:
- Hängt das Ausmass der Depressivität zu Beginn und nach Ende der Therapie mit Variablen zusammen, die hier unter dem
Begriff Stichprobencharakteristika subsummiert sind?
Neben Alter, Geschlecht und Intelligenz werden 4 Kranken-

geschichtsvariablen einbezogen: Dauer der jetzigen Episode, Monate seit Erstmanifestation, Gesamterkrankungszeit und Dauer der subjektiven Arbeitsunfähigkeit. Sie werden als "Chronifizierungsvariablen" bezeichnet. Von den Skalen zur Messung prämorbider Persönlichkeit wurden die "Neurotizismus"- und "Typus melancholicus"-Skalen selektiert, da nur bei ihnen Hypothesen über den Zusammenhang mit Therapiereagibilität bestehen. Für die Zusammenhänge vor der Therapie werden alle Patienten einbezogen und für die Zusammenhänge zur Depressivität nach der Therapie nur die behandelten Patienten. Die relativ niedrigen Interkorrelationen der 4 Depressionskriterienmasse (siehe S. 362) führten dazu, für jedes Mass getrennte Korrelationen zu errechnen.
- Hängt das Ausmass der Depressivität mit dem Ausmass der Beeinträchtigungen in den anderen Symptombereichen zusammen? Da die Beziehungen einzelner für Depressive postulierter Defizite mit der globalen Depressivität untersucht werden sollen, werden die Korrelationen am Ausgangspunkt der Therapie für alle Studienteilnehmer betrachtet.
- Bestehen Beziehungen zwischen dem Ausmass der Beeinträchtigungen in den Symptombereichen vor der Therapie und der Depressivität am Ende der Therapie? Hier werden nur die Daten der therapierten Patienten berücksichtigt.
- Hängt das Ausmass der Beeinträchtigungen in den Symptombereichen vor der Therapie mit den Stichprobencharakteristika zusammen? (alle Patienten)
- Welche Interkorrelationen bestehen innerhalb jedes Symptombereichs zwischen den eingesetzten Skalen? (alle Patienten)

Es werden in den jeweiligen Abschnitten nur Zusammenhänge interpretiert, die die 1%-Signifikanzgrenze überschreiten oder die bei mindestens 2 Massen, die das gleiche Konstrukt erfassen sollen, konsistent und auf dem 5%-Niveau abgesichert sind. Die Korrelationstabellen zu den einzelnen Fragestellungen enthalten die Anhangstabellen 2 bis 14.

6.4.8.1 Depressivität und Stichprobencharakteristika

Nach den obigen Interpretationskriterien gibt es keine Zusammenhänge zwischen Alter, Geschlecht, Intelligenz, Chronifizierungsvariablen und der Depressivität am Beginn der Behandlung (siehe Anhangtabellen 2 und 3). Eine Ausnahme stellen Beziehungen zwischen diesen Variablen und der HRS-D dar. Diese Skala korreliert positiv mit Alter ($p < .05$), Geschlecht ($p < .01$), Monate seit Erstmanifestation ($p < .05$), Gesamterkrankungszeit ($p < .05$) und der Zeit der subjektiven Arbeitsunfähigkeit ($p < .001$).

Es bestehen keine interpretierbaren Zusammenhänge zwischen der Ausprägung von neurotischen und "Typus melancholicus"-Zügen und fremdbeurteilter Depressivität vor der Therapie. Höhere selbstbeurteilte Depressivität scheint mit erhöhtem Neurotizismus einherzugehen. Beide Masse (D der PDS und BDI) korrelieren sehr signifikant mit der N-Skala des ENNR (siehe Anhangtabelle 4).

Die über Selbstbeobachtungsskalen erfasste Depressionstiefe nach der Therapie scheint unabhängig von Alter, Geschlecht, Intelligenz sowie den Chronifizierungsvariablen (siehe Anhangtabellen 2 und 3).
Die HRS-D korreliert signifikant positiv mit Alter ($p < .05$), der Dauer der jetzigen Episode ($p < .05$), den Monaten seit Erstmanifestation, der Gesamterkrankungszeit ($p < .01$) sowie der Arbeitsunfähigkeit ($p < .01$). Da auch die IMPS-D-Beurteilung mit zwei der Chronifizierungsvariablen korreliert

($p < .05$ bei Episodendauer und Gesamterkrankungszeit), kann man folgern, dass nach den Fremdurteilen die chronischer erkrankten Patienten bei der Entlassung noch ausgeprägtere und/oder mehr depressive Symptome zeigen.

Die hochsignifikanten Korrelationen zwischen Neurotizismus (N-Skala des ENNR) und der subjektiven Depressionstiefe bei der Entlassung (BDI .57, $p < .001$; mit D .66, $p < .001$; mit D' .66, $p < .001$; siehe Anhangtabelle 4) belegen die Annahme, dass Neurotizismus eine Prädiktorvariable für einen ungünstigen Therapieausgang darstellt. Unter Auspartialisierung des Ausgangswertes war die Korrelation N/BDI $r = .47$, $p < .01$, ein Hinweis für die noch weitergehende Aussage, dass Neurotizismus eine Prädiktorvariable für Resistenz gegenüber den hier angewandten Therapien und Therapierahmenbedingungen darstellt. Die Hypothese, dass eine ausgeprägte "Typus melancholicus"-Struktur ein Ansprechen auf Therapie begünstigt, konnte nicht bestätigt werden.
Zwischen den Fremdbeurteilungen nach der Therapie und den Prämorbidskalen ergaben sich keine Zusammenhänge.

6.4.8.2 Korrelationen zwischen Depressivität und den Symptombereichen Aktivität/Leistungsfähigkeit, Sozialverhalten, Bewertungen/Einstellungen und somatischen Beschwerden

Diese Korrelationen enthält die Anhangtabelle 5.
Für den Bereich Aktivität/Leistungsfähigkeit ergibt sich:
Je ausgeprägter die Patienten im BDI und der D'-Skala ihre depressive Symptomatik angeben, umso weniger verstärkende Aktivitäten geben sie an, umso weniger hilfreich bewerten sie eine aktivitätsorientierte Einstellung als Bewältigungsstrategie und umso inaktiver und leistungsbeeinträchtigter werden sie nach den entsprechenden Antworten auf Videointerviewfragen eingeschätzt.

Zwischen fremdbeurteilter Depressivität und den Aktivitätsvariablen sind die Korrelationen weniger eindeutig interpretierbar. Die IMPS-D/Aktivitätskorrelationen liegen niedriger, werden jedoch mit Ausnahme von IMPS-D/ADA in gleiche Richtung signifikant. Die HRSD korreliert mit der Anzahl verstärkender Aktivitäten in umgekehrte Richtung wie erwartet (je depressiver, umso mehr Aktivitäten) und mit keiner der übrigen Variablen. Ausser dem IMPS-D-Index korreliert keines der Masse mit dem gehemmten Syndrom, dass über die IMPS fremdbeurteilt wurde.

Im Sozialverhaltensbereich sind die Korrelationen zwischen selbstbeurteilter Depressivität und Kritik-/Fehlschlagangst interpretierbar. Die fremdbeurteilte Depressivität (HRSD und IMPS) korrelierte mit subjektiver Kontaktangst und höherer Beeinträchtigung im "Forderungen stellen". Je höher der IMPS-D-Wert, umso eher lag die Zahl sozialer, verstärkender Aktivitäten niedrig und die Bewertung sozialer Aktivitäten als Depressionsbewältigungsmöglichkeiten ebenfalls im niedrigen Bereich. Das nonverbale Verhalten, beobachtet in der Videosituation, korrelierte sowohl mit selbst- wie auch mit fremdbeurteilter Depressivität (nur IMPS, $p < .05$) relativ niedrig, aber noch signifikant.

Die kogntiven Variablen und die Depressivität sind nach unseren Interpretationskriterien als unabhängig zu betrachten (Ausnahme: CRT-ID/BDI und CRT-ID/D in positive Richtung, $p < .05$).

Mit über den BDI selbstbeurteilter Depressivität korrelierte das Ausmass im Video-Interview geäusserter körperlicher Beschwerden, jedoch keine der sonstigen Variablen. Die über D/D' gemessene Depressivität korreliert dagegen deutlich mit dem in den Beschwerdelisten angegebenen Beeinträchtigungen und ebenfalls mit den im Video-Interview erfassten Beschwerden. Keines der Selbstbeurteilungsmasse der Depressivität hing

mit dem Schlaf zusammen. Dagegen fand sich die einzige
bedeutsame Korrelation zwischen fremdbeurteilter Depressivität und Somatik mit dieser Variable (HRSD/Video-Schlaf;
$p < .01$).

6.4.8.3 Ausmass der Beeinträchtigungen in den Symptombereichen vor der Therapie und globale Depressivität am Ende der Therapie

Da dies eine Fragestellung ist, die in Hinblick auf
die Therapiereagibilität interessiert, werden nur die therapierten Patienten einbezogen. Die Korrelationen enthält die
Anhangtabelle 6.
Am Ausgangspunkt der Therapie nennen die später Depressiveren (BDI und D/D') weniger verstärkende Aktivitäten und werden nach ihren Videoantworten inaktiver und in ihrer Leistungsfähigkeit beeinträchtigter eingeschätzt (nur D/D',
$p < .01$). Höhere Beeinträchtigung in den Videovariablen geht
auch mit über die IMPS fremdbeurteilter Depressivität einher, nicht mit der über die HRSD beurteilten.

Beide Angstfaktoren der U-Skala korrelieren sowohl mit fremd-
wie selbsteingeschätzter Depressivität post. Je ausgeprägter
die "Anständigkeit", umso eher sind die Patienten nach der
Therapie subjektiv depressiv. Je reduzierter Sprechaktivität
und nonverbales Verhalten vor der Therapie, umso depressiver fällt die IMPS-D-Beurteilung nach der Therapie aus. Das
Ausmass sozial verstärkender Aktivitäten oder die Bewertung
sozialer Aktivitäten korrelieren mit keinem der Depressionsmasse nach der Therapie.

Die kognitive Variable Zukunftssicht korreliert signifikant
mit dem D- ($p < .05$) und hochsignifikant mit dem D'-Wert

($p < .001$) sowie dem IMPS-D-Wert ($p < .01$) nach der Therapie und entgegen den Erwartungen nicht mit dem BDI-Wert. Je negativer die Patienten am Ausgangspunkt der Therapie ihre Zukunft sehen, umso weniger günstigere Werte haben sie später in den genannten Skalen.

Die Somatikvariablen BL, BL' und die Video-Schlafbeurteilung korrelieren hoch mit allen Entlassungsdepressionswerten. Je depressivere Werte die Patienten nach der Therapie noch haben, umso mehr körperliche Beschwerden aller Art sowie depressionstypische Schlafbeeinträchtigungen hatten sie vor der Therapie angegeben. Oder: zu den therapieresistenteren Patienten zählen eher solche, deren Symptomatik am Ausgangspunkt der Therapie vermehrt körperliche Beschwerden umfasste. Vor der Therapie (siehe 6.4.8.2) war dieser Zusammenhang bei den Korrelationen somatische Beeinträchtigung/Depressivität weniger hoch und inkonsistent gewesen.

Zusammenfassend sind inaktivere, sozial ängstlichere Personen mit reduziertem nonverbalen Verhalten, Zukunftspessimismus und einer ausgeprägt durch körperliche Beschwerden (nicht unbedingt depressionstypischer Art) gekennzeichneten Symptomatik nach diesen Ergebnissen bei der Entlassung die Depressiveren.

6.4.8.4 Beeinträchtigungen in den Symptombereichen und Stichprobencharakteristika

Die Aktivitätsvariablen am Beginn der Therapie korrelierten nicht mit Alter, Geschlecht, IQ (siehe Anhangtabelle 7) und den Chronifizierungsvariablen (siehe Anhangtabelle 8), jedoch hoch signifikant mit Neurotizismus (besonders der N-Skala des ENNR). Prämorbid neurotischere Personen gaben weniger Aktivi-

täten als verstärkend an, hielten eine aktivitätsorientierte
Einstellung eher nicht für nützlich und wurden im Videointerview aufgrund ihrer Antworten als weniger aktiv und leistungsfähig eingeschätzt (siehe Anhangtabelle 9).

Die Anzahl sozialer Aktivitäten, die als verstärkend angegeben wurde, war bei Frauen eher höher (.37, $p < .01$), auf dem 5%-Niveau ergab sich auch für die Anzahl nicht sozialer Aktivitäten eine positive Korrelation zum Geschlecht (siehe Anhangtabelle 7).
Ausgeprägte und konsistente Zusammenhänge ergaben sich zwischen Sozialverhaltensvariablen besonders nonverbaler Art und dem IQ (Sprechaktivität Videointerview/IQ -.44, $p < .01$; nonverbal kommunikatives Verhalten Videointerview/IQ -.61, $p < .001$; ebenfalls in Tabelle 7 des Anhangs). Um diese Aussage auf Konsistenz mit anderen Beobachtungsdaten zu überprüfen, wurden auch Korrelationen mit den Einschätzungen des Pflegepersonals zum Sozialverhalten berechnet. Auch das nonverbale Verhalten der wöchentlichen Stationsbeobachtung korrelierte .55, $p < .05$ mit dem IQ, ebenso wie die Anzahl kontaktierter Mitpatienten (.56, $p < .05$). Unter Berücksichtigung der Score-Richtung (im Videointerview bedeuten hohe Werte grössere Beeinträchtigung, bei den wöchentlichen Stationsbeobachtungsskalen bedeuten sie geringere Beeinträchtigung) ergibt sich der Hinweis, dass Fremdurteiler bei intelligenteren Depressiven eher ein geringeres Ausmass nonverbaler Defizite und mehr Kontakt zu Mitpatienten beobachtet haben und bei weniger intelligenten eher grössere Beeinträchtigungen. In Anbetracht der Übereinstimmungen trotz unterschiedlicher Beobachtungssituationen und verschiedener Beurteiler, scheint diese Aussage konsistent.
Es ergeben sich keine Beziehungen zwischen Chronifizierungsvariablen und den Fragebogen- und Videovariablen des Sozialbereichs (siehe Anhangtabelle 8).

Prämorbider Neurotizismus (siehe Anhangtabelle 9) korreliert hoch signifikant mit den beiden U-Angstfaktoren sowie "Anständigkeit", weniger ausgeprägt (p < .05) negativ mit "Forderungen stellen", hoch signifikant negativ mit der Anzahl verstärkender Sozialaktivitäten, der Nützlichkeitsbewertung sozialer Antidepressionsstrategien und mit Beeinträchtigungen des nonverbalen Verhaltens. "Typus melancholicus"-Personen haben eher weniger Kontaktangst, nennen mehr verstärkende Aktivitäten und sind nonverbal weniger beeinträchtigt. Diese Korrelationen ergaben sich jedoch nur mit einer der beiden Skalen und sie waren nur knapp auf dem 5%-Niveau signifikant.

Der DAS-Wert korrelierte negativ mit dem Geschlecht (-.50, p < .01), wonach eher depressive Männer dysfunktionale Einstellungen bejahen (siehe Anhangtabelle 7). Mit dieser Annahme gab es keine Korrelationen zwischen kognitiven Variablen und soziodemographischen wie Chronifizierungsvariablen. Eine prämorbid-neurotischere Struktur scheint mit irrationaleren Situationsbewertungen im KIS einherzugehen, eine "Typus melancholicus"-Struktur mit rationaleren Antworten im CRT (beide Scores) und im KIS (siehe Anhangtabelle 9).

Auch im Bereich Somatik fanden sich interpretierbare Korrelationen nur zu den Persönlichkeitsfaktoren. Neurotizismus korrelierte mit den über die Bl erfassten körperlichen Beschwerden (nur die N-Skala des ENNR, nicht das AHOS-Neurotizismusmass). Ebenso, d.h. in gleiche Richtung waren körperliche Beschwerden mit der über die F-Skala erfassten "Typus melancholicus"-Struktur korreliert.

Die Korrelationen zwischen den soziodemographischen und den Chronifizierungsvariablen mit den Variablen der Symptombereiche nach der Therapie waren unbedeutend und werden deshalb

auch in keiner Anhangtabelle aufgeführt.
Wie aus der Anhangtabelle 10 ersichtlich, gaben prämorbid
neurotischere Patienten (interpretiert werden vor allem die
Korrelationen mit der N-Skala des ENNR) nach der Therapie
wenig verstärkende Aktivitäten an - soziale wie nicht-soziale -, und hatten ausgeprägtere soziale Ängste sowie ungünstigere Werte bei "Forderungen stellen". Sie beurteilten
auf der KIS Situationen irrational-depressiver und hatten
noch vermehrter körperliche Beschwerden. Von den Fremdbeurteilern wurden sie nach den Videoantworten als weniger leistungsfähig eingestuft.

Umgekehrt war eine ausgeprägtere "Typus melancholicus"-
Struktur (F-Skala-Werte) mit mehr als verstärkend bewerteten Aktivitäten - sozialen wie nicht-sozialen - assoziiert und
mit günstigeren Werten in fünf der sechs Faktoren des U-
Fragebogens, mit Ausnahme nur von Kontaktangst. Die Sc-
"Typus melancholicus"-Skala scheint etwas anderes zu messen
als die F-Skala. Hier korrelierte eine ausgeprägtere melancholische Struktur nicht mit den oben genannten Variablen,
dagegen mit den Werten kognitiver Fragebogen: Die "Typus
melancholicus"-Struktur erscheint assoziiert mit weniger
irrationalen Bewertungen/Einstellungen am Ende der Therapie.
Es fanden sich keine interpretierbaren Zusammenhänge zwischen dieser Persönlichkeitsstruktur und dem noch nach der
Therapie bestehenden Ausmass körperlicher Beschwerden.

6.4.8.5 Interkorrelationen zwischen verschiedenen Massen eines Symptombereichs

Wie aus der Anhangtabelle 11 ersichtlich, korrelieren fast
ausschliesslich die verschiedenen Scores eines Aktivitätsinstruments bzw. einer Beobachtungssituation miteinander (z.B.

die beiden RSS-Werte, die beiden ADA-Werte, Video-Aktivität
mit Video-Konzentration/Leistungsfähigkeit). Auf diese erwartbar hohen Beziehungen soll hier nicht weiter eingegangen
werden. Die Werte der beiden Selbstbeurteilungsskalen ADA
und RSS interkorrelieren sehr signifikant um .30. Das Ausmass depressiver Hemmung, gemessen über die IMPS, korreliert deutlich mit der Aktivitätseinschätzung des Videointerviews (.66, p < .001), jedoch mit keiner anderen Variable
dieses Bereichs. Die Video-Variablen korrelierten mit den
ADA-Werten: Aktivität/Nützlichkeitsbewertung Aktivitäten
-.35, p < .05; Konzentration/Leistungsfähigkeit/Nützlichkeitsbewertung Aktivitätseinstellungen -.39, p < .01. Unter Berücksichtigung der Score-Richtungen bedeutet das, dass die
aktiver eingeschätzten Patienten Aktivitäten eher als depressionserleichternd werteten, und die leistungsfähigeren,
weniger unter Konzentrationsschwierigkeiten leidenden eher
aktivitätsorientierte Bewältigungsmöglichkeiten gegen depressive Stimmungen bejahen. Diese Ergebnisse unterstützen die
interne Konsistenz der verwendeten Masse.

Die Sozialangst- und Sozialkompetenz-Faktoren des U-Fragebogens interkorrelierten mit 3 Ausnahmen auf dem 1%-Niveau.
Depressive, die mehr soziale Aktivitäten als verstärkend bezeichneten, hatten in allen 6 U-Faktoren die günstigeren
Werte. Depressive, die soziale Bewältigungsstrategien eher
positiv bewerteten, hatten in 4 U-Skalen die günstigeren
Werte: weniger Kritik- und Fehlschlagangst, weniger Kontaktangst, höhere Werte bei "Forderungen stellen" und geringere
bei "Anständigkeit". Die RSS-Werte korrelierten signifikant positiv mit dem ADA-Wert. Insgesamt bedeutet dies, dass
die Selbstbeurteilungsinstrumente etwas Verwandtes messen und
deshalb berechtigterweise diesem Bereich zugeordnet wurden.
Die Video-Variable Sozialkontakt/-initiative korrelierte
nicht mit den anderen Variablen des Sozialbereichs. Die bei-

den nonverbalen Video-Variablen Sprechaktivität und nonverbal kommunikatives Verhalten interkorrelierten hoch miteinander, aber mit 2 Ausnahmen (ADA - soziale Aktivitäten; U - Forderungen stellen) nicht mit den subjektiven Massen. Die Masse des Sozialbereichs lassen sich demnach drei verschiedenen Konstrukten zuordnen, von denen zwei relativ konsistent sind - Fremdbeurteilung nonverbaler bzw. formaler Aspekte des Sozialverhaltens und subjektive Bewertungen sozialer Angst, sozialer Aktivitäten und sozialer Kompetenz - und eines, das soziale Kontaktverhalten, entweder tatsächlich etwas davon zu unterscheidendes betrifft oder durch unsere Masse nur unzureichend erfasst wurde (siehe Anhangtabelle 12).

Die beiden Fragebogen zur Erfassung depressionstypischer Situationsbewertungen (CRT, KIS) messen wie erwartet ähnliche Konstrukte. Der "irrational-depressiv"-Wert des CRT korreliert, ebenfalls hypothesenentsprechend (.52, $p < .01$), mit pessimistischer Zukunftssicht. Kognitive Antidepressionsstrategien wurden von rationaler wertenden Personen (KIS-Wert) eher als erleichternd eingestuft (.55, $p < .01$). Durch den DAS und die Video-Ereignisbewertung, die untereinander korrelieren, aber mit keinem sonstigen kognitiven Mass, scheint etwas anderes erfasst zu werden. Dies spricht, wie schon die unbedeutenden Korrelationen mit Depressionswerten, gegen die Validität dieser Masse (siehe Anhangtabelle 13).

Erwartungsgemäss korrelieren die beiden Bl-Versionen hoch (.79, $p < .001$) untereinander und auch sehr signifikant mit den über das Videointerview erfassten körperlichen Beschwerden. Die Korrelationen zur Schlafgüte sind nur mässig bedeutsam oder sogar insignifikant (Video-Schlaf/Video-Somatik). Eine Schlafbeeinträchtigung scheint unabhängig von sonstigen körperlichen Beschwerden bzw. Klagen über diese (siehe Anhangtabelle 14).

7. Zusammenfassende Diskussion der Ergebnisse

7.1 Die Veränderbarkeit globaler Depressivität unter verschiedenen Therapiebedingungen

Nach den "Research Diagnostic Criteria" und den Kriterien der Newcastle-Skala waren die Patienten der Therapiestudien eindeutig als primär depressiv und als neurotisch depressiv klassifizierbar. Sie waren chronisch erkrankt und das Ausmass ihrer akuten Beeinträchtigungen und/oder ihre Therapieresistenz hatten der Fortführung einer ambulanten Behandlung entgegengestanden. Nach allen Depressionskriterienmassen waren die Patienten als mittel bis schwer depressiv einzustufen. Nach der Ausprägung der Abweichungen in der IMPS-Unterskala "Ängstlich-depressives Syndrom" und den subjektiven Angaben in den (soziale) Angst erfassenden Faktoren des U-Fragebogens waren sie ebenfalls als ängstlich-depressiv zu charakterisieren, d.h., die affektiven Beeinträchtigungen waren nicht nur von depressiv-dysphorischer Natur.

Die Bewertung der durch die Therapien erzielten Ergebnisse kann anhand von vier Massstäben vorgenommen werden:
- den Veränderungen einer "wie üblich" unter stationären Rahmenbedingungen behandelten Patientengruppe gleicher Diagnose;
- den Veränderungen einer Gruppe von auf die stationäre Aufnahme wartenden Patienten, die Kontakt- und Diagnosegespräche erhalten hatten;
- den Veränderungen, die sich zwischen verhaltenstherapeutischen Massnahmen mit unterschiedlicher Schwerpunktsetzung ergaben;
- den Veränderungen, die nach ähnlichen Therapien in der Literatur berichtet wurden.

Die Ergebnisse des Vergleichs mit den Kontrollgruppen unterschieden sich je nach Quelle der Beurteilung und je nach Art der Rahmenbedingungen für die Kontrollen.
Die stationär "wie üblich" therapierten Patienten veränderten sich nach dem Fremdurteil von Therapeuten in Bezug auf motorische Hemmung und das ängstlich-depressive Syndrom ähnlich deutlich und signifikant wie verhaltenstherapeutisch behandelte Patienten. In Bezug auf depressionstypische Beeinträchtigungen bewirkte das verhaltenstherapeutische Programm tendenziell eine deutlichere Verbesserung.
Die wartenden Patienten waren nach dem Fremdurteil dagegen am Ende der etwa zweimonatigen ambulanten Diagnosevorphase mit unterstützenden Gesprächen deutlich weniger verändert als die Therapiepatienten.
Neben dem Unterschied einer ambulanten versus einer stationären Bedingung dürfte die unterschiedliche Beobachtungsbasis der Fremdbeurteilungen von Bedeutung sein. Beobachtungen bei der wartenden Kontrollgruppe konnten sich nur punktuell auf die während der Kontakte gebotene Symptomatik beziehen, Beobachtungen - besonders die Entlassungseinschätzung - der früher auf der gleichen Station behandelten Patienten dagegen auch auf die Aspekte der Symptomatik, die im Stationsalltag zum Ausdruck kamen. Es ist zu vermuten, dass alle Fremdurteile der auf der Station therapierten Patienten (Kontroll- wie Studienpatienten) in Richtung auf die Wahrnehmung von Verbesserungen verzerrt sind. Dies wird auch daran deutlich, dass die globalen Entlassungsbeurteilungen der Klinikpatienten zu sehr viel günstigeren Verbesserungsraten führten als die nach kombinierten Fragebogenkriterien vorgenommenen Einstufungen (90 % Geheilte/deutlich Verbesserte bei der Studie I, 70 % bei den therapierten Studie-II-Patienten). Die Fremdbeurteilungen bei den wartenden Kontrollen dürften dieser Verzerrungstendenz weniger unterliegen.

Nach den <u>Selbstbeurteilungen</u> der Patienten führten die Therapien mit Schwerpunkt auf Verhaltensveränderung zu einer deutlicheren Reduktion der Depressivität als das frühere unspezifische Klinikprogramm (D-Skala) und die Diagnose- und unterstützenden Gespräche während der Warteperiode (BDI).
Für die rein kognitiv therapierten Patienten traf dies nicht zu. Sie unterschieden sich nach der Therapie nicht von den Kontrollpatienten.
Die nach Angaben der Patienten grössere Wirksamkeit des kombinierten verhaltenstherapeutischen Programms der Studie I konnte in Studie II durch die Ergebnisse des ebenfalls kombinierten Programms mit Schwerpunkt auf Verhaltensübungen repliziert werden. Die Ausgangs- und Entlassungsdaten dieser beiden Patientengruppen sind sehr ähnlich.

Aus diesen Ergebnissen lässt sich die Empfehlung ableiten, neurotisch Depressive, deren Klinikaufnahme von der Schwere der Erkrankung her indiziert ist, mit einer Therapie zu behandeln, deren Schwerpunkt bei aktivitätsfördernden, verhaltensübenden Massnahmen liegt. Eine rein kognitive Therapie ist dagegen unter diesen Bedingungen nicht effektiv.
Die positiven Veränderungen, die durch die Erfahrung in der Zeit und/oder durch die alle 10 Tage stattfindenden diagnostischen und stützenden Gespräche in der Warteperiode auftraten, legen - da die Patienten gleichermassen depressiv waren und ihre Ärzte eine stationäre Therapie für indiziert gehalten hatten - die Frage nahe, wann wirklich eine stationäre Therapie durchgeführt werden sollte und ob es nicht durch verhaltenstherapeutische Programme gelingen könnte, eine Aufnahme ganz zu vermeiden. Es war nach Beendigung der Wartezeit ohne strukturierte therapeutische Intervention nur bei 3 der 10 Patienten eine Aufnahme notwendig. Die Erklärung einer spontanen Remission ist sowohl von der Chronifizierung der Erkrankung als auch von den Selbst- und Fremdurteilen her unwahrscheinlich.

Wir haben die Hypothese, dass die Fragebogen, die die Patienten ausfüllten, die Video-Interview-Fragen, die sie beantworteten, und das teilweise Ausfüllen der Tagebuchformulare neben der Erwartung der Therapie und der Hilfe, die durch die Gesprächsmöglichkeit alle 10 Tage geboten wurde, mehr als eine reine Wartebedingung darstellten. Durch die Messinstrumente dürfte die Aufmerksamkeit der Patienten auf bestimmte Aspekte der Symptomatik und mögliche Strategien ihrer Reduktion gelenkt worden sein.
Drei Studien (ZEISS et al., 1979; BARRERA, 1979; TURNER et al., 1979), in denen ebenfalls in den Warteperioden Selbstbeobachtung gefördert bzw. verlangt wurde und Kontaktmöglichkeiten bestanden, erhielten ebenfalls günstigere Effekte dieser Kontrollbedingung als fünf Studien (FUCHS & REHM, 1977; SHIPLEY & FAZIO, 1973; SHAW, 1977; REHM et al., 1979; TAYLOR & MARSHALL, 1979), in denen für die wartenden Kontrollpatienten lediglich eine vorherige Messung vorgenommen wurde.
Es bleibt zu untersuchen, welche zusätzlichen Massnahmen ein ambulantes Programm für schwer neurotisch Depressive enthalten sollte, das zu klinischen Heilungen (diese konnte nur bei einem wartenden Patienten erzielt werden) führt und nicht nur zur Verbesserung in der Symptomatik und in einzelnen Defizitbereichen, die zusammen wohl ausreichten, eine stationäre Aufnahme zu umgehen. Auch bei ZEISS et al. (1979) hatten sich die günstigen Veränderungen der wartenden und kontaktierten Patienten nicht bei der globalen Depressivität, sondern bei den spezifischeren Zielsymptomen ergeben.

Der Unterschied zwischen den verhaltensübend und den kognitiv behandelten Patienten betraf ebenfalls besonders den Prozentsatz der "Heilungen", d.h., den Prozentsatz der Patienten, die nach kombinierten Fragebogenkriterien als nicht mehr klinisch depressiv einzustufen sind (3 von 10 KO-Patienten vs. 6 von 10 VT-Patienten bzw. in Studie I 14 von 20 kombiniert Behandelten). Für eine prognostisch ungünstige Patientengruppe konnten damit die Ergebnisse bestätigt werden, wie sie von bisherigen kombinierten Programmen mit Schwerpunkt auf Verhaltensübungen bei ambulanten weniger beeinträchtigten Patienten gefunden wurden (siehe Tabelle 28).

Man kann aus den relativ geringeren Veränderungen der kognitiv therapierten Patienten andererseits nicht folgern, dass die von RUSH et al. (1977) berichteten Ergebnisse nicht repliziert werden konnten. Wie auf S. 347 f erläutert, ist in den amerikanischen und englischen Arbeiten die kognitive Therapie nicht "rein" angewendet worden. Sie enthält nach dem von BECK et al. (1979) vorgelegten Manual besonders am Beginn explizit aktivitätsfördernde Massnahmen und wurde in den Therapiestudien auch einschliesslich dieser Massnahmen durchgeführt. Aufgrund der eigenen Ergebnisse haben wir die Vermutung, dass diese aktivitätsfördernden Komponenten auch erforderlich sind, um den Gesamtansatz wirksam werden zu lassen. Es werden also nicht die Ergebnisse der bisherigen Therapiestudien mit kognitiver Therapie in Frage gestellt, wohl aber die Wirkmechanismenannahmen, die aufgrund dieser Studienergebnisse aufgestellt wurden. Diese Annahmen besagen, dass Verbesserungen in der Depressivität durch Veränderungen von situationsbezogenen Gedanken sowie übergreifenden Einstellungen möglich sind, und hierfür fanden sich nach den Erfolgs- und Verlaufsmessungen keinerlei Hinweise bei den kognitiv therapierten Patienten.

Ein direkter Vergleich der eigenen Ergebnisse mit in der Literatur berichteten Therapieeffekten ist für neurotisch Depressive nur in Bezug auf BDI-Veränderungen möglich.
Tabelle 28 enthält eine Auflistung der BDI-Mittelwerte vor und nach der Therapie sowie der mittleren prozentualen Veränderungen dieser Werte aus jenen Studien, die dieses Mass verwandt hatten.

Tabelle 28: BDI-Veränderungen in verschiedenen Untersuchungen (diese Tabelle stellt eine Erweiterung einer entsprechenden Auflistung von WHITEHEAD (1979) um seither erschienene und die eigenen Ergebnisse dar)

Untersuchung	Behandlungsart	behandelte Gruppe	BDI-Wert prä	BDI-Wert post	prozentuale Veränderung
LACKBURN et al.	kognitive Verhaltenstherapie (general practice)	klinisch	22.9	2.9	87 %
RUSH et al.	kognitive Verhaltenstherapie[+]	klinisch	30.3	5.9	81 %
FUCHS & REHM	Selbstkontrolle[+]	vorklinisch	21.4	4.8	78 %
REHM et al.	Selbstkontrolle	vorklinisch	20.0	5.3	74 %
TAYLOR & MARSHALL	kognitive Verhaltensther.[+][++]	vorklinisch	20.0	5.6	72 %
BLACKBURN et al.	Medikamente + kognitive Verhaltenstherapie (hospital)	klinisch	28.0	9.6	66 %
BLACKBURN et al.	Medikamente + kognitive Verhaltensther. (general practice)	klinisch	22.7	7.7	66 %
SHAW	kognitive Verhaltenstherapie[+]	vorklinisch	27.2	9.9	64 %
McLEAN & HAKSTIAN	Verhaltenstherapie[+]	klinisch	26.8	9.7	64 %
BLACKBURN et al.	Medikament der Wahl (hospital)	klinisch	24.7	9.3	62 %
RUSH et al.	Imipramin	klinisch	30.8	13.0	58 %
DE JONG	kombiniertes verhaltenstherapeutisches Programm, Schwerpunkt verhaltensübend[+][++]	klinisch	29.1	12.1	58 %
DE JONG et al.	"	klinisch	29.2	15.3	52 %
TAYLOR & MARSHALL	Verhaltenstherapie	vorklinisch	22.1	10.7	52 %
TAYLOR & MARSHALL	kognitive Therapie	vorklinisch	20.0	10.3	49 %
McLEAN & HAKSTIAN	Amitriptylin	klinisch	27.2	14.1	48 %
BLACKBURN et al.	kognitive Verhaltenstherapie (hospital)	klinisch	21.3	11.2	47 %
REHM et al.	Soziale-Kompetenz-Training	vorklinisch	19.3	10.5	46 %
McLEAN & HAKSTIAN	Entspannungstraining	klinisch	26.8	15.0	44 %
SHAW	non-direkte Therapie[++]	vorklinisch	27.2	16.3	40 %
FUCHS & REHM	non-direkte Therapie[++]	vorklinisch	23.6	14.3	39 %
McLEAN & HAKSTIAN	einsichtsorientierte Psychotherapie	klinisch	27.0	16.8	38 %
SHAW	Soziale-Kompetenz-Training	vorklinisch	27.2	18.0	34 %
DE JONG	Kontrollgruppe	klinisch	31.1	23.0	26 %
BLACKBURN et al.	Medikament der Wahl (general practice)	klinisch	24.7	19.3	22 %
DE JONG	kognitive Therapie	klinisch	27.9	22.4	20 %
TAYLOR & MARSHALL	Warteliste	vorklinisch	22.6	20.1	11 %
SHAW	Warteliste	vorklinisch	27.2	25.0	8 %
FUCHS & REHM	Warteliste	vorklinisch	23.2	21.4	8 %

[+] Behandlung erwies sich als einem anderen aktiven Verfahren überlegen

[++] Behandlung erwies sich als einer Wartelistenkontrollgruppe überlegen

Das kombinierte Programm mit Schwerpunkt auf verhaltensübenden Verfahren erzielt ähnliche Effekte wie das vergleichbare Programm von McLEAN und HAKSTIAN (1979) sowie medikamentöse Behandlungen bei klinisch depressiven ambulanten Patienten. Es bewirkte geringere BDI-Veränderungen als die kognitiven Therapiebedingungen von RUSH et al. (1977) und BLACKBURN und BISHOP (1981) bei ambulanten klinisch Depressiven.
Die wartenden Patienten sind nach den BDI-Veränderungen mit wartenden Patienten der hier aufgeführten Therapiestudien vergleichbar.
Ausser den wartenden hatten nur noch die "rein" kognitiv therapierten Patienten dieser Studie sowie die medikamentös behandelten Allgemeinpraxenpatienten von Blackburn und Bishop prozentuale Veränderungen, die unter 30 % lagen.

Die durchschnittlichen Prozentsätze deutlich gebesserter Patienten von Trizyklika-Studien bei vorwiegend endogen Depressiven sind mit den Responderanteilen bei der VT-Gruppe und den Studie-I-Patienten vergleichbar.

7.2 Determinanten der Veränderbarkeit

Die Chronifizierungsvariablen korrelierten - entgegen unserer Erwartung - nicht mit der vom Patienten selbst eingeschätzten Depressivität zum Entlassungszeitpunkt, sondern nur mit den über die HRSD fremdeingeschätzten Symptomen und den IMPS-Faktoren.
Neben theoretischen Überlegungen hatten besonders die Ergebnisse von BLACKBURN und BISHOP (1981) diese Hypothese nahegelegt. Ein Vergleich der Patientencharakteristika ergibt, dass die chronischer erkrankten Klinikambulanz-Patienten der englischen Stichprobe im Mittel 87 Monate ($\pm$ 93,7) depressiv

waren. Die Stichprobe enthielt sowohl endogen wie neurotisch Depressive. Besonders die Gesamterkrankungszeit ist wegen des phasenhaften Verlaufs bei endogen Depressiven kürzer anzunehmen. Da Blackburn und Bishop bei ihrer Chronifizierungsauswertung nicht zwischen den beiden Depressionsgruppen getrennt hatten, ist es denkbar, dass die länger Erkrankten die neurotisch Depressiven waren und mithin diese Gruppe eine schlechtere Prognose aufwies als die enogenen Patienten (siehe unten).

Wir fanden vier Symptome am Beginn der Therapie, die mit einem ungünstigen Entlassungsdepressionswert einhergingen: soziale Angst, Inaktivität, körperliche Beschwerden (nicht unbedingt depressionstypische, sondern Beschwerden aller Art) und Zukunftspessimismus.
Bestätigt wurde der angenommene Zusammenhang zwischen der Ausprägung von prämorbidem Neurotizismus und ungünstigen Depressionswerten bei der Entlassung. Eine prämorbide "Typus melancholicus"-Struktur scheint umgekehrt die Prognose der Therapieresponse zu begünstigen. Dieser Zusammenhang war jedoch weniger konsistent und ausgeprägt. Dass neurotischere Depressive auf medikamentöse Therapien weniger gut ansprachen, hatten u.a. KERR et al. (1970) und WEISSMAN et al. (1978) gefunden. Sie sind - wie die eigenen Befunde nahelegen - über die hier angewendeten psychologischen Methoden ebenfalls schwerer veränderbar. Da Neurotizismus auch mit einigen der anderen potentiellen Determinanten, nämlich der sozialen Angst, einer pessimistischen Zukunftssicht und Inaktivität korreliert, sind Interaktionen zwischen ihnen denkbar, die bewirken, dass bestimmte Personen besonders veränderungsresistent sind. Die unterschiedliche Höhe der Korrelationen der beiden Neurotizismusskalen (N der ENNR-Skala und neurotoide Struktur der Sc-Skala) weist darauf hin, dass subjektive Beschwerden, wie sie eher die N-Skala erfasst, mehr mit der Therapiereak-

tion zu tun haben als Charakterzüge ohne Symptomcharakter, die eher durch die Items der Sc-Skala erfasst werden. Dies bedeutete, dass die neurotischeren Depressiven, die nach der Therapie noch depressiver sind, unabhängig von depressiven Erkrankungszeiten eine chronischere Symptomatik aufweisen. Dass die Nonresponder über mehr körperliche Beschwerden klagten, passt zu dieser Hypothese. Beides spricht dafür, der Annahme von KANFER und HAGERMANN (1981) weiter nachzugehen, dass eine depressive Entwicklung besonders dann persistiert, wenn eine Verlagerung von einer ausgewogenen Wahrnehmung externer, intern-subjektiver und inter-körperlicher Reize zu einer übersteigerten Wahrnehmung von intern-körperlichen (γ-) Reizen erfolgt.

Dass die hier behandelten Patienten bei allen Variablen, die aufgrund ihrer Korrelation mit der Depressionstiefe bei Entlassung als potentielle negative Prognosefaktoren eine Rolle spielen, sehr deutlich beeinträchtigte Werte hatten, trägt zur Erklärung des Nonresponder-Anteils (18 von 40 aller Behandelten) bei. Die günstigeren Ergebnisse der VT-Patienten (10 Nonresponder von 30 Behandelten) sind andererseits nicht über eine geringere Ausprägung von Angst, Inaktivität, Hoffnungslosigkeit, körperlichen Beschwerden sowie prämorbidem Neurotizismus zu erklären.

7.3 Aufrechterhaltung der Therapieeffekte

Bei den vom Patientengut her noch am ehesten vergleichbaren Studien von RUSH et al. (1977), deren Nachkontrollerhebung von KOVACS et al. (1981) publiziert wurde sowie von WEISSMAN et al. (1975), die allerdings den Effekt unmittelbar nach Abschluss von Aufrechterhaltungstherapien massen, wurde eine dauerhafte Besserung gerade bei psychologisch therapierten

Patienten und speziell in Bezug auf psychologischen Funktionen, weniger in Bezug auf die Vitalsymptomatik, nachgewiesen.
Eigene Nachkontrollauswertungen liegen erst für die Patienten der Studie I vollständig vor. Es war deutlich, dass die weitere Entwicklung der Symptomatik davon abhängt, ob sich die Patienten nach der Therapie subjektiv weniger depressiv fühlten und von den Therapeuten auch so eingeschätzt wurden. Die nach unseren Kriterien deutlich gebesserten, nicht mehr als klinisch depressiv zu bezeichnenden Patienten verbesserten sich bis 6 Monate nach Entlassung. In den ersten vier Monaten dieses Intervalls lagen 6 Sitzungen Nachsorgetherapie. Im Unterschied dazu verschlechterten sich die Nonresponder in diesem Intervall. Der Unterschied ist für 3 Patienten vielleicht damit zu erklären, dass sie die Nachsorgesitzungen nicht wahrnahmen. Für die übrigen Patienten trifft diese Erklärung nicht zu. Da ein Wechsel der Therapeuten stattfand, ist es auch unwahrscheinlich, dass die Bewertungen des Therapeuten im Sinne einer "self-fulfilling prophecy" die Entwicklung nach Entlassung aus der Therapie ungünstig beeinflusst haben könnten. Neben ungünstigeren Depressionswerten bei der Entlassung waren die Nonresponder inaktiver, ängstlicher, pessimistischer und bewerteten antidepressive Depressionsbewältigungsmöglichkeiten als weniger hilfreich. Wir glauben, dass es wegen dieser ungünstigen Voraussetzungen weder dem Therapeuten der Nachsorge noch der Zeit mit ihren Erfahrungsmöglichkeiten gelingen konnte, aktivitätsorientiertes Denken und Handeln auszulösen. Für die Responder nehmen wir umgekehrt an, dass sie nach der Therapie die sich ihnen anbietenden und die eigenen Ressourcen besser benutzen konnten. Für sie blieben die Veränderungen auch bis zur 1-Jahreskatamnese weiterhin relativ stabil.

7.4 Beeinträchtigungen in den einzelnen Symptombereichen

Die für Depressive postulierten Defizite konnten in den einzelnen Bereichen in unterschiedlichem Ausmass bestätigt werden.

Eine Aktivitätsreduktion und Leistungsfähigkeitsbeeinträchtigung gegenüber Normalpersonen war gegeben. In den Variablen, bei denen Vergleiche zu endogen depressiven Patienten möglich waren, fanden sich bei den endogen Depressiven die ungünstigeren Werte.
Eine veränderte motorische Handlungsbereitschaft, ablesbar an einer geringeren Orientierungsreaktion neurotisch Depressiver vor der Therapie, die sich nach der Therapie normalisiert hat, und Unterschiede zwischen neurotisch und endogen Depressiven in der Ausbildung der zweiten Amplitude der CNV-Reaktion, können wegen unzulänglicher Reliabilität dieser psychophysiologischen Masse kaum interpretiert werden. Wir bestätigen damit die Folgerung, die wir schon nach einem Überblick über die Literatur für psychophysiologische Masse bei Depressiven bzw. klinischen Gruppen generell zogen. Bevor es nicht gelingt, die Messungen zuverlässig zu machen, können situationsspezifische Ergebnisse oder Aussagen über Unterschiede zwischen verschiedenen Gruppen nicht valide gemacht werden.

Innerhalb des Sozialverhaltensbereichs ist zu differenzieren zwischen beobachtbaren Verhaltensweisen und sozialen Ängsten sowie Selbsteinschätzungen sozial kompetenten Verhaltens. Übereinstimmend mit YOUNGREN und LEWINSOHN (1980) fanden wir kaum beobachtbare Verhaltensdefizite der neurotisch Depressiven, weder relativ zu Normalen noch relativ zu endogen Depressiven. Nach den Ergebnissen der Selbsteinschätzungen ergaben sich jedoch ausgeprägte Unterschiede zu Normalpersonen: Die Depressiven beschrieben sich als sozial ängstlicher, weniger sozial kompetent und sie bewerteten soziale Aktivitäten als Verstärker und als Depressionsbewältigungsmechanismen weniger positiv. Die Patienten der Studien hatten vergleichbar hohe Angstwerte wie eine stationär behandlungsbedürftige Gruppe sozial ängstlicher Patienten. Dass Depressive eine Angstsymptomatik vergleichbar der von Angstpatienten haben können, entspricht einer der von KLERMAN (1977) formulierten Thesen, die sich allerdings nicht speziell auf Sozialängste bezog. In medikamentösen Therapieeffektivitätsuntersuchungen (z.B. PAYKEL, 1972b; HOLLISTER et al., 1967; GURNEY et al., 1970; KERR et al., 1972), schnitten solche Patienten schlechter ab. Auch wir fanden, dass ein hohes Ausmass sozialer Angst mit höheren Depressionswerten bei der Entlassung zusammenhing.

Die von der kognitiven Theorie angenommenen Beeinträchtigungen in den Situationsbewertungen und den dysfunktionalen Einstellungen der Depressiven konnten, bezogen auf die hier verwendeten Fragebogenmasse und relativ zu Normalen, mit einer Ausnahme bestätigt werden. Diese Ausnahme betraf den Zukunftspessimismus. Die Patienten, die auf der Station aufgenommen worden waren und am Aufnahmetag im Video-Interview gefragt wurden, wie es denn in Zukunft mit ihnen weitergehe, antworteten nicht im Sinne eines deutlichen Pessimismus. Die Kontrollpersonen dagegen, denen die Notwendigkeit einer Warteperiode erklärt worden war und die in ihrer Umgebung blieben, zeigten eine ausgeprägt negative Sicht der Zukunft. Wir interpretieren dieses Ergebnis in Richtung der Situationsabhängigkeit von Umwelt- und Zukunftsbewertung bei neurotisch Depressiven. Endogen Depressive hatten unter der gleichen Aufnahmesituation deutlichere Defizite in diesen Variablen. Auch nach klinischen Erfahrungen mit endogen Depressiven erscheint uns die Untersuchung der Hypothese indiziert, ob nicht die von Beck und Mitarbeitern angenommenen kognitiven

Beeinträchtigungen eher bei endogenen als bei neurotisch Depressiven zutreffen.

Die Ergebnisse der Zusatzuntersuchung zu Attribuierungen, Kontingenzwahrnehmungen und Erwartungseinstellungen Depressiver in einer Aufgabensituation mit sozialem Feedback lassen an der generellen Gültigkeit einiger Defizitannahmen des LH-Modells und attributionstheoretischer Hypothesen zweifeln. Im Gegensatz zu SACCO und HOKANSON (1978) fanden wir, dass die Depressivengruppe sich unter Öffentlichkeitsbedingungen in ihrer Anspruchssetzung wie Nicht-Depressive verhielt. Auch in Bezug auf die globalen Effekte der Verstärkerbedingungen auf die Erfolgserwartungen in Serien von Aufgaben ergaben sich keine Abweichungen. Die kontingenzabhängigen Schwankungen der Erfolgserwartungen in dieser Skill-Aufgabe waren entgegen der Hypothese von MILLER und SELIGMAN (1976) sogar höher als bei den Normalen. Wir bestätigten hier die von BUCHWALD et al. (1978) zusammenfassend diskutierten Befunde aus anderen als dem Seligman-Labor. Die retrospektiven Attribuierungen waren nicht in der postulierten Weise vom vorherigen Erfolg bzw. Misserfolg abhängig. Man kann von den Ergebnissen der retrospektiven Befragungen und der Zufriedenheitseinschätzungen für dieses Ergebnis auch nicht die Erklärung heranziehen, dass die Depressiven die unterschiedlichen Bedingungen anders, d.h., die Erfolgsbedingungen nicht als solche wahrgenommen haben. Wir bestätigten hier einen Befund von KUIPER (1978). Es ergaben sich zwei Hinweise für die Hypothese, dass die Position von Aufgaben in Serien eine potentiell kritische und weiter zu untersuchende Variable bei Depressiven darstellt: Zum einen war die Erfolgserwartung der Depressiven bei den ersten beiden Aufgaben der Serie niedriger als die der Normalen, und zum anderen reagierten sie auf eine Wiederholung von Verstärkungen in zwei oder mehr als zwei Aufgaben hintereinander anders als die Norma-

len: sie reduzierten dann ihre Erfolgserwartung, während
die Normalen sie eher steigerten. In Kapitel 4.4 wurde
diskutiert, wer eher einem Bewertungsbias unterliegt: Normale in unrealistisch-positive Richtung oder Depressive in
unrealistisch-negative Richtung. Die "Positionseffekte",
die sich hier fanden, unterstützen eher die Spekulation der
"verzerrt" positiven Sicht der Normalen, denn es ist bei
noch unbekannten Aufgaben realistisch, zunächst mit niedrigeren Erfolgserwartungen zu beginnen, und dass in Serien, wie
sie hier erlebt wurden, nach zwei Erfolgen auch wieder ein
Misserfolg eintritt, erscheint mit dem Erfahrungswissen gut
vereinbar.

Die geringere Zuschreibung prospektiver Leistungen auf die
eigene Fähigkeit oder Anstrengung, also internale Dimensionen
im Sinne von Weiner/Seligman entspricht den Hypothesen dieser
Autoren und ihrer Arbeitsgruppen.

Die für die Situation und für Depressive spezifischeren - neben den vier klassischen - neu eingeführten Zuschreibungsmöglichkeiten erwiesen sich als potentiell bedeutsam. Während
die Depressiven der Fähigkeit, dem Glück und der Schwierigkeit insgesamt einen geringeren Einfluss als die Normalen
einräumten, in der Richtung mässig positiv bis neutral,
schrieben sie gerade bei Erfolgen internen Einflüssen wie
dem körperlich-seelischen Befinden und der Stimmung einen
negativen Einfluss zu. Man könnte sagen, sie reduzierten post
hoc den Erfolg, oder aber, sie machten ihn privat und öffentlich grösser, indem sie indirekt durch ihre Antworten nahelegten, dass ihre Leistungen noch besser gewesen wären, wenn
diese Beeinträchtigungen nicht bestanden hätten. Unter der
50 %- und der 25 %-Verstärkerbedingung, also nach Serien mit
relativ mehr Misserfolgen, trat dieser Effekt nicht auf.
Leider enthält die Literatur keinen Hinweis zu der von uns
diskutierten Annahme, dass zuviel Verstärkung hintereinander
für Depressive eine spezifische Situation darstellen könnte.

In der Literatur wird mehrheitlich die Fragestellung
"Welche Konsequenzen hat ein Mangel an Verstärkung?" bearbeitet. Dass das falsche "timing" oder eine Massierung von
Verstärkung bei bestimmten Personen und/oder in einem bestimmten Gesamtkörper- oder Stimmungszustand zu einem Problem werden könnte, ist zunächst schwer einordenbar und bedarf weiterer Untersuchungen. Am ehesten liesse sich spekulieren, dass Depressive - wie andere Menschen auch - ihre
Erfahrungen so filtern, dass zu ihrem subjektiven Empfinden
Konkordanz besteht.

Unser erster Versuch, die Häufigkeit und die subjektive Bewertung gedanklicher Depressionsbewältigungsstrategien zu
erfassen, erfolgte ebenfalls ausserhalb des Therapieexperiments.
Relativ zu Normalpersonen dachten in stationärer Behandlung
befindliche depressive Patienten häufiger auf aktive Problemlösung gerichtete Gedanken und seltener hoffnungsvolle in Bezug auf die Zukunft, sich selbst und sich ins Positive wandelnde Aspekte der Umwelt. Hoffnungsvolle Gedanken hielten
sie im Unterschied zu den Normalpersonen für besonders unwirksam. Ebenso glaubten sie nicht an eine positive Wirkung
der problemlösenden Gedanken. Ergänzt man hier um die Befunde von COYNE et al. (1982), haben Depressive stattdessen
die Tendenz, "wishful thinking" zu betreiben und bei der Informationssuche länger und intensiver zu verharren. Diese
Beschreibung deckt sich mit den Erfahrungen von Therapeuten
und ist möglicherweise der Grund dafür, warum gerade auf die
Veränderung von Gedanken und Bewertungen gerichtete Therapien so wenig effektiv sind. TEASDALE (1980) konnte zeigen,
dass die gedankenanalysierenden Aspekte der kognitiven Therapie keinen unmittelbaren Effekt hatten, sondern nur die
verändernden. Wir haben aus den Ergebnissen mit der SAG und
den berichteten und selbst erlebten therapeutischen Sitzungen

den Eindruck, dass die Patienten die kognitiven Sitzungen
so zu steuern versuchen, dass viel Zeit mit Problemanalyse
und wenig Zeit mit gedanklicher Umstrukturierung verbracht
wird. D.h., gerade die unwirksameren und von den Patienten
zwar bevorzugten, aber auch als unwirksam erachteten Komponenten der Therapie könnten überproportional die Inhalte der
Stunde bestimmt haben und damit den Misserfolg der Bedingung
begünstigt haben.
Depressive werteten in der Therapiestudie nicht nur gedankliche, sondern auch Bewältigungsstrategien, die aktives Handeln beinhalteten, als weniger hilfreich.
Wir haben die Hypothese, dass diese Bewertungen nur teilweise
eine generalisierend negative Sicht der Depressiven widerspiegeln, sondern auch das realistische Resultat fruchtloser Bemühungen sind.

Neurotisch Depressive ebenso wie endogen Depressive gaben alle Arten körperlicher Beschwerden mehr an als normale Vergleichspersonen. Daraus kann nun nicht direkt geschlossen
werden, dass die unter 4.5.1 angeführte Hypothese einer Wahrnehmungsverlagerung auf intern-körperliche Stimuli zutrifft.
Dass es diese intern-körperlichen Stimuli gibt und dass auf
sie geachtet wird, erscheint aber für die Depressiven kennzeichnend. Ob es spezifisch für sie ist, müsste durch Kontrollgruppenvergleiche mit anderen psychiatrisch oder körperlich kranken Personen geklärt werden. Auf den möglichen Einfluss dieser körperlichen Variablen auf die Therapieresponse
wurde bereits hingewiesen. Die körperlichen Aufnahmeuntersuchungen unserer Patienten waren ohne Befund. Das deutlich
erhöhte Gefühl körperlicher Mattigkeit und Unruhe mag zum
Ankreuzen einer Reihe von Beschwerden als Zuschreibungsmöglichkeit beigetragen haben. Überraschend war der Befund, dass
die gerade für Depressive als charakteristisch angenommenen
Schlafstörungen weder bei den endogen noch bei den neurotisch

depressiven Patienten als Beschwerden prägnant hervortraten.
In der Zusatzuntersuchung zu neuroendokrinen und Schlaf-EEG-
Parametern eines Teils unserer Studienpatienten konnten
zwar (siehe BERGER et al., 1982a, b) die in der Literatur
postulierten verlängerten Einschlafzeiten, verkürzten REM-
Latenzen, reduzierten Tiefschlaf-Anteile und damit eine insgesamt niedrigere Schlafeeffizienz relativ zu normalen Kontrollpersonen repliziert werden; die weitergehende Hypothese, dass es sich speziell bei der REM-Latenz um einen biologischen Marker handelt, der endogene von neurotisch Depressive trennt, konnte nicht bestätigt werden. Für die gleich-
falls als biologische Marker-Variable untersuchte Cortisol-
Sekretion fand sich weder ein Unterschied zwischen endogen
Depressiven und neurotisch Depressiven noch waren die Werte
beider Gruppen in einem auffällig erhöhten Bereich verglichen
zu dem bei Normalen erwartbaren. Ein "early escape" von der
dexamethasonbedingten Suppression der Cortisol-Sekretion war
eher die Ausnahme als die Regel, ebenfalls unabhängig davon,
ob die Diagnose auf endogen oder neurotisch depressiv gelau-
tet hatte. Wir diskutierten die Annahme, dass diese Abweichungen bei schwer endogen Depressiven mit psychotischer
Symptomatik prägnanter sind (siehe MENDELS & HAWKINS, 1968)
Für die alternative Annahme einer HPA-System-Störung als
einer Stressreaktion sprechen indirekt die Arbeiten von
SWEENEY und MAAS (1979) und die Analogiestudien von WEISS
et al. (1979). Es gibt allerdings ausser der Arbeit von
Sweeney und Maas in Bezug auf die MHPG-Ausschüttung keine
uns bekannte Untersuchung, in der bei Depressiven das Ausmass empfundenen Stresses variiert und dann UFC- oder Schlafcharakteristika als abhängige Variable untersucht wurden.
Bevor man die Hoffnung aufgibt, durch die Aufklärung von
Neurotransmitter- und hormonalen Prozessen therapie- oder
diagnoserelevante Probleme von Depressiven erfassen zu können, sollten solche Untersuchungen unter Bedingungsvariatio-

nen und Kontrolle des auf die Personen einwirkenden Stresses unternommen werden.
Eine dritte Annahme, die sich nach der gegenüber den Depressionsmassen grösseren Stabilität der Cortisol-Ausschüttung und auch aus den Schlafableitungen von remittierten endogen Depressiven anbietet (siehe HAURI et al., 1974; SCHULZ et al., 1979), ist, dass das HPA-System bei Depressiven wie Remittierten um einen bestimmten Bereich schwankt, der sich in der oder durch die Depression verändert und mit Besserung wieder auf das individuelle Mittel einpendelt (siehe auch MASON et al., 1965). Für manche endogen oder neurotisch Depressive, möglicherweise jedoch besonders für sehr schwer und/oder psychotisch Depressive, könnte dieser individuelle Bereich an einer Grenze liegen, bei deren Überschreiten es zu Disregulationen kommt.

7.5 Der Einfluss der verhaltenstherapeutischen Massnahmen auf die speziellen Symptombereiche

Wenn man nur die Ergebnisse der gruppenstatistischen Auswertung betrachtet, so scheinen sich die aktivitätsfördernd-verhaltensübend behandelten Patienten am deutlichsten verändert zu fühlen, auch, was Bewertungen und Einstellungen, also den kognitiven Bereich, betrifft. Im Unterschied zu den Veränderungen der globalen Depressivität war bei den meisten Variablen nicht nur die VT-, sondern auch die Kontrollgruppe tendenziell gebesserter als die kognitiv therapierten Patienten. Diese Unterschiedstrends fanden sich eher in den subjektiven Fragebogenmassen als in den Verhaltensbeobachtungen.
Bei fremdeingeschätzter Symptomatik bestand eher kein Unterschied zwischen den beiden Behandlungsgruppen, dagegen einer zu den Kontrollpersonen.
Dies führt zu der Folgerung, dass ausserhalb der Klinik die

Zeit und alle sonstigen Variablen, die die wartenden Patienten betreffen (im Einzelfall nicht kontrollierbare Medikamentation, Zuwendung, Aussicht auf Therapie, Schlussfolgerungen aus durch die Diagnostik geförderten Selbstbeobachtungen u.ä.), einen positiven Einfluss auf die Aktivitätssteigerung, die Abnahme sozialer Ängste, die Bewertungen von Aktivitäten, sozialen Aktivitäten und Bewältigungsmöglichkeiten sowie das Angeben von körperlichen Beschwerden haben. Innerhalb der Klinik konnten diese Effekte nur durch das verhaltensübende Vorgehen erreicht werden.

Nach den Einzelfallanalysen ist der Schluss, dass eine Förderung von Aktivitäten, von sozialer Kompetenz und eine Bearbeitung negativer Bewertungen und Einstellungen zu diesen Ergebnissen geführt haben, jedoch nicht berechtigt. Angesichts der theoretisch möglichen waren die gefundenen signifikanten Zeitreiheneffekte sowie die den Hypothesen entsprechenden Verläufe nicht besonders häufig. Sie traten bei der VT-Gruppe häufiger auf als bei der KO-Gruppe, aber eine Entsprechung der Art "hypothesengerechte Reaktion = Responder" liess sich auch für die VT-Gruppe nicht ableiten. Gerade bei deutlichen Respondern kam es vor, dass die Veränderungen der globalen Stimmung, der Konzentration, des Schlafes, der körperlichen Beschwerden sowie der Steigerung sexueller Bedürfnisse positiver waren als in den direkt vom Programm angezielten Variablen.

Noch deutlichere Zweifel an den Wirkmechanismenannahmen entstanden aus der Kreuzkorrelations-Analyse der Tagebuchzeitreihen. Es konnten bezüglich des Zusammenhangs zwischen Stimmung und Aktivität zwar die Ergebnisse von LEWINSOHN und LIBET (1972) und TURNER et al. (1979) repliziert werden, der Zusammenhang war für die meisten Patienten der Studien aber kleiner als .20. Die Korelation der Stimmung mit dem Aktivitätsniveau des nächsten Tages sowie der Anzahl von Aktivitäten mit der Stimmung des nächsten Tages lagen im Durchschnitt noch niedriger und unterschieden sich in ihrer Stärke nicht, je nachdem, in welche Richtung analysiert wurde. Für das hier gewählte Intervall sind in Übereinstimmung mit den Arbeiten der Lewinsohn-Gruppe (siehe S. 130) damit kausale Annahmen nicht berechtigt. Es bleibt nun zu überprüfen, ob in einem engeren Zeitraster, zum Beispiel von einer Aktivität zur nächsten, andere Interaktionen mit der Stimmung auftreten. Wie HARMON et al. (1980) hatten wir Patienten gefunden, für die die Annahme zutraf, dass ein grösserer Einfluss von der Stimmung auf die Aktivitäten als umgekehrt gegeben war. Das hier für Aktivität und Stimmung diskutierte Ergebnis traf auch für die anderen Zusammenhänge zu, die wir mit unseren Tagebuchvariablen erfassen konnten. In eine Rangreihe gebracht, ergaben sich die für die meisten Patienten bedeutsamen Beziehungen zwischen häufigeren Gedanken und schlechterer Stimmung, zwischen häufigeren Gedanken und negativerer Selbstbewertung und zwischen schlechterer Stimmung und mehr körperlichen Beschwerden, bezogen auf den gleichen Zeitpunkt. Bezogen auf die zeitliche Versetzung um einen Tag gab es jeweils Patienten, die in die eine Richtung, und solche, die in die andere Richtung den deutlicheren Kausaleinfluss erkennen liessen. Für die Mehrzahl der Patienten waren die Korrelationen von einem Tag zum nächsten jedoch in einer nicht mehr interpretierbaren Grössenrodnung.

Wir konnten in Anbetracht der geringen Anzahl der untersuchten Patienten nun nicht der Frage nachgehen, was die Patienten mit von Tag zu Tag unabhängigem Verlauf und diejenigen mit einem Einfluss in eine bestimmte Richtung auszeichnet. Am ehesten erschien interpretierbar, dass ein geringes Ausmass von Neurotizismus und ein hohes Ausmass von "Typus melancholicus"-Persönlichkeit das Auftreten hypothesengerechter Verläufe in den Tagebuchzeitreihen wie auch hypothesen-

gerechter Zusammenhänge zwischen den einzelnen Variablen
begünstigen.

Wenn man, wie es indiziert erscheint, in Zweifel ziehen
muss, dass ein direkter Einfluss von der Erhöhung des Aktivitätsrepertoires, den angenehm erlebbaren Aktivitäten, der
Förderung sozialer Kontakte sowie der Reduktion negativer
Gedanken auf die Stimmung als einem globalen "State"-Indikator für Depression besteht, so ist nach den Ergebnissen zu
fragen, warum die Effektivität des Verhaltenstherapieprogramms nach den Angaben der Behandelten grösser ist als die
der rein kognitiven Therapie. Einige Hypothesen sind für uns
nach einem Gesamtüberblick über die Erfahrungen mit der Therapie und die Ergebnisse der Datenanalyse plausibel: Der Ansatz ist sowohl für die Therapeuten als auch für die Patienten klarer strukturiert. Die inhärenten Ziele sind deshalb
transparenter zu machen. Der Ansatz kommt der von Coyne et
al. gefundenen Tendenz der Depressiven nach Informationssuche entgegen, ohne bei der Informationssuche zu verharren.
Problemanalysen werden in verhaltensorientierte Lösungsversuche umgesetzt. Für Erfolgsbeurteilungen, die auch bei Depressiven "ankommen" (siehe KUIPER, 1978 und S. 409), liegen klarere Kriterien vor. Sieht man einen Teil der Patienten als eher ihre Umwelt steuernde Personen, so ist ihnen
bei diesem Programm klarer, was die Therapeuten gut finden
(relativ zum Stil sokratischer Dialoge oder der stützenden
Gespräche).

Weiter ist zu fragen, warum die Verhaltenstherapie bei den
Nonrespondern dieser Gruppe nicht gewirkt hat. Neben Gründen,
die für jede Therapieform zutreffen, wie mangelndes "Commitment" der Patienten oder mangelnde Konsequenz der Therapeuten, könnten es bestimmte "Kunstfehler" der Therapeuten sein,
z.B. in Hierarchien über Überforderungen Misserfolge zu pro-

vozieren oder auch über massierte Verstärkung einen für Depressive unangenehmen Zustand von Belohnungen in Serie auszulösen. Nach den Ergebnissen der korrelativen Tagebuchanalysen könnte ein Kunstfehler darin liegen, wider die bei individuellen Patienten vorliegende Richtung kausaler Zusammenhänge therapieren zu wollen. Wie die Arbeiten von TURNER et al. (1979) und HAMMEN und GLASS (1975) nahelegen, ist ausserdem eher bei selbstinitiierten und weniger bei anempfohlenen Aktivitäten ein Zusammenhang Aktivität → Stimmungsverbesserung zu erwarten. Es könnte nun sein, dass die aktivitätsfördernden Massnahmen bei den Nonrespondern nicht zu selbstinitiierten, sondern bestenfalls zu der Befolgung angeratener Aktivitäten geführt haben. Weiterhin könnten die Therapieziele den Überzeugungen der Patienten zu sehr widersprochen haben, wie dies besonders für die kognitive Therapie die Ergebnisse der Beurteilung gedanklicher Bewältigungsstrategien nahelegen. Auch was Aktivitäten und soziale Aktivitäten betrifft, waren die Nützlichkeitsbewertungen der Depressiven relativ zu denen von Normalpersonen reduziert.

7.6 Hinweise für die Therapieindikation und die Gestaltung von Therapien

Die Indikation für eine stationäre Therapie neurotisch-depressiver Patienten ist nach den Ergebnissen der Kontrollgruppe relativ eng zu halten. Diese Rahmenbedingung unterstützt besonders Veränderungen des Angstanteils der Symptomatik eher nicht. Andererseits führte nur sie zu so deutlichen Verbesserungen, dass man von "Heilungen" sprechen kann. Es ist deshalb in zukünftigen Studien zu untersuchen, ob nicht durch ein intensiveres verhaltenstherapeutisches Programm auch bei diesen schwer gestörten Patienten ambulant "Heilungen" zu erreichen sind. In diesem Zusammenhang sollten

Kombinationen von verhaltenstherapeutischen mit medikamentösen Therapien geprüft werden. Die Vorerfahrungen der hier einbezogenen Patienten sprechen zwar gegen eine Effektivität der ambulanten bisherigen Behandlungen; da diese auf psychologischer Seite vorwiegend stützend oder analytisch einsichtsorientiert waren und dies wahrscheinlich für Depressive eher ungünstige Massnahmen sind, ist die Wirkung eines aktivitätsfördernden verhaltenstherapeutischen Programms in Kombination mit Medikamenten noch unbekannt. Wir sind uns bewusst, dass die Ergebnisse der bisherigen medikamentösen Effektivitätsstudien bei neurotisch Depressiven gegen spezifische Drogeneffekte sprechen. Wenn die Medikamente jedoch die Befindlichkeit, den Schlaf, die Konzentrationsfähigkeit und das Ausmass körperlicher Beschwerden auch nur subjektiv verändern, so wird nach unseren Ergebnissen ein Besserungseffekt auch in anderen Bereichen begünstigt. Unsere Hypothese ist, dass dieser Effekt als Voraussetzung dafür genügen könnte, dass die Patienten von gezielten psychologischen Massnahmen und ihren eigenen Ressourcen wieder profitieren. Die Ergebnisse von WEISSMAN et al. (1975, 1979) sowie DI MASCIO et al. (1979) unterstützen diese Annahme, indem erst ab einem bestimmten Niveau der Verbesserung in der Vitalsymptomatik psychologische Veränderungen nach gezielten psychologischen Therapien registrierbar waren.

Die Ergebnisse der korrelativen Analysen legen es nahe, bei Therapieindikationsentscheidungen das Ausmass der prämorbiden neurotischen Symptomatik und in Ergänzung dazu das Ausmass einer prämorbiden "Typus melancholicus"-Struktur zu berücksichtigen.
Für Patienten mit geringem Neurotizismus und ausgeprägter "Typus melancholicus"-Struktur ist sowohl das kombinierte Programm der Studie I als auch das VT-Programm der Studie II geeignet. Für Patienten mit ausgeprägtem Neurotizismus und ge-

ringer "Typus melancholicus"-Struktur ist dagegen die wirksame psychologische Therapie noch nicht entworfen. Wir würden besonders bei diesen Patienten eine ausgedehnte Grundlinienperiode für indiziert halten (s.u.), weil es neben inhaltlichen Therapiezielen bei diesen Patienten wichtig sein könnte, die Schwankungen in den Verläufen transparent zu machen, sie den Patienten rückzumelden und Hypothesen zu Verhaltensveränderungen zu erarbeiten und zu überprüfen, die diese Schwankungen reduzieren. Dabei sollte es sich jedoch nicht um Schwankungen des körperlichen Bereichs handeln, um nicht die Aufmerksamkeit der Patienten noch mehr auf intern-körperliche Stimuli zu zentrieren.

Genereller, d.h., nicht nur bezogen auf prämorbide Persönlichkeitscharakteristika, besteht das Ziel nach den hier erhaltenen Ergebnissen darin, den Anteil von Respondern unter der Gruppe der Patienten mit hierfür ungünstigen Voraussetzungen zu steigern. Aus den Verlaufsdarstellungen sowie den Ergebnissen zu den antidepressiven Bewältigungsstrategien können einige Ideen hierzu abgeleitet werden.
Ein Therapieprogramm sollte nicht mit Massnahmen anfangen, die denen ähnlich sind, die der individuelle Patient häufig und mit negativer Nützlichkeitsbewertung selbst ausprobiert hat; eher mit jenen, die er zwar selten, aber mit positiver Bewertung anwandte. Weiterhin erscheint es wichtig, nicht entgegen den bei einem Individuum vorliegenden Zusammenhängen zwischen z.B. Stimmung und Aktivität zu therapieren. Wie die Auswertung ergab, trafen für manche Patienten die den therapeutischen Strategien zugrundeliegenden Annahmen selbst bezogen auf den gleichen Befragungszeitpunkt nicht zu, sondern in Ausnahmefällen sogar entgegengesetzte. Um diese Zusammenhänge zu erfassen, müssten mindestens 10-tägige Beobachtungsperioden eingeführt werden, während derer die Beob-

achtungsdaten direkt (und nicht wie in den Studien post hoc) analysiert werden.
Es bietet sich an, die Förderung derjenigen Verhaltensweisen an den Anfang der Therapien zu stellen, die bei dem individuellen Patienten einen Einfluss auf Folgevariablen haben. Die Schwierigkeit für die Planung eines diesen Vorschlag realisierenden verhaltenstherapeutischen Programms liegt darin, Variablen zu verändern, die keine Verhaltensweisen sind. Dieses Problem wird unter 7.9 wieder aufgegriffen.

Aus den Effektivitätsergebnissen hatte sich die Folgerung ergeben, eine kognitive Therapie nicht isoliert anzuwenden. Wenn man die kognitive Therapie in Kombination mit anderen Massnahmen benutzt, sollten gedanken<u>verändernden</u> gegenüber gedanken<u>analysierenden</u> Komponenten der Vorzug gegeben werden. Diese Folgerung wird neben dem Ergebnis von TEASDALE (1980) aus den Nützlichkeitsbewertungen der antidepressiven Gedanken abgeleitet.

Bei der Planung aktivitätsfördernder Massnahmen kommt wahrscheinlich, wenn es um vom Therapeuten steuerbare Konsequenzen geht, dem Timing von Verstärkungen eine grössere Bedeutung zu. Nicht nur inkontingente, sondern auch massierte positive Konsequenzen sind in ihrer Wirksamkeit bei Depressiven in Frage zu stellen.

Massnahmen zur Förderung sozialer Kompetenz sind für diese Patientengruppe nach den Defizitanalysen diejenigen Interventionen, auf die als ein Standardbestandteil von Kombinationsprogrammen am ehesten verzichtet werden kann. Statt einer Förderung sozialer Kompetenz durch Rollenspiele in einem gruppentherapeutischen Rahmen, halten wir individuell zugeschnittene "Exposure"-Übungen im Rahmen des Aktivitätsprogramms für indiziert: Für allein lebende Patienten kontaktfördernde

Übungen ausserhalb der Klinik und für mit einem festen Partner zusammenlebende Patienten die Rückmeldung von Veränderung ungünstiger Stile des Gebens und Empfangens von Verstärkungen. In der zweiten Hälfte der Therapie sollte eine funktionale Analyse sexueller Funktionen, Wünsche und Bedürfnisse eingeplant werden, um gegebenenfalls noch Zeit für spezielle therapeutische Massnahmen in diesem Bereich zu haben. Nach unseren Erfahrungen bei ausserhalb des Projekts behandelten Depressiven führten eine systematische Desensibilisierung und gestufte Körperwahrnehmungsübungen (gegebenenfalls einschliesslich Masturbationsanleitungen) zu deutlichen Verbesserungen, nicht nur in Bezug auf die Sexualität/Partnerschaft, sondern auch in Bezug auf Aktivierung und globale Stimmungsverbesserung.

7.7 Folgerungen für diagnostische und methodische Aspekte von Therapiestudien bei Depressiven

Das geringe N begrenzt die externe Validität der Studien. Folgende Argumente sprechen andererseits für die externe Validität: Die Patienten waren zur stationären Aufnahme zugewiesen, gehörten so eindeutig wie das nach heutigem Wissensstand möglich ist der definierten Zielpopulation an und an dem Therapie-Setting der Klinik wurden - bis auf die Gestaltung der einzelnen Sitzungen - kaum Eingriffe vorgenommen. Die Ausgangsdaten der Patienten der drei Bedingungen der Studie II sowie diejenigen der Studie I unterschieden sich kaum. Dass die Entlassungs- und die Veränderungswerte der beiden ähnlich therapierten Patientengruppen vergleichbar waren, stützt generalisierende Aussagen über die Effektivität eines kombinierten Programms mit Schwerpunkt auf aktivitätsfördernden und verhaltensübenden Massnahmen bei schwer neurotisch Depressiven unter stationären Rahmenbedingungen. Inwieweit

die Effektivitätsergebnisse der kognitiven Therapie und der
Kontrollbedingung zu generalisieren sind, ist weniger sicher
beantwortbar. Wegen der fraglichen internen Validität des
Ansatzes ist allerdings derzeit auch ein Replikationsversuch
noch nicht indiziert.
Die gefundenen Veränderungen der wartenden Kontrollpersonen
legten es nahe, in einer Studie vergleichend zu überprüfen,
wie sich Personen mit Messungen vor und nach der Warteperiode
relativ zu solchen Verhalten, die öfter im Verlauf dieser
Zeit diagnostische und stützende Gespräche haben. Aus ethischen Gründen ist die Realisierung einer kontrollierten Studie dieser Art wahrscheinlich nicht möglich. Gegen die Kontrollbedingung unserer Studie ist einzuwenden, dass die Rahmenbedingung stationär/ambulant bzw. Klinikaufnahme versus
kein solcher Einschnitt einen grösseren Einfluss auf das Ergebnis gehabt haben könnte, als das Erhalten oder Nicht-Erhalten einer spezifischen Therapie. Eine solche Argumentation
ist allerdings bei jeder denkbaren Kontrollbedingung leicht
möglich. Den einzig möglichen Ausweg sehen wir in der Einschränkung der Interpretation von Kontrollbedingungsbefunden.
Interpretierbar erscheinen am ehesten Verlaufs- und strukturelle Differenzen, etwa der Befund, dass es unter der in
dieser bestimmten Art durchgeführten Bedingung mehr Patienten mit Sozialangstreduktion ohne deutliche Depressionsverbesserungen gab und unter den verhaltenstherapeutisch behandelten Klinikpatienten diese Veränderungskombination kaum
vorkam und dagegen eine Depressionsreduktion bei wenig beeinflusster Sozialangst (trotz sozialem Kompetenztraining)
wahrscheinlicher war.

Die Folgerungen zur internen und Konstrukt-Validität wären
anders ausgefallen, wenn es die Verlaufsanalysen nicht gegeben hätte. Von den Gruppenergebnissen her hätte die Folgerung nahegelegen, das kombinierte Programm in den meisten

Symptombereichen und global für wirksamer anzusehen als die andere aktive Massnahme. Da erwartete Prä-Post-Veränderungen vor allem durch das VT-Programm erreicht wurden und nicht durch die rein kognitive Therapie, hätte man wahrscheinlich auch geschlossen, dass die zugrundeliegenden Annahmen nur bei der kognitiven Therapie in Frage gestellt sind. Unter Einschluss der Ergebnisse der Verlaufsanalysen müssen die Zweifel an der Gültigkeit der Grundannahmen und damit an der Konstrukt-Validität der Aussagen auf alle Therapiebedingungen ausgedehnt werden. Hieraus ergibt sich die Folgerung, in zukünftigen Studien sowohl Prä-/Post- als auch Verlaufsauswertungen vorzunehmen.

Die Antwort auf die Frage, was von welchen Beobachtern bei Depressiven eingeschätzt/beurteilt werden soll, wenn man das Ziel einer multimethodalen Diagnostik verfolgt, ist für jeden hier berücksichtigten Symptomausschnitt unterschiedlich.

Die nur mässig hohen Interkorrelationen der Depressionsmasse sprechen gegen die Verwendung nur einer Skala. Wir würden die beiden Selbstbeurteilungs- und die beiden Fremdbeurteilungsmasse weiter verwenden und zur Verlaufsabschätzung globaler Stimmung die Befindlichkeitsskala und die VAS einsetzen.

Im Aktivitäts- sowie im Sozialverhaltensbereich entsprachen die Ergebnisse globalerer Selbsteinschätzungen eher den Vorannahmen als die Ergebnisse von verhaltensnäheren Beobachtungen (Selbst- und Fremdbeurteilung). Entweder ist dies nun ein diese Gruppe charakterisierender relevanter Befund oder ein Zeichen für die methodischen Schwächen der Verhaltensbeobachtungen. Für die erste Alternative spricht, dass dieses Ergebnis mit dem von YOUNGREN und LEWINSOHN (1980) vereinbar ist und dass für neurotisch Depressive eine grössere Variabilität und eine geringere Beeinträchtigung des Aktivitätsni-

veaus relativ zu endogen Depressiven beschrieben wurde (z.B. MARTIN & REES, 1966). Dass die Stabilität bei den Verlaufsmassen dieser Bereiche für die Responder höher ist, spricht ebenfalls für die Validität des Befundes. Andererseits weisen gerade die Schwankungen in den Verläufen auf eine nur begrenzte Reliabilität der Masse hin. Dies stellt kein Problem für die weitere Verwendung der Masse zur Verlaufsdokumentation dar, wohl aber ein Problem, wenn man die gleichen Masse zur Dokumentation von Prä/Post-Veränderungen einsetzt (etwa die Videointerview-Variablen oder wöchentliche Beobachtungen des Pflegepersonals).
Ein reliables Verhaltensbeobachtungsmass zur Dokumentation von Prä/Post-Veränderungen in den Bereichen Aktivität/Leistungsfähigkeit und soziale Kompetenz ist noch zu konstruieren, es sei denn, es lässt sich in weiteren Studien mit diesen und weiteren Massen replizieren, dass die neurotisch Depressiven keine beobachtbare Reduktion der Aktivitätsrate und keine Abweichungen in operationalisierte Variablen sozialer Kompetenz haben, sondern Defizite, die für Fremdbeurteiler nur als globaler Eindruck zu formulieren sind und auf der Selbstbeobachtungsseite nur die Bewertungen von Aktivitäten betreffen.

Die Messinstrumente des kognitiven Bereichs scheinen einerseits situationsabhängig (z.B. Zukunftssicht), andererseits erfassen sie zwar dysfunktionale Einstellungen und generalisierend negative Bewertungen von Situationen, korrelieren aber zu gering mit der Depressivität und untereinander, als dass das zugrundeliegende Konstrukt als validiert bezeichnet werden könnte. Anzeichen negativer Denkart von Fremdbeurteilern einschätzen zu lassen, erwies sich als kaum möglich.
Die Folgerung für diesen Bereich lautet also, weiter an der Entwicklung von Messinstrumenten zur Erfassung depressionstypischer Bewertungen und Einstellungen zu arbeiten und die

bisher vorliegenden Masse nach Vorgabe an grösseren Stichproben einer Faktorenanalyse zu unterziehen. Der Ansatz, Verhaltenstests zu entwickeln, in denen die Erwartungen in Aufgabenserien in Abhängigkeit von den seriellen Kontingenzen und ihrer Position untersucht werden, sollte weiterverfolgt werden.

Bei der Erfassung des somatischen Syndromanteils ist es nach den erhaltenen Ergebnissen nicht indiziert, begrenzt die bisher in der Literatur postulierten depressionstypischen Defizite zu berücksichtigen. Die Ergebnisse mit den Beschwerdelistenversionen weisen vielmehr auf die potentielle Bedeutung von Beschwerden aller Art für die Aufrechterhaltung bzw. Therapieresistenz der Patienten hin.
Bevor nicht in Grundlagenexperimenten die Interaktion Stress/Schlaf/endokrine Parameter geklärt ist, erscheint es unökonomisch, EEG-Messungen des Schlafes oder die Messung neuroendokriner Variablen in Therapieeffektivitätsuntersuchungen einzubeziehen. Die subjektiven Angaben der Patienten, ergänzt um Einschätzungen der Schlafgüte durch das Pflegepersonal, reichen aus, um die Patienten mit Defiziten in diesen Bereichen zu erkennen.

Es resultierten sowohl aus der Mehr-Ebenen-Erfassung der Symptomatik als auch aus den Verlaufsmessungen Probleme, für die uns aus der Literatur noch keine Lösungsansätze bekannt sind, wohl auch deshalb, weil diese Art der Datenerfassung zwar in Methodenartikeln angeregt, aber noch in keiner der publizierten Studien ausprobiert worden war.
Ein Problem, das sich besonders bei kleinen Patientenzahlen ergibt, ist: Wie fasse ich die Daten mehrerer Messebenen oder verschiedener Symptombereiche zusammen, besonders, wenn zwischen den Beobachtungsquellen differierende Ergebnisse existieren? Multivariate Analysen sind inhaltlich noch nicht in-

diziert, weil sie spezifische Befunde verschleiern können, und für Faktorenanalysen fehlt die Voraussetzung einer ausreichend grossen Anzahl von Patienten. Wir wählten die Beschreibung der Einzelergebnisse einschliesslich der Divergenzen, was jedoch wegen der notwendigen Relativierungen auf Kosten der Eindeutigkeit der Ergebnisdarstellung geht.
MEEHL (1978) empfiehlt die Entwicklung von Konsistenztests. Er versteht darunter die Anwendung psychometrischer Prozeduren auf die Entdeckung einer taxonomischen Situation und die Klassifikation von Individuen innerhalb oder ausserhalb des Taxons. Hierzu liegen jedoch noch keine Anwendungsbeispiele vor. Während durch das Verfahren der Zeitreihenanalyse Trend- und Trendveränderungsüberprüfungen selbst bei oszillierenden Verläufen möglich sind, werden Schwankungen zu einem Problem, wenn das zeitliche Raster der Datenerhebung dieses Verfahren nicht gestattet. Die intraindividuellen wie die interindividuellen Schwankungen in den Verläufen der Patienten erschwerten die Anwendung von Kurvenklassifikationsverfahren und vergleichenden Verlaufsanalysen. Ob die Polynomtransformation eine praktikable Lösungsmöglichkeit darstellt, hängt von der Logik der Verfahren her davon ab, wie genau es Klinikern durch zukünftige Untersuchungen dieser Art oder ihre Erfahrungen mit bestimmten Patientengruppen möglich ist, entsprechende Hypothesen zu formulieren, also etwa U- oder J-förmige oder andere Verläufe vor Beginn der Untersuchung vorherzusagen. Dass die deskriptive Darstellung von Verlaufsparametern eine relevante Ergänzung von Therapieeffektivitätsaussagen ist und ihre interne Validität stützen oder in Frage stellen kann, bleibt davon unberührt.

7.8 Implikationen der Ergebnisse für die Klassifikation sowie für biologische und psychologische Hypothesen

Bei den Symptombereichsvariablen, bei denen ein Vergleich mit endogen depressiven Patienten möglich war (Video-Variablen sowie neuroendokrine und psychophysiologische Variablen), fanden sich kaum Unterschiede unserer Patienten (Ausnahme: die endogen Depressiven sahen die Zukunft deutlich pessimistischer und waren in ihrer Aktivität/Leistungsfähigkeit beeinträchtigter). Die endogen Depressiven unterschieden sich jedoch in Bezug auf zwei Ausgangsbedingungen, die für die Therapie-Prognose eine Rolle zu spielen scheinen, von den neurotisch Depressiven: durch eine kürzere Gesamterkrankungsdauer sowie durch die Ausprägung bestimmter prämorbider Persönlichkeitszüge (weniger neurotisch, mehr anankastisch, rigider, "Typus melancholicus"-Struktur). Sie reagierten in der Studie von BERGER et al. (1982a, b) unter vergleichbaren Rahmenbedingungen günstiger auf die Medikamente als die neurotisch Depressiven auf die psychologischen Therapien und zeigten damit einhergehend deutlichere UFC-Veränderungen. Hätte man die beiden Gruppen nicht nach den auf S. 289 ff beschriebenen Kriterien relativ eindeutig diesen zwei Diagnose-Gruppen zugeteilt, läge die Folgerung nahe, dass es bei vergleichbarem Ausgangsniveau der Symptomatik schwerer und leichter therapierbare Depressive gibt und dass die schwerer Therapierbaren die länger Erkrankten sowie Neurotischeren und die weniger Ordentlichen, Anankastischen sind. Dieser Gesichtspunkt, nämlich von der Therapierbarkeit zu einem Einteilungssystem zu kommen, ist nicht neu, wurde aber noch nie unter Einbeziehung der hier als kritisch gefundenen Variablen untersucht. Man müsste, um diesen Hypothesen nachzugehen, eindeutig den beiden Diagnose-Gruppen zugewiesene Patienten nach der Dauer ihrer Erkrankung und der Ausprägung der genannten Persönlichkeitsfaktoren parallelisieren und sie dann, mög-

lichst randomisiert, einer medikamentösen und einer psychologischen Therapie zuweisen.
Unabhängig davon ist nach den so ausgeprägten Neurotizismus- und Sozialangstwerten die Frage zu stellen, ob unsere Patienten nicht Neurotiker mit depressiver Färbung waren (entsprechend der Hypothese von McCONAGHY et al. (1964), dass es sich bei neurotisch-depressiver Akutsymptomatik um nicht-spezifische Belastungsreaktionen von Patienten mit prämorbiden Persönlichkeitsstörungen handeln könnte). Dies stellte die Diagnose neurotisch-depressiv und auch Dimensionalitätsannahmen, wie die von Kendall, in Frage. Sie wären dann nicht auf einer Dimension anzusiedeln, an deren anderem Extrem sich die endogen Depressiven befinden. Dagegen sprechen (s.o.) die Ähnlichkeiten mit den endogen Depressiven. Da wir uns keinen direkten Weg vorstellen können, wie dieses Etikettierungsproblem zu lösen ist, könnte man versuchen, das problematische einer prämorbiden Neurotizismusstruktur stärker zu operationalisieren. Unsere Daten legen nahe, dass dazu Schwankungen im Verlauf (möglicherweise eine genetisch bedingte Labilität) gehören. Bei der CNV-Untersuchung, aber auch den Schlaf-Ableitungen, zeigte sich die Variabilität dieser Grössen in der Wiederholungstestung. Es gibt tendenzielle Hinweise, dass von vor zu nach der Therapie Stabilisierungen stattfanden; sie sind jedoch problematisch, solange die Reliabilitätsfrage nicht geklärt ist.
Die Literatur legt nahe, auch an eine grössere Assoziiertheit von bei Normalen unabhängigen Konstrukten, an Endscheidungsunsicherheit und herabgesetzte Handlungsbereitschaft sowie an eine habituelle Übererregung bzw. Emotionalisierung zu denken. Diese Spekulation würde dazu anregen, das psychophysiologische Modell von Heimann (siehe HEIMANN et al., 1977) in Zusammenhang mit der oben skizzierten Therapierbarkeitsfrage weiter zu untersuchen.

Für die biologischen Modelle können unsere Ergebnisse nur wenige Implikationen besitzen. Eine ist, dass sich - jedenfalls bei unserer Stichprobe, aber auch bei den endogen Depressiven von Berger et al. - Abweichungen im Schlaf, der Cortisolexkretion sowie der dexamethasonbedingten Suppression der Cortisolexkretion deutlich weniger prägnant fanden als in der Literatur postuliert. Wenn dies nur die neurotisch Depressiven betroffen hätte, wäre kein Widerspruch aufgetaucht; man hätte so die "biologische Marker"-Hypothese (besonders für REM-Latenz und Cortisolausschüttung formuliert) gestützt. Vor weiteren Replikationsstudien kann man nun lediglich schliessen, dass ein zumindest mittelschwer depressives Syndrom nicht unbedingt auch ein Korrelat in Abweichungen dieser Parameter hat. Damit werden jedoch Erklärungshypothesen von der Art "durch eine Dysregulation des Schlafes, durch eine Dysregulation der HPA kommt es zum Ausbruch einer Depression" unwahrscheinlich.

Während die Befunde zu den typischerweise mit dem depressiven Syndrom assoziierten Soma-Veränderungen wenig prägnant sind, erwiesen sich die über die Beschwerdenlisten erfassten körperlichen Beschwerden aller Art für die neurotisch Depressiven als eine potentielle Prädiktorvariable. Patienten mit vielen Beschwerden gehörten eher zu den depressiveren am Ende der Therapie. Wir diskutierten diesen Zusammenhang mit der Hypothese, dass eine ausgeprägte Beachtung intern-körperlicher Reize erregungsfördernd und handlungshemmend ist und dies den depressiven Teufelskreis interagierender ungünstiger Aufrechterhaltungsbedingungen (siehe das nach KANFER und HAGERMANN (1981) modifizierte Modell, S. 207) in Gang hält.

Die potentielle Bedeutung der prämorbiden Persönlichkeitsstruktur für die Vorhersage der Therapieresponse wurde schon diskutiert. Eine Untersuchung der Brown'schen Vulnerabilitätsfaktoren scheiterte an ihrem zu seltenen Vorkommen in unserer Stichprobe, was vermuten lässt, dass diese Faktoren sehr stichprobenabhängig sind. Dem Zufallsbefund, dass Einzelkinder auffällig wenig vorkamen, ist im Zusammenhang mit Theorien zur Lerngeschichte von Bewältigungsreaktionen vielleicht weiter nachzugehen. Die Ergebnisse zu den antidepressiven Bewältigungsreaktionen, weniger deren Häufigkeit als deren Bewertung, legen es nahe - wie auch LAZARUS und LAUNIER (1978) vorschlugen - zu bedenken, dass für die Depressionsaufrechterhaltung die von Depressiven unternommenen Lösungsversuche und ihr Resultat die Persistenz der Krankheit stärker steuern als in der Krankheit selbst liegende Prozesse. Die Hypothese von Coyne, dass sich die Depressiven nicht entscheiden können, gar nicht oder inadäquat handeln und dies und sich dann in gewissem Sinne berechtigterweise abwerten, geht in die gleiche Richtung.

Für das "warum sie nicht handeln" gibt es vielleicht eine biologisch/psychologische Erklärung. Der Aktivitäts-/Leistungsfähigkeitsbereich ist derjenige, bei dem sich am ehesten endogen Depressive von neurotisch Depressive unterscheiden. Die deutlichsten Prä/Post-Veränderungen fanden sich hier bei einer Variablen - Konzentration/Leistungsfähigkeit -, die angesichts der Verlaufsanalyseergebnisse mehr Ähnlichkeit mit den anderen somatischen als mit den anderen Aktivitätsindizes aufwies. Man müsste beweisen, dass die psychologische Bedingung eines bestimmten Stressors - etwa das Nicht-Reagieren-Können, obwohl dies prinzipiell für möglich erachtet wird und von anderen auch angenommen wird, dass sie es könnten - Folgen für die Neurotransmitter-Regulation hat, die sich bei der nächstfolgenden Situation, mit der diese Individuen konfrontiert werden, in einer Handlungshemmung äussert (siehe die Diskussion der biologischen Befunde, S. 99 ff).

Die Bedeutung, die Lewinsohn und andere dem Repertoire sozia-

ler Fähigkeiten/Fertigkeiten zumassen, ist nach unseren Ergebnissen wahrscheinlich zu gross. Wir halten das am ehesten für ein Stichprobenproblem: dass sich nämlich besonders solche amerikanische Studenten depressiv fühlen bzw. etikettieren, die mit ihrer Umwelt nicht locker zurechtkommen. Potentiell entscheidendere Defizite, wie die Erregungsregulation in sozialem Kontext oder ein typischer Interaktionsstil mit vertrauten Personen, wurden nicht untersucht.
Der Befund, dass die Fremdeinschätzungen des nonverbalen Verhaltens Depressiver mit der Intelligenz korrelieren (in Richtung höhere Intelligenz/eher geringere Reduktion des Ausdrucks in der Depression), bedarf der weiteren Replikation. Uns ist keine Untersuchung mit ähnlichem Ergebnis bekannt, was wahrscheinlich daran liegt, dass die am nonverbalen Ausdruck interessierten Forschungsgruppen die Intelligenz kaum gemessen haben. In unserer Untersuchung sprach für die Gültigkeit dieses Ergebnisses, dass es mit Daten verschiedener Quellen übereinstimmend gefunden wurde.
Aus den Ergebnissen unserer aus dem Datensatz eliminierten Rollenspieltestsituation der Studie I hatten wir in Bezug auf komplexere soziale Verhaltensweisen geschlossen, dass Depressive dann, wenn sie genau wissen, was sie zu tun haben, keine Defizite haben, jedoch dann "typischer" im Sinne der Defizitannahmen reagieren, wenn Entscheidungsunsicherheit besteht. Die Längsschnitt-Feldstudie von COYNE et al. (1982) stützt diese Spekulation insofern, als sich eine erhöhte Entscheidungsunsicherheit neben der Suche nach sozialer Unterstützung als ein von Normalen verschiedener Bewältigungsmechanismus erwies, andere Bewältigungsunterschiede jedoch nicht bestanden.

Die durch die kognitiven Fragebogen gemessenen Bewertungen und Einstellungen korrelierten zu gering ausgeprägt mit der Depressivität, um einen Erklärungswert für die Entstehung eines akuten Depressionssyndroms zu haben. Auch wir fanden jedoch ähnlich wie LEWINSOHN et al. (1980) und KRANTZ und HAMMEN (1980) eine grössere Stabilität dieser Einstellungen relativ zu der subjektiv eingeschätzten Depression und Korrelationen zur Depressionstiefe nach der Therapie. Wie für Neurotizismus und Angst diskutiert, könnte es sich bei der Neigung zu irrationalen Situationsbewertungen um eine Prädiktorvariable für die Therapierbarkeit handeln. Nach den Tagebuchkreuzkorrelationen sind kognitive Variable (negative Gedanken und Selbstbewertungen) hoch mit der Stimmung korreliert. Sie stellen ein zentrales, wahrscheinlich über die globalen Skalen unzureichend erfasstes Symptom der Depression dar, das sich bei neurotisch Depressiven schwerer verändern lässt (siehe auch STEINMEYER, 1980, S. 167). Unsere Hypothese hierzu ist, dass die Annahmen des kognitiven Modells auf endogen Depressive in ihrer Phase konsistenter zutreffen als auf neurotisch Depressive, unabhängig von ihren akuten Episoden.

7.9 Spekulationen zu noch nicht untersuchten Therapiemöglichkeiten

Einen Ausweg aus dem im theoretischen Teil dieser Arbeit immer wieder betonten Nachweisproblem, dem Dilemma der "soft psychology" gibt es wohl nicht. Trotzdem zählt MEEHL (1978) die deskriptive klinische Psychiatrie und die Verhaltensmodifikation (daneben Psychometrie, Verhaltensgenetik und die psychoanalytische Konzeption von Freud) zu den fünf Gebieten der Psychologie, die die nächsten Jahrzehnte überdauern werden. Seine Begründung ist, dass in diesen Gebieten eine schrittweise Annäherung an valide Aussagen gelingen könnte, wenn die "Gefahr der Falsifizierbarkeit" gesichert werden kann.

Die im folgenden diskutierten Vorschläge lassen sich unserer Meinung nach in zukünftigen Untersuchungen unter Berücksichtigung dieser "Gefahr" umsetzen.

Die Verwirklichung des Vorschlags, die Therapieziele zu Beginn der Behandlung nach den bei einem Patienten vorliegenden Zusammenhängen auszurichten, fällt leicht, wenn sich zum Beispiel zeigt, dass als verstärkend erlebte Aktivitäten und die Stimmung positiv korrelieren und die Art und das Ausmass dieser Aktivitäten auch einen Einfluss auf die Stimmung haben. Für Patienten, bei denen der Einfluss auf die Aktivitäten eher von der Stimmung ausgeht, liegt bislang keine erprobte verhaltenstherapeutische Lösung vor. Man müsste versuchen, die Stimmung unabhängig von den Aktivitäten zu beeinflussen. Statt von Stimmung kann man auch von den gefühlshaften Komponenten der Symptomatik sprechen und dann das Problem etwas genereller formulieren: Wie beeinflusse ich diese gefühlshaften (Angst- und Depressionsgefühle) Komponenten bei Patienten, bei denen eine direkte Verhaltens- oder auch kognitive Modifikation nicht indiziert erscheint?
Medikamente sind nach den bisherigen Studien für neurotisch Depressive nur eine unzureichende Möglichkeit, sind aber eventuell in Hinblick auf dieses begrenzte Ziel eine unterstützende Alternative. Empirisch fundierte verhaltenstherapeutische Ansätze gibt es wohl deshalb nicht, weil (siehe S. 196) den Emotionen schon in der klinischen Grundlagenforschung eher die Rolle von intervenierenden Variablen zugeschrieben wurde. Die naheliegendste Möglichkeit innerhalb der Verhaltenstherapie-Philosophie besteht darin, für die Patienten positiv erlebbare Erfahrungen zu schaffen. Nun kann gerade dies bei Depressiven vielleicht sogar zu gegenteiligen Effekten führen. <u>Eine</u> wichtige positive Erfahrung (eventuell nach Deprivation) zu vermitteln, sozusagen <u>die</u> Erfahrung, die zu einer Stimmungsaufhellung führt, die dann als

Voraussetzung für ein Aktivitätsprogramm oder für eine Reanalyse der Problemlöseressourcen genützt werden kann, ist ebenso naheliegend wie am Anfang der Therapie schwierig.
Wir haben abgeleitet aus einigen im theoretischen Teil erwähnten Befunden Zweifel an der Zielrichtung dieser zunächst plausibel klingenden Lösungsvorschläge und glauben vielmehr, dass es für neurotisch Depressive (und auch ängstlich Depressive) eher indiziert sein könnte, die Gefühlshaftigkeit der Erlebnisse einzugrenzen. Statt: "Wie erzeuge ich positive Gefühle?" wäre dann die Frage: "Wie reduziere ich das gefühlshafte Erleben von Patienten? Wie mache ich Situationen neutraler und reduziere den Bezug zur eigenen Person?". Das in dieser Frage enthaltene Ziel widerspricht modernen Ansätzen wie z.B. der Gestalttherapie oder anderen unter dem Begriff "Humanistische Psychologie" subsumierten Strategien die von der Auslösung von Gefühlen eine therapeutische Wirkung erwarten. Da diese Ansätze in ihrem Effekt umstritten sind (die Gestalttherapie schnitt z.B. bei den von Smith und Glass metaanalysierten Studien mit Abstand am schlechtesten ab), lohnt es sich vielleicht, der Grundlagenfragestellung nach Möglichkeiten zur Gefühlsreduktion nachzugehen.
Entscheidend erscheint uns dabei, zwischen Gefühlen vor Situationen und Gefühlen während und nach Situationen zu unterscheiden. Als ungünstig werden besonders übersteigert ängstliche oder depressive Vorgefühle angesehen, weil sie die Wahrnehmung und Handlungsbereitschaft und damit Erfahrungsmöglichkeiten verändern.
Vor Situationen, besonders den sozialen, die einen vertrauten Partner involvieren, wären also Massnahmen erforderlich, die das Erregungsniveau senken.
Wenn eine starke Zuschreibung interpersonaler Einflüsse auf die eigene Person den negativen Affekt steigert, wie das die Ergebnisse von RIZLEY (1978) vermuten lassen, und wenn zutrifft, dass externale Attribuierungen den Affekt reduzieren

(WEINER et al., 1971), müsste man die Patienten von einem internalen Set vor solchen Situationen "ablenken". Das Wort "ablenken" impliziert eine Lösungsstrategie, die man durch die Ablenkungshypothese von FOULDS (1952) begründen kann.
Es trifft möglicherweise auch auf affektbesetzte Situationen in natürlichem Kontext der Befund zu, dass Depressive situationsbezogener und weniger selbstbezogen denken und handeln, wenn ihre Aufmerksamkeit durch die Beachtung externer Reize teilweise absorbiert ist.
Eine andere mögliche Strategie besteht in der Förderung von Entscheidungsprozessen vor Situationen, da Unsicherheit ein erregungssteigernder Effekt zugeschrieben werden kann. Bei neurotisch Depressiven könnten Entscheidungsschwierigkeiten einer Besserung mehr im Wege stehen als Handlungsschwierigkeiten. Ein Vorschlag wäre, eine Zentrierung der Aufmerksamkeit der Depressiven über entsprechende Handlungen auf für die anliegende Situation relevante (und nicht für Langzeitmotivationen bedeutsame) Situationsausschnitte zu fördern.
Alle Strategien, auch die unter 7.6 vorgeschlagenen Modifikationen der herkömmlichen Verfahren, erfordern Serien von Untersuchungen und von kontrollierten Verlaufsbeobachtungen.
Die Depressionsforschung ist, nachdem sich die Hoffnungen der 60er Jahre auf therapierelevante monokausale Erklärungsmodelle nicht erfüllten, aktuell geblieben. Sie wird es wegen der Überdeterminiertheit der an dieser Störung beteiligten Prozesse wohl auch bleiben. Da die neurotische Depression das zu werden scheint, was die Erkältung in der somatischen Medizin ist, lohnt sich der Zeitaufwand, der für die Weiterentwicklung und Erprobung psychologischer Therapien bei diesen Patienten vorhersagbar ist.

Literaturverzeichnis

Abraham, K.
Notes on the psychoanalytic investigation and treatment of manic-depressive insanity and allied conditions. (1911)
In Selected papers on psychoanalysis. New York: Basic Books, 1960, 243-279.

Abraham, K.
Versuch einer Entwicklungsgeschichte der Libido auf Grund der Psychoanalyse seelischer Stoerungen.
Neue Arbeiten zur aerztlichen Psychoanalyse, 1924, 11. abgedruckt in: Abraham, K.: Psychoanalytische Studien zur Charakterbildung und andere Schriften. herausgeg. von Cremerius, J. Frankfurt: Fischer, 1969.

Abraham, P., Mc Callum, W.C. & Gourlay, J.
The CNV and its relation to specific psychiatic syndromes.
In W.C. Mc Callum & J.R. Knott (Eds.) The responsive brain. Bristol: Wright & Sons, 1976, 144-149.

Abramowitz, S.I.
Locus of control and self-reported depression among college students.
Psychological Reports, 1969, 25, 149-150.

Abramson, L.Y.
Universal versus personal helplessness: An experimental test of the reformulated theory of learned helplessness and depression.
Unpublished doctoral dissertation, University of Pennsylvania, 1977.

Abramson, L.Y., Garber, J., Edwards, N.B. & Seligman, M.E.P.
Expectancy changes in depression and schizophrenia.
Journal of Abnormal Psychology, 1978, 87, 102-109.

Abramson, L.Y., Seligman, M.E.P. & Teasdale, J.D.
Learned helplessness in humans: Critique and reformulation.
Journal of Abnormal Psychology, 1978, 87, 49-74.

Aitken, R.C.B.
Measurement of feeling using visual analogue scales.
Proceedings of the Royal Society of Medicine, 1969, 62, 989-993.

Akiskal, H.S. & McKinney, W.T. Jr.
Overview of recent research in depression: Integration of ten conceptual models into a comprehensive clinical frame.
Archives of General Psychiatry, 1975, 32, 285-305.

Akiskal, H.S., Rosenthal, R.H., Rosenthal, T.L., Kashagarian, M., Khani, M.K. & Puzantian, V.R.
Differentiation of primary affective illness from situational, symptomatic, and secondary depressions.

Archives of General Psychiatry, 1979, 36, 635-643.

Albert, M. & Geller, E.S.
Perceived control as a mediation of learned helplessness.
American Journal of Psychology, 1978, 91, 389-400.

Alloy, C.B. & Abramson, L.Y.
Judgment of contingency in depressed and non-depressed students: Sadder but wiser?
Journal of Experimental Psychology, 1979, 108, 441-485.

Amman, R.
Kausalattribuierung klinisch Depressiver in einer sozialen Problemloesungssituation.
Unveroeffentlichte Diplomarbeit, Muenchen, 1981.

Anderson, N.H. & Hubert, S.
Effects of concomitant verbal recall on order effects in personality impression formation.
Journal of Verbal Learning and Verbal Behavior, 1963, 2, 379-391.

Angst, J.
Zur Aetiologie und Nosologie endogen depressiver Psychosen.
Berlin: Springer, 1966.

Angst, J.
Verlauf unipolar depressiver, bipolar manisch-depressiver und schizo-affektiver Erkrankungen und Psychosen. Ergebnisse einer prospektiven Studie.
Fortschritte der Neurologie und Psychiatrie, 1980, 48, 3-30.

Aronson, H. & Weintraub, W.
Verbal productivity as a measure of change in affective status.
Psychological Reports, 1967, 20, 483-487.

Ashcroft, G.W., Dow, R.C., Yates, C.M. & Pullar, J.A.
Significance of lumbal CSF metabolite measurements in affective illness.
Proceedings of the 6th International Congress of Pharmacology 1975, Helsinki, Finland, 1975, Vol. 3, 277-284.

Asnis, G.M., Sachar, E.J., Halbreich, U., Nathan, R.S., Ostrow, L. & Halpern, F.S.
Cortisol secretion and dexamethasone response in depression.
American Journal of Psychiatry, 1981, 138, 1218-1221.

Averill, J.R.
Autonomic response patterns during sadness and mirth.

Psychophysiology, 1969, 5, 399-414.

Ax, A.F.
The physiological differentiation between fear and anger in humans.
Psychosomatic Medicine, 1953, 15, 433-442.

Baer, R.
Die sozialpsychiatrische Prognose der zyklothymen Depression.
Stuttgart: Thieme, 1975.

Baldessarini, R.F.
The basis for amine hypotheses in affective disorders.
Archives of General Psychiatry, 1975, 32, 1087-1093.

Baldessarini, R.J.
Biogenic amines and behavior.
Annual Review of Medicine, 1972, 23, 343-354.

Ball, J.R.B. & Kiloh, L.G.
A controlled trial of imipramine in treatment of depressive states.
British Medical Journal, 1959, 2, 1052-1055.

Bandura, A.
Self-efficacy: Toward a unifying theory of behavioral change.
Psychological Review, 1977, 84, 191-215.

Barrera, M.
An evaluation of a brief group therapy for depression.
Journal of Consulting and Clinical Psychology, 1979, 47, 413-415.

Barthelmes, H. & Pfister, H.
The statistical method-bank (STAMEB).
In Proceedings of the Digital Equipment Computer Users Society (DECUS). Amsterdam, 1980, 7, 327-332.

Barthelmes, H. & Zerssen, D. von
Das Muenchener Psychiatrische Informationssystem (PSYCHIS Muenchen).
In P.L. Reichertz & B. Schwarz (Hrsg.) Informationssysteme in der medizinischen Versorgung. Oekologie der Systeme. Stuttgart: Schattauer, 1978.

Baumann, U.
Methodische Untersuchungen zur Hamilton-Depressions-Skala.
Arch. Psychiat. Nervenkr., 1976, 222, 359-375.

Beck, A.T.
Depression: Clinical, experimental, and theoretical aspects.

New York: Harper & Row, 1967.

Beck, A.T.
Measuring depression: The depression inventory.
In T.A. Williams, M.M. Katz & J.A. Shields (Eds.) Recent advances in the psychobiology of the depressive illnesses. Washington, D.C.: U.S. Government Printing Office, 1972.

Beck, A.T.
Depression: Causes and treatment.
Philadelphia: University of Pennsylvania Press, 1972.

Beck, A.T.
The development of depression: a cognitive model.
In R.J. Friedman & M.M. Katz (Eds.) The psychology of depression. New York: Wiley, 1974.

Beck, A.T.
Cognitive therapy and the emotional disorders.
New York: International Universities Press, 1976.

Beck, A.T. & Rush, A.J.
Cognitive approaches to depression and suicide.
In G. Serban (Ed.) Cognitive defects in the development of mental illness. New York: Brunner & Mazel, 1978, 235-257.

Beck, A.T. & Ward, L.H.
Dreams of depressed patients: Characteristic themes in manifest content.
Archives of General Psychiatry, 1961, 5, 462-467.

Beck, A.T., Kovacs, M. & Weissman, A.
Hopelessness and suicidal behavior: An overview.
Journal of the American Medical Association, 1975, 234, 1146-1149.

Beck, A.T., Kovacs, M. & Weissman, A.
Assessment of suicidal intention: The scale for suicide ideation.
Journal of Consulting and Clinical Psychology, 1979, 47, 343-352.

Beck, A.T., Rush, A.J., Shaw, B.F. & Emery, G.
Cognitive therapy of depression.
New York: Guilford Press, 1979.

Beck, A.T., Ward, C.H., Mendelson, M., Mock, J. & Erbaugh, J.
An inventory for measuring depression.
Archives of General Psychiatry, 1961, 4, 53-63.

Beckmann, H.
Biochemische Grundlagen der endogenen Depression.
Nervenarzt, 1978, 49, 557-568.

Beckmann, H.
　Die medikamentoese Therapie der Depressionen.
　Nervenarzt, 1981, 52, 135-146.

Beckmann, H. & Goodwin, F.K.
　Antidepressant response to tricyclics and urinary MHPG in unipolar patients.
　Archives of General Psychiatry, 1975, 32, 17-21.

Benson, T.S. & Kennelly, K.
　A reexamination of the relationship between locus of control and learned helplessness.
　Unpublished manuscript, University of Texas at Arlington, 1980.

Bente, I.
　Elektroenzephalographische Gesichtspunkte zum Wach-Schlaf-Verhalten und zur Chronobiologie endogener Depressionen.
　Arzneimittelforschung, 1976, 26, 1058- .

Benton, A.L.
　Der Benton-Test. Handbuch.
　Bern: Huber, (4. Aufl.) 1972.

Berger, M., Doerr, P., Lund, R., Bronisch, T. & Zerssen, D.von
　Neuroendokrinologische Befunde und polygraphische Schlafuntersuchungen bei Patienten mit depressiven Syndromen.
　In H. Beckmann (Hrsg.) Fortschritte psychiatrischer Forschung. Bern: Huber, 1982a, 205-210.

Berger, M., Doerr, P., Lund, R., Bronisch, T. & Zerssen, D.von
　Neuroendocrinological and neurophysiological studies in major depressive disorders: Are there biological markers for specific clinical subgroups?
　(in Vorbereitung)

Berger, M., Lund, R., Bronisch, T. & Zerssen, D.von
　Der Einfluss eines Cholinergikums auf den REM-Schlaf gesunder Probanden und depressiver Patienten.
　In H. Beckmann (Hrsg.) Fortschritte psychiatrischer Forschung. Bern: Huber, 1982b, 323-327.

Bielski, R.J. & Friedel, R.O.
　Prediction of tricyclic antidepressant response: A critical review.
　Archives of General Psychiatry, 1976, 33, 1479-1489.

Birkmayer, W. & Riederer, P.
　Biochemie der Depression.
　In Symposion der Troponwerke "Zum Stand der Depressionsforschung" November 1976, 72-109.

Birley, J.L. & Brown, G.W.
 Crises and life changes preceding the onset of acute schizophrenia: Clinical aspects.
 British Journal of Psychiatry, 1970, 116, 327-333.

Blackburn, I.M. & Bishop, S.
 Pharmacotherapy and cognitive therapy in the treatment of depression: Competitors or allies?
 Paper presented at the World Congress on Behaviour Therapy, Jerusalem, 1980.

Blackburn, I.M. & Bishop, S.
 Is there an alternative to drugs in the treatment of depressed ambulatory patients?
 Behavioural Psychotherapy, 1981, 9, 96-104.

Blackburn, I.M., Bishop, S., Glen, A.I.M., Whalley, L.J. & Christie, J.E.
 The efficacy of cognitive therapy in depression: A treatment trial using cognitive therapy and pharmacotherapy, each alone and in combination.
 Manuscript for publication in: The British Journal of Psychiatry.

Bloeschl, L.
 Zur intra- und extrafamiliaeren Kontaktstruktur depressiver Patientinnen.
 Psychologische Beitraege, 1976, 18, 465-480.

Bolz, J. & Giedke, H.
 Controllability of an aversive stimulus in depressed patients and healthy controls: A study using slow brain potentials.
 Biological Psychiatry, 1981, 16, 441-452.

Bonime, W.
 Depression as practice. Dynamic and therapeutic considerations.
 Comprehensive Psychiatry, 1960, 1, 194-198.

Borge, G.F., Buchsbaum, M., Goodwin, F., Murphy, D. & Silverman, J.
 Neuropsychological correlates of affective disorders.
 Archives of General Psychiatry, 1971, 24, 501-504.

Bothwell, S. & Weissman, M.M.
 Social impairments four years after an acute depressive episode.
 American Journal of Psychiatry, 1977, 47, 231-237.

Bourne, H.R., Bunney, W.E., Colburn, R.W., Davies, J.M., Shaw, D.M. & Coppen, A.J.
 Noradrenaline, 5-hydroxytryptamine and 5-hydroxy indolacetic acid in hindbrains of suicidal patients.

Lancet, 1968, 2, 805.

Box, G.E.P. & Draper, N.R.
Evolutionary operation: A method for increasing industrial productivity.
New York: Wiley, 1969.

Braff, D.L. & Beck, A.T.
Thinking disorder in depression.
Archives of General Psychiatry, 1974, 31, 456-459.

Brengelmann, J.C. & Brengelmann, L.
Deutsche Validierung von Fragebogen der Extraversion, neurotischer Tendenz und Rigiditaet.
Zeitschrift fuer Experimentelle und Angewandte Psychologie, 1960, 7, 291-331.

Brickenkamp, R.
Test d 2 - Aufmerksamkeits-Belastungs-Test. Handanweisung.
Goettingen: Hogrefe, (2. Aufl.) 1975.

Brockner, J. & Hulton, A.J.B.
How to reverse the vicious cycle of low self-esteem: The importance of attentional focus.
Journal of Experimental Social Psychology, 1978, 14, 564-578.

Brown, G.W.
The social etiology of depression - London studies.
In R.A. Depue (Ed.) The psychobiology of the depressive disorders. New York: Academic Press, 1979, 263-289.

Brown, G.W.
Causal relationships between life events and different psychiatric disorders.
Vortrag gehalten im Max-Planck-Institut fuer Psychiatrie, 1980.

Brown, G.W. & Birley, J.L.
Die Bedeutung von Krisen und Lebensveraenderungen fuer den Ausbruch von Schizophrenie.
In M. von Cranach & A. Finzen (Hrsg.) Sozialpsychiatrische Texte. Berlin: Springer, 1972.

Brown, G.W., & Harris, T.O.
Social origins of depression.
London: Tavistock Press, 1978.

Brown, G.W., Ni Bhrolchain, M. & Harris, T.O.
Psychotic and neurotic depression. Part 3. Aetiological and background factors.
Journal of Affective Diseases, 1979, 1, 195-211.

Brown, W.A. & Shuey, I.
  Response to dexamethasone and subtype of depression.
  Archives of General Psychiatry, 1980, 37, 747-751.

Buchsbaum, M., Goodwin, F., Murphy, D. & Borge, F.
  AER in affective disorders.
  American Journal of Psychiatry, 1971, 128, 19-25.

Buchsbaum, M.S.
  Neurophysiological reactivity, stimulus intensity modulation, and the depressive disorders.
  In R.A. Depue (Ed.) The psychobiology of the depressive disorders. New York: Academic Press, 1979, 221-242.

Buchsbaum, M.S. & Coppola, R.
  Signal-to-noise ratio and response variability in affective disorders and schizophrenia.
  In H. Begleiter (Ed.) Evoked brain potentials and behavior. New York: Plenum Press, 1979, 447-465.

Buchsbaum, M.S., Coursey, R.D. & Murphy, D.L.
  The biochemical high-risk paradigm. Behavioral and familial correlates of low platelet monoamine oxidase activity.
  Science, 1976, 194, 339-341.

Buchsbaum, M.S., Landan, S., Murphy, D.L. & Goodwin, F.K.
  Average evoked response in bipolar and unipolar affective disorders: Relationship to sex, age of onset, and monoamine oxidase.
  Biological Psychiatry, 1973, 7, 199-212.

Buchsbaum, M.S., Post, R.M. & Bunney, W.E., Jr.
  AER in a rapidly cycling manic-depressive patient.
  Biological Psychiatry, 1977, 12, 83-99.

Buchwald, A.M.
  Depressive mood and estimates of reinforcement frequency.
  Journal of Abnormal Psychology, 1977, 86, 443-446.

Buchwald, R.M., Coyne, J.C. & Cole, C.S.
  A critical evaluation of the learned helplessness model in depression.
  Journal of Abnormal Psychology, 1978, 87, 180-193.

Bumberry, W., Oliver, J.M. & Mc Clure, J.N.
  Validation of the Beck Depression Inventory in a university population using psychiatric estimate as the criterion.
  Journal of Consulting and Clinical Psychology, 1978, 46, 150-155.

Bunney, W.E., Jr. & Davis, J.M.
  Norepinephrine in depressive reactions.
  Archives of General Psychiatry, 1965, 13, 483-494.

Burgess, E.P.
　The modification of depressive behaviors.
　In R.D. Rubin & C.M. Franks (Eds.) Advances in behavior therapy, 1968. New York: Academic Press, 1969.

CIPS - Collegium Internationale Psychiatriae Scalarum
　Internationale Skalen fuer Psychiatrie.
　Berlin: CIPS-Sekretariat, 1977.

Cammer, J.
　Family feedback in depressive illness.
　Psychosomatics, 1971, 12, 127-132.

Cammer, J.
　Family feedback in depressive illnesses.
　Psychosomatics, 1971, 12, 127-132.

Campbell, D.A.
　A study of some sensimotor functions in psychiatric patients.
　Unpublished doctoral dissertation, University of London, 1952.

Campbell, D.T. & Stanley, J.C.
　Experimental and quasi-experimental designs for research on teaching.
　In N.L. Gage (Ed.) Handbook of research on teaching. Chicago: Rand McNally, 1963.

Carney, M.W.P., Roth, M. & Garside, R.F.
　The diagnosis of depressive syndromes and the prediction of E.C.T. response.
　British Journal of Psychiatry, 1965, 111, 659-674.

Carroll, B.J.
　Hypothalamic-pituary function in depressive illness: insensitivity to hypoglycemia.
　British Medical Journal, 1969, 3, 27-28.

Carroll, B.J.
　Monoamine precursors in the treatment of depression.
　Clin. Pharmacol. Ther., 1971, 12, 743-761.

Carroll, B.J.
　The hypothalamic-pituary adrenal axis: functions, control mechanisms, and methods of study.
　In B. Davies, B.J. Carroll & R.M. Mowbray (Eds.) Depressive illness: Some research studies. Springfield, Illinois: Thomas, 1972.

Carroll, B.J.
　Review of clinical research strategies in affective illness.

In J. Mendels (Ed.) Psychobiology of depression. New York: Spectrum, 1975.

Carroll, B.J.
Limbic system adrenal cortex regulation in depression and schizophrenia.
Psychosomatic Medicine, 1976, 38, 106-121.

Carroll, B.J.
Psychiatric disorders and steroids.
In E. Usdin, D.A. Hamburg & J.D. Barchas (Eds.) Neuroregulators and psychiatric disorders. New York: Oxford University Press, 1977.

Carroll, B.J.
Neuroendocrine function in psychiatric disorders.
In M.A. Lipton, A. DiMascio & K.F. Killam (Eds.) Psychopharmacology: A generation of progress. New York: Raven Press, 1978.

Carroll, B.J., Curtis, G. & Mendels, J.
Neuroendocrine regulation in depression.
Archives of General Psychiatry, 1976, 33, 1039-1058.

Carroll, B.J., Feinberg, M., Greden, J.F., Tanika, J., Albala, A.A., Haskett, R.F., James, N.McI., Kronfold, Z., Lohr, N., Steiner, M., Vigne, J.P. de & Young, E.
A specific laboratory test for the diagnosis of melancholia.
Archives of General Psychiatry, 1981, 38, 15-22.

Carroll, B.J., Greden, J.F., Feinberg, M., Lohr, N., James, N.McI., Steiner, M., Haskett, R.F., Albala, A.A., Vigne, J.P. de & Tarika, J.
Neuroendocrine evaluation of depression in borderline patients.
In Stone, M. (Ed.) Borderline conditions. Psychiatric Clinic of North America. Philadelphia: Saunders (in press).

Carroll, J.B.
Monoamine precursors in the treatment of depression.
Clinical Pharmacology and Therapy, 1971, 12, 743-761.

Carskadon, M.A. & Dement, W.C.
Sleep studies on a 90-minute day.
Electroencephalography and Clinical Neurophysiology, 1975, 39, 145-155.

Cartwright, D.S., Kirtner, W.C. & Fiske, D.W.
Method factors in changes associated with psychotherapy.
Journal of Abnormal and Social Psychology, 1963, 66, 164-175.

Carver, C.S., Blaney, P.H. & Scheier, M.F.
   Reassertion and giving up: The interactive role of self-directed attention.
   Unpublished manuscript, University of Miami, 1980.

Caspar, R.C., Davis, J.M., Pandey, G.N., Garver, D.L. & Dekirmenjian, H.
   Neuroendocrine and amine studies in affective illness.
   Psychoendocrinology, 1977, 2, 105-114.

Cattell, R.B. & Eber, H.W.
   Handbook for the Sixteen Personality Factor Questionnaire.
   Institute for Personality and Ability Testing, Champaign, Ill., 1957.

Cautela, J.R. & Kastenbaum, R.
   A reinforcement survey schedule for use in therapy, training and research.
   Psychological Reports, 1967, 20, 1115-1130. (Deutsche Uebersetzung entnommen aus: D. Schulte (Hrsg.) Diagnostik in der Verhaltenstherapie. Muenchen: Urban & Schwarzenberg, 1976, 264-272.)

Chance, M.R.A.
   An ethological assessment of emotion.
   In R. Plutchik & H. Kellerman Emotion: Theory, research, and experience. New York: Academic Press, 1980, 81-111.

Chodoff, P.
   The depressive personality: A critical review.
   In R.J. Friedman & M.M. Katz (Eds.) The psychology of depression: Contemporary theory and research. Washington, D.C.: Winston, 1974, 55-79.

Ciminero, A.R. & Steingarten, K.A.
   The effects of performance standards on self-evaluation and self-reinforcement in depressed and non-depressed individuals.
   Cognitive Therapy and Research, 1978, 2, 179-182.

Cobb, S.
   Social support as a moderator of stress.
   Psychosomatic Medicine, 1976, 38, 301-314.

Cobbin, D.M., Requin-Blow, B., Williams, L.R. & Williams, W.O.
   Urinary MHPG levels and tricyclic antidepressant drug selection.
   Archives of General Psychiatry, 1979, 36, 1111-1115.

Cochran, E., Robins, E. & Grote, S.
   Regional serotonine levels in brain: A comparison of depressive suicides and alcoholic suicides with controls.
   Biological Psychiatry, 1976, 11, 283-294.

Cockett, R.
　A short diagnostic self-rating scale in the pre-adult remand setting.
　British Journal of Psychology, 1969, 115, 1141-1150.

Coelho, G.V., Hamburg, D.A. & Adams, J.E.
　Coping and adaptation.
　New York: Basic Books, 1974.

Cohen, J.
　Statistical power analysis for the behavioral sciences.
　New York: Academic Press, 1977.

Cohen, J., Gurel, L. & Stumpf, J.C.
　Dimensions of psychiatric symptom ratings determined at thirteen timepoints from hospital admission.
　Journal of Consulting Psychology, 1966, 30, 39-44.

Cohen, S., Rothbart, M. & Phillips, S.
　Locus of control and the generality of learned helplessness in humans.
　Journal of Personality and Social Psychology, 1976, 34, 1049-1056.

Cole, C.S. & Coyne, J.C.
　Situational specificity of laboratory-induced learned helplessness.
　Journal of Abnormal Psychology, 1977, 86, 615-623.

Coleman, R.E.
　Manipulation of self-esteem as a determinant of mood of elated and depressed women.
　Journal of Abnormal Psychology, 1975, 84, 693-700.

Coleman, R.E., & Miller, A.G.
　The relationship between depression and marital maladjustment in a clinic population: a multitrait-multimethod study.
　Journal of Consulting and Clinical Psychology, 1975, 43, 647-651.

Cook, T.H. & Campbell, D.T.
　The design and conduct of quasi-experiments and true experiments in field settings.
　In M.D. Dunnette (Ed.) Handbook of Industrial and Organizational Psychology. Chicago: Rand McNally, 1976.

Cooper, B.
　Die Rolle von Lebensereignissen bei der Entstehung von psychischen Erkrankungen.
　Nervenarzt, 1980, 51, 321-331.

Coppen, A.
    The biochemistry of affectiv disorers.
    British Journal of Psychiatry, 1967, 113, 1237-1243.

Coppen, A. & Metcalfe, M.
    Effect of a depressive illness on M.P.I. scores.
    British Journal of Psychiatry, 1965, 111, 236.

Coppen, A., Shaw, D.M. & Farrell, J.P.
    Potentiation of the antidepressive effects of a monoamine oxidase inhibitor by tryptophan.
    Lancet, 1963, 79.

Coppen, A., Shaw, D.M., Herzberg, B. & Baggs, R.
    Tryptophan in the treatment of depression.
    Lancet, 1967, 1178-1180.

Coppen, A.J., Prange, A.J., Jr., Whybrow, P.C. & Noquera, R.
    Abnormalities of indoleamines in affective disorders.
    Archives of General Psychiatry, 1972, 26, 474-478.

Costello, C.G.
    Classification and Psychopathology.
    In C.G. Costello (Ed.), Symptoms of psychopathology. New York: Wiley, 1970, 1-26.

Costello, C.G.
    Depression: Loss in reinforcers of loss of reinforcer effectiveness?
    Behavior Therapy, 1972, 3, 240-247.

Costello, C.G.
    A critical review of Seligman's laboratory experiments on learned helplessness and depression in humans.
    Journal of Abnormal Psychology, 1978, 87, 21-31.

Costello, C.G. & Comrey, A.L.
    Scales for measuring depression and anxiety.
    Journal of Psychology, 1967, 66, 303-313.

Covi, L., Lipman, R.S., Derogatis, L.R., Smith, J.E. & Pattison, J.H.
    Drugs and group psychotherapy in neurotic depression.
    American Journal of Psychiatry, 1974, 131, 191-198.

Covington, M.V. & Omelich, C.L.
    Are causal attributions causal? A path analysis of the cognitive model of achievement motivation.
    Journal of Personality and Social Psychology, 1979.

Covington, M.V. & Omelich, C.L.
    The double-edged sword in school achievement.
    Journal of Educational Psychology, 1979, 71, 169-182.

Covington, M.V. & Omelich, C.L.
　It´s best to be able and virtuous too: Student and teacher evaluative responses to successful effort.
　Unpublished manuscript, University of California, Berkeley, 1980.

Covington, M.V. & Omelich, C.L.
　Mastery learning and learned helplessness.
　Unpublished manuscript, University of California, Berkeley, 1980.

Coyne, J.C.
　Depression and the response of others.
　Journal of Abnormal Psychology, 1976, 85, 186-195.

Coyne, J.C.
　Toward an interactional description of depression.
　Psychiatry, 1976, 39, 14-27.

Coyne, J.C., Aldwin, C. & Lazarus, R.S.
　Depression and coping in stressful episodes.
　To appear in The Journal of Abnormal Psychology.

Craighead, W.E.
　Issues resulting from treatment studies.
　In L.P. Rehm (Ed.) Behavior therapy for depression. Present status and future directions. New York: Academic Press, 1981.

Crombach, G.
　Verhaltenstherapie bei einer chronifizierten endogenen Depression.
　Nervenarzt, 1977, 48, 651-655.

Cronholm, B. & Ottoson, J.O.
　Reliability and validity of a memory test battery.
　Acta Psychiatrica Scandinavica, 1963, 39, 218-234.

Crown, S. & Crisp, A.H.
　A short clinical diagnostic self-rating scale for psychoneurotic patients: The Middlesex Hospital Questionnaire (M.H.Q.).
　British Journal of Psychiatry, 1966, 112, 917-923.

Czernik, A.
　Veraenderungen hypothalamisch-hypophysaer gesteuerter Hormone bei Depressionen und durch Psychopharmaka.
　Vortrag auf der Suedwestdeutschen Psychiater-Tagung, Baden-Baden, 1978.

Czernik, A., Kleesiek, K. & Steinmeyer, E.M.
　Aenderungen neuroendokrinologischer Parameter im Verlauf von Depressionen.

Nervenarzt, 1980, 51, 662-667.

Dahl, G.
Uebereinstimmungsvaliditaet des HAWIE und Entwicklung einer reduzierten Testform.
Meisenheim: Hain, 1968.

Dahl, G.
WIP - Reduzierter Wechsler-Intelligenz-Test. Anwendung, Auswertung, statistische Analysen, Normwerte.
Meisenheim: Hain, 1972.

Darwin, C.
The expressions of the emotions in man and the animals.
London: Murray, 1872.

Davis, H.
Self-reference and the encoding of personal information in depression.
Cognitive Therapy and Research, 1979, 3, 97-110.

Davis, H. & Unruh, W.R.
The development of the self-schema in adult depression.
Journal of Abnormal Psychology, 1981, 90, 125-133.

Dawson, M.E., Schell, A.M. & Catania, J.J.
Autonomic correlates of depression and clinical improvement following electroconvulsive shock therapy.
Psychophysiology, 1977, 14, 569-578.

Degkwitz, R., Helmchen, H., Kockott, G. & Mombour, W. (Hrsg.)
Diagnoseschluessel und Glossar Psychiatrischer Krankheiten. Deutsche Ausgabe der internationalen Klassifikation der WHO. ICD (= International Classification of Diseases), 9. Revision.
Berlin: Springer, 1980.

Depue, R.A. & Evans, R.
The psychobiology of depressive disorders.
In B.A. Maher (Ed.) Progress in experimental personality research. (Vol. 9). New York: Academic Press, 1979.

Depue, R.A. & Kleiman, R.M.
Free cortisol as a peripheral index of central vulnerability to major forms of polar depressive disorders: Examining stress-biology interactions in subsyndromal high-risk persons.
In R.A. Depue (Ed.) The psychobiology of the depressive disorders. New York: Academic Press, 1979, 177-204.

Depue, R.A. & Monroe, S.M.
Learned helplessness in the perspective of the depressive disorders: Conceptual and definitional issues.

Journal of Abnormal Psychology, 1978, 87, 3-20.

Depue, R.A. (Ed.)
The psychobiology of depressive disorders.
New York: Academic Press, 1979.

Depue, R.A., Monroe, S.M. & Shackman, S.L.
The psychobiology of human disease: Implications for conceptualizing the depressive disorders.
In R.A. Depue (Ed.) The psychobiology of the depressive disorders. New York: Academic Press, 1979.

Deutsch, A.-M.
Self-control and depression: An appraisal.
Behavior Therapy, 1978, 9, 410-414.

DiMascio, A., Weissman, M.M., Prusoff, B.A., Neu, C., Zwilling, M. & Klerman, G.L.
Differential symptom reduction by drugs and psychotherapy in acute depression.
Archives of General Psychiatry, 1979, 36, 1450-1456.

Dilling, G.A. & Rabin, A.I.
Temporal experience in depressed states and schizophrenia.
Journal of Consulting Psychology, 1967, 31, 604-608.

Downing, R.W. & Rickels, K.
Mixed anxiety-depression - fact or myth?
Archives of General Psychiatry, 1974, 30, 312-317.

Dubrovsky, B. & Dongier, M.
Evaluation of event-related slow potentials in selected groups of psychiatric patients.
In W. McCallum & J. Knott (Eds.) The responsive brain.
Bristol: Wright, 1976, 150-153.

Dueker, H. & Lienert, G.A.
Konzentrations-Leistungs-Test (K-L-T). Handanweisung.
Goettingen: Hogrefe, (2. Aufl.) 1965.

Duffy, E.
Activation and behavior.
New York: Wiley, 1962.

Ebert, M.H., Post, R.M. & Goodwin, F.K.
Effect of physical activity on urinary MHPG excretion in depressed patients.
Lancet, 1972, 2, 766.

Ekman, P. (Ed.)
Darwin and facial expression: A century of research in review.
New York: Academic Press, 1973.

Ekman, P., & Friesen, W.V.
Nonverbal behavior in psychopathology.
In R.J. Friedman & M.M. Katz (Eds.) The psychology of depression. New York: Wiley, 1974.

Ekman, P., Friesen, W.F. & Ellsworth, P.C.
Emotion in the human face: Guidelines for research and an integration of findings.
New York: Pergamon Press, 1972.

Ellgring, H.
Nonverbale Kommunikation und Depression.
Habilitationsschrift, Muenchen, (in Vorbereitung).

Ellgring, H., Derbolowsky, J., Dewitz, A. von & Hieke, S.
Standardisiertes Interview zur Verhaltensbeobachtung depressiver Erkrankungen (SID).
Muenchen: Max-Planck-Institut fuer Psychiatrie, 1978 (Mimeo).

Ellgring, J.H.
Kommunikatives Verhalten im Verlauf depressiver Erkrankungen.
In W.H. Tack (Hrsg.) Bericht ueber den 30. Kongress der Deutschen Gesellschaft fuer Psychologie in Regensburg, 1976 (Bd. 2). Goettingen: Hogrefe, 1977.

Ellgring, J.H., & Clarke, A.H.
Verlaufsbeobachtungen anhand standardisierter Videoaufzeichnungen bei depressiven Patienten.
In H. Helmchen & E. Renfardt (Hrsg.) Fernsehen in der Psychiatrie. Stuttgart: Thieme, 1978, 68-77.

Ellgring, J.H., Wagner, H. & Clarke, A.H.
Psychopathological states and their effects on speech and gaze behavior.
In H. Giles, W.P. Robinson & P.M. Smith (Eds.) Language - Social psychological perspectives. New York: Pergamon Press, 1980, 267-273.

Ellis, A.
Resason and emotion in psychotherapy.
New York: Stuart, 1962.

Emrich, H., Berger, M., Lund, R. & von Zerssen, D.
A double blind cross-over study of the treatment of endogenous and neurotic depression by fluvoxamine and hydroxy-maprotiline.
Unveroeffentlichtes Studienprotokoll

Endo, M., Endo, J., Nishikubo, M., Yamagucki, T. & Hatotami, N.
Endocrine studies in depression.
In N. Hatotani (Ed.) Psychoneuroendocrinology. Basel: Karger, 1974, 22-31.

Eysenck, H.J.
　The effects of psychotherapy: An evaluation.
　Journal of Consulting Psychology, 1952, 16, 319-324.

Eysenck, H.J.
　The effects of psychotherapy.
　Journal of Psychology, 1965, 1, 97-118.

Eysenck, H.J.
　The classification of depressive illnesses.
　British Journal of Psychiatry, 1970, 117, 241-250.

Fahrenberg, J., Selg, H. & Hampel, R.
　Das Freiburger Persoenlichkeitsinventar (FPI). Handanweisung.
　Goettingen: Hogrefe, (3. Aufl.) 1978.

Fahy, J.T., Brandon, S. & Garside, R.F.
　Clinical syndromes in a sample of depressed patients: A general practice material.
　Proceedings of the Royal Society of Medicine, 1969, 62, 331-335.

Falbo, T. & Beck, R.C.
　Naive psychology and the attributional model of achievement.
　Journal of Personality, 1979, 47, 185-195.

Falloon, E.H.R.
　Therapy of depression: A behavioural approach.
　Psychother. Psychosom., 1975, 25, 69-75.

Feighner, J.P., Robins, E., Guze, S., Woodruff, R.A., Winokur, G. & Munoz, R.
　Diagnostic criteria for use in psychiatric research.
　Archives of General Psychiatry, 1972, 26, 57-63.

Fenichel, O.
　Psychoanalytische Neurosenlehre. Band I.
　Freiburg, Brsg.: Olten, 1974.

Ferstl, R., de Jong, R. & Elton, M.
　Ereigniskorrelierte langsame Potentiale (CNV) bei Normalen und neurotisch depressiven Personen.
　In W. Michaelis (Hrsg.) Bericht ueber den 32. Kongress der Deutschen Gesellschaft fuer Psychologie in Zuerich 1980. Band 2. Goettingen: Hogrefe, 1981, 542-545.

Finlayson, A.
　Social networks as coping resources.
　Soc. Sci. Med., 1976, 10, 97-103.

Fisher, K.A.
    Changes in test performance of ambulatory depressed patients undergoing electro-shock therapy.
    Journal of General Psychology, 1949, 41, 195-232.

Fiske, D.W., Cartwright, D.S. & Kirtner, W.L.
    Are psychotherapeutic changes predictable?
    Journal of Abnormal and Social Psychology, 1964, 69, 418-426.

Fleming, B.M. & Thornton, D.W.
    Coping skills training as a component in the short-term treatment of depression.
    Journal of Consulting and Clinical Psychology, 1980, 48, 652-654.

Foulds, G.A.
    Temperamental differences in maze performance. Part II. The effect of distraction and of electroconvulsive therapy on psychomotor retardation.
    British Journal of Psychology, 1952, 43, 33-41.

Frankel, A. & Snyder, M.L.
    Poor performance following unsolvable problems: Learned helplessness or egotism?
    Journal of Personality and Social Psychology, 1978, 36, 1415-1423.

Freud, S.
    Trauer und Melancholie.
    Gesammelte Werke, Band 10, 1917.

Frey, R.
    Die praemorbide Persoenlichkeit von monopolar und bipolar Depressiven. Ein Vergleich aufgrund von Persoenlichkeitstests.
    Arch. Psychiat. Nervenkr., 1977, 224, 161.

Friedlander, S. & Chartier, G.M.
    Self-attributed mastery and other-attributed mastery in the alleviation of learned helplessness.
    Unpublished manuscript, Arizona State University, 1980.

Friedman, A.
    Interaction of drug therapy with marital therapy in depressed patients.
    Archives of General Psychiatry, 1975, 32, 619-637.

Friedman, A.S.
    Minimal effects of severe depression on cognitive functioning.
    Journal of Abnormal and Social Psychology, 1964, 69, 237-243.

Friedman, A.S.
Hostility factors and clinical improvement in depressed patients.
Archives of General Psychiatry, 1970, 23, 524-537.

Fritsch, W.
Objektivierende Untersuchungen zur praemorbiden Persoenlichkeit Schizophrener.
Medizinische Dissertation, Universitaet Heidelberg, 1972.

Frost, R.O., Graf, M. & Becker, J.
Self-devaluation and depressed mood.
Journal of Consulting and Clinical Psychology, 1979, 47, 958-962.

Fuchs, C.Z. & Rehm, L.P.
A self-control behavior therapy program for depression.
Journal of Clinical Psychology, 1977, 45, 206-215.

Fukui, Y., Nakamura, M., Kadobayashi, I. & Katoh, N.
The property of contingent negative variation (CNV) in psychiatric patients: Schizophrenia and neurosis.
Folia Psychiatrica et Neurologica Japonica, 1978, 32, 539-552.

Fulginiti, S. & Orsinger, O.A.
Effects of learning, amphetamine, and nicotine on the level and synthesis of brain noradrenaline in rats.
Archives Internationales de Pharmacolodynamie et de Therapie, 1971, 190, 191-293.

Garmany, G.
Anxiety states.
British Medical Journal, 1956, 1, 943-946.

Garmany, G.
Depressive states: their etiology and treatment.
British Medical Journal, 1958, 2, 341-344.

Garside, R.F., Kay, D.W.K., Wilson, I.C., Deaton, I.D. & Roth, M.
Depressive syndromes and the classification of patients.
Psychological Medicine, 1971, 1, 333-338.

Garver, D.L., Pandey, G.N., Dekirmenjian, H. & Deleon-Jones, F.
Growth hormone and catecholamines in affective disease.
American Journal of Psychiatry, 1975, 132, 1149-1154.

Gershon, E.S., Baron, M. & Leckman, J.F.
Genetic models of the transmission of affective disorders.
Journal of Psychiatric Research, 1975, 12, 301-317.

Gershon, E.S., Mark, A., Cohen, M., Belizon, M. & Knobe, K.E.
Transmitted factors in the morbid risk of affective disorders. A controlled study.
Journal of Psychiatric Research, 1975, 12, 283-299.

Gerson, A. & Perlman, D.
Loneliness and expressive communication.
Journal of Abnormal Psychology, 1979, 88, 258-261.

Giedke, H., Bolz, J. & Heimann, H.
Evoked potentials, expectancy wave, and skin resistance in depressed patients and healthy controls.
Pharmakopsychiatrie / Neuro-Psychopharmakologie, 1980, 13, 91-101.

Gillin, J.C., Duncan, W., Pettigrew, K.D., Frankel, B.L. & Snyder, F.
Successful separation of depressed, normal, and insomniac subjects by EEG sleep data.
Archives of General Psychiatry, 1979, 36, 85-90.

Glass, D.C. & Singer, J.E.
Urban stress: Experiments on noise and social stresses.
New York: Academic Press, 1972.

Glassman, A. & Perel, J.M.
Tricyclic blood levels and clinical outcome: A review of the art.
In M.A. Lipton, A. diMascio & K.F. Killam (Eds.) Psychopharmacology: A generation of progress. New York: Raven Press, 1978, 917-922.

Glassman, A.H., Kantor, S.J. & Shostak, M.
Depression, delusions and drug response.
American Journal of Psychiatry, 1975, 132, 716-719.

Goldberg, H.L., Finnesty, R.J., Nathan, L. & Cole, J.O.
Doxepin in a single bedtime dose in psychoneurotic outpatients.
Archives of General Psychiatry, 1974, 31, 513-517.

Goldstein, I.B.
The relationship of muscle tension and autonomic actiivity to psychiatric disorders.
Psychosomatic Medicine, 1965, 27, 39-52.

Golin, S. & Terrell, F.
Motivational and associative aspects of mild depression in skill and chance tasks.
Journal of Abnormal Psychology, 1977, 86, 389-401.

Golin, S., Terrell, F. & Johnson, B.
Depression and the illusion of control.

Journal of Abnormal Psychology, 1977, 86, 440-442.

Golin, S., Terrell, F., Weitz, J. & Drost, P.L.
The illusion of control among depressed patients.
Journal of Abnormal Psychology, 1979, 88, 454-457.

Goodwin, F.K. & Murphy, D.L.
Biological factors in the affective disorders and in schizophrenia.
In M. Gordon (Ed.) Medicinal chemistry - A series of monographs. Vol. 3: Psychopharmacological agents. New York: Academic Press, 1974, 9-37.

Goodwin, F.K. & Post, R.M.
Studies of amine metabolites in affective illness and in schizophrenia: A comparative analysis.
In D.X. Friedman (Ed.) Biology of the major psychoses: A comparative analysis. New York: Raven Press, 1975, 249-332.

Goodwin, F.K. & Potter, W.Z.
The biology of affective illness: Amine neurotransmitters and drug response.
In J.E. Cole, A.F. Schatzberg & S.H. Frazier (Eds.) Depression: Biology, psychodynamics and treatment. New York: Plenum Press, 1978, 41-73.

Goodwin, F.K., Cowdry, R.W. & Webster, M.H.
Predictors of drug response in the affective disorders: Toward an integrated approach.
In M.A. Lipton, A. diMascio & K.F. Killam (Eds.) Psychopharmacology: A generation of progress. New York: Raven Press, 1978, 1277-1288.

Gotlib, I.H. & Asarnow, R.F.
Interpersonal and impersonal problem-solving skills in mildly depressed university students.
Journal of Consulting and Clinical Psychology, 1979, 47, 86-95.

Gottman, J.M. & Markman, H.J.
Experimental designs in psychotherapy research.
In S.L. Garfield & A.E. Bergin (Eds.) Handbook of psychotherapy and behavior change. 2nd edition. New York: Wiley, 1978, 23-63.

Graf, M.
A mood-related activities schedule for the treatment of depression.
Doctoral dissertation, Arizona State University, 1977.

Graham, P.M., Booth, J., Boranga, G., Galbenage, S., Myers, C.M. & Teoh, C.L.
The dexamethasone suppression test (D.S.T.) in mania.

Paper presented at the 3rd World Congress of Biological Psychiatry, Stockholm, June 28 - July 3, 1981.

Greenblatt, M., Grosser, G.H. & Wechsler, H.
Differential response of hospitalized depressed patients to somatic therapy.
American Journal of Psychiatry, 1964, 120, 935-943.

Greene, B.L. et al.
Treatment of marital disharmony, where one spouse has a primary affective disorder.
Journal of Marriage and Family Counseling, 1975, 1, 39-50.

Greenfield, N.S., Katz, D., Alexander, A.A. & Roessler, R.
The relationship between physiological and psychological responsivity, depression, and galvanic skin response.
Journal of Nervous and Mental Disease, 1963, 535-539.

Greenwald, A.G.
Cognitive response analysis: An appraisal.
In R.E. Petty, T.M. Ostrom & T.C. Brock (Eds.) Cognitive responses in persuasive communication. Hillsdale, N.J.: Erlbaum, 1980.

Grinker, R.R.
Reception of communications by patients in depressive states.
Archives of General Psychiatry, 1964, 10, 576-580.

Grinker, R.R. & Nunnally, J.C.
The phenomena of depressions.
In M.M. Katz, J.O. Cole, & W.E. Barton (Eds.) The role and methodology of classification in psychiatry and psychopathology. Chevy Chase, Maryland, NIH, 1968.

Grinker, R.R., Miller, I., Sabshin, M., Nunn, R.J. & Nunally, I.C.
The phenomena of depressions.
New York: Harper & Row, 1961.

Grote, S.S., Moses, S.G., Robins, E., Hudgens, R.W. & Croninger, A.B.
A study of selected catecholamine metabolizing enzymes: A comparison of depressive suicides and alcoholic suicides with controls.
Journal of Neurochemistry, 1974, 22, 781-788.

Gurney, C., Roth, M., Garside, R.F., Kerr, T.A. & Schapira, K.
Studies in the classification of affective disorders - the relationship between anxiety states and depressive illnesses - II
British Journal of Psychiatry, 1972, 121, 162-166.

Gurney, C., Roth, M., Kerr, T.A. & Schapira, K.
The bearing of treatment on the classification of the affective disorders.
British Journal of Psychiatry, 1970, 117, 251-255.

Haase, H.J.
Depressionen.
Stuttgart: Schaffauer, 1976.

Haider, I.
Patterns of insomnia in depressive illness: A subjective evaluation.
British Journal of Psychiatry, 1968, 114, 1127-1132.

Hajnsek, F., Dogan, S., Gubarev, N., Durrigl, V., Stojanovic, V. & Jovanovic, U.J.
Some characteristics of sleep in depressed patients - A polygraphic study.
In U.J. Jovanovic (Hrsg.) Die Natur des Schlafes.
Stuttgart: Fischer, 1973, 197-202.

Hale, W.D. & Strickland, B.R.
Induction of mood states and their effect on cognition and social behaviors.
Journal of Consulting and Clinical Psychology, 1976, 44, 155.

Hall, K.R.L. & Stride, E.
Some factors affecting reaction times to auditory stimuli in mental patients.
Journal of Mental Science, 1954, 100, 462-477.

Hamilton, M.
A rating scale for depression.
Journal of Neurology, Neurosurgery and Psychiatry, 1960, 23, 56-62.

Hamilton, M.
Development of a rating scale for primary depressive illness.
British Journal of Social and Clinical Psychology, 1967, 6, 276-296.

Hamilton, M.
Standardized assessment and recording of depressive symptoms.
Psychiatria, Neurologia, Neurochirurgia, 1969, 72, 201-205.

Hamilton, M. & White, J.M.
Clinical syndromes in depressive states.
Journal of Mental Science, 1959, 105, 985-998.

Hammen, C.L. & Glass, D.R.
    Depression, activity and evaluation of reinforcement.
    Journal of Abnormal Psychology, 1975, 84, 718-721.

Hammen, C.L. & Krantz, S.
    Effect of success and failure on depressive cognitions.
    Journal of Abnormal Psychology, 1976, 85, 577-586.

Hammen, C.L. & Krantz, S.

Harder, D.W., Strauss, J.S., Kokes, R.F., Ritzler, B.A. & Gift, T.E.
    Life events and psychopathology severity among first psychiatric admissions.
    Journal of Abnormal Psychology, 1980, 89, 165-180.

Harmon, T.M., Nelson, R.O. & Hayes, S.C.
    Self-monitoring of mood versus activity by depressed clients.
    Journal of Consulting and Clinical Psychology, 1980, 48, 30-38.

Harms, K., & Ulrich, G.
    Zur Strukturanalyse psychomotorischer Phaenomene bei Depressiven unter Beruecksichtigung der Syndromaspekte Hemmung und Agitation.
    In H. Helmchen & E. Renfordt (Hrsg.) Fernsehen in der Psychiatrie. Stuttgart: Thieme, 1978, 54-59.

Hartmann, E.
    The effects of four drugs on sleep in man.
    Psychopharmacologica, 1968, 12, 346-353.

Hartmann, E.L.
    The functions of sleep.
    New Haven: Yale University Press, 1973.

Harvey, D.M.
    Depression and attributional style: Interpretations of important personal events.
    Journal of Abnormal Psychology, 1981, 90, 134-142.

Hauri, P.
    Sleep in depression.
    Psychiatric Annals, 1974, 4, 45-62.

Hauri, P.
    Dreams in patients remitted from reactive depression.
    Journal of Abnormal Psychology, 1976, 85, 1-10.

Hauri, P., Chernik, D., Hawkins, D. & Mendels, J.
    Sleep of depressed patients in remission.
    Archives of General Psychiatry, 1974, 31, 386-391.

Hautzinger, M.
   Antidepressive Bewaeltigungsmechanismen.
   In R. de Jong, N. Hoffmann & M. Linden (Hrsg.)
   Verhaltensmodifikation bei Depressionen. Muenchen: Urban &
   Schwarzenberg, 1980.

Hautzinger, M., & Hoffmann, N.
   Verbalverhalten Depressiver und ihrer Sozialpartner.
   Dissertation, TU Berlin, 1980.

Hawkins, D.R.
   Depression and sleep research: Basic science and clinical
   perspectives.
   In G. Usdin (Ed.) Depression. Clinical, biological, and
   psychological perspectives. New York: Brunner & Mazel,
   1977, 198-234.

Hawkins, D.R.
   Sleep and circadian rhythm disturbances in depression.
   In J. Mendels & J.D. Amsterdam (Eds.) The psychobiology of
   affective disorders. Pfizer Symposium on depression, Boca
   Raton, Florida, 1980. Basel: Karger, 1980, 147-165.

Hawkins, D.R., Taub, J.M., Van de Castle, R.L. et al.
   Sleep stage patterns associated with depression in young
   adult patients.
   In Koella, Levin, Sleep 1976. Memory, environment,
   epilepsy, sleep staging. Basel: Karger, 1977.

Hayman, P.M. & Cope, C.C.
   Effects of Assertion training on depression.
   Journal of Clinical Psychology, 1980, 36, 534-543.

Hays, P.
   Modes of onset of psychiatric symptoms.
   British Medical Journal, 1964, 2, 779-784.

Hebb, D.O.
   Drives and the CNS (conceptual nervous system).
   Psychology Review, 1955, 62, 243-254.

Heimann, H.
   Psychophysiologie depressiver Syndrome.
   In "Zum Stand der Depressionsforschung". Symposion der
   Troponwerke, November 1976, Das Aerztliche Gespraech, 26,
   61-71.

Heimann, H., Schmocker, M. & Straube, E.
   The psychophysiological basis of the pharmacotherapy of
   endogenous psychotics.
   In S. Arieti & G. Chrzanowski (Eds.) New dimensions in
   psychiatry - A world view. Vol. 2. New York: Wiley, 1977.

Hell, D.
　Die Sozial- und Familienbeziehungen Depressiver.
　Fortschritte der Neurologie, Psychiatrie und ihrer Grenzgebiete, 1980, 48, 447-457.

Helmchen, H. & Linden, M.
　Die Prophylaxe der manisch-depressiven Erkrankung.
　In U.H. Peters: Die Psychologie des XX. Jahrhunderts. Band X. Muenchen: Kindler, 1979.

Helmchen, H. & Linden, M.
　Depressive Erkrankungen.
　Klinik der Gegenwart, Band XI, Stand Oktober 1980.

Henry, G.M., Weingartner, H. & Murphy, D.L.
　Idiosyncratic patterns of verbal learning and word association during mania.
　American Journal of Psychiatry, 1971, 128, 546-574.

Herceg-Baron, R.L., Prusoff, B.A., Weissman, M.M., DiMascio, A., Neu, C. & Klerman, G.L.
　Pharmacotherapy and psychotherapy in acutely depressed patients: A study of attribution patterns in a clinical trial.
　Comprehensive Psychiatry, 1979, 20, 315-325.

Hersen, M., Eisler, D., Alford, G. & Agras, W.S.
　Effects of token economy on neurotic depression: An experimental analysis.
　Behavior Therapy, 1973, 4, 392-397.

Hinchliffe, M.K., Hooper, D., & Roberts, F.J.
　The melancholy marriage.
　New York: Wiley, 1978a.

Hinchliffe, M.K., Hooper, D., Roberts, F.J., & Vaughan, P.W.
　The melancholy marriage: An inquiry into the interaction of depression. Part II: Expressiveness.
　British Journal of Medical Psychology, 1977, 50, 125-142.

Hinchliffe, M.K., Lancashire, M., & Roberts, F.
　Depression: Defense mechanisms in speech.
　British Journal of Psychiatry, 1971, 118, 471-472.

Hinchliffe, M.K., Lancashire, M., & Roberts, F.
　A study of eye contact in depressed and recovered psychiatric patients.
　British Journal of Psychiatry, 1971, 119, 213-215.

Hinchliffe, M.K., Vaughan, P.W., Hooper, D., & Roberts, F.J.
　The melancholy marriage: An inquiry into the interaction of depression. Part III: Responsiveness.
　British Journal of Medical Psychology, 1978b, 51, 1-13.

Hinchliffe, M.K., Vaughan, P.W., Hooper, D., & Roberts, F.J.
The melancholy marriage: An inquiry into the interaction of depression. Part IV: Disruptions.
British Journal of Medical Psychology, 1978c, 51, 15-24.

Hinton, J.M.
Patterns of insomnia in depressive states.
Journal of Neurology, Neurosurgery, and Psychiatry, 1963, 26, 184-189.

Hippius, H. & Selbach, H.
Das depressive Syndrom. Internationales Symposion Berlin am 16./17.2. 1968.
Muenchen: Urban & Schwarzenberg, 1968.

Hiroto, D.S. & Seligman, M.E.P.
Generality of learned helplessness in man.
Journal of Personality and Social Psychology, 1975, 31, 311-324.

Hoche, A.
Die Melancholiefrage.
Zentralblatt fuer Nervenheilkunde und Psychiatrie, 1910, 21, 193-203.

Hollister, L.E., Overall, J.E., Johnson, M.H., Shelton, J., Kimbell, I.Jr. & Brunse, A.
Amitriptyline alone and combined with perphenazine in newly admitted depressed patients.
The Journal of Nervous and Mental Disease, 1966, 142, 460-469.

Hollister, L.E., Overall, J.E., Shelton, J., Pennington, V., Kimbell, I. & Johnson, M.
Drug therapy of depression: amitriptyline, perphenazine, and their combination in different syndromes.
Archives of General Psychiatry, 1967, 17, 486-493.

Holmes, T.H. & Rahe, R.H.
The social readjustment scale .
Journal of Psychosomatic Medicine, 1967, 11, 213-218.

Holsboer, F., Klein, H., Benkert, D., Bender, W. & Schmauss, M.
Hypothalamo-pituuary-adrenal activity in a group of one-hundred heterogenic depressed patients: Diagnostic validity and biochemical aspects of the cortisol-response to dexamethasone suppression.
Paper presented at the 12th Congress Collegium Internationale Neuro-Psychopharmacologicum, Goeteborg, June 1980.

Honigfeld, G., Gillis, R.D. & Klett, C.J.
NOSIE. Nurses´ observation scale for inpatient evaluation.

In W. Guy (Ed.) ECDEU Assessment manual for psychopharmacology. Rev. Ed. Rockville, Maryland: 1976, 265-273.

Hooper, D., Roberts, F.J., Hinchliffe, M.K. & Vaughan, P.W.
The melancholy marriage: An inquiry into the interaction of depression. Part I: Introduction.
British Journal of Medical Psychology, 1977, 50, 113-124.

Hooper, D., Roberts, F.J., Hinchliffe, M.K. & Vaughan, P.W.
The melancholy marriage: An inquiry into the interaction of depression. Part V: Power.
British Journal of Medical Psychology, 1978, 51, 387-398.

Hordern, A., Burt, C.G. & Holt, N.F.
Depressive states: A pharmacotherapeutic study.
Springfield, Illinois: Thomas, 1965.

Houston, B.K.
Trait anxiety and cognitive coping behavior.
In H.W. Krohne & L. Laux (Eds.) Achievement, stress, and anxiety. Washington, D.C.: Hemisphere Pub. Co., 1980.

Huesmann, L.R.
Cognitive processes and models of depression.
Journal of Abnormal Psychology, 1978, 87, 194-198.

Huston, P.E. & Senf, R.
Psychopathology of schizophrenia and depression. I. Effect of amytal and amphetamine sulfate on level and maintenance of attention.
American Journal of Psychiatry, 1952, 109, 131-138.

Isen, A.M., Shalker, T.E., Clark, M. & Karp, L.
Affect, accessibility of material in memory, and behavior: A cognitive loop?
Journal of Personality and Social Psychology, 1978, 36, 1-12.

Izard, C.E.
The face of emotion.
New York: Appleton-Century-Crofts, 1971.

Izard, C.E.
Emotions as motivations: An evolutionary-developmental perspective.
In R. Dienstbier (Ed.) Nebraska Symposion on Motivation (Vol. 27). Lincoln: University of Nebraska Press, 1979.

Jackson, B.
Treatment of depression by self-reinforcement.
Behavior Therapy, 1972, 3, 298-307.

Jacobs, S. & Myers, J.
Recent life events and acute schizophrenic psychosis: A controlled study.
Journal of Nervous and Mental Disease, 1976, 162, 75-87.

Jacobsen, E.
The theoretical basis of the chemotherapy of depression.
In E.B. Davies (Ed.) Depression: Proceedings of the symposium held at Cambridge, September 22-26, 1959. London: Cambridge University Press, 1964, 208-213.

Janowski, D.S., El-Yousef, M.K., Davis, J.M. & Sekarke, H.J.
A cholinergic-adrenergic hypothesis of mania and depression.
Lancet, 1972, 2, 632-635.

Janowski, D.S., Risch, C., Huey, L., Parker, D., Davis, J. & Judd, L.
Cholinergic nervous system and depression.
Manuscript, University of California at San Diego, 1981.

Jaspers, K.
Allgemeine Psychopathologie.
Berlin: Springer, (8. Aufl.) 1965.

Johannsson, S., Lewinsohn, P.M. & Flippo, J.R.
An application of the Premack principle to the verbal behavior of depressed subjects.
Eugene: University of Oregon, 1969.

Johnstone, E.C. & Marsh, W. (1972)
zitiert bei Paykel, E.S. Response to treatment and depressive classification. In G.D. Burrows (Ed.) Handbook of studies on depression. New York: Excerpta Medica, 1977, 21-48.

Jokay, S.
Die Reliabilitaet von Fragebogen zur Erfassung depressionstypischer Einstellungen und Bewertungen sowie antidepressiver Bewaeltigungsstrategien.
Diplomarbeit, Universitaet Muenchen, in Vorbereitung.

Jones, F., Maas, J.W., Dekirmenjian, H. & Sanchez, J.
Diagnostic subgroups of affective disorders and their urinary excretion of catecholamine metabolites.
American Journal of Psychiatry, 1975, 132, 1141-1148.

Jones, H.S. & Oswald, I.
Two cases of healthy insomnia.
Electroencephalography and Clinical Neurophysiology, 1968, 24, 378-380.

Jones, R.G.
   A factored measure of Ellis´ "irrational belief system".
   Wichita, Kansas: Test Systems Inc., 1968.

Jong de, R.
   Ueber die Therapie negativer Gedanken von Depressiven.
   In W. Michaelis (Hrsg.) Bericht ueber den 32. Kongress der Deutschen Gesellschaft fuer Psychologie in Zuerich 1980.
   Bd. 2. Goettingen: Hogrefe, 1981.

Jong de, R. & Buehringer, G. (Hrsg.)
   Ein verhaltenstherapeutisches Stufenprogramm zur stationaeren Behandlung von Drogenabhaengigen. Programmbeschreibung, Ergebnisse und Entwicklung.
   IFT-Texte 1. Muenchen: Gerhard Roettger, 1978.

Jong de, R. & Ferstl, R.
   Die Entwicklung eines Therapieprogrammes fuer depressive Patienten: Erste Ergebnisse.
   In R. de Jong, N. Hoffmann & M. Linden (Hrsg.) Verhaltensmodifikation bei Depressionen. Muenchen: Urban & Schwarzenberg, 1980, 171-196.

Jong de, R. & Henrich, G.
   Follow-up results of a behavior modification program for juvenile drug addicts.
   Addictive Behaviors, 1980, 5, 49-57.

Jong de, R. & Treiber, R.
   Negative Gedanken und Einstellungen bei depressiven Patienten - Messprobleme und erste Erfahrungen.
   Vortrag auf der Tagung experimentell arbeitender Psychologen, Tuebingen, April 1980. (Publikation in Vorbereitung)

Jong de, R., Amman, R. & Rockstroh, H.J.
   Expectations of success and causal attributions of depressed patients in a social problem-solving situation.
   (in Vorbereitung)

Jong de, R., Henrich, G. & Ferstl, R.
   A behavioural treatment programme for neurotic depression.
   Behaviour Analysis and Modification, 1981a, 4, 275-287.

Jong de, R., Henrich, G. & Noppeney, G.
   Die Erfassung antidepressiver Gedanken sowie der subjektiven Erfahrung mit kognitiven Bewaeltigungsstrategien bei depressiven Patienten und nichtdepressiven Kontrollpersonen.
   Vortrag auf der Tagung experimentell arbeitender Psychologen, Berlin,

Jong de, R., Hoffmann, N. & Linden, M.
Verhaltensmodifikation bei Depressionen.
Muenchen: Urban & Schwarzenberg, 1980.

Jouvent, R., Frechette, D., Binoux, F., Lancrenon, S. & des Lauriers, A.
Le ralentissement psyco-moteur dans les etats depressifs: Construction d´une echelle d´evaluation quantitative.
Encephale, 1980, 6, 41-58.

Jouvet, M.
The role of monoamines and acetylcholine-containing neurons in the regulation of the sleep-waking cycle.
Ergebnisse der Physiologie, Biologischen Chemie und Experimentellen Pharmakologie, 1972, 64, 166-307.

Juel-Nielson, N.
Individual and environment. A psychiatric-psychological investigation of monozygotic twins reared apart.
Acta Psychiatrica Scandinavica, 1964, suppl. 183.

Kanfer, F.H.
Self-regulation: Research, issues and speculations.
In C. Neuringer & J.L. Michael (Eds.) Behavior modification in clinical psychology. New York: Appleton, 1970.

Kanfer, F.H. & Duerfeldt, P.H.
Comparison of self-reward and self-criticism as a function of types of prior external reinforcement.
Journal of Personality and Social Psychology, 1968, 3, 261-268.

Kanfer, F.H. & Hagerman, S.
The role of self-regulation.
In L.P. Rehm (Ed.) Behavior therapy for depression. Present status and future directions. New York: Academic Press, 1981, 143-180.

Kaplan, B.H., Cassel, J.C. & Gore, S.
Social support and health.
Medical Care, 1977, May supplement, 47-58.

Karobath, M.
Zur Biochemie der Depression.
In P. Berner & H.G. Zapotoczky (Hrsg.) Depression. Biochemische - lerntheoetische Aspekte. Wien: Wander, 1974.

Karoly, P. & Doyle, W.W.
Effects of outcome expectancy and timing of self-monitoring on cigarette smoking.
Journal of Clinical Psychology, 1975, 31, 351-355.

Katschnig, H.
Methodische Probleme bei der Life-event-Forschung.
Nervenarzt, 1980, 51, 332-343.

Kazdin, A.E.
Methodological and interpretative problems of single-case experimental designs.
Journal of Consulting and Clinical Psychology, 1978, 46, 629-642.

Kazdin, A.E.
Nonspecific treatment factors in psychotherapy outcome research.
Journal of Consulting and Clinical Psychology, 1979, 47, 846-851.

Kazdin, A.E.
Outcome evaluation strategies.
In L.P. Rehm (Ed.) Behavior therapy for depression. Present status and future directions. New York: Academic Press, 1981, 317-336.

Keenan, J.M. & Bailett, S.D.
Memory for personally and socially significant events.
In R.S. Nickerson (Ed.) Attention and performance VIII. Hillsdale, N.J.: Erlbaum, 1979.

Kelly, D.H.W. & Walter, C.J.S.
A clinical and physiological relationship between anxiety and depression.
British Journal of Psychiatry, 1969, 115, 401-406.

Kelly, G.A.
The psychology of personal constructs.
New York: Norton & Co. Inc., 1955.

Kendell, R.E.
The classification of depressive illnesses.
London: Oxford University Press, Maudsley Monograph No. 18, 1968.

Kendell, R.E.
The continuum model of depressive illness.
Proceedings of the Royal Society of Medicine, 1969, 62, 335-339.

Kendell, R.E.
The classification of depressions: a review of contemporary confusion.
In G.D. Burrows (Ed.), Handbook of studies on depression. Amsterdam: Excerpta Medica, 1977, 3-19.

Kendell, R.E.
   Die Diagnose in der Psychiatrie.
   Stuttgart: Enke, 1978.

Kerr, T.A., Roth, M. & Schapira, K.
   Prediction of outcome in anxiety states and depressive illnesses.
   British Journal of Psychiatry, 1974, 124, 125-133.

Kerr, T.A., Roth, M., Schapira, K. & Gurney, C.
   The assessment and prediction of outcome in affective disorders.
   British Journal of Psychiatry, 1972, 121, 167-174.

Kerr, T.A., Schapira, K., Roth, M. & Garside, R.F.
   The relationship between the Maudsley Personality Inventory and the course of affective disorders.
   British Journal of Psychiatry, 1970, 116, 11.

Kessell, R.
   An investigation into some of the factors affecting speed of response in psychiatric patients with special reference to distraction.
   Unpublished doctoral dissertation, University of London, 1955.

Kielholz, P.
   Diagnose und Therapie der Depressionen fuer den Praktiker.
   Muenchen: Lehmanns Verlag, (3. Auflage) 1971.

Kiesler, D.J.
   Experimentelle Untersuchungsplaene in der Psychotherapieforschung.
   In F. Petermann & C. Schmook (Hrsg.) Grundlagentexte der Klinischen Psychologie I. Stuttgart: Huber, 1977, 106-148.

Kiloh, L.G. & Garside, R.F.
   The independence of neurotic depression and endogenous depression.
   British Journal of Psychiatry, 1963, 109, 451-463.

Kiloh, L.G., Andrews, G., Neilson, M. & Bianchi, G.N.
   The relationship of the syndromes called endogenous and neurotic depression.
   British Journal of Psychiatry, 1972, 121, 183-196.

Kiloh, L.G., Ball, J.R.B. & Garside, R.F.
   Prognostic factors in treatment of depressive states with imipramine.
   British Medical Journal, 1962, 1, 1225-1227.

Kirschenbaum, D.S. & Karoly, P.
   When self-regulation fails: Tests of some preliminary hypotheses.

Journal of Consulting and Clinical Psychology, 1977, 45, 1116-1125.

Klein, D. & Davis, J.
Diagnosis and drug treatment of psychiatric disorders.
Baltimore: Williams & Wilkins, 1969.

Klein, D.C. & Seligman, M.E.P.
Reversal of performance deficits and perceptual deficits in learned helplessness and depression.
Journal of Abnormal Pychology, 1976, 85, 11-26.

Klein, D.C., Fencil-Morse, E. & Seligman, M.E.P.
Learned helplessness, depression, and the attribution of failure.
Journal of Personality and Social Psychology, 1976, 33, 508-516.

Klein, M.H. & Gurmann, A.S.
Ritual and reality: Some clinical implications of experimental designs.
In L.P. Rehm (Ed.) Behavior therapy for depression. Present status and future directions. New York: Academic Press, 1981, 337-364.

Klerman, G.L.
Anxiety and depression.
In G.D. Burrows (Ed.) Handbook of studies on depression. Amsterdam: Excerpta Medica, 1977, 49-68.

Klerman, G.L.
Long-term treatment of affective disorders.
In M.A. Lipton, A. DiMascio, M. & K.F. Killam (Eds.) Psychopharmacology: A generation of progress. New York: Raven Press, 1978, 1303-1312.

Klerman, G.L. & Cole, J.O.
Clinical pharmacology of imipramine and related antidepressant compounds.
Pharmacological Review, 1965, 17, 101-141.

Klerman, G.L., DiMascio, A., Weissman, M., Prusoff, B. & Paykel, E.S.
Treatment of depression by drugs and psychotherapy.
American Journal of Psychiatry, 1974, 131, 186-191.

Klerman, G.L., Rounsaville, B., Chevron, E., Neu, C. & Weissman, M.
Manual for short-term interpersonal psychotherapy (IPT) of depression.
Unpublished manuscript, New Haven, Connecticut, 1978.

Klinger, E.
  Consequences of commitment to and disengagement from incentives.
  Psychological Review, 1975, 82, 1-25.

Koebbeling, J. & Muehlen, A. von zur
  Methodische Untersuchungen zur Bestimmung der freien Harn-Corticoide mit der Proteinbindungsmethode.
  Journal of Clinical Chemistry and Clinical Biochemistry, 1972, 10, 495.

Koslow, S.H., Stokes, P.E., Davis, J.M. & Ramsey, T.A.
  Validation of the psychoneuroendocrinology of depression.
  Paper presented at the 12th Congress, Collegium International Neuro-Psychopharmacologicum, Goeteborg, June 22-26, 1980.

Koukkou, M. & Lehmann, D.
  Psychophysiologie des Traeumens und der Neurosentherapie: Das Zustands- Wechsel-Modell, eine Synopsis.
  Fortschritte der Neurologie und Psychiatrie, 1980, 48, 324-350.

Kovacs, M., Rush, A.J., Beck, A.T. & Hollon, S.D.
  Depressed outpatients treated with cognitive therapy or pharmacotherapy.
  Archives of General Psychiatry, 1981, 38, 33-39.

Kraepelin, E.
  Psychiatrie.
  Leipzig: J.A. Barth, (8. Aufl.) Band I, 1909; Band II, 1910; Band III, 1913; Band IV, 1915.

Kramer, M., Trinder, J., Whitman, R.M. & Baldridge, B.J.
  The incidence of "masochistic dreams" in the night collected dreams of depressed subjects.
  Psychophysiology, 1969, 6, 250.

Krantz, S. & Hammen, C.
  Assessment of cognitive bias in depression.
  Journal of Abnormal Psychology, 1979, 88, 611-619.

Krauss, W.
  Objektivierende Untersuchungen zur praemorbiden Persoenlichkeit von Neurotikern.
  Medizinische Dissertation, Universitaet Muenchen, 1972.

Krauth, J.
  Nichtparametrische Ansaetze zur Auswertung von Verlaufskurven.
  Biometrische Zeitschrift, 1973, 15, 556-557.

Krauth, J. & Lienert, G.A.
Nonparametric two-sample comparison of learning curves based on orthogonal polynomials.
Psychological Research, 1978, 40, 159-171.

Kreitman, N., Collins, J., Nelson, B., & Troop, J.
Neurosis and marital interaction: 1. Personality and symptoms.
British Journal f of Psychiatry, 1970, 11, 33-46.

Kretschmer, E.
Koerperbau un Charakter.
Berlin: Springer, (25. Aufl./Hrsg.: W. Kretschmer) 1967 (1.Aufl.: 1921).

Krieger, D., Allen, W., Rizzo, F. & Krieger, H.
Characterization of the mormal temporal patterns of plasma corticosteroid levels.
Journal of Clinical Endocrinology and Metabolism, 1971, 32, 266-284.

Kuiper, N.A.
Depression and causal attributions for success and failure.
Journal of Peronality and Social Psychology, 1978, 36, 236-246.

Kuiper, N.A., Derry, P.A. & Mac Donald, M.R.
Self-reference and person perception in depression: A social cognition perspective.
In G. Weary & H. Mirels (Eds.) Integrations of clinical and social psychology. New York: Oxford University Press (in press).

Kupfer, D.J. & Edwards, D.J.
Multitransmitter mechanisms and treatment of affective diseases.
In P. Deniker, C. Radonco-Thomas & A. Villeneuve (Eds.) Proceedings of the 10th Congress of the Collegium International Narco- Psychopharmacologicum, Quebec, 1976.
Oxford: Pergamon P., 1978, 609-623.

Kupfer, D.J. & Foster, F.G.
Interval between onset of sleep and rapid eye movement sleep as an indicator of depression.
Lancet, 1972, 2, 684-686.

Kupfer, D.J. & Foster, F.G.
The sleep of psychotic patients. Does it all look alike?
In D.X. Freedman (Ed.) The biology of the major psychoses. A comparative analysis. New York: Raven Press, 1975, 143-164.

Kupfer, D.J., Foster, F.G. & Detre, T.P.
   Sleep continuity changes in depression.
   Journal of Nervous and Mental Disease, 1973, 156, 341-348.

Kupfer, D.J., Foster, F.G., Coble, P., McPartland, R.J. & Ulrich, R.F.
   The application of EEG sleep for the differential diagnosis of affective disorders.
   American Journal of Psychiatry, 1978, 135, 69-74.

Kupfer, D.J., Weiss, B.L., Foster, G.F., Detre, T.P., Delgado, J. & McPartland, R.
   Psychomotor activity in affective states.
   Archives of General Psychiatry, 1974, 30, 765-768.

Lader, M.
   The psychophysiology of mental illness.
   London: Routledge & Kegan, 1975.

Lader, M. & Wing, L.
   Physiological measures in agitated and retarded depressed patients.
   Journal of Psychiatric Research, 1969, 7, 89-100.

Lakein, A.
   How to get control of your time and your life.
   New York: New American Library, 1974.

Lamont, F.
   Item mood-level as a determinant of I-E test response.
   Journal of Clinical Psychology, 1972, 28, 190.

Lamont, J.
   Depression, locus of control, and mood response set.
   Journal of Clinical Psychology, 1972, 28, 342-345.

Langer, E.J.
   The illusion of control.
   Journal of Personality and Social Psychology, 1975, 32, 311-328.

Langer, G., Heinze, G., Reim, B. & Matussek, N.
   Growth hormone response to d-amphetamine in normal controls and in depressive patients.
   Neuroscience Letters, 1975, 1, 185-189.

Langer, G., Heinze, G., Reim, B. & Matussek, N.
   Reduced growth hormone response to amphetamine in endogenous depressive patients.
   Archives of General Psychiatry, 1976, 33, 1471-1475.

Lascelles, R.G.
   Atypical facial pain and depression.

British Journal of Psychiatry, 112, 651-659.

Lazarus, A.A.
Learning theory and the treatment of depression.
Behavior Research and Therapy, 1968, 6, 83-89.

Lazarus, R.S. & Launier, R.
Stress-related transactions between person and environment.
In L.A. Pervin & M. Lewis (Eds.) Perspectives in interactional psychology. New York: Plenum, 1978.

Lazarus, R.S., Averill, J.R. & Opton, E.M.
Toward a cognitive theory of emotion.
In M. Arnold (Ed.) Feelings and emotions. New York: Academic Press, 1970.

Lefebvre, M.F.
Cognitive distortion and cognitive errors in depressed psychiatric and low back pain patients.
Journal of Consulting and Clinical Psychology, 1981, 49, 517-525.

Leff, M.J., Roatch, J.F. & Bunney, W.E. Jr.
Environmental factors preceding the onset of severe depression.
Contemporary Psychoanalysis, 1974, 293-311.

Leventhal, H. & Avis, N.
Pleasure, addiction, and habit: Factors in verbal report on factors in smoking behavior.
Journal of Abnormal Psychology, 1976, 85, 478-488.

Lewinsohn, P.
The behavioral study and treatment of depression.
In M. Hersen, R.M. Eisler & P.M. Miller (Eds.) Progress in behavior modification. New York: Academic Press, 1974.

Lewinsohn, P.M.
The behavioral study and treatment of depression.
In M. Hersen, R. Eisler & P. Miller (Eds.) Progress in behavior modification. New York: Academic Press, 1975.

Lewinsohn, P.M.
The use of activity schedules in the treatment of depressed individuals.
In C.E. Thoreson & J.C. Krumboltz (Eds.) Counseling methods. New York: Holt, Rinehart & Winston, 1975.

Lewinsohn, P.M. & Graf, M.
Pleasant activities and depression.
Journal of Consulting and Clinical Psychology, 1973, 41, 261-268.

Lewinsohn, P.M. & Libet, J.
Pleasant events, activity schedules, and depressions.
Journal of Abnormal Psychology, 1972, 79, 291-295.

Lewinsohn, P.M., & Shaffer, M.
The use of home observations as an integral part of the treatment of depression.
Journal of Consulting and Clinical Psychology, 1971, 37, 87-94.

Lewinsohn, P.M., Mischel, W., Chaplin, W. & Barton, R.
Social competence and depression: the role of illusory self-perceptions.
Journal of Abnormal Psychology, 1980, 89, 194-202.

Lewinsohn, P.M., Steinmetz, J.L., Larson, D.W. & Franklin, J.
Depression-related cognitions: Antecedent or consequence?
Journal of Abnormal Psychology, 1981, 90, 213-219.

Lewinsohn, P.M., Weinstein, M.C. & Alper, T.
Verhaltenstherapeutisches Vorgehen in der Gruppentherapie depressiver Personen. Ein methodologischer Beitrag.
In R. de Jong, N. Hoffmann & M. Linden (Hrsg.) Verhaltensmodifikation bei Depressionen. Muenchen: Urban & Schwarzenberg, 1980, 84-93.

Lewinsohn, P.M., Weinstein, M.S. & Alper, T.A.
A behaviorally oriented approach to the group treatment of depressed persons: A methodological contribution.
Journal of Clinical Psychology, 1970, 4, 525-532.

Lewinsohn, P.M., Weinstein, M.S. & Shaw, D.A.
Depression: A clinical research approach.
In R. Rubin & C.M. Franks (Eds.) Advances in behavior therapy, 1968. New York: Academic Press, 1969, 231-240.

Lewinsohn, P.M., Youngren, M.A. & Grosscup, S.
Depression and reinforcement.
In R.A. Depue (Ed.) The psychobiology of the depressive disorders. New York: Academic Press, 1979, 291-316.

Liberman, R.P.
Thinking behaviorally about depression.
Manuscript for publication in the Bethlem and Maudsley Gazette, 1976.

Liberman, R.P., King, L.W., DeRisi, W.J. & Mc Cann, M.
Personal effectiveness: Guiding people to assert themselves and improve their social skills.
Champaign, Illinois: Research Press, 1975.

Lienert, G.A.
Verteilungsfreie Methoden in der Biostatistik. Bd. I.

Meisenheim/Glan: Hain, (2. Aufl.) 1973.

Lienert, G.A.
Verteilungsfreie Methoden in der Biostatistik. Bd. 2.
Meisenheim/Glan: Hain, (2. Aufl.) 1978.

Linden, M.
Stand der pharmakologischen Depressionsbehandlung: Das Problem der "geprueften Wirksamkeit" und seine Bedeutung fuer die antidepressive Psychotherapie.
In R. de Jong, N. Hoffmann & M. Linden (Hrsg.) Verhaltensmodifikation bei Depressionen. Muenchen: Urban & Schwarzenberg, 1980, 227-238.

Linden, M., Hautzinger, M. & Hoffmann, N.
Discriminant analysis of depressive interactions.
Vortrag gehalten auf dem 1. Weltkongress fuer Verhaltenstherapie, Jerusalem, 1980.

Lindsley, D.B.
Emotion.
In S.S. Stevens (Ed.) Handbook of experimental psychology.
New York: John Wiley & Sons, 1951, 473-516.

Lishman, W.A.
Selective factors in memory. Part 2: Affective disorder.
Psychological Medicine, 1972, 2, 248-253.

Lloyd, G.G. & Lishman, W.A.
Effect of depression on the speed of recall of pleasant and unpleasant experiences.
Psychological Medicine, 1975, 5, 173-180.

Lloyd, K.G., Farley, I.J., Deck, J.H.N. & Hornykiewitz, D.
Serotonin and 5-hydroxy-indoleantic acid in discrete areas of brainstem of suicide victims and control patients.
In E. Costa, G.L. Gessa & M. Sandler (Eds.) Advances in biochemical psychopharmacology. Vol. 11. New York: Raven Press, 1974.

Lobitz, C. & Post, R.D.
Parameters of self-reinforcement.
Journal of Abnormal Psychology, 1979, 88, 33-41.

Loeb, A., Beck, A.T. & Diggory, J.
Differential effects of success and failure on depressed and non-depressed patients.
Journal of Nervous and Mental Disease, 1971, 152, 106-114.

Loeb, A., Beck, A.T., Diggory, J.C. & Tuthill, R.
Expectancy, level of aspiration, performance, and self-evaluation in depression.
Proceedings of the 75th Annual Convention of the American Psychological Association, 1967, 2, 193-194.

Loeb, A., Feshbach, S., Beck, A.T. & Wolf, A.
Some effects of reward upon the social perception and motivation of psychiatric patients varying in depression.
Journal of Abnormal and Social Psychology, 1964, 68, 609-616.

Lorr, M. & Klett, C.J.
Manual for the Inpatient Multidimensional Psychiatric Rating Scale (revised).
Palo Alto, California: Consulting Psychologists Press, 1967.

Lorr, M., Klett, C.J. & McNair, D.
Syndromes of psychoses.
Oxford: Pergamon, 1963.

Lorr, M., McNair, D.M., Klett, C.J. & Lasky, J.J.
Evidence of ten psychotic syndromes.
Journal of Consulting Psychology, 1962, 26, 185-189.

Lubin, G.
Adjective checklists for the measurement of depression.
Archives of General Psychiatry, 1965, 17, 183-186.

Luborsky, L., Mintz, J. & Christoph, P.
Are psychotherapeutic changes predictable? Comparison of a Chicago counseling center project with a Penn psychotherapy project.
Journal of Consulting and Clinical Psychology, 1979, 47, 469-473.

Luborsky, L., Mintz, J., Auerbach, A., Christoph, P., Bachrach, H., Todd, T., Johnson, M., Cohen, M. & O'Brien, C.P.
Predicting the outcome of psychotherapy. Findings of the Penn Psychotherapy Project.
Archives of General Psychiatry, 1980, 37, 471-481.

Luborsky, L., Singer, B. & Luborsky, C.
Comparative studies of psychotherapies.
Archives of General Psychiatry, 1975, 32, 995-1008.

Ludwig, L.D.
Elation-depression and skill as determinants of desire for excitement.
Journal of Personality, 1975, 43, 1-22.

Luginbuhl, J.E.R., Crowe, H.D. & Kahan, J.P.
Causal attributions for success and failure.
Journal of Personality and Social Psychology, 1975, 31, 86-93.

Lund, R. & Berger, M.
REM latency and duration in subgroups of depressive disorders.

Paper presented at the 21th Annual Meeting of the Association for the Psychophysiological Study of Sleep, Cape Cod, June 1981.

Lund, R., Kammerloher, A. & Dirlich, G.
Body temperature in endogenously depressed patients during depression and remission.
In F.K. Goodwin & T.A. Wehr (Eds.) Circadian rhythms in psychiatry. Pacific Grove: Boxwood Press, 1982.

MCR - Medical Research Council (1965)
zitiert bei Paykel, E.S. Response to treatment and depressive classification. In G.D. Burrows (Ed.) Handbook of studies on depression. New York: Excerpta Medica, 1977, 21-48.

Maas, J.W., Dekirmenjian, H. & Jones, F.
The identification of depressed patients who have a disorder of norepinephrine metabolism and/or disposition.
In E. Usdin & S. Snyder (Eds.) Frontiers in catecholamine research. New York: Pergamon Press, 1973, 1091-1096.

Maas, J.W., Fawcett, J. & Dekirmenjian, H.
Catecholamine metabolism, depressive illness, and drug response.
Archives of General Psychiatry, 1972, 26, 252-262.

Maas, W., Dekirmenjian, H. & Fawcett, J.A.
MHPG excretion by patients with depressive disorders.
International Pharmacopsychiatry, 1974, 9, 14-26.

Maas, W., Fawcett, J., Dekirmenjian, H.
3-methoxy-4-hydroxy-phenylglycol (MHPG) excretion in depressive states.
Archives of General Psychiatry, 1968, 19, 129-134.

Mac Phillamy, D.J. & Lewinsohn, P.M. The Pleasant Events Schedule.
Unpublished manuscript, 1971.

MacPhillamy, D.J. & Lewinsohn, P.M.
Manual for the Pleasant Events Schedule.
Unpublished manuscript, University of Oregon, Eugene, 1975.

Mahoney, M.J.
Experimental methods and outcome evaluation.
Journal of Consulting and Clinical Psychology, 1978, 46, 660-672.

Maier, S.F. & Seligman, M.E.P.
Learned helplessness: Theory and evidence.
Journal of Experimental Psychology, 1976, 105, 3-46.

Malmo, R.B.
　Activation: A neuropsychological dimension.
　Psychological Review, 1959, 66, 367-386.

Marks, I.
　Behavioral psychotherapy of adult neurosis.
　In S.L. Garfield & A.E. Bergin (Eds.) Handbook of psychotherapy and behavior change. (2nd edition) New York: Wiley, 1978.

Martin, I. & Rees, L.
　Reaction times and somatic reactivity in depressed patients.
　Journal of Psychosomatic Research, 1966, 9, 375-382.

Mason, J.W.
　A historical view of the stress field. Part I and II.
　Journal of Human Stress, 1975, 1, 7-12 und 22-36.

Mason, J.W., Sachar, E.J., Fishman, J.R., Hamburg, D.A. & Handlon, J.H.
　Corticosteroid responses to hospital admission.
　Archives of General Psychiatry, 1965, 13, 1-8.

Matussek, N.
　Neuroendokrinologie der Depression.
　In "Zum Stand der Depressionsforschung". Symposion der Tropon-Werke, November 1976. Das Aerztliche Gespraech, 26, 81-97.

Matussek, N.
　Neuroendocrinological studies in affective disorders.
　In University of Aarhus (Ed.) Symposium on "Origin, prevention, and treatment of affective disorders". 50th Anniversary of the University of Aarhus, Sept. 1978, S. 171-178.

McCallum, W.C.
　The CNV and conditionability in psychopaths.
　In W.C. Mc Callum & J.R. Knott (Eds.) Evennt-related slow potentials of the brain. Electroencephalography and Clinical Neurophysiology, 1973, suppl. 33, 337-343.

McCallum, W.C. & Walter, W.G.
　The effects of attention and distraction on the contingent negative variation in normal and neurotic subjects.
　Electroencephalography and Clinical Neurophysiology, 1968, 25, 319-329.

McCarron, L.T.
　Psychophysiological discriminants of reactive depression.
　Psychophysiology, 1973, 10, 223-230.

McConaghy, N., Joffe, A.D. & Murphy, B.
The independence of neurotic and endogenous depression.
British Journal of Psychiatry, 1964, 113, 479-484.

McFall, R.M.
Effects of self-monitoring on normal smoking behavior.
Journal of Consulting and Clinical Psychology, 1970, 35, 135-142.

McGhie, A.
The subjective assessment of sleep patterns in psychiatric illness.
British Journal of Medical Psychology, 1966, 39, 221-230.

McLean, P.D. & Hakstian, A.R.
Clinical depression: Comparative efficacy of outpatient treatments.
Journal of Consulting and Clinical Psychology, 1979, 47, 818-836.

McLean, P.D., Ogston, K. & Grauer, L.
A behavioral approach to the treatment of depression.
Journal of Behavior Therapy and Experimental Psychiatry, 1973, 4, 323-330.

McNitt, P.C. & Thornton, D.W.
Depression and perceived performance: A reconsideration.
Journal of Abnormal Psychology, 1978, 87, 137-140.

McPartland, R.J., Kupfer, D.J., Coble, P., Shaw, D.H. & Spiker, D.G.
An automated analysis of REM sleep in primary depression.
Biological Psychiatry, 1979, 14, 767-776.

McPortland, T.S. & Hornstra, R.K.
The depressive datum.
Comprehensive Psychiatry, 1964, 5, 253-261.

Meehl, P.E.
Theoretical risks and tabular asterisks: Sir Karl, Sir Ronald, and the slow progress of soft psychology.
Journal of Consulting and Clinical Psychology, 1978, 46, 806-834.

Melges, F.T. & Bowlby, J.
Types of hopelessness in psychopathological process.
Archives of General Psychiatry, 1969, 20, 690-699.

Mendels, J.
Depression: The distinction between syndrome and symptom.
British Journal of Psychiatry, 1968, 114, 1549-1554.

Mendels, J. & Cochrane, C.
The nosology of depression: the endogenous-reactive concept.
American Journal of Psychiatry, 1968, 124, suppl. 1-11.

Mendels, J. & Hawkins, D.R.
Sleep and depression: Further considerations.
Archives of General Psychiatry, 1968, 19, 445-452.

Mendels, J. & Stinnett, J.
Biogenic amine metabolism, depression, and mania.
In J. Mendels (Ed.) Biological psychiatry. New York: Wiley, 1973, 99-131.

Mendels, J., Stern, S. & Frazer, A.
Biochemistry of depression.
Diseases of the Nervous System, 1976, 37, 3-9.

Mendels, J., Stinnett, J.L., Burns, D. et al.
Amine precursors and depression.
Archives of General Psychiatry, 1975, 32, 22-30.

Mendelson, M.
Psychoanalytic concepts of depression.
Flushing, N.Y.: Spectrum Publ., (2nd ed.) 1974.

Mendelson, W.B., Gillin, J.C. & Wyatt, R.J.
Human sleep and its disorders.
New York: Plenum Press, 1977.

Metcalfe, M. & Goldman, E.
Validation of an inventory for measuring depression.
British Journal of Psychiatry, 1965, 111, 240-242.

Metcalfe, M., Johnson, A.L. & Coppen, A.
The Marke-Nyman temperament scale in depression.
British Journal of Psychiatry, 1975, 126, 41.

Miller, D.T.
Ego involvement and attributions for success and failure.
Journal of Personality and Social Psychology, 1976, 34, 901-906.

Miller, D.T. & Ross, M.
Self-serving biases in the attribution of causality: Fact or fiction?
Psychological Bulletin, 1975, 82, 213-225.

Miller, G.A., Galanter, E. & Pribram, K.H.
Strategien des Handelns.
Stuttgart: Klett, 1973.

Miller, W.E., Seligman, M.E.P. & Kurlander, H.
　　Learned helplessness, depression, and anxiety.
　　Journal of Nervous and Mental Disease, 1975, 161, 347-357.

Miller, W.R.
　　Psychological deficits in depression.
　　Psychological Bulletin, 1975, 82, 238-260.

Miller, W.R. & Seligman, M.E.P.
　　Depression and the perception of reinforcement.
　　Journal of Abnormal Psychology, 1973, 82, 62-73.

Miller, W.R. & Seligman, M.E.P.
　　Depression and learned helplessness in man.
　　Journal of Abnormal Psychology, 1975, 84, 228-238.

Miller, W.R. & Seligman, M.E.P.
　　Learned helplessness, depression, and the perception of reinforcement.
　　Behavior Research and Therapy, 1976, 14, 7-17.

Milln, P., Bishop, M. & Coppen, A.
　　Urinary free cortisol and clinical classification of depressive illness.
　　Psychological Medicine, 1981, 11, 643-645.

Minkoff, K., Bergman, E., Beck, A.T. & Beck, R.
　　Hopelessness, depression and attempted suicide.
　　American Journal of Psychiatry, 1973, 130, 455-459.

Mintz, J., Luborsky, L. & Christoph, P.
　　Measuring the outcomes of psychotherapy: Findings of the Penn psychotherapy project.
　　Journal of Consulting and Clinical Psychology, 1979, 47, 319-334.

Mischel, W.
　　Toward a cognitive social learning reconceptualization of personality.
　　Psychological Review, 1973, 80, 282-283.

Mischel, W., Ebbesen, E.B. & Zeiss, A.R.
　　Determinants of selective memory about the self.
　　Journal of Consulting and Clinical Psychology, 1976, 44, 92-103.

Moeller, H.-J. & Benkert, O.
　　Methoden und Probleme der Beurteilung der Effektivitaet psycho-pharmakologischer und psychologischer Therapieverfahren.
　　In S. Biefang (Hrsg.) Evaluationsforschung in der Psychiatrie: Fragestellungen und Methoden. Stuttgart: Enke, 1980, 54-128.

Moeller, H.-J. & Zerssen, D. von
Probleme und Verbesserungsmoeglichkeiten der psychiatrischen Diagnostik.
In S. Biefang (Hrsg.) Evaluationsforschung in der Psychiatrie: Fragestellungen und Methoden. Stuttgart: Enke, 1980, 167-207.

Mombour, W.
Systematik psychischer Stoerungen.
In L.J. Pongratz (Hrsg.) Handbuch der Psychologie. Bd. 8, 1. Halbband. Klinische Psychologie. Goettingen: Hogrefe, 1976a, 116-153.

Mombour, W.
Klinische Methodologie.
In H. Hippius (Hrsg.) Zum Stand der Depressionsforschung. Symposion der Tropon-Werke 1976. Das Aerztliche Gespraech, 26. Koeln: Tropon-Werke, 1976b, 7-27.

Mombour, W., Gammel, G., Zerssen, D. von & Heyse, H.
Die Objektivierung psychiatrischer Syndrome durch multifaktorielle Analyse des psychopathologischen Befundes.
Nervenarzt, 1973, 44, 352-358.

Monbreun de, B.G. & Craighead, W.E.
Distortion of perception and recall of positive and neutral feedback in depression.
Cognitive Therapy and Research, 1977, 1, 311-329.

Moore, B.S., Underwood, B. & Rosenhan, D.L.
Affect and altruism.
Developmental Psychology, 1973, 8, 99-104.

Morris, J.B. & Beck, A.T.
The efficacy of antidepressant drugs. A review of research (1958 to 1972).
Archives of General Psychiatry, 1974, 30, 667-674.

Mountjoy, L.Q., Roth, M., Garside, R.F. & Leitch, I.M.
A clinical trial of phenelzine in anxiety depressive and phobic neuroses
British Journal of Psychiatry, 1977, 131, 486-492.

Mueller, P.S., Henninger, G.R. & Mc Donald, R.K.
Insulin tolerance test in depression.
Archives of General Psychiatry, 1969, 21, 587-594.

Munoz, R.F. & Lewinsohn, P.M.
The personal beliefs inventory.
Technical memorandum, University of Oregon, 1976.

Murray, L.G. & Blackburn, I.M.
Personality differences in patients with depressive illness and anxiety neurosis.

Acta Psychiatrica Scandinavica, 1974, 50, 183.

Nakazawa, Y., Kotorii, T., Kotorii, M., Horikawa, S. & Onshima, M.
Effects of amitriptyline on human REM sleep as evaluated by using partial differential REM sleep deprivation.
Electroencephalography and Clinical Neurophysiology, 1975, 38, 513-520.

Neisser, U.
Kognition und Wirklichkeit. Prinzipien und Implikationen der kognitiven Therapie.
Stuttgart: Klett, 1979.

Nelson, E.R. & Craighead, W.E.
Test of a self-control model of depression.
Behavior Therapy, 1981, 12, 123-129.

Nelson, R.E.
Irrational beliefs in depression.
Journal of Consulting and Clinical Psychology, 1977, 45, 1190-1191.

Nelson, R.E. & Craighead, W.E.
Selective recall of positive and negative feedback, self-control behaviors, and depression.
Journal of Abnormal Psychology, 1977, 86, 379-388.

Neuringer, C.
Dichotomous evaluations in suicidal individuals.
Journal of Consulting Psychology, 1961, 23, 445-449.

Neuringer, C.
The cognitive organization of meaning in suicidal individuals.
Journal of General Psychology, 1967, 76, 91-100.

Neuringer, C.
Divergencies between attitudes towards life and death among suicidal, psychosomatic and normal hospital patients.
Journal of Consulting and Clinical Psychology, 1968, 32, 69-83.

Nie, N.H., Hull, C.H., Jenkins, J.G., Steinbrenner, K. & Bent, D.H.
SPSS - Statistical package for the social sciences.
New York, 1975.

Nies, A., Robinson, D.S., Ravaris, C.L. & Ives, J.O. (1974)
zitiert bei Paykel, E.S. Response to treatment and depressive classification. In G.D. Burrows (Ed.) Handbook of studies on depression. New York: Excerpta Medica, 1977, 21-48.

Nisbett, R.E. & Wilson, D.T.
  Telling more than we can know: Verbal reports on mental processes.
  Psychological Review, 1977, 84, 231-259.

Noble, P.J. & Lader, M.H.
  The symptomatic correlates of the skin conductance changes in depression.
  Journal of Psychiatric Research, 1971, 9, 61-69.

Nolen, W.A. & Johnson, G.S.I.M.
  Non-responders in depression, diagnostic and therapeutic aspects.
  Paper presented at 3rd World Congress of Biological Psychiatry, Stockholm, June 28 - July 3, 1981.

Nuckolls, K.B., Cassel, J.C. & Gore, S.
  Psychosocial assets, life crises, and the prognosis of pregnancy.
  American Journal of Epidemiology, 1972, 95, 431-441.

Nutter, J.C. & Ostroumova, M.N.
  Resistance to inhibiting effect of dexamethasone in patients with endogenous depression.
  Acta Psychiatrica Scandinavica, 1980, 61, 169-177.

O´Hara, M.W. & Rehm, L.P.
  Self-monitoring, activity levels, and mood in the development and maintenance of depression.
  Journal of Abnormal Psychology, 1979, 88, 450-453.

O´Leary, M.R., Donovan, D.M., Krueger, K.J. & Cysewski, B.
  Depression and perception of reinforcement: Lack of differences in expectancy change among alcoholics.
  Journal of Abnormal Psychology, 1978, 87, 110-112.

Olds, J. & Milner, P.
  Positive reinforcement produced by electrical stimulation of septal area and other regions of rat brain.
  Journal of Comparative and Physiological Psychology, 1954, 47, 419-427.

Osgood, C.E.
  Dimensionality of the semantic space for communication via facial expressions.
  Scandinavian Journal of Psychology, 1966, 7, 1-30.

Ovenstone, J.M.K.
  The development of neurosis in the wives of neurotic men.
  British Journal of Psychiatry, 1973, 122, 35-45.

Overall, J.E. & Gorham, D.R.
  The brief psychiatric rating scale.

Psychological Reports, 1962, 10, 799-812.

Overall, J.E. & Zisook, S.
Diagnosis and the phenomenology of depressive disorders.
Journal of Consulting and Clinical Psychology, 1980, 48, 626-634.

Overall, J.E., Hollister, L.E., Johnson, M. & Pennington, V.
Nosology of depression and differential response to drugs.
The Journal of the American Medical Association, 1966, 195, 946-948.

Overall, J.E., Hollister, L.E., Shelton, J. et al.
Drug therapy in depressions. Controlled evaluation of imipramine, isocarboxazid, dextroamphetamine-amobarbital, and placebo.
Clin. Pharmacol. Ther., 1962, 3, 16-22.

Pare, C.M.B.
Monoamine oxidase inhibitors: A personal account.
In G.D. Burrows (Ed.) Handbook of Studies on Depression.
Amsterdam: Excerpta Medica, 1977, 195-215.

Pare, C.M.B., Yenng, D.P.H., Price, K. & Stacey, R.S.
5-hydroxytryptamine, noradrenaline and dopamine in brainstem, hypothalamus and caudate nucleus of controls and patients committing suicide by coal-gas poisoning.
Lancet, 1969, 2, 133.

Pasahow, R.J.
The relation between an attributional dimension and learned helplessness.
Unpublished manuscript, University of Pennsylvania, 1980.

Paul, D.
Depression, generality of attributions, and expectancy shifts following failure.
Manuskript, Universitaet Bielefeld, 1980.

Paykel, E.S.
Classification of depressed patients: a cluster analysis derived grouping.
British Journal of Psychiatry, 1971, 118, 275-288.

Paykel, E.S.
Depressive typologies and response to amitriptyline.
British Journal of Psychiatry, 1972b, 120, 147-156.

Paykel, E.S.
Correlates of a depressive typology.
Archives of General Psychiatry, 1972a, 27, 203-210.

Paykel, E.S.
Life stress and psychiatric disorder: Applications of the clinical approach.
In B.S. Dohrenwend & B.P. Dohrenwend (Eds.) Stressful life events: Their nature and effects. New York: Wiley, 1974.

Paykel, E.S.
Response to treatment and depressive classification.
In G.D. Burrows (Ed.) Handbook of studies on depression. New York: Excerpta Medica, 1977, 21-48.

Paykel, E.S.
Recent life events in the development of the depressive disorders.
In R.A. Depue (Ed.) The psychobiology of the depressive disorders. New York: Academic Press, 1979, 245-262.

Paykel, E.S.
Der Bedeutungsgehalt von lebensveraendernden Ereignissen und die individuelle Disposition: Ihre Rolle bei der Entstehung psychischer Erkrankungen.
In H. Katschnig (Hrsg.) Sozialer Stress und psychische Erkrankung - Lebensveraendernde Ereignisse als Ursache seelischer Stoerungen? Muenchen: Urban & Schwarzenberg, 1980.

Paykel, E.S., DiMascio, A., Klerman, G.L., Prusoff, B.A. & Weissman, M.M.
Maintenance therapy of depression.
Pharmacopsychiatry, 1976, 9, 127-136.

Paykel, E.S., Klerman, G.L. & Prusoff, B.A.
Prognosis of depression and the endogenous-neurotic distinction.
Psychological Medicine, 1974, 4, 57-64.

Paykel, E.S., Myers, J.K., Dienelt, M.N., Klerman, G.C., Lindenthal, J.J. & Pepper, M.P.
Life events and depression: A controlled study.
Archives of General Psychiatry, 1969, 21, 753-760.

Paykel, E.S., Prusoff, B.A., Klerman, G.L. & DiMascio, A.
Self-report and clinical interview ratings in depression.
Journal of Nervous and Mental Disease, 1973, 156, 166-182.

Paykel, E.S., Weissman, M. & Prusoff, B.A.
Social maladjustment and severity of depressions.
Compehensive Psychiatry, 1978, 19, 121-128.

Payne, R.W. & Hewlett, J.H.G.
Thought disorder in psychotic patients.
In H.J. Eysenck (Ed.) Experiments in personality. Vol. 2. London: Routledge & Kegan Paul, 1960.

Pearlin, L.I. & Johnson, J.S.
Marital status, life strains and depression.
American Sociological Review, 1977, 42, 704-715.

Pearlman, C.A. & Greenberg, R.
Medical-psychological implications of recent sleep research.
Psychiat. Med., 1970, 1, 261-276.

Pennebaker, J.W. & Skelton, J.A.
Psychological parameters of physical symptoms.
Personality and Social Psychology Bulletin, 1978, 4, 524-530.

Percell, L.P., Berwick, P.T. & Beigel, A.
The effects of assertive training on self-concept and anxiety.
Archives of General Psychiatry, 1974, 31, 502-504.

Perez-Reyes, M.
Differences in the capacity of the sympathetic and endocrine systems of depressed patients to react to a physiological stress.
In T. Williams, M. Katz & J. Shield Jr. (Eds.) Recent advances in the psychobiology of the depressive illnesses. Washington, D.C.: Government Printing Office, 1972, 131-135.

Perris, C.
A study of bipolar (manic-depressive) and unipolar recurrent depressive psychoses.
Acta Psychiatrica Scandinavica, 1966, 42, suppl. 194.

Perris, C.
Personality patterns in patients with affective disorders.
Acta Psychiatrica Scandinavica, 1971, suppl. 221, 43.

Petermann, F.
Methodische Ansaetze der Einzelfallanalyse in der Psychotherapieforschung.
In Deutsche Gesellschaft fuer Verhaltenstherapie (DGVT) (Hrsg.) Kongressbericht 1976. Sonderheft I/1977 der "Mitteilungen der DGVT".

Petrie, A.
Individuality in pain and suffering.
Chicago: University of Chicago Press, 1967.

Phillips, L.W.
Roots and branches of behavioral and cognitive practice.
Journal of Behavior Therapy and Experimental Psychiatry, 1981, 12, 5-17.

Piaget, J.
Die Entwicklung des Erkennens.
Stuttgart: Klett, 1972-73.

Pittman, N.L. & Pittman, T.S.
Effects of amount of helplessness training and internal-external locus of control on mood and performance.
Journal of Personality and Social Psychology, 1979, 37, 39-47.

Plutchik, R.
The emotions: Facts, theories and a new model.
New York: Random House, 1962.

Plutchik, R.
A general psychoevolutionary theory of emotion.
In R. Plutchik & H. Kellerman Emotion: Theory, research, and experience. New York: Academic Press, 1980, 3-33.

Pope, K.S. & Singer, J.L.
Regulation of the stream of consciousness: Toward a theory of ongoing thought.
In G.E. Schwartz & Shapiro, D. Consciousness and self-regulation. Vol. 2. New York: Plenum Press, 1978, 101-137.

Posner, M.I. & Snyder, C.R.R.
Facilitation and inhibition in the processing of signals.
In P.M.A. Rabbitt & S. Dornic (Eds.) Attention and Performance V. New York: Academic Press, 1975.

Post, R.M., Kotin, J., Goodwin, F.K. & Gordon, E.K.
Psychomotor activity and cerebrospinal fluid amine metabolites in affective illness.
American Journal of Psychiatry, 1973, 130, 67-72.

Praag van, H.M.
Significance of biochemical parameters in the diagnosis, treatment, and prevention of depressive disorders.
Biological Psychiatry, 1977, 12, 101-131.

Praag van, H.M., Korf, J., Dols, L.C.W. & Schut, T.
A pilot study of the predictive value of the probenecid test in application of 5-hydroxy-tryptophan as antidepressant.
Psychopharmacologia, 1972, 25, 14-21.

Praag, H.M. van
Towards a biochemical typology of depression.
Pharmakopsychiatrie / Neuro-Psychopharmakologie, 1974, 7, 281-292.

Prkachin, K.M., Craig, K.D., Papageorgis, D. & Reith, G.
Nonverbal communication deficits and response to performance feedback in depression.
Journal of Abnormal Psychology, 1977, 86, 224-234.

Prusoff, B. & Klerman, G.L.
Differentiating depressed from anxious neurotic outpatients.
Archives of General Psychiatry, 1974, 30, 302-309.

Rado, S.
The problem of melancholia.
International Journal of Psychoanalysis, 1928, 9, 420-438.

Rahe, R.H., Meyer, M., Smith, M., Kjaer, G. & Holmes, T.H.
Social stress and illness onset.
Journal of Psychosomatic Research, 1964, 8, 35.

Raps, C.S., Reinhard, K.E. & Seligman, M.E.P.
Reversal of cognitive and affective deficits associated with depression and learned helplessness by mood elevation in patients.
Journal of Abnormal Psychology, 1980, 89, 342-349.

Raskin, A.
A guide for drug use in depressive disorders.
American Journal of Psychiatry, 1974, 131, 181-185.

Raskin, A., Schulterbrandt, J., Reatig, N., Crook, T. & Odle, D.
Depression subtypes and response to phenelzine, diazepam, and a placebo.
Archives of General Psychiatry, 1974, 30, 66-75.

Raskin, A., Schulterbrandt, J.G., Reating, N. & McKeon, J.J.
Differential response to chlorpromazine, imipramine, and placebo. A study of subgroups of hospitalized depressed patients.
Archives of General Psychiatry, 1970, 23, 164-173.

Ravaris, C.L., Nies, A., Robinson, D.S., Ives, J.O., Lamborn, K.R. & Korson, L.
A multiple dose, controlled study of phenelzine in depression-anxiety states.
Archives of General Psychiatry, 1976, 33, 347-350.

Rehm, L.P.
A self control f-control model of depression.
Behavior Therapy, 1977, 8, 787-798.

Rehm, L.P.
Self-control and depression: A reply to Deutsch.
Behavior Therapy, 1978, 9, 415-418.

Rehm, L.P. & Kornblith, S.J.
Behavior therapy for depression: A review of recent developments.
In M. Hersen, R.M. Eisler & P.M. Miller (Eds.) Progress in behavior modification. Vol. 7. New York: Academic Press, 1979.

Rehm, L.P., Fuchs, C.Z., Roth, D.M., Kornblith, S.J. & Romano, J.M.
A comparison of self-control and assertion skills treatments of depression.
Behavior Therapy, 1979, 10, 429-442.

Reisinger, J.J.
The treatment of "anxiety depression" via positive reinforcement and response cost.
Journal of Applied Behavior Analysis, 1972, 5, 125-130.

Renfordt, E. & Busch, H.
Neue Strategien psychiatrischer Urteilsbildung durch Anwendung audio- visueller Techniken.
Pharmakopsychiatrie und Neuro-Psychopharmakologie, 1976, 9, 67-75.

Renfordt, E. & Busch, H.
Quantifizierende Beurteilung des psychopathologischen Laengsschnittprofils mit Hilfe audiovisueller Aufzeichnungen.
Arzneimittelforschung / Drug Research, 1978, 28, 1286-1288.

Renfordt, E., Busch, H., Faehndrich, E. & Mueller-Oerlinghausen, B.
Untersuchungen einer neuen antidepressiven Substanz (Viloxazin) mit Hilfe der Zeitreihenanalyse TV-gespeicherter Interviews.
Interviews. Arzneim. Forsch., 1976, 26, 1114.

Revenstorf, D.
Zeitreihenanalyse fuer klinische Daten.
Weinheim: Beltz, 1979.

Rey, A.E., Silber, E., Savard, R.J. & Post, R.M.
Thinking and language in depression.
Paper presented at the meetings of the American Psychiatric Association, Toronto, May, 1977.

Richardson, D., Scudder, C.L. & Karcmar, A.G.
Behavioral significance of neurotransmitter changes due to environmental stress and drugs.
Pharmacologist, 1970, 12, 227.

Rickels, K., Hesbacher, P. & Downing, R.W.
Differential drug effects in neurotic depression.

Diseases of the Nervous System, 1970, 31, 468-475.

Rippere, V.
Antidepressive Behavior: A preliminary report.
Behavior Research and Therapy, 1976, 14, 289-299.

Rippere, V.
What´s the thing to do when you are feeling depressed? A pilot study.
Behavior Research and Therapy, 1977, 15, 185-191.

Rippere, V.
Predicting consensus about propositions concerning depression and antidepressive behaviour: Another cognitive dimension of commonsense knowledge.
Behaviour Research and Therapy, 1980, 18, 79-86.

Rizley, R.
Depression and distortion in the attribution of causality.
Journal of Abnormal Psychology, 1978, 87, 32-48.

Rizzo, P.A., Amabile, G., Caporali, M., Pierelli, F., Spadoro, M., Zanasi, M. & Morocutti, C.
A longitudinal CNV-study in a group of five bipolar cyclothymic patients.
Biological Psychiatry, 1979, 14, 581-586.

Robinson, D.S., Nies, A., Ravaris, C.L. & Lamborn, K.R.
The monoamine oxidase inhibitor, phenelzine, in the treatment of depressive-anxiety states.
Archives of General Psychiatry, 1973, 29, 407-413.

Robinson, D.S., Nies, A., Ravaris, C.L., Ives, J.O. & Bartlett, D.
Clinical pharmacology of phenelzine.
Archives of General Psychiatry, 1978, 35, 629-635.

Rockstroh, H.J.
Erwartungsprozesse und Kausalattributionen klinisch depressiver Patienten in einer sozialen Problemloesungssituation.
Unveroeffentlichte Diplomarbeit, Muenchen, 1981.

Romanczyk, R.G., Tracey, D.A., Wilson, G.T. & Thorpe, G.L.
Behavioral techniques in the treatment of obesity: A comparative analysis.
Behavior Research and Therapy, 1973, 11, 629-640.

Rosenthal, S.H.
Changes in a population of hospitalized patients with affective disorders.
American Journal of Psychiatry, 1966, 6, 671-681.

Rosenthal, S.H. & Gudeman, J.E.
The endogenous depressive pattern: an empirical investigation.
Archives of General Psychiatry, 1967, 16, 241-249.

Rosenthal, S.H. & Klerman, G.L.
Content and consistency in the endogenous depressive pattern.
British Journal of Psychiatry, 1966, 112, 471-484.

Roskies, E. & Lazarus, R.S.
Coping theory and the teaching of coping skills.
In P. Davidson (Ed.) Behavioral Medicine: Changing health life styles. New York: Brunner & Mazel, (in press).

Roth & Mountjoy (1974)
zitiert bei Paykel, E.S. Response to treatment and depressive classification. In G.D. Burrows (Ed.) Handbook of studies on depression. New York: Excerpta Medica, 1977, 21-48.

Roth, M.
The borderlands of anxiety and depressive states and their bearing an new and old models for the classification of depression.
In H.M. van Praag & J. Bruinvels (Eds.) Neuro-transmission and disturbed behavior. Utrecht: Bohn, 1977, 209-257.

Roth, M.
The classification of affective disorders.
Pharmakopsychiatrie / Neuro-Psychopharmakologie, 1978, 11, 27-42.

Roth, M., Gurney, C., Garside, R.F. & Kerr, T.A.
Studies in the classification of affective disorders.
Journal of Psychiatry, 1972, 121, 147-161.

Rotter, J.B.
Generalized expectancies for internal versus external control of reinforcement.
Psychological Monographs, 1966, 80 (whole No).

Rotter, J.B.
Generalized expectancies for internal versus external control of reinforcement.
In J.B. Rotter, J.E. Chance & J. Phares (Eds.) Applications of a social learning theory of personality. New York: Holt, Rinehart & Winston, 1972, 260-295.

Rozensky, R.H., Rehm, L.P., Pry, G. & Roth, D.
Depression and self-reinforcement behavior in hospitalized patients.
Journal of Behavior Therapy and Experimental Psychiatry, 1977, 8, 35-38.

Rush, A.J., Beck, A.T., Kovacs, M. & Hollon, S.
    Comparative efficacy of cognitive therapy and pharmacotherapy in the treatment of depressed outpatients.
    Cognitive Therapy and Research, 1977, 1, 17-37.

Rush, A.J., Khatami, M. & Beck, A.T.
    Cognitive and behavior therapy in chronic depression.
    Behavior Therapy, 1975, 6, 398-404.

Rush, J., Giles, D.E., Roffwarg, H.P. & Parker, C.R.
    Sleep EEG and dexamethasone suppression test findings in outpatients with unipolar major depressive disorder.
    To appear in Biological Psychiatry.

Rutter, D.R.
    Visual interaction in psychiatric patients: A review.
    British Journal of Psychiatry, 1973, 123, 193-202.

Rutter, D.R.
    Visual interaction in recently admitted and chronic long-stay schizophrenic patients.
    British Journal of Social and Clinical Psychology, 1977, 16, 47-56.

Rutter, D.R., & Stephenson, G.M.
    Visual interaction in a group of schizophrenic and depressive patients.
    British Journal of Social and Clinical Psychology, 1972, 11, 57-65.

Sacco, W.P. & Hokanson, J.E.
    Expectations of success and anagram performance of depressives in a public and private setting.
    Journal of Abnormal Psychology, 1978, 87, 122-130.

Sachar, E.J., Finkelstein, J. & Hellman, C.
    Growth hormone responses in depressive illness: I. Response to insulin tolerance test.
    Archives of General Psychiatry, 1971, 25, 263-269.

Sachar, E.J., Hellman, L., Roffwarg, H., Halpern, F., Fukushima, D. & Gallagher, T.
    Disrupted 24-hour patterns of cortisol secretion in psychotic depression.
    Archives of General Psychiatry, 1973, 28, 19-24.

Sanchez, V.C., Lewinsohn, P.M. & Larson, D.W.
    Assertion training: Effectiveness in the treatment of depression.
    Journal of Clinical Psychology, 1980, 36, 526-529.

Schachter, S.
    Cognitive effects on bodily functioning. Studies of obesity and eating.

In D.C. Glass (Ed.) Neurophysiology and emotion. New York, 1967.

Schachter, S. & Singer, J.E.
Cognitive, social, and physiological determinants of emotional state.
Psychological Review, 1962, 69, 379-399.

Schaedlich, W. & Schiller, U.
Unterschiede in der sozialen Wahrnehmung in Abhaengigkeit von Depression.
Diplomarbeit, Freie Universitaet Berlin, 1975.

Schapira, K., Roth, M., Kerr, T.A. & Gurney, C.
The prognosis of affective disorders: the differentiation of anxiety states from depressive illnesses.
British Journal of Psychiatry, 1972, 121, 175-181.

Schatzberg, A.F.
Classification of depressive disorders.
In J.E. Cole, A.F. Schatzberg & S.H. Frazier (Eds.) Depression: Biology, psychodynamics and treatment. New York: Plenum Press, 1978, 13-40.

Schepank, H.
Erb- und Umweltfaktoren bei Neurosen.
Monographien aus dem Gesamtgebiet der Psychiatrie, 1974, 11.

Schildkraut, J.J.
The catecholamine hypothesis of affective disorders. A review of supporting evidence.
American Journal of Psychiatry, 1965, 122, 509-522.

Schildkraut, J.J.
Neuropsychopharmacology and the affective disorders.
Boston: Little Brown, 1970.

Schildkraut, J.J.
Catecholamine metabolism and affective disorders.
In E. Usdin & S. Snyder (Eds.) Frontiers in catecholamine research. New York: Pergamon Press, 1974.

Schildkraut, J.J. & Kety, S.S.
Biogenic amines and emotion.
Science, 1967, 156, 21-30.

Schildkraut, J.J. & Klein, D.F.
The classification and treatment of depressive disorders.
In R.I. Shader (Ed.) Manual of psychiatric therapeutics.
Boston: Little Brown, 1975.

Schildkraut, J.J., Keeler, B.A., Papousek, M. & Hartmann, E.
MHPG excretion in depressive disorders: Relationship to clinical subtypes and desynchronized sleep.
Science, 1973, 181, 762-764.

Schlesser, M.A., Winokur, G. & Sherman, B.M.
Hypothalamic-pituary-adrenal axis activity in depressive illness. Its relationship to classification.
Archives of General Psychiatry, 1980, 37, 737-743.

Schnellbach, P.
Die Validitaet von Fragebogen zur Erfassung depressionstypischer Einstellungen und Bewertungen sowie antidepressiver Bewaeltigungsstrategien.
Diplomarbeit, Universitaet Muenchen, in Vorbereitung.

Schopler, J. & Layton, B.
Determinants of the self-attribution of having influenced another person.
Journal of Personality and Social Psychology, 1972, 22, 326-332.

Schopler, J. & Layton, B.
Attributions of interpersonal power and influence.
New York: General Learning Press, 1973.

Schulte, D.
Diagnostik in der Verhaltenstherapie.
Muenchen: Urban & Schwarzenberg, (2. Aufl.) 1976.

Schulz, H., Lund, R. & Doerr, P.
The measurement of change in sleep during depression and remission.
Archiv fuer Psychiatrie und Nervenkrankheiten, 1978, 225, 233-241.

Schulz, H., Lund, R., Cording, C. & Dirlich, G.
Bimodal distribution of REM sleep latencies in depression.
Biological Psychiatry, 1979, 14, 595-600.

Seidenstuecker, G. & Baumann, U.
Multimethodale Diagnostik.
In U. Baumann, H. Berbalk & G. Seidenstuecker (Hrsg.) Klinische Psychologie. Trends in Forschung und Praxis, I.
Bern: Huber, 1978, 134-176.

Seligman, M.E.P.
Helplessness.
San Francisco: Freeman, 1975.

Seligman, M.E.P.
Comment and integration.
Journal of Abnormal Psychology, 1978, 87, 165-179.

Seligman, M.E.P. & Maier, S.F.
Failure to escape traumatic shock.
Journal of Experimental Psychology, 1967, 74, 1-9.

Seligman, M.E.P., Abramson, L.Y., Semmel, A. & Bayer, C. von
Depressive attributional style.
Journal of Abnormal Psychology, 1979, 88, 242-247.

Selye, H.
The stress of life.
New York: McGraw Hill, 1956.

Shagass, C. & Schwartz, M.
Cerebral cortical reactivity in psychotic depressions.
Archives of General Psychiatry, 1962, 6, 235-242.

Shagass, C., Ornitz, E.M., Sutton, S. & Tueting, P.
Event-related potentials and psychopathology.
In E. Callaway, P. Tueting & S.H. Koslow (Eds.) Event-related brain potentials in man. New York: Academic Press, 1978, 443-496.

Shagass, C., Roemer, R.A., Strammanis, J.J. & Amadeo, M.
Evoked potential correlates of psychosis.
Biological Psychiatry, 1978, 13, 163-184.

Shapiro, M.B. & Nelson, E.H.
An investigation of the nature of cognitive impairment in co-operative psychiatric patients.
British Journal of Medical Psychology, 1955, 28, 239-256.

Shapiro, M.B., Campbell, D., Harris, A. & Dewsbery, J.P.
Effects of E.C.T. upon psychomotor speed and the "distraction effect" in depressed psychiatric patients.
Journal of Mental Science, 1958, 104, 681-695.

Shapiro, R.W.
A twin study of non-endogeneous depression.
Acta Jutlandica, 1970, 1- .

Shaw, B.
Comparison of cognitive therapy and behaviour therapy in the treatment of depression.
Journal of Consulting and Clinical Psychology, 1977, 45, 543-551.

Shaw, D., MacSweeney, D.A., Johnson, A.L. & Merry, J.
Personality characteristics of alcoholic and depressed patients.
British Journal of Psychiatry, 1975, 126, 56.

Shaw, D.M., Camps, F.E. & Ecceston, E.G.
5-hydroxytryptamine in the hindbrain of depressive suicide.

British Journal of Psychiatry, 1967, 113, 1407-1411.

Sherrod, D.R. & Downs, R.
Environmental determinants of altruism: The effects of stimulus overload and perceived control on helping.
Journal of Experimental Social Psychology, 1974, 10, 468-479.

Shields, J. & Slater, E.
La similarite du diagnostie chez les jumeaux et le probleme de la specificite biologique dans les nevroses et les troubles de la personalite.
Evolution Psychiatrique, 1966, 2, 441.

Shipley, C.R. & Fazio, A.F.
Pilot study of treatment for psychological depression.
Journal of Abnormal Psychology, 1973, 82, 372-376.

Shopsin, B., Friedman, E. & Gershon, S.
Parachlorophenylalanine reversal of tranylcypromine effects in depressed patients.
Archives of General Psychiatry, 1976, 33, 811-819.

Shopsin, B., Gershon, S., Goldstein, M., Friedman, E. & Wilk, S.
Use of synthesis in defining a role for biogenic amines during imipramine treatment in depressive patients.
Psychopharmacology Communication, 1975, 1, 239-249.

Shopsin, B., Wilk, S., Davis, K. et al.
Catecholamines and affective disorders revised: A critical assessment.
Journal of Nervous and Mental Disease, 1974, 158, 369-383.

Shrauger, J.S. & Terbovic, M.L.
Self-evaluation and assessments of performance by self and others.
Journal of Consulting and Clinical Psychology, 1976, 44, 564-572.

Shulman, R. & Diewold, P.
A two dose dexamethasone suppression test in patients with psychiatric illness.
Canadian Psychiatric Association Journal, 1977, 22, 417-422.

Silber, E., Rey, A.C., Savard, R. & Post, R.M.
Thought disorder and affective inaccessability in depression.
Journal of Clinical Psychiatry, 1980, 41, 161-165.

Singh, L.B.
A comparison of depressive and non-depressive subjects on psychomotor task.

Indian Journal of Clinical Psychology, 1977, 4, 55-58.

Sitaram, N., Wyatt, R.J., Dawson, S. & Gillin, J.C.
REM sleep induction by physostigmine infusion during sleep in normal volunteers.
Science, 1976, 191, 1281-1283.

Slater, E.
Genetical factors in neurosis.
British Journal of Psychology, 1964, 55, 265-269.

Small, J.G. & Small, J.F.
Contingent negative variation (CNV). Correlations with psychiatric diagnosis.
Archives of General Psychiatry, 1971, 25, 550-554.

Small, J.G., Small, J.F. & Perez, H.C.
EEG, evoked potential, and contingent negative variations with lithium in manic depressive disease.
Biological Psychiatry, 1971, 3, 47-58.

Smith, E. & Miller, F.
Limits on perception of cognitive processes: A reply to Nisbett and Wilson.
Psychological Review, 1978, 85, 355-362.

Smith, M.L. & Glass, G.V.
Meta-analysis of psychotherapy outcome studies.
American Psychologist, 1977, 32, 752-760.

Smolen, R.C.
Expectancies, mood, and performance of depressed and nondepressed psychiatric inpatients on chance and skill tasks.
Journal of Abnormal Psychology, 1978, 87, 91-101.

Snyder, F.
Dynamic aspects of sleep disturbance in relation to mental illness.
Biological Psychiatry, 1969, 1, 119- .

Snyder, F.
NIH studies of EEG sleep in affective illness.
In Williams, Katz & Shields (Eds.) Recent advances in the psychobiology of the depressive illnesses. Washington: Department of Health, Education and Welfare, 1974.

Snyder, M.C., Smollen, B., Strenta, A. & Frankel, A.
A comparison of egotism, negativity and learned helplessness as explanations for poor performance after unsolvable problems.
Unpublished manuscript, Dartmouth College, 1980.

Sobel, R.S.
 The effects of success, failure, and locus of control on postperformance attributions of causality.
 Journal of General Psychology, 1974, 91, 29-34.

Speisman, J.C., Lazarus, R.S., Mordkoff, A. & Davison, L.
 Experimental reduction of stress based on ego-defence theory.
 Journal of Abnormal and Social Psychology, 1964, 68, 367-380.

Spicer, C.C., Hare, E.H. & Slater, E.
 Neurotic and psychotic forms of depressive illness. Evidence from age-incidence in a national sample.
 British Journal of Psychiatry, 1973, 123, 535-541.

Spitzer, R.L., Endicott, J. & Robins, E.
 Research diagnostic criteria: rationale and reliability.
 Archives of General Psychiatry, 1978, 35, 773-782.

Spitzer, R.L., Fleiss, J.L., Endicott, J. & Cohen, J.
 Mental status schedule: Properties of factor-analytically derived scales.
 Archives of General Psychiatry, 1967, 16, 479-493.

Starkweather, J.A.
 Vocal behavior as an information channel of speaker status. In K. Salzinger & S. Salzinger (Eds.) Research in verbalbehavior and some neurophysiological implications. New York: Academic Press, 1967, 253-265.

Steinmeyer, E.M.
 Depression. Aetiologie, Diagnostik, Therapie.
 Stuttgart: Kohlhammer, 1980.

Stenstedt, A.
 Genetics of neurotic depression.
 Acta Psychiatrica Scandinavica, 1966, 42, 392-409.

Stevens, L. & Jones, E.E.
 Defensive attribution and the Kelley cube.
 Journal of Personality and Social Psychology, 1976, 34, 809-820.

Stolk, J.M. & Nisula, B.C.
 Genetic influences on catecholamine metabolism.
 In R.A. Depue (Ed.) The psychobiology of depressive disorders. New York: Academic Press, 1979, 205-220.

Stone, E.A.
 Stress and catecholamines.
 In A. Friedhoff (Ed.) Catecholamines and behavior. II: Neuropharmacology. New York: Plenum, 1975, 31-72.

Streufert, S. & Streufert, S.C.
    Effects of conceptual structure, failure, and success on attributions of causality and interpersonal attitudes.
    Journal of Personality and Social Psychology, 1969, 11, 138-147.

Strickland, B., Hale, W. & Anderson, L.
    Effect of induced mood states on activity and self-reported affect.
    Journal of Consulting and Clinical Psychology, 1975, 43, 587.

Strupp, H.H. & Hadley, S.W.
    Specific vs. nonspecific factors in psychotherapy.
    Archives of General Psychiatry, 1979, 36, 1125-1136.

Stuart, J.L.
    Intercorrelations of depressive tendencies, time perspective, and cognitive style variables.
    Doctoral Dissertation, Vanderbilt University, 1962.

Sweeney, D.R. & Maas, J.W.
    Stress in noradrenergic function in depression.
    In R.A. Depue (Ed.) The psychobiology of the depressive disorders. New York: Academic Press, 1979, 161-176.

Taylor, F.G. & Marshall, W.L.
    Experimental analysis of a cognitive-behavioral therapy for depression.
    Cognitive Therapy and Research, 1977, 1, 59-72.

Teasdale, J.D.
    Immediate effects on depression of cognitive therapy interventions.
    Paper presented at the World Congress of Behavior Therapy, Jerusalem, 1980.

Teasdale, J.D. & Bancroft, J.
    Manipulation of thought content as a determinant of mood and corrugator electromyographic activity in depressed patients.
    Journal of Abnormal Psychology, 1977, 86, 235-241.

Teasdale, J.D. & Fogarty, S.J.
    Differential effects of induced mood on retrieval of pleasant and unpleasant events from episodic memory.
    Journal of Abnormal Psychology, 1979, 88, 248-257.

Teasdale, J.D., Fogarty, S.J. & Williams
    zitiert bei Teasdale, J.D. Immediate effects of cognitive therapy interventions. Paper presented at World Congress of Behavior Therapy, Jerusalem, 1980.

Tecce, J.J.
  Contingent negative variation (CNV) and psychological processes in man.
  Psychological Bulletin, 1972, 77, 73-108.

Tecce, J.J., Savignano-Bowman, J., & Cole, J.O.
  Drug effects on contingent negative variation and eyeblinks: The distraction-arousal hypothesis.
  In M.A. Lipton & K.F. Killam (Eds.) Psychopharmacology - A generation of progress. New York: Raven Press, 1978, 745-758.

Tellenbach, H.
  Melancholie.
  Berlin: Springer, 1961.

Tellenbach, H.
  Zur Freilegung des melancholischen Typus im Rahmen einer kinetischen Typologie.
  In H. Hippius & H. Selbach (Hrsg.) Das depressive Syndrom. Muenchen: Urban & Schwarzenberg, 1969, 173.

Tellenbach, H.
  Melancholie.
  Berlin: Springer, (3. Aufl.) 1976.

Tennen, H.
  Depression, learned helplessness and the perception of the causes of success and failure.
  Unpublished manuscript, State University of New York at Albany, 1980.

Timsit-Berthier, M., Delannoy, J. & Rousseau, J.C.
  Some problems and tentative solutions to questions raised by slow potentials changes in psychiatry.
  In W.C. Mc Callum & J.R. Knott (Eds.) The responsive brain. Bristol: Wright & Sons, 1976.

Timsit-Berthier, M., Delannoy, J., Koninckx, N. & Rousseau, J.C.
  Slow potential changes in psychiatry. I: Contingent negative variation.
  Electroencephalography and Clinical Neurophysiology, 1973, 35, 355-368.

Timsit-Berthier, M., Koninckx, N., Dargent, J., Fontaine, O. & Dongier, M.
  Variations contingentes negatives en psychiatrie.
  Electroencephalography and Clinical Neurophysiology, 1969, 28, 41-47.

Toda, M.
  What happens at the moment of decision? Meta-decisions, emotions and volitions.

Paper presented at the 7th Research Conference on subjective probability, utility, and decision, Goeteborg, 1979.

Tomkins, S.S. & McCarter, R.
What and where are the primary affects? Some evidence for a theory.
Perceptual and Motor Skills, 1964, 18, 119-158.

Turner, R.W., Ward, M.F. & Turner, D.J.
Behavioral treatment for depression: an evaluation of therapeutic components.
Journal of Clinical Psychology, 1979, 35, 166-175.

Tyrer, P., Candy, J. & Kelly, D.
Phenelzine in phobic anxiety: A controlled trial.
Psychological Medicine, 1973, 3, 120-124.

Uhlenhut, E.H. & Park, L.C. (1964)
zitiert bei Paykel, E.S. Response to treatment and depressive classification. In G.D. Burrows (Ed.) Handbook of studies on depression. New York: Excerpta Medica, 1977, 21-48.

Uhlenhut, E.H., Lipman, R.S. & Covi, L.
Combined pharmacotherapy and psychotherapy: Controlled studies.
Journal of Nervous and Mental Disease, 1969, 148, 52-64.

Ullrich de Muynck, R. & Ullrich, R.
Das Assertiveness-Training-Programm ATP: Einuebung von Selbstvertrauen und sozialer Kompetenz. Teil I, II, III.
Muenchen: Pfeiffer, 1976.

Ullrich de Muynck, R., Ullrich, R., Grawe, K. & Zimmer, D.
Soziale Kompetenz. Experimentelle Ergebnisse zum Assertiveness- Training-Programm ATP. Band II: Klinische Effektivitaet und Wirkungsfaktoren.
Muenchen: Pfeiffer, 1980.

Ullrich, R. & Ullrich, R.
Der Unsicherheitsfragebogen: Testmanual U.
Muenchen: Pfeiffer, 1977.

Ulrich, G.
Videoanalytische Methoden zur Erfassung averbaler Verhaltensparameter bei depressiven Syndromen.
Berlin: Abteilung fuer Physiologie der Freien Universitaet, 1977 (Mimeo)

Ulrich, G. & Harms, K.
Handbewegungsformen und ihr Lateralisationsverhalten im Behandlungsverlauf depressiver Syndrome.

In H. Helmchen & E. Renfordt (Hrsg.) Fernsehen in der Psychiatrie. Stuttgart: Thieme, 1978.

Ulrich, G., Harms, K. & Fleischhauer, J.
Untersuchungen mit einer verhaltensorientierten Schaetzskala fuer depressive Hemmung und Agitation.
Arzneimittelforschung / Drug Research, 1976, 26, 1117-1119.

Vasconetto, C., Floris, V. & Morocutti, C.
Visual evoked responses in normal and psychiatric subjects.
Electroencophalography and Clinical Neurophysiology, 1971, 31, 77-83.

Vaughn, C.E. & Leff, J.P.
The measurement of expressed emotion in the families of psychiatric patients.
British Journal of Social and Clinical Psychology, 1976, 15, 157-165.

Velten, E.
A laboratory task for induction of mood states.
Behavior Research and Therapy, 1968, 6, 473-482.

Vogel, G.W., Mc Abee, R., Barker, K. & Thurmond, A.
Endogenous depression improvement and REM-pressure.
Archives of General Psychiatry, 1977, 34, 96-97.

Vogel, G.W., Vogel, F., Mc Abee, R.S. & Thurmond, A.J.
Improvement of depression by REM-sleep deprivation.
Archives of General Psychiatry, 1980, 37, 247-253.

Warheit, G.J.
Life events, coping, stress, and depressive symptomatology.
American Journal of Psychiatry, 1979, 136, 502-507.

Waxer, P.
Nonverbal cues for depression.
Journal of Abnormal Psychology, 1974, 53, 319-322.

Wechsler, D.
The measurement and appraisal of adult intelligence.
Baltimore, Md.: Williams & Wilkins, (4th ed.) 1958.

Weckowitz, T., Muir, W. & Cropley, A.
A factor analysis of the Beck inventory of depression.
Journal of Consulting Psychology, 1967, 31, 23-38.

Weckowitz, T.E., Tam, C.I., Mason, J. & Bay, K.S.
Speed in test performance in depressed patients.
Journal of Abnormal Psychology, 1978, 87, 578-582.

Wehr, T.A., Muscettola, G. & Goodwin, F.K.
Urinary 3-methoxy-4hydroxyphenylglucol circadian rhythm.

Archives of General Psychiatry, 1980, 37, 257-263.

Weiner, B.
Theorien der Motivation.
Stuttgart: Klett, 1976.

Weiner, B.
A theory of motivation for some classroom experiences.
Journal of Educational Psychology, 1979, 71, 3-25.

Weiner, B., Frieze, C.H., Kukla, A., Reed, L., Rest, S. & Rosenbaum, R.M.
Perceiving the causes of success and failure.
Morristown, N.J.: General Learning Press, 1971.

Weiner, B., Russel, D. & Lerman, D.
Affektive Auswirkungen von Attributionen.
In D. Goerlitz, U.W. Meyer & B. Weiner (Hrsg.) Bielefelder Symposium ueber Attribution. Stuttgart: Klett, 1978.

Weintraub, M., Segal, R.M. & Beck, A.T.
An investigation of cognition and affect in the depressive experiences of normal men.
Journal of Consulting and Clinical Psychology, 1974, 42, 911-918.

Weiss, J.M., Glazer, H.I., Polorecky, L.A., Bailey, W.H. & Schneider, L.H.
Coping behavior and stress-induced behavioral depression: Studies of the role of brain catecholamines.
In R.A. Depue (Ed.) The psychobiology of the depressive disorders. New York: Academic Press, 1979, 125-160.

Weiss, R.L. & Aved, B.M.
Marital satisfaction and depression as predictors of physical health status.
Journal of Consulting and Clinical Psychology, 1978, 46, 1379-1384.

Weissman, A.N.
Dysfunctional Attitude Scale.
Unpublished manuscript, 1978.

Weissman, A.N.
Assessing depressiogenic attitudes: A validation study.
Paper presented at the 51st Annual Meeting of the Eastern Psychological Association, Hartfort, Connecticut, 1980.

Weissman, A.N. & Beck, A.T.
A preliminary investigation of the relationship between dysfunctional attitudes and depression.
Unpublished manuscript, University of Pennsylvania, 1977.

Weissman, A.N. & Beck, A.T.
Development and validation of the dysfunctional attitude scale.
Vortrag bei der AERAss. Toronto 1978.

Weissman, M.M.
The psychological treatment of depression.
Archives of General Psychiatry, 1979, 36, 1261-1269.

Weissman, M.M. & Klerman, G.
Psychotherapy with depressed women: An empirical study of content themes and reflection.
British Journal of Psychiatry, 1973, 123, 55-61.

Weissman, M.M. & Paykel, E.S.
The depressed woman.
Chicago: University of Chicago Press, 1974.

Weissman, M.M., Klerman, G.L. & Paykel, E.S.
Clinical evaluation of hostility in depression.
American Journal of Psychiatry, 1971, 128, 261-266.

Weissman, M.M., Prusoff, B.A. & Klerman, G.L.
Drugs and psychotherapy in depression revisited: Issues in the analysis of long-term trials.
Psychopharmacological Bulletin, 1975, 11, 39-41.

Weissman, M.M., Prusoff, B.A., DiMascio, A., Neu, C., Goklaney, M. & Klerman, G.L.
The efficacy of drugs and psychotherapy in the treatment of acute depressive episodes.
American Journal of Psychiatry, 1979, 136, 555-558.

Weitzman, E.D., Kripke, D.F., Goldmacher, D., Mc Gregor, P. & Nogaire, C.
Acute reversal of the sleep-waking cycle in man.
Archives of Neurology, 1970, 22, 483-489.

Weitzman, E.D., Nogeire, C., Perlow, M., Fukushima, D., Sassin, J., Mc Gregor, P., Gallagher, T.F. & Hellman, L.
Effects of prolonged 3-hour sleep-wake cycle on sleep stages, plasma cortisol, growth hormone, and body temperature in man.
Journal of Clinical Endocrinology and Metabolism, 1974, 38, 1018-1030.

Wener, A.E. & Rehm, L.P.
Depressive affect: A test of behavioral hypotheses.
Journal of Abnormal Psychology, 1975, 84, 221-227.

Whatmore, G.B. & Ellis, R.M.
Further neurophysiologic aspects of depressed states: An electromyographic study.

Archives of General Psychiatry, 1962, 6, 243-253.

Whitehead, A.
Psychological treatment of depression - A review.
Behavior Research and Therapy, 1979, 17, 495-511.

Whybrow, P. & Mendels, J.
Toward a biology of depression: Some suggestions from neurophysiology.
American Journal of Psychiatry, 1969, 125, 45-52.

Willis, M.H. & Blaney, P.H.
Three tests of the learned helplessness model of depression.
Journal of Abnormal Psychology, 1978, 87, 131-136.

Wing, J.K., Cooper, J.E. & Sartorius, N.
Measurement and classification of psychiatric symptoms.
Cambridge: Cambridge University Press, 1974.

Winokur, G.
Division of depressive illness into depressive spectrum disease and pure depressive disease.
International Pharmakopsychiatrie, 1974, 9,

Winokur, G.
Genetic and clinical factors associated with course in depression.
Pharmakopsychiatrie / Neuro-Psychopharmakologie, 1974, 7, 122-126.

Winokur, G.
Unipolar depression - is it divisible into autonomous subtypes?
Archives of General Psychiatry, 1979, 36, 47-52.

Winokur, G., Cadoret, R., Baker, M. & Dorzab, J.
Depression spectrum disease versus pure depressive disease: some further data.
British Journal of Psychiatry, 1975, 127, 75-77.

Winokur, G., Cadoret, R.J., Dorzab, J. & Baker, M.
Depressive disease. A genetic study.
Archives of General Psychiatry, 1971, 24, 135-144.

Wittenborn, J.R. (Ed.)
Guidelines for clinical trials of psychotropic drugs.
Pharmacopsychiatry, 1977, 10, 207-231.

Wittenborn, J.R., Kiremitci, N. & Weber, E.S.P.
The choice of alternative antidepressants.
Journal of Nervous and Mental Disease, 1973, 156, 97-108.

Wittenborn, J.R., Plank, M., Burgess, F. & Maurer, H.
   A comparison of imipramine, electroconvulsive therapy, and placebo in the treatment of depressions.
   Journal of Nervous and Mental Disease, 1962, 135, 131-137.

Woggon, B.
   Klinische Psychopharmakologie.
   Psychiatrische Universitaetsklinik Zuerich: Zehnjahresbericht der Forschungsabteilung, 1969-1979.
   Zuerich, 1979.

Wohlford, P.
   Extension of personal time, affective states, and expectation of personal death.
   Journal of Personality and Social Psychology, 1966, 3, 559-566.

Wolpe, J.
   Neurotic depression: Experimental analogue, clinical syndromes, and treatment.
   American Journal of Psychotherapy, 1971, 25, 362-368.

Wolpe, J. & Lazarus, A.A.
   Behavior therapy techniques.
   London: Pergamon Press, 1966.

Wortman, C.B. & Dintzer, L.
   Is an attributional analysis of the learned helplessness phenomenon viable?: A critique of the Abramson-Seligman-Teasdale reformulation.
   Journal of Abnormal Psychology, 1978, 87, 75-90.

Wortman, C.B., Paniciera, L., Shusterman, L. & Hiebscher, J.
   Attributions of causality and reactions to uncontrollable outcomes.
   Journal of Experimental Social Psychology, 1976, 12, 301.

Wretmark, G., Astroem, J. & Oelander, F.
   MPI-resultat vid endogen depression foere och efter behandling.
   Nord. psykiat. T., 1961, 15, 448.

Youngren, M.A. & Lewinsohn, P.M.
   The functional relationship between depression and problematic interpersonal behavior.
   Journal of Abnormal Psychology, 1980, 89, 333-341.

Youngren, M.A., Lewinsohn, P.M. & Zeiss, A.M.
   The Interpersonal Events Schedule.
   Unpublished manuscript, University of Oregon, 1971.

Zajonc, R.B.
   Feeling and thinking: Preferences need no inferences.

American Psychologist, 1980, 35, 151-175.

Zeiss, D., Lewinsohn, P.M. & Munoz, R.F.
Nonspecific improvement effects in depression using interpersonal skills training, pleasant activity schedules, or cognitive training.
Journal of Consulting and Clinical Psychology, 1979, 47, 427-439.

Zerbin-Ruedin, E.
Genetik.
In "Zum Stand der Depressionsforschung". Symposion der Tropon-Werke, November 1976. Das Aerztliche Gespraech, 26, 48-60.

Zerbin-Ruedin, E.
Genetics of Affective Psychoses.
In M. Schon & E. Stroemgren (Eds.) Origin, prevention and treatment of affective disorders. New York, Academic Press, 1979, 185-197.

Zerbin-Ruedin, E.
Neue Strategien und Befunde in der genetischen Depressionsforschung.
In H. Heinemann & H. Giedke (Hrsg.) Neue Perspektiven in der Depressionsforschung. Bern: Huber, 1980.

Zerbin-Ruedin, E.
Genetics of Affective Psychoses.
In H.M. van Praag (Ed.) Handbook of biological psychiatry. Part III: Brain mechanisms and abnormal behavior - Genetics and neuroendocrinology. New York: Dekker, 1980, 35-58.

Zerbin-Ruedin, E.
Genetic factors in neurosis, psychopathology, and alcoholism.
In H.M. van Praag (Ed.) Handbook of biological psychiatry. Part III: Brain mechanisms and abnormal behavior - Genetics and neuroendocrinology. New York: Dekker, 1980, 59-80.

Zerssen, D. von
Selbstbeurteilungs-Skalen zur Abschaetzung des "subjektiven Befundes" in psychopathologischen Querschnitt- und Laengsschnittuntersuchungen.
Archiv fuer Psychiatrie und Nervenkrankheiten, 1973, 217, 299-314.

Zerssen, D. von
Nosologie.
In C. Mueller (Hrsg.) Lexikon der Psychiatrie. Berlin: Springer, 1973a, 355-357.

Zerssen, D. von
Typus.
In C. Mueller (Hrsg.) Lexikon der Psychiatrie. Berlin: Springer, 1973b, 540-542.

Zerssen, D. von
Syndrom.
In C. Mueller (Hrsg.) Lexikon der Psychiatrie. Berlin: Springer, 1973c, 508-509.

Zerssen, D. von
Der "Typus Melancholicus" in psychometrischer Sicht. Teil I.
Zeitschrift fuer Klinische Psychologie und Psychotherapie, 1976a, 24, 200-220.

Zerssen, D. von
Der "Typus Melancholicus" in psychometrischer Sicht. Teil II.
Zeitschrift fuer Klinische Psychologie und Psychotherapie, 1976c, 24, 305-316.

Zerssen, D. von
Premorbid personality and affective psychoses.
In G.D. Burrows (Ed.) Handbook of studies on depression. Amsterdam: Excerpta Medica, 1977.

Zerssen, D. von
Klinisch-psychiatrische Selbstbeurteilungsfrageboegen.
In V. Baumann, H. Berbalk & G. Seidenstuecker (Hrsg.) Klinische Psychologie. Trends in Forschung und Praxis. Bern: Huber, 1979, 130-159.

Zerssen, D. von
Persoenlichkeitsforschung bei Depressionen.
In H. Heimann & H. Giedke (Hrsg.) Neue Perspektiven in der Depressionsforschung. Bern: Huber, 1980, 155-178.

Zerssen, D. von & Cording, C.
The measurement of change in endogenous affective disorders.
Archiv fuer Psychiatrie und Nervenkrankheiten, 1978, 226, 95-112.

Zerssen, D. von (unter Mitarbeit von Koeller, D.M. & Rey, E.-R.)
Objektivierende Untersuchungen zur praemorbiden Persoenlichkeit endogen Depressiver.
In H. Hippius & H. Selbach (Hrsg.) Das depressive Syndrom. Muenchen: Urban & Schwarzenberg, 1969, 183-205.

Zerssen, D. von (unter Mitarbeit von Koeller, D.M.)
Klinische Selbstbeurteilungs-Skalen (KSb-S) aus dem Muenchener Psychiatrischen Informationssystem (PSYCHIS Muenchen). Manuale. Allgemeiner Teil, 1976a; Die

Befindlichkeits-Skala, 1976b; Die Beschwerden-Liste, 1976c; Paranoid-Depressivitaets-Skala und Depressivitaets-Skala, 1976d.
Weinheim: Beltz, 1976b.

Zigmond, M. & Harvey, J.
Resistance to central norepinephrine depletion and decreased mortality in rats chronically exposed to electric foot shock.
Journal of Neuro-Visceral Relations, 1970, 31, 373-381.

Zulley, J., Wever, R. & Aschoff, J.
The dependence of onset and duration of sleep on the circadian rhythm of rectal temperature.
Pfluegers Archiv, 1981, 391, 314-318.

Zung, W.W.K., Wilson, W.P. & Dodson, W.E.
Effect of depressive disorders on sleep EEG responses.
Archives of General Psychiatry, 1964, 10, 439-445.

ANHANG

ANHANGABBILDUNG 1:

Das Tagebuchformular der Studie I

Selbstbeobachtungsbogen

Name: _____ Datum: _____

Aktivität / Dauer	Stimmung	Selbstbewertung
Summe bzw. Überträge für die rechte Seite des Selbstbeobachtungsbogens		

Für die Eintragungen gilt:

Stimmung:
1 = völlig niedergedrückt
6 = sehr glücklich

Selbstbewertung:
1 = völlig unzufrieden
6 = sehr zufrieden

Aktivität / Dauer	Stimmung	Selbstbewertung
Summen		

ANHANGTABELLE 1:

Mittelwerte, Standardabweichungen und Unterschiedsüberprüfungen in den Skalen zur Erfassung der prämorbiden Persönlichkeit. (Die Daten der Normalenstichprobe sowie der endogen depressiven Patienten entstammen einer unveröffentlichten Untersuchung von v. Zerssen.)

	NEUROTISCH DEPRESSIVE (aus Studie I & II)			NORMALE VERGLEICHSGRUPPE			T-TESTS: Studie I & II NORMALE VERGLEICHSGRUPPE	VERGLEICHSGRUPPE ENDOGEN DEPRESSIVER			T-TESTS: Studie I & II vs. ENDOGEN DEPRESSIVE VERGLEICHSGRUPPE
	M	SD	N	M	SD	N		M	SD	N	
E (ENR)	9.68	8.29	37	16.5	8.0	68	T (103)= 4.08+++	15.3	7.9	62	T (97)= 3.33+++
HYSTERIE (AHOS)	24.54	7.56	37	30.5	6.0	63	T (98)= 4.30+++	30.7	7.0	37	T (72)= 3.59+++
ZYKLOTHYMIE (F)	32.32	6.87	38	36.5	6.0	110	T (146)= 3.54+++	30.9	6.1	61	T (97)= -1.06
N (ENR)	22.65	11.49	37	19.5	10.0	68	T (103)= -1.42(+)	23.6	10.8	62	T (97)= 0.41
NEUROTIZISMUS (AHOS)	39.81	10.59	37	23.0	7.0	63	T (98)= -9.44+++	27.6	8.2	37	T (72)= -5.47+++
ORALITÄT (AHOS)	30.89	8.12	37	27.5	7.0	63	T (98)= -2.18+	33.3	7.1	37	T (72)= 1.34(+)
SCHIZOIDIE (SC)	60.47	21.49	34	42.0	15.5	50	T (82)= -4.52+++	54.4	17.7	63	T (95)= -1.48(+)
R (ENR)	19.06	6.82	36	21.0	8.5	68	T (102)= 1.17	26.6	7.5	62	T (96)= 4.91+++
ANANKASMUS (AHOS)	27.71	8.13	37	31.5	7.0	63	T (98)= 2.44++	36.6	8.7	37	T (72)= 4.48+++
TYPUS MELANCHOLICUS (F)	49.47	8.35	38	40.5	7.5	110	T (146)= -6.13+++	48.9	6.3	61	T (97)= -0.38

ANHANGTABELLE 2:

Korrelationen zwischen Alter, Geschlecht und IQ und den Depressionswerten vor und nach der Therapie.

	Alter	Geschlecht	IQ
BDI	-0.11	0.09	0.08
D	0.07	0.30+	0.03
D'	0.14	0.29+	0.15
HRSD	0.42+	0.45++	-0.37
IMPS	-0.05	-0.17	0.11
BDI post	0.10	0.09	-0.07
D post	0.08	0.21	-0.02
D' post	0.13	0.28	-0.01
HRSD post	0.33+	0.26	-0.15
IMPS post	0.06	0.09	-0.17

ANHANGTABELLE 3:

Korrelationen der "Chronifizierungs-Variablen" mit Massen der Depressionstiefe vor und nach der Therapie

	Dauer Episode in Monaten	Monate seit Erstmanifestation	Gesamterkrankungszeit	Dauer Arbeitsunfähigkeit
HRSD prä	0.25	0.35+	0.33+	0.63+++
BDI prä	0.03	0.09	0.05	0.24+
KSb-S. prä	0.03	0.02	0.03	0.20
IMPS prä	-0.18	0.11	0.07	0.11
HRSD post	0.34+	0.43+	0.44++	0.46++
BDI post	0.18	0.07	0.10	0.19
KSb-S. post	0.09	0.08	0.13	0.30+
IMPS post	0.16	0.25+	0.27+	0.16

ANHANGTABELLE 4:

Korrelationen der prämorbiden Persönlichkeitsfaktoren Neurotizismus und "Typus melancholicus" mit Depressionswerten vor und nach der Therapie

		Neurotizismus (AHOS-Skala)	Neurotizismus (N des ENNR)	Typus Melanch. (F-Skala)	Typus Melanch. (SC-Skala)
VOR DER THERAPIE	BDI	0.26	0.39++	0.03	-0.29+
	D(PDS)	0.28	0.48++	0.21	-0.08
	D'(PDS')	0.46++	0.64+++	0.22	-0.25
	HRS-D	0.15	0.13	-0.04	0.12
	IMPS-D	0.19	0.27	0.09	-0.09
NACH DER THERAPIE	BDI	0.27	0.57+++	0.22	-0.22
	D	0.57+++	0.66+++	0.17	-0.30
	D'	0.39+	0.66+++	0.22	-0.28
	HRS-D	0.14	0.19	-0.27	0.02
	IMPS-D	0.11	0.22	-0.07	-0.04

ANHANGTABELLE 5:
Korrelationen der Depressionswerte mit den zentralen Variablen der übrigen Symptombereiche vor der Therapie.

Aktivität/Leistungsfähigkeit	BDI	D	D'	HRS-D	IMPS-D
RSS-Zahl verstärkender Aktivitäten	-0.32++	-0.24	0.28+	0.34+	-0.27+
RSS-Score verstärkender Aktivitäten	-0.35	-0.26	-0.30+	0.29	-0.27+
ADA-Aktivitätseinstellung	-0.30+	-0.22	-0.30+	0.04	-0.15
ADA-Aktivitäten	-0.001	0.09	-0.14	0.15	-0.12
Video-Aktivität	0.29+	0.32+	0.44++	0.16	0.33+
Video-Konzentr./Leistungsfähigkeit	0.47+++	0.44++	0.50+++	0.21	0.29+
IMPS-gehemmtes Syndrom	0.17	0.02	0.12	0.27	0.76+++

Sozialverhalten	BDI	D	D'	HRS-D	IMPS-D
U-Kritik/Fehlschlagangst	0.33++	0.36++	0.36++	0.28	0.20
U-Kontaktangst	0.13	0.14	0.23	0.34++	0.32+
U-Forderungen stellen	-0.13	-0.23	-0.26	-0.52++	-0.39++
U-Nicht-nein-sagen-können	0.08	0.35+	0.19	0.06	0.10
U-Schuldgefühle	-0.04	-0.05	-0.18	0.17	0.25
U-Anständigkeit	0.14	0.18	0.26	0.14	0.21
RSS-Zahl sozialer Aktivitäten	-0.15	-0.18	-0.08	0.14	-0.40++
RSS-Score sozialer Aktivitäten	-0.19	-0.19	-0.10	0.12	-0.39++
ADA-soziale Aktivitäten	0.06	0.15	0.001	0.05	-0.28+
Video-Sprechaktivität	0.14	-0.14	0.14	0.14	0.20
Video-nonv.-kommun. Verhalten	0.31+	0.11	0.36++	0.20	0.32+
Video-nicht-instrum. Motorik	-0.06	-0.02	0.02	-0.17	0.06
Video-Sozialkontakt/-initiative	0.25+	0.30+	0.29+	-0.23	0.06

Bewertungen/Einstellungen	BDI	D	D'	HRS-D	IMPS-D
DAS	0.05	0.15	0.03	-0.09	-0.12
CRT-R	-0.29	-0.25	-0.29	-0.003	0.07
CRT-ID	0.38+	0.44+	0.16	0.01	-0.05
KIS	-0.35	-0.12	-0.49	-0.16	-0.41
Video-Ereignisbewertung	0.18	0.14	0.15	0.03	0.06
Video-Zukunftssicht	0.36	0.30	0.18	0.22	0.08

Somatik	BDI	D	D'	HRS-D	IMPS-D
BI	0.13	0.33+	0.31+	0.26	0.17
BI'	0.24	0.48+++	0.47+++	0.38	0.22
Video-Schlaf	0.11	0.04	0.19	0.52++	0.14
Video-Somatik	0.41++	0.34+	0.33+	0.28	0.18

ANHANGTABELLE 6:

Korrelationen der zentralen Variablen der Symptombereiche vor der Therapie mit den Depressionswerten nach der Therapie.

Aktivität/ Leistungsfähigkeit	BDI	D	D'	HRS-D	IMPS-D
RSS-Zahl verstärkender Aktivitäten	-0.28+	-0.28+	-0.34+	-0.02	0.04
RSS-Score verstärkender Aktivitäten	-0.31+	-0.33+	-0.35+	-0.07	0.08
ADA-Aktivitätseinstellung	-0.22	-0.42++	-0.33+	-0.14	0.11
ADA-Aktivitäten	-0.13	-0.24	-0.20	-0.09	-0.10
Video-Aktivität	0.29+	0.32+	0.28+	0.35	0.27+
Video-Konzentr./Leistungsfähigkeit	0.15	0.44++	0.41++	0.19	0.31+
IMPS-gehemmtes Syndrom	-0.06	-0.12	-0.21	0.10	0.12
Sozialverhalten					
U-Kritik/Fehlschlagangst	0.33+	0.41++	0.31+	0.55++	0.23
U-Kontaktangst	0.33+	0.37++	0.22	0.56++	0.27+
U-Forderungen stellen	-0.24	-0.36+	-0.16	-0.46+	-0.28+
U-Nicht-nein-sagen-können	0.12	0.14	0.01	-0.06	-0.08
U-Schuldgefühle	0.30+	0.26	-0.03	0.28	0.06
U-Anständigkeit	0.48++	0.44++	0.29+	0.42	0.24
RSS-Zahl sozialer Aktivitäten	-0.19	-0.16	-0.21	-0.18	0.10
RSS-Score sozialer Aktivitäten	-0.20	-0.18	-0.25	-0.20	0.09
ADA-soziale Aktivitäten	-0.01	-0.20	-0.17	-0.04	0.03
Video-Sprechaktivität	0.27	0.13	0.24	0.27	0.27+
Video-nonv.-kommun. Verhalten	0.28	0.38+	0.33	0.16	0.38++
Video-nicht-instrum. Motorik	0.22	-0.02	-0.25	-0.09	-0.07
Video-Sozialkontakt/-initiative	-0.02	0.26	0.39++	-0.02	0.17
Bewertungen/Einstellungen					
DAS	0.17	0.26	0.18	-0.18	-0.17
CRT-R	-0.16	-0.09	-0.13	0.05	0.02
CRT-ID	0.23	0.14	0.18	-0.10	-0.03
KIS	-0.11	-0.42	-0.30	-0.18	-0.23
Video-Ereignisbewertung	0.07	0.25	0.29+	0.11	0.11
Video-Zukunftssicht	0.28	0.30+	0.50+++	0.16	0.42++
Somatik					
BI	0.38++	0.36+	0.30+	0.41+	0.24
BI'	0.36++	0.42++	0.28	0.39+	0.28
Video-Schlaf	0.40++	0.34+	0.36+	0.66++	0.10
Video-Somatik	0.13	0.34+	0.14	0.43+	0.26+

ANHANGTABELLE 7:

Korrelationen zwischen Alter, Geschlecht und IQ und den zentralen Variablen der Symptombereiche vor der Therapie.

	Alter	Geschlecht	IQ
Aktivität/Leistungsfähigkeit			
RSS-Zahl verstärkender Aktivitäten	0.13	0.26+	-0.21
RSS-Score verstärkender Aktivitäten	0.15	0.22	-0.20
ADA-Aktivitäts-Einstellung	0.14	-0.07	-0.06
ADA-Aktivitäten	0.14	-0.02	0.01
Video-Aktivität	0	0.13	-0.23
Video-Konzentr./Leistungsfähigkeit	0.14	0.09	-0.02
IMPS-gehemmtes Syndrom	-0.10	-0.33+	-0.12
Sozialverhalten			
U-Kritik-Fehlschlagangst	-0.17	0.31+	-0.23
U-Kontaktangst	-0.13	0.06	-0.10
U-Forderungen stellen	0.12	-0.25	0.21
U-Nicht-nein-sagen-können	0.15	0.16	-0.04
U-Schuldgefühle	-0.19	-0.15	0.03
U-Anständigkeit	-0.03	0.06	-0.20
RSS-Zahl sozialer Aktivitäten	0.21	0.37++	-0.17
RSS-Score sozialer Aktivitäten	0.21	0.31+	-0.17
ADA-soziale Aktivitäten	0.14	0.12	0.18
Video-Sprechaktivität	-0.12	0.11	-0.44++
Video-nonv.-kommun. Verhalten	-0.06	0.03	-0.61+++
Video-nicht-instrum. Motorik	-0.41++	-0.30+	0.12
Video-Sozialkontakt/-initiative	0.08	-0.01	0.22
Bewertungen/Einstellungen			
DAS	0.14	-0.50++	-0.07
CRT-R	-0.09	-0.11	0.40
CRT-ID	-0.08	-0.06	0.11
KIS	0.01	-0.10	0.09
Video-Ereignisbewertung	0	-0.14	-0.04
Video-Zukunftssicht	0.26+	0.15	0.18
Somatik			
BI	0.22	0.23	0.09
BI'	0.12	0.23	0.20
Video-Schlaf	0.26+	0.20	-0.07
Video-Somatik	0	0.20	-0.36+

ANHANGTABELLE 8:

Korrelationen der "Chronifizierungsvariablen" mit den zentralen Variablen der Symptombereiche vor der Therapie.

	Dauer Episode in Monaten	Monate seit Erstmanifestation	Gesamterkrankungszeit	Dauer Arbeitsunfähigkeit
Aktivität/ Leistungsfähigkeit				
RSS-Zahl verstärkender Aktivitäten	0.14	0.06	0.12	0.11
RSS-Score verstärkender Aktivitäten	0.11	0.11	0.13	0.11
ADA-Aktivitätseinstellung	0.21	-0.13	-0.02	0.01
ADA-Aktivitäten	0.16	0.22	0.20	0.34+
Video-Aktivität	-0.003	0.005	-0.04	-0.01
Video-Konzentr./ Leistungsfähigkeit	-0.009	0.28+	0.07	0.01
IMPS-gehemmtes Syndrom	-0.18	-0.08	-0.06	0.01
Sozialverhalten				
U-Kritik/Fehlschlagangst	0.04	0.17	0.20	0.10
U-Kontaktangst	0.24	0.01	0.16	0.14
U-Forderungen stellen	-0.14	-0.18	-0.22	-0.17
U-Nicht-nein-sagen-können	0.10	0.03	0.10	-0.07
U-Schuldgefühle	0.12	-0.15	0.06	0.13
U-Anständigkeit	0.17	-0.02	0.02	-0.13
RSS-Zahl sozialer Aktivitäten	0.19	0	0.08	0.05
RSS-Score sozialer Aktivitäten	0.19	0.03	0.11	0.03
ADA-soziale Aktivitäten	0.19	0.02	0.06	0.22
Video-Sprechaktivität	-0.08	-0.22	-0.18	-0.06
Video-nonv.-kommun. Verhalten	-0.17	-0.03	-0.05	0.06
Video-nicht-instrum. Motorik	0.15	-0.14	0.06	0.12
Video-Sozialkontakt/ -initiative	0.03	0.17	-0.02	0.05
Bewertungen/ Einstellungen				
DAS	-0.06	0.11	0.04	0.15
CRT-R	-0.09	-0.16	-0.01	-0.01
CRT-ID	0.14	0.31	0.03	0.03
KIS	0.10	0.04	0.10	-0.21
Video-Ereignisbewertung	0.14	0.22	0.12	0.22
Video-Zukunftssicht	0.01	0.47	0.19	0.22
Somatik				
BI	-0.02	0.07	-0.09	0.07
BI'	-0.15	0.09	-0.01	0.18
Video-Schlaf	-0.05	0.14	-0.03	0.17
Video-Somatik	-0.02	0.14	0.10	0.08

ANHANGTABELLE 9:

Korrelationen der prämorbiden Persönlichkeitsfaktoren Neurotizismus und "Typus melancholicus" mit den zentralen Variablen der Symptombereiche vor der Therapie.

	Neurotizismus (AHOS-Skala)	Neurotizismus (N der ENNR)	Typus Melanch (F-Skala)	Typus Melanch (SC-Skala)
Aktivität/ Leistungsfähigkeit				
RSS-Zahl verstärkender Aktivitäten	-0.35+	-0.43++	-0.14	0.19
RSS-Score verstärkender Aktivitäten	-0.38+	-0.47++	-0.10	0.19
ADA-Aktivitätseinstellung	-0.34+	-0.42++	-0.15	0.26
ADA-Aktivitäten	-0.27	-0.30+	-0.08	0.15
Video-Aktivität	0.17	0.36+	0.24	0.05
Video-Konzentr./ Leistungsfähigkeit	0.26	0.51+++	-0.18	-0.32+
IMPS-gehemmtes Syndrom	0.13	0.13	-0.13	-0.19
Sozialverhalten				
U-Kritik-Fehlschlagangst	0.50++	0.39+	0.30+	-0.02
U-Kontaktangst	0.51++	0.41++	-0.01	-0.34+
U-Forderungen stellen	-0.34+	-0.30+	-0.11	-0.10
U-Nicht-nein-sagen können	0.13	0.18	0.37+	0.18
U-Schuldgefühle	0.28	0.15	0.26	0.02
U-Anständigkeit	0.46	0.50+++	0.23	-0.18
RSS-Zahl sozialer Aktivitäten	-0.44++	-0.40++	-0.01	0.29+
RSS-Score sozialer Aktivitäten	-0.46++	-0.45++	0.03	0.29+
ADA-soziale Aktivitäten	-0.46++	-0.32+	-0.14	0.18
Video-Sprechaktivität	0.24	0.20	-0.01	-0.10
Video-nonv.-kommun. Verhalten	0.44++	0.43++	-0.11	-0.37+
Video-nicht-instrum. Motorik	0.14	-0.03	0.18	0.09
Video-Sozialkontakt/ -initiative	0.05	0.10	0.01	0.02
Bewertungen/ Einstellungen				
DAS	0.30	0.15	0.43	0.19
CRT-R	-0.37	-0.34	0.07	0.47+
CRT-ID	0.27	0.25	-0.08	-0.47+
KIS	-0.72+++	-0.45+	0.04	0.73+++
Video-Ereignisbewertung	0.17	0.03	-0.12	-0.25
Video-Zukunftssicht	0.30+	0.39	0.26	-0.00
Somatik				
BI	0.11	0.41++	0.42++	0.10
BI'	0.20	0.51+++	0.33+	0.06
Video-Schlaf	0.20	0.40+	0.09	-0.13
Video-Somatik	0.22	0.24	0.01	-0.18

ANHANGTABELLE 10:

Korrelationen der prämorbiden Persönlichkeitsfaktoren Neurotizismus und "Typus melancholicus" mit den zentralen Variablen der Symptombereiche nach der Therapie.

	Neurotizismus (AHOS-Skala)	Neurotizismus (N der ENNR)	Typus Melanch (F-Skala)	Typus Melanch (SC-Skala)
Aktivität/ Leistungsfähigkeit				
RSS-Zahl verstärkender Aktivitäten	-0.42++	-0.39++	-0.42++	0.21
RSS-Score verstärkender Aktivitäten	-0.45++	-0.46++	-0.46++	0.19
ADA-Aktivitätseinstellung	-0.22	-0.32	-0.22	0.28
ADA-Aktivitäten	-0.10	-0.18	-0.10	0.02
Video-Aktivität	0.05	0.25	-0.19	0.04
Video-Konzentr./ Leistungsfähigkeit	0.42	0.60+++	0.23	-0.31+
IMPS-gehemmtes Syndrom	0.09	0.06	-0.12	-0.04
Sozialverhalten				
U-Kritik/Fehlschlagangst	0.44++	0.42++	0.31+	-0.03
U-Kontaktangst	0.38+	0.45++	0.14	-0.19
U-Forderungen stellen	-0.39++	-0.42++	-0.34+	-0.04
U-Nicht-nein-sagen-können	0.33+	0.35+	0.40++	0.02
U-Schuldgefühle	0.30+	0.18	0.30+	0.01
U-Anständigkeit	0.31+	0.34+	0.34+	0.001
RSS-Zahl sozialer Aktivitäten	-0.38+	-0.32+	-0.38++	0.07
RSS-Score sozialer Aktivitäten	-0.45++	-0.39++	-0.45++	0.12
ADA-soziale Aktivitäten	-0.17	-0.07	-0.17	-0.07
Video-Sprechaktivität	-0.14	0.002	-0.07	0.21
Video-nonv.-kommun. Verhalten	0.15	0.20	0.22	0.09
Video-nicht-instrum. Motorik	0.09	0.20	-0.01	0.02
Video-Sozialkontakt/ -initiative	0.11	0.35	-0.10	0.05
Bewertungen/ Einstellungen				
DAS	0.47+	0.32	0.43+	-0.38
CRT-R	-0.34	-0.29	0.18	0.49+
CRT-ID	0.45+	0.29	-0.08	-0.55++
KIS	-0.65++	-0.58++	-0.002	0.47+
Video-Ereignisbewertung	0.35+	0.25	0.35+	-0.03
Video-Zukunftssicht	0.13	0.001	0.13	-0.06
Somatik				
BI	0.25(+)	0.55+++	0.27	-0.05
BI'	0.35+	0.62+++	0.27	-0.09
Video-Schlaf	0.27	0.56+++	0.27	-0.13
Video-Somatik	0.26	0.48++	0.26	-0.15

ANHANGTABELLE 11:

Interkorrelationen der Maße zur Erfassung von Aktivität/Leistungsfähigkeit vor der Therapie.

	RSS-Z	RSS-S	ADA-AE	ADA-A	VIDEO-A	VIDEO-K	IMPS-HEM.
RSS-Zahl verstärkender Aktivitäten							
RSS-Score verstärkender Aktivitäten	0.98+++						
ADA-Aktivitätseinstellung	0.35++	0.35++					
ADA-Aktivität	0.37++	0.37++	0.58+++				
Video-Aktivität	-0.14	-0.17	-0.21	-0.35+			
Video-Konzentration/ Leistungsfähigkeit	-0.25	-0.24	-0.39++	-0.22	0.52+++		
IMPS-gehemmtes Syndrom	-0.28	-0.38	-0.01	-0.21	0.66+++	0.25	

ANHANGTABELLE 12:
Interkorrelationen der Maße zur Erfassung des Sozialverhaltens vor der Therapie.

	VID-1	VID-2	VID-3	RSS(1)	RSS(3)	ADA	U-1	U-2	U-3	U-4	U-5	U-6
Video-Sprechaktivität												
Video-nonv.-kommunikatives Verhalten	0.50+++											
Video-Sozialkontakt/-initiative	-0.03	0.10										
RSS(1)-Zahl sozialer Aktivitäten	0.04	-0.13	-0.13									
RSS(3)-Score sozialer Aktivitäten	-0.02	-0.13	-0.14	0.97+++								
ADA-Nützlichkeitsbewertung sozialer Aktivitäten	-0.13	-0.29+	-0.02	0.35+	0.33+							
U-Kritik und Fehlschlagangst	0.06	0.20	0.24	-0.35+	-0.30+	-0.33+						
U-Kontaktangst	0.11	0.24	0.23	-0.33+	-0.32+	-0.34+	0.65+++					
U-Forderungen stellen	-0.08	-0.30+	-0.02	0.35++	0.34+	0.45++	-0.71+++	-0.67+++				
U-Nicht-nein-sagen-können	-0.15	0.06	-0.03	-0.32+	-0.26+	-0.25	0.44++	0.38++	-0.50+++			
U-Schuldgefühle	0.06	0.12	-0.02	-0.27+	-0.20	-0.26	0.35+	0.46++	-0.43++	0.26+		
U-Anständigkeit	0.12	0.33	-0.03	-0.31+	-0.27+	-0.42++	0.58+++	0.68+++	-0.57+++	0.40++	0.60+++	

ANHANGTABELLE 13:

Interkorrelationen der Maße zur Erfassung von negativen Bewertungen/Einstellungen vor der Therapie.

	CRT-R	CRT-'D	KIS	DAS	ADA	VID-E	VID-Z
CRT-R (Rational-Wert)							
CRT-ID (Irrational-depressiver Wert)	-0.88+++						
KIS	0.55++	-0.51+					
DAS	-0.27	0.27	-0.12				
ADA-Nützlichkeitsbewertung kognitiver Strategien	0.01	-0.04	0.55++	-0.24			
Video-Ergebnisbewertung	-0.03	0.08	0.13	0.46+	-0.13		
Video-Zukunftssicht	-0.31	0.52+	-0.26	0.11	-0.01	0.24	

ANHANGTABELLE 14:

Interkorrelationen der Maße zur Erfassung somatischer Beeinträchtigungen vor der Therapie.

	BI	BI'	VID-Schlaf	VID-SOM.
BI				
BI'	0.79+++			
Video-Schlaf	0.25	0.32+		
Video-Somatik	0.43++	0.45++	0.13	

VERHALTENSEFFEKTIVITÄT UND STRESS
Herausgeber: Prof. Dr. Johannes C. Brengelmann (München)

Band 1 Johannes C. Brengelmann: Vorträge zur Analyse und Modifikation des Verhaltens. (In Vorbereitung)

Band 2 Renate de Jong: Neurotische Depression und psychologische Therapie. 1987.

Band 3 Carol Marie McMahon: Geschlecht, Maskulinität, Femininität und Stress. Eine Studie über die Auswirkungen von Geschlechtszugehörigkeit und einer maskulinen bzw. femininen Identität auf Stressbewältigung und Stressreaktionen. 1987.

Band 4 Johannes C. Brengelmann und Christoph von Quast: Spielen, Risikolust und Kontrolle. 1987.

Band 5 Johannes C. Brengelmann, Lutz von Rosenstiel und Gerhard Bruns: Verhaltensmodifikation in Organisationen (Ein Kongressbericht). 1987.

Band 6 Johannes C. Brengelmann: Determinanten des Rauchverhaltens. (In Vorbereitung)